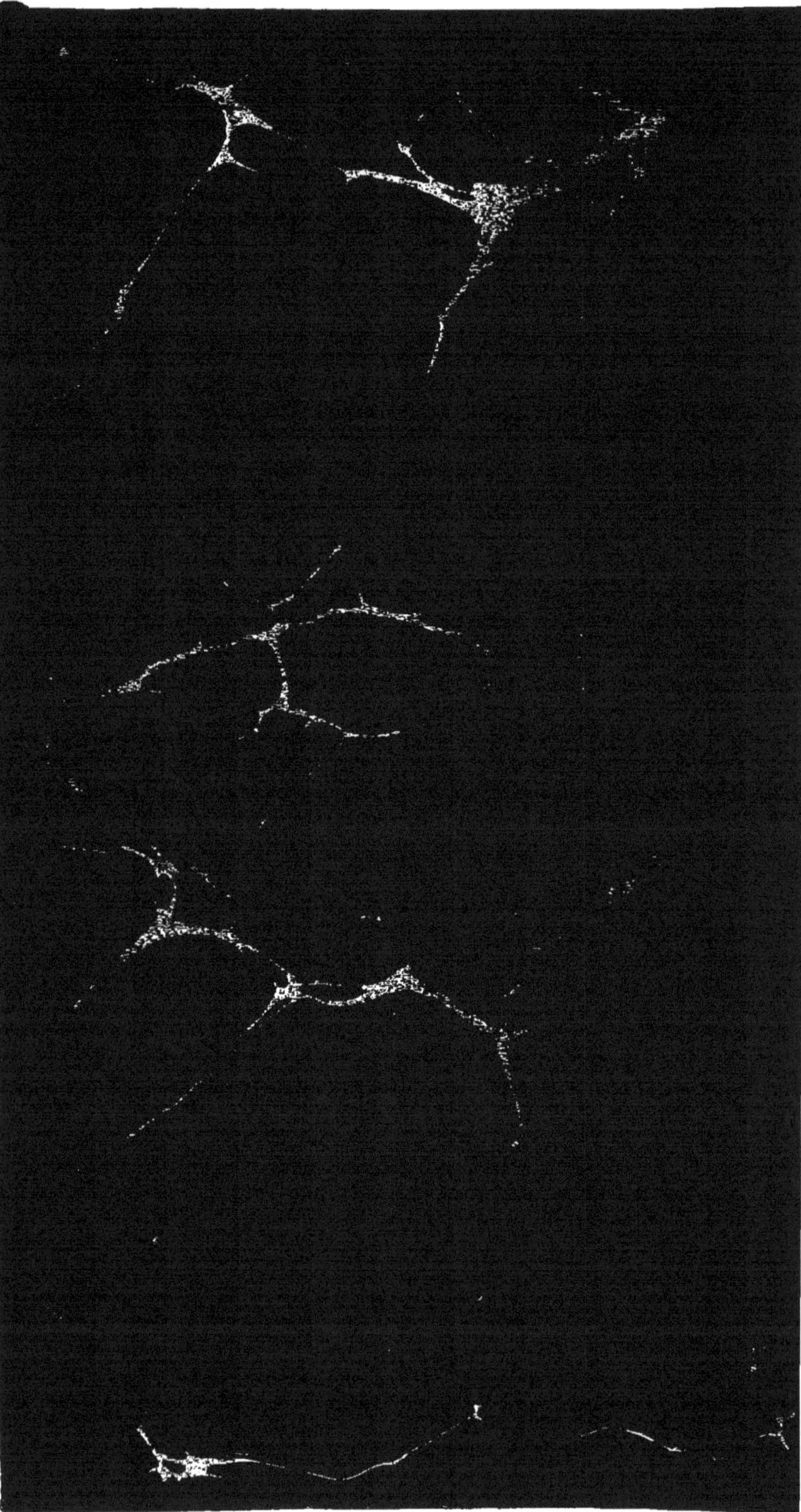

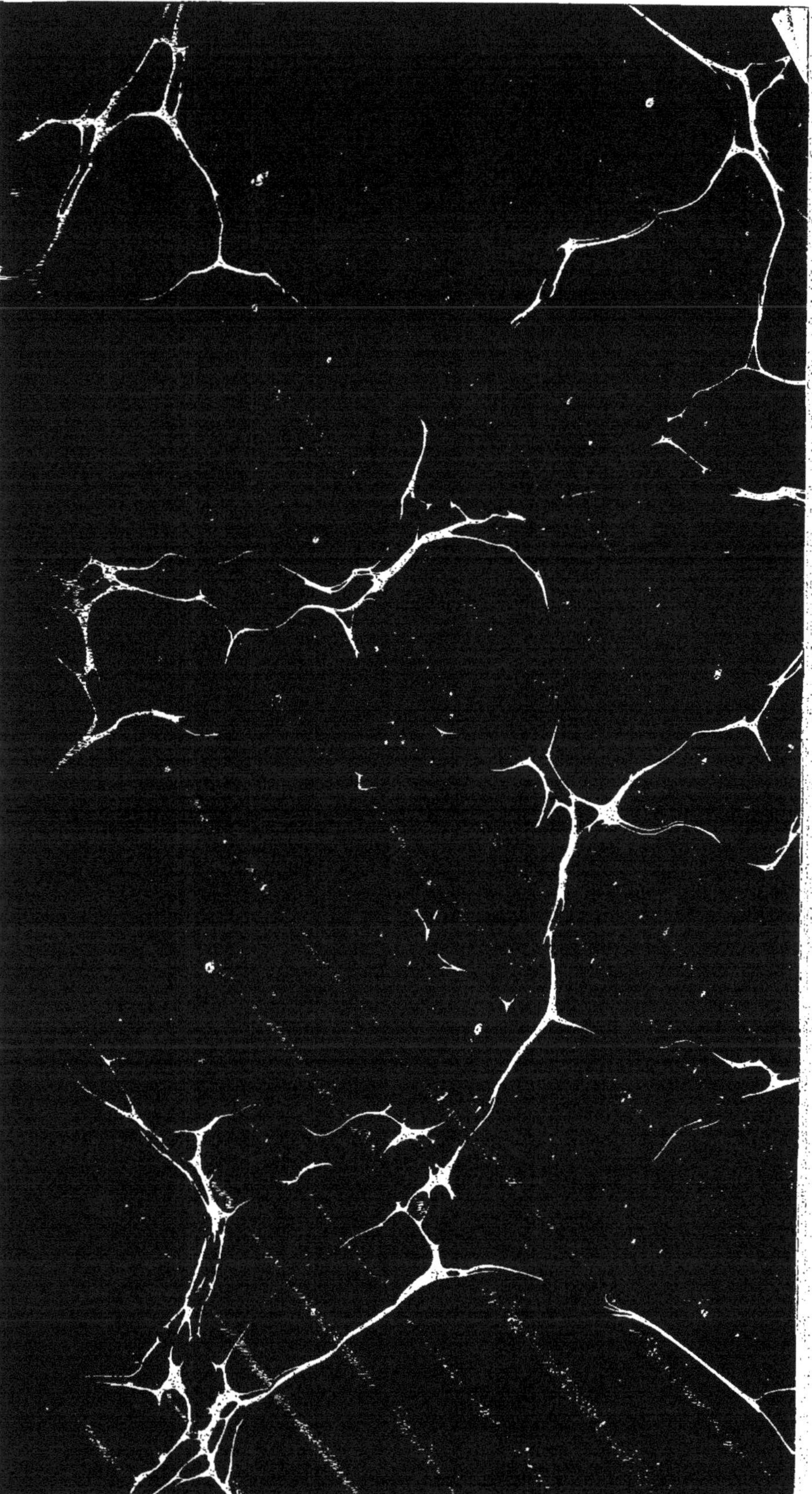

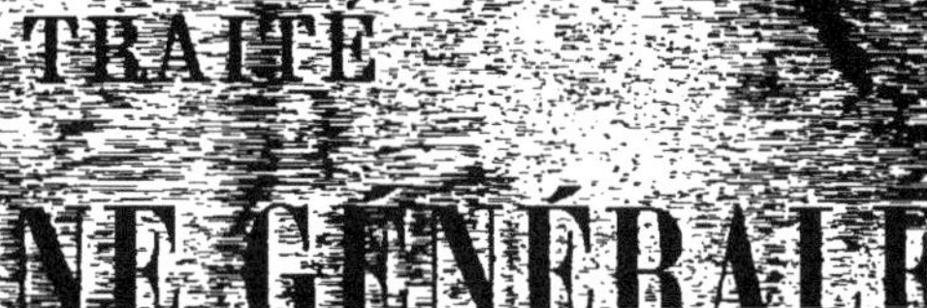

TRAITÉ
D'HYGIÈNE GÉNÉRALE

PAR

LE DOCTEUR ADOLPHE MOTARD

TOME SECOND

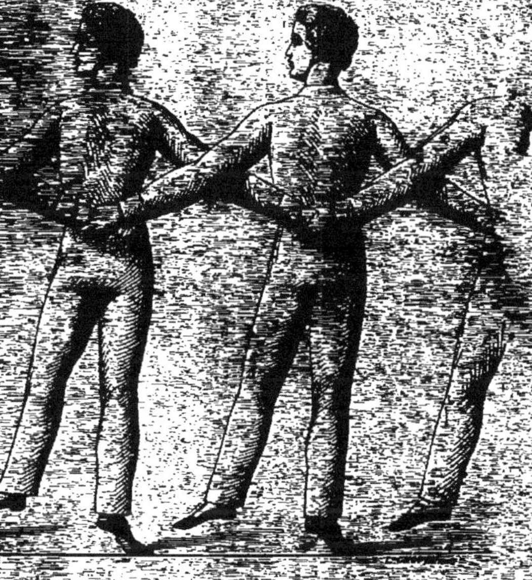

PARIS

J. B. BAILLIÈRE ET FILS

LIBRAIRES DE L'ACADÉMIE IMPÉRIALE DE MÉDECINE

19, rue Hautefeuille, près le boulevard St-Germain

1868

TRAITÉ

D'HYGIÈNE GÉNÉRALE

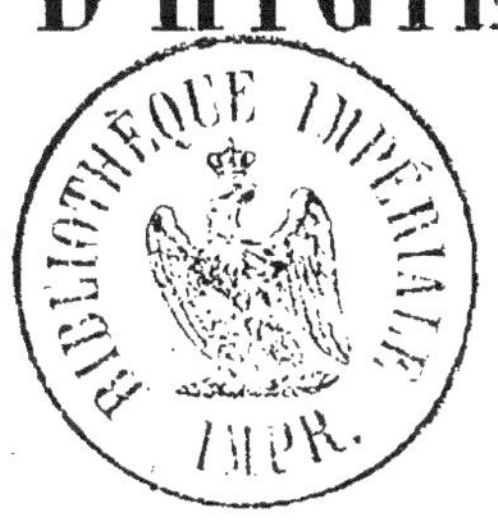

II

CORBEIL. — Typ. et stér. de CRÉTÉ.

TRAITÉ

D'HYGIÈNE GÉNÉRALE

PAR

LE DOCTEUR ADOLPHE MOTARD

AVEC FIGURES INTERCALÉES DANS LE TEXTE

TOME SECOND

PARIS

J. B. BAILLIÈRE ET FILS

LIBRAIRES DE L'ACADÉMIE IMPÉRIALE DE MÉDECINE,

19, rue Hautefeuille, près le boulevard St-Germain.

Madrid	Londres	New-York
C. BAILLY-BAILLIÈRE	HIPP. BAILLIÈRE	CH. BAILLIÈRE

1869

TRAITÉ

D'HYGIÈNE GÉNÉRALE

LIVRE QUATRIÈME

SOINS CORPORELS

Nous réunirons, sous le titre de *Soins corporels*, les vêtements, les ablutions et la gymnastique ; cette dernière formant une transition naturelle avec le livre consacré au travail.

CHAPITRE PREMIER

VÊTEMENTS, TOILETTE.

On donne, en général, le nom de vêtements aux diverses pièces d'habillement dont l'homme revêt son corps dans l'intention de s'en servir comme moyens de protection contre les agents extérieurs, ce sont alors des objets de vêtement proprement dits ; ou dans l'intention de se composer une parure, et ce sont dans ce cas des objets de toilette.

§ Ier. — GÉNÉRALITÉS, VÊTEMENTS.

Il semble, en vérité, que les vêtements devraient être rangés à la suite des climats et des habitations, comme un appendice naturel de leur étude, plutôt que de former la matière d'un élément hygiénique distinct. En effet, c'est surtout pour se garantir des influences atmosphériques qui pourraient lui être nuisibles, que l'homme a imaginé les vêtements ; et la colline ou la forêt au pied de laquelle il se tapit, la cabane dans laquelle il se retire, le manteau sous lequel il s'abrite, concourent également au même but ; de sorte que l'on pourrait dire justement que la contrée est le climat de la peuplade, la cabane le climat de la famille et le vêtement le climat de l'individu.

Tout au moins, ce point de vue doit faire comprendre toute l'importance que les vêtements doivent occuper dans le cadre des agents de l'hygiène, et peut justifier la place spéciale que nous leur accordons ici.

Caractérisons donc d'une manière générale les divers éléments qui les composent, éléments qui se rapporteront surtout à la matière, à la texture et à la forme.

A. MATIÈRE DES VÊTEMENTS.

Les principales matières dont on fabrique des vêtements sont : le chanvre, le lin, le coton, la soie, la laine, les divers poils d'animaux, les pelleteries, les cuirs, les plumes, etc... ; les trois premières substances appartiennent au règne végétal, toutes les autres proviennent des animaux.

Le chanvre est la fibre ligneuse d'une plante du même nom qui tire sa première origine de la Perse, où la civilisation de l'antique Égypte sut la découvrir et se l'approprier. Parmi les philosophes grecs qui s'empressaient de recourir à ce berceau des arts pour lui ravir quelques-uns de ses mystères, Pythagore est signalé comme ayant rapporté le chanvre à ses compatriotes qui, avant lui, en ignoraient l'usage. La Grèce le transmit à l'Europe avec tant d'autres trésors qui lui sont dus. Pline signalait de son temps les Gaules, et surtout les environs de Bourges, comme une terre fertile en chanvre, et cette plante, qui se plaît aux terres humides, s'est peu à peu répandue dans tout le nord de l'Europe qu'elle enrichit de ses produits : tels sont la Russie, l'Allemagne septentrionale, l'Irlande, l'Écosse, la Belgique, la Hollande, la Bohême, le nord de la France, etc. Les quantités que l'Europe en consomme échappent à toute évaluation précise. La production de la Grande-Bretagne en chanvres et toiles n'est pas moins de 300 millions de francs, et donne du travail à près de 180,000 ouvriers. Celle de la France ne lui est pas inférieure ; ses cultures sont insuffisantes ; elle importait, en 1865, 48 millions de kilogrammes de chanvre et de lin bruts. On estime la production de l'Autriche à 140 millions de kilogrammes. L'introduction et la culture du chanvre en Europe y ont popularisé une matière vestimentaire d'un prix peu élevé et qui jouit de qualités particulières que l'on n'avait su rencontrer que dans le lin, dont la fibre, plus douce et plus blanche, est cependant moins résistante et moins durable. Une matière visqueuse particulière, qu'il est nécessaire de détruire pour isoler la fibre ligneuse de ces deux plantes, a été de tout temps une entrave pour leur exploitation ; mais la cause de l'immense développement que leur usage a pris dans les temps modernes réside surtout dans le développement corrélatif qu'a pris l'art de les filer et de les tisser. L'introduction des machines à filer a fait faire depuis quelques années un pas immense à cette industrie. Le prix de cette précieuse matière a partout baissé. On est sur le point de supprimer le rouissage. L'hygiène doit se féliciter de ces conquêtes de l'industrie.

Le lin, connu de toute antiquité, mais réservé alors à l'opulence et aux cérémonies religieuses, n'était pas seulement en usage chez les anciens Égyptiens, ainsi que le prouve une foule d'échantillons de finesse et de tissages variés, retrouvés dans leurs tombeaux, mais nos sauvages ancêtres, les anciens Germains, avaient aussi connu son emploi et l'art de s'en vêtir. Aujourd'hui, ses usages se confondent avec ceux du chanvre. Parmi les fibres végétales qui servent de succédanées au chanvre et au lin, il faut citer le jute, et le china-grass.

La première de ces fibres vestimentaires nous vient maintenant des Indes orientales en grande quantité. La France, en 1866, a importé 10 millions de kilogrammes de jute.

Le coton est la troisième fibre de nature ligneuse qui entre dans la confection des vêtements ; mais au lieu d'être, comme le chanvre et le lin, engagé au sein de la plante, au milieu de parties hétérogènes qu'il faut détruire, et surtout d'être le résultat de vaisseaux organiques plus ou moins oblitérés, plus ou moins poreux, le coton se présente sous forme de fibres isolées, très-fines, de forme triangulaire ou ovale, et qui enveloppent, comme un produit spécial et en quelque sorte défini, les semences du *Gossypium arboreum* et des espèces *herbaceum*, *hirsutum* ; *Barbadense*. L'arbre qui le porte, originaire des climats chauds, reste confiné dans les basses latitudes. La facilité de sa récolte a dû en faire, chez les méridionaux indolents, une des plus anciennes matières vestimentaires. Les Phéniciens le travaillaient merveilleusement et le teignaient avec la pourpre de Tyr ; le sauvage, le plus étranger aux arts, sait pourtant dans bien des cas se fabriquer un pagne de coton. Mais ce produit, si précieux de nos jours, n'a acquis l'importance auquel il est parvenu que par l'influence combinée de la navigation, du commerce et de l'industrie. Les étoffes de coton couvrent aujourd'hui l'Européen pour lequel la nature ne les avait pas destinées, et elles ne sont pas devenues un des moindres éléments de son bien-être et de son perfectionnement hygiénique. On peut calculer que l'importation du coton en Europe, qui n'était en 1780 que de quelques millions de kilogrammes, s'élève aujourd'hui à plus de 700 millions, et que chaque Européen peut disposer par an d'environ 3 à 4 livres de cette précieuse substance pour sa consommation individuelle.

La fabrication des cotonnades, depuis la première jusqu'à la dernière manipulation, occupe en Angleterre un nombre d'ouvriers évalué en 1854, par Mac Culloch, à plus de 500 mille. En comptant leurs familles et les industries accessoires, c'est plus de 4 millions de personnes qui tirent leur substance de cette industrie.

En France l'industrie cotonnière occupe plus de 600 mille ouvriers dont un tiers travaille au foyer domestique.

Parmi les matières vestimentaires empruntées aux animaux, la laine est de beaucoup la plus importante. Partout où l'homme s'est livré à l'éducation des troupeaux pour en tirer sa nourriture, ce vêtement naturel s'est offert de lui-même à son industrie; aussi l'usage de la laine a été, dans tous les pays, la conséquence des premières habitudes pastorales. La fertilité diverse des pâturages, le perfectionnement ou la variété des races, les progrès de l'industrie manufacturière, ont amené sans doute des différences importantes dans les vêtements auxquels la laine a donné naissance, et l'on doit retrouver tout l'intervalle qui sépare l'état demi-sauvage de l'état civilisé, entre la bourre grossière dont nos ancêtres se sont couverts et le moelleux tissu de cachemire qui sert à nos Européennes plus encore de parure que de vêtement; mais, dans tous les cas, la laine se présente sous la forme d'un poil cylindrique, d'une nature analogue à celle du mucus desséché et des productions cornées des animaux, variable seulement pour sa longueur, sa finesse et la quantité d'une matière grasse, sorte de savon ammoniacal nommé suint, qui revêt le poil extérieurement et qui forme souvent le tiers de son poids, matière d'autant plus abondante que le brin de laine brut est lui-même plus fin, et dont l'art le débarrasse facilement. La laine devient alors un poil brillant, blanc, souple, élastique, très-peu conducteur de la chaleur et de l'électricité, mais en général d'un calibre bien plus gros que celui du coton ou de la soie. La laine, par l'universalité et par la nécessité de son emploi, est devenue une des bases principales de la richesse des nations, en servant à leur consommation intérieure ou même à leur commerce, et sa production ou son importation doivent, comme pour les matières alimentaires elles-mêmes, s'accroître et se mettre en rapport avec le développement de la population. L'Espagne, l'Angleterre, la Silésie, la Hongrie, etc., sont surtout en possession d'approvisionner de leurs laines l'Europe, qui en tire encore de l'Amérique, de l'Australie, etc.

A la suite de la laine, se placent les poils divers d'une foule d'animaux, tels que ceux de la chèvre, du chameau, de la vigogne, du lapin, etc., qui n'ont d'emploi que pour des tissus spéciaux, ou chez des peuplades circonscrites, comme chez l'Arabe, qui trouve toute sa richesse dans l'éducation de ses chameaux.

Si la laine a été commune de toute antiquité, la soie présente au contraire l'exemple singulier d'une substance dont la découverte et la naturalisation sont une conquête des temps modernes. En effet, les Romains, même du temps d'Auguste, en connaissaient à peine le nom et ne savaient à quoi rapporter son origine. Le ver à soie, originaire du Tibet, fabriqua longtemps au profit seul de la Chine son fil précieux qui se vendait en Europe au poids de l'or, et ce ne fut qu'au sixième siècle de notre ère que cette dernière apprit à connaître l'être mystérieux qui le produisait. Sous l'empereur Justinien, deux moines persans s'introduisirent en Chine, et rapportèrent à Constantinople, dans des cannes creuses, des œufs de ver-à-soie. L'Orient resta longtemps encore en possession de la culture du mûrier; l'Italie s'y livra enfin, et si la France aujourd'hui est fière à juste titre de ses soieries, elle doit en rapporter l'honneur à Henri IV, qui ne recula devant aucun sacrifice pour la doter de la culture du mûrier, culture qui, après lui, s'est à peu près uniquement concentrée dans les départements du sud-est.

La soie paraît être à la laine ce que le coton est au chanvre et au lin, formée comme elle d'une matière animale assez analogue au mucus, et qui, de toutes les matières connues, conduit peut-être le moins bien le calorique et l'électricité, revêtue comme elle d'une enveloppe étrangère, qui, dans ce cas, est de nature gommo-résineuse et dont l'art sait aussi la débarrasser; elle s'en distingue surtout par la finesse et la souplesse de ses brins, car le fil déjà si fin que le ver a produit, débarrassé du vernis qui le recouvre, et qui fait environ le quart de son poids, peut encore être divisé en plusieurs brins dont la ténuité individuelle échappe souvent à la vue; et pourtant ces fils naturels surpassent en brillant et en résistance toutes les autres matières vestimentaires connues. Malheureusement ils sont encore d'un prix trop élevé pour pouvoir entrer dans le vêtement du pauvre. La France, l'Italie et surtout la Chine et l'Inde approvisionnent l'Europe de leurs exportations de soie. Mais la France, jalouse avec raison de son industrie, exporte surtout des tissus qu'on ne sait fabriquer que chez elle. A la Chine revient l'honneur d'avoir fait connaître la soie à l'Europe, à la France reviendra celui de lui avoir appris à s'en servir, comme d'avoir communiqué à ses voisins tant d'autres perfectionnements industriels qui, nés d'abord dans son sein, ont ensuite heureusement tourné au perfectionnement, au bien-être et à la prospérité de tous.

Dans les climats les plus septentrionaux, où la rigueur des hivers, la pauvreté des pâturages, la tardive apparition de la civilisation et de ses arts, ont rendu les autres matières vestimentaires insuffisantes, l'homme eut recours aux pelleteries; les peuples sauvages et chasseurs les avaient d'abord adoptées, le Septentrional, en se civilisant, continua de s'en vêtir.

Il n'avait en effet, pour se procurer un vêtement que nul autre n'égale dans les climats glacés qu'il habite, qu'à dépouiller les animaux de la robe fourrée que leur donna la nature ; mais il a en partie dépeuplé son pays des animaux précieux qui lui fournissaient des vêtements, et, par une singulière bizarrerie, le premier costume du sauvage est devenu l'apanage du riche civilisé.

Les peaux des grands animaux, dépouillées de leur pelage, ont aussi présenté à l'homme de grandes pièces de vêtements en quelque sorte toutes taillées, et dont l'imperméabilité et la résistance lui offrirent à la fois un abri contre l'humidité et un moyen de défense contre ses ennemis.

L'art de les tanner, dont l'origine remonte à la première existence des peuples, a donné à ces sortes de vêtements la sécheresse et la durée qui leur manquaient.

L'industrie moderne a doté l'Europe d'une matière vestimentaire nouvelle, qui possède l'imperméabilité du cuir, c'est le caoutchouc dont on fabrique tous les genres de vêtements, depuis le soulier jusqu'au manteau.

Les plumes des oiseaux ont servi de matière de vêtement et plus encore de parure, chez quelques nations demi-sauvages ; le duvet de l'oie et celui de l'eider, duvet connu sous le nom d'édredon, ont seuls quelque importance. L'oiseau qui fournit ce dernier habite les côtes des mers septentrionales, et, pour protéger contre le froid les œufs qu'il couve, pendant le temps qu'il va chercher sa nourriture, il les recouvre du fin duvet dont la nature prévoyante regarnit sans cesse le dessous de son ventre ; mais le chasseur avide guette le temps de son absence, et, risquant sa vie pour atteindre aux rochers souvent inaccessibles où l'oiseau a déposé ses œufs, il va lui faire des larcins successifs, tant que celui-ci n'a pas porté son nid hors de toute atteinte humaine. Les divers duvets empruntés aux oiseaux forment d'épais vêtements qui réunissent au plus haut point la légèreté et la presque imperméabilité pour le calorique.

Les diverses matières vestimentaires que nous venons de passer en revue ne semblent pas avoir été prédestinées à devenir l'apanage de tous les climats, et c'est un des bienfaits de la civilisation d'avoir pu doter chaque peuple, par la voie des échanges, de l'ensemble des jouissances que la nature leur avait isolément départies. Mais il n'est pas sans intérêt pour l'hygiéniste de chercher à connaître ce que la nature peut avoir eu de providentiel dans ses œuvres en mettant les produits de chaque climat en rapport avec les besoins de ses habitants ; et de même que nous avons vu l'abondance et la facilité de la nourriture animale ou végétale se présenter diversement, dans le Nord et dans le Midi, de même remarquons ici que les contrées chaudes et sèches ont reçu en partage le coton et la soie, ces deux éléments des étoffes fines et legères, éléments qui manquent totalement ailleurs ; tandis que le Nord a des pelleteries qui ne sont faites que pour lui, et que les pays en même temps froids et humides, riches en pâturages et en nourriture animale, le sont aussi en laines, qui peuvent s'acclimater sans doute aux latitudes méridionales, mais en acquérant alors plus de finesse et de légèreté. D'une manière inverse, le chanvre et le lin, originaires des pays chauds, ont pu néanmoins produire d'abondantes récoltes dans le Nord.

B. TEXTURE DES VÊTEMENTS.

N'est-il pas remarquable que la base des diverses matières vestimentaires que nous venons d'examiner soit un fil, sorte de forme qui ne peut se prêter à la confection d'un vêtement quelconque qu'en donnant naissance à une foule d'interstices ou de mailles, où l'air se fixe et s'emprisonne ? La nature, qui veille avec tant de soin à la conservation de ses œuvres, a partout suivi ce système dans la composition du vêtement qu'elle a donné aux animaux. Que l'on observe la plume des oiseaux aquatiques, chaque fibrille de leur barbe retient, en s'adaptant sur la précédente, une couche d'air si exactement emprisonnée que l'introduction de l'eau est impossible ; les plumes sont imbriquées les unes sur les autres avec un art tout pareil, et grâce au vernis qui recouvre leur substance, l'oiseau peut, sans se mouiller, plonger au fond des eaux aussi souvent qu'il lui plaît.

Le poil des mammifères présente l'image d'un velours naturel, dont tous les brins, couchés sur eux-mêmes, retiennent des masses d'air d'autant plus considérables et d'autant mieux emprisonnées, que le poil devient à la fois plus long et plus fin, comme il arrive aux animaux qui vivent près des régions du pôle.

L'industrie humaine a marché dans cette voie pour tirer un bon parti des matières vestimentaires, et, soit qu'elle ait pratiqué le feutrage du poil des animaux, soit qu'elle ait réuni des bourres grossières sous forme de ouates diverses, ou bien qu'à l'aide de l'art du tisserand, qui se perd déjà dans la nuit des temps, elle ait connu le moyen d'assembler une trame et une chaîne, révolution immense qui dut changer la face des sociétés, elle eut pour but d'emprisonner de l'air au sein de la matière vestimentaire. La fabrication artificielle des fils de toute longueur et de toute grosseur devint enfin l'élément indispensable de nos vêtements, et tous les peuples s'exercèrent au fuseau et à la quenouille, instruments bien simples, mais qui leur parurent si merveilleux, qu'ils les attribuèrent, les uns à Isis, les autres à Minerve. Les fines étoffes qui enveloppent les momies égyptiennes, les échantillons divers retrouvés dans leurs tombeaux prouvent que dès la plus haute antiquité, c'est-à-dire dix siècles peut-être avant les poésies d'Homère, on pratiquait le filage et le tissage. Et, en effet, des tableaux retrouvés dans l'un de ces tombeaux, et consacrés à exprimer les scènes diverses de la vie intérieure de ces peuples anciens, nous représentent, parmi d'autres détails, les femmes de la maison occupées à filer le lin, à démêler les écheveaux, à les dévider, à tordre le fil au fuseau et à ourdir la toile au métier sous les ordres du chef de tissage. (*Champollion.*) Mais qu'est-ce que tout cela auprès de l'industrie moderne, surtout en ce qui concerne le coton et la soie ?

Les métiers usités dans l'Inde ont passé en Europe, et ces trop simples machines ont été bientôt dédaignées.

Les Hargreaves, les Arkwright, les Jacquard ont inventé des appareils merveilleux, à l'aide desquels les étoffes les plus diverses et les mieux travaillées ont été mises à la portée de l'Européen le plus pauvre ; l'hygiéniste ne peut pas rester indifférent à de semblables prodiges de l'industrie, quand ils ont pour but de perfectionner et de populariser un élément de bien-être et de santé publique aussi important que l'est la fabrication de nos vêtements. Il faut avoir visité les manufactures de Manchester, de Rheims et de Saint-Quentin, pour bien comprendre la puissance du génie de l'homme ; là, d'immenses machines, alertes, industrieuses comme des fées, toujours agissantes, filent, peignent, embobinent, mille et mille fois par chaque instant, les diverses matières vestimentaires ; et, comme pour combler l'étonnement, la vapeur, aujourd'hui soumise à l'homme, qui peut lutter d'efforts même contre les flots de la mer, vient prêter son irrésistible puissance pour tirer un fil de coton, si mince et si délié qu'on l'aperçoit à peine, mais dont la résistance, répétée plusieurs milliers de fois, sert d'antagoniste à la machine de Watt ; sans entrer dans plus de détails, disons seulement que l'Angleterre fabrique aujourd'hui par an plus de cent millions de livres de fil de coton, dont la longueur développée étonnerait sans doute l'imagination, et que le coton produit dans l'Inde, loin d'être encore comme autrefois filé par les appareils si longtemps admirés de l'Orient, va se faire travailler à Manchester, et retourne dans son pays après avoir deux fois traversé les mers, à un prix de fabrication plus bas que ne pourrait l'offrir le travail indigène. En vérité, si l'homme est aveugle et barbare, quand il tourne contre lui-même et pour se détruire la puissance de son génie, il est bien noble et bien respectable quand il le fait servir à répandre, avec les progrès de l'industrie, les conséquences bienfaisantes de la civilisation, et que l'apparition de quelques êtres suffit pour en sauver plusieurs millions d'autres des privations, des maladies et de la mort qui les auraient assiégés.

C. FORME DES VÊTEMENTS.

Les formes diverses que nos vêtements reçoivent, avant d'être employés, sont variables avec les diverses conditions de leur usage, telles que la forme des parties qu'ils doivent recouvrir, le sexe des individus et les diverses circonstances de climat, de saison, de veille ou de sommeil, de guerre ou de paix, d'âge ou de profession qui les réclament. Quant à la forme des parties du corps, elle est telle qu'aucune pièce d'étoffe n'a pu s'y adapter, à moins d'être divisée en plusieurs compartiments, et dès lors la tête, le tronc et les membres ont eu leurs vêtements particuliers.

La tête, préservée par sa chevelure, a pu se passer, et se passe encore dans une foule de cas de toute coiffure artificielle; mais quand elle en reçoit, c'est surtout dans les climats et dans les saisons les plus chaudes; car il est à remarquer que l'habitant du Nord expose sa tête nue et chevelue aux intempéries de son climat, bien plus impunément que le Méridional, qui est plus souvent forcé d'abriter la sienne contre les ardeurs du soleil qui le brûle. A part donc le nègre, dont la laine crépue tient souvent lieu d'unique coiffure, l'homme a surtout varié, dans les climats et dans les saisons chaudes, les moyens destinés à protéger sa tête contre la chaleur et la lumière; le simple parasol de l'Indien, du Chinois ou de l'Américain, la tente ou le manteau de l'Arabe, celui de l'Espagnol, le pan de la toge grecque ou romaine ne sont pas encore des coiffures spéciales, mais sont pourtant des abris destinés à protéger la tête. Enfin, le simple bonnet phrygien et la calotte grecque se sont moulés sur sa forme; le turban musulman s'est enroulé autour d'elle; la tiare des Mèdes l'a surchargée de son poids; le sombrero espagnol l'a recouverte de ses larges bords. Les femmes, plus sédentaires, ne l'ont, en général, protégée que par les tresses de leurs cheveux, par des ombrelles ou des voiles de fines étoffes, par de légers et de larges chapeaux; mais le caractère de ces diverses coiffures a été, dans tous les cas, d'offrir des abris mobiles et temporaires, faciles à prendre et à déposer. Pourquoi donc l'Européen ne se contente-t-il plus pendant la paix de la longue chevelure qui lui suffisait autrefois? C'est que, devenu de plus en plus martial, il s'est habitué à porter en tout temps son ancien habit de guerre, et que ses ancêtres lui ont légué, comme un informe débris des armures de tête du moyen âge, ce dôme grotesque et ridicule sans doute, qu'il appelle un chapeau, mais qui, malgré ses défauts évidents, remplit mieux pourtant que toute autre coiffure le triple but de protéger sa tête contre la pluie, le soleil et les coups.

La forme des vêtements du tronc s'est compliquée de toutes les conditions de climat, de sexe, d'âge et de profession que nous avons déjà énumérées. Tantôt un seul vêtement général a suffi, et l'on peut, peut-être, le désigner sous le nom générique de tunique : la chlamyde des Perses, la calasyris des Égyptiens, l'éphod des Juifs, la toge des Romains, la pelisse des Musulmans, paraissent être des variétés de cette sorte de vêtement, soutenu en général au-dessus des épaules, enveloppant le corps de ses plis flottants, simple ou garni de manches, libre ou retenu par une ceinture, et dont chez nous le vêtement nommé chemise semble être encore un dernier débris. Tantôt le vêtement du tronc s'est subdivisé en deux autres; celui de l'abdomen et celui du thorax. Le premier, plus ou moins large, dont le plus simple élément est une ceinture, semble avoir été imaginé tout autant pour satisfaire à des idées de décence que pour vêtir, soutenir et protéger les organes de l'abdomen et de la génération. Chez les peuples sauvages il a donné naissance au pagne, sorte de bandelette qui ceint le corps, et qui, retombant sur le haut des cuisses, est souvent leur unique vêtement. Le pagne chez eux est surtout le vêtement des femmes, et l'on sait qu'en Grèce c'était aussi une ceinture qui était l'attribut de Vénus. A mesure que ce vêtement s'est prolongé par des causes diverses de climat ou autres, il a donné naissance à la jaquette de l'Écossais, à la cotte protectrice du guerrier, à la jupe proprement dite. Les femmes ont dû le conserver ; mais l'homme, voué aux exercices de la chasse, de la guerre, de l'équitation, a divisé et resserré les plis de ce vêtement de manière à donner naissance aux diverses formes de pantalons ou de culottes, si variables chez le Musulman, ou l'Espagnol, chez nos ancêtres ou chez nous-mêmes. La seconde pièce des vêtements du tronc, destinée à recouvrir le thorax, est alors devenue une tunique ouverte plus ou moins longue, plus ou moins serrée, selon la rigueur du climat, selon l'état de guerre ou de paix ; nos gilets, nos vestes, nos habits, nos redingotes sont tous des vêtemens d'abord destinés au thorax et dont les appendices ne remplissent qu'accidentellement un autre but. Ce vêtement ne suffisait pas chez les femmes, où le besoin de soutenir et de protéger les mamelles exige l'emploi d'un autre vêtement ; c'est le corset, dont elles ont tant abusé et dont pourtant elles ne peuvent point se passer.

Les vêtements des membres ont été naturellement des appendices de la tunique et de la ceinture, et quant à ceux des mains ou des pieds, les premiers n'ont été mis en usage que par le guerrier ou le citadin oisif ; les seconds, au contraire, c'est-à-dire les chaussures de diverses formes, ont dû être imaginées dans tous les climats et chez tous les peuples. La sandale, le brodequin et le cothurne, usités chez les peuples de l'Orient et du Midi, n'ont été longtemps que des appuis plus ou moins élévés, diversement rattachés sur la jambe ; le Septentrional, pour s'opposer à la fange, à l'humidité et au froid rigoureux de son climat, inventa heureusement les bas, les souliers et surtout les bottes qui, se moulant sur les formes du pied et d'une partie de la jambe, les préservent utilement de toute atteinte et présentent l'avantage de n'avoir besoin d'aucun lien.

Il semble que le cou n'aurait besoin d'aucun vêtement spécial, mais chez les peuples qui ont pris l'habitude de se raser la barbe, il a fallu y suppléer par ce vêtement emprunté aux Croates, et que nous nommons cravates, ceinture plus ou moins serrée, dont la forme a éprouvé mille variations.

Pour fixer et maintenir en place tant de pièces diverses d'habillement, surtout dans les climats froids, où il a été nécessaire de les diviser et de les superposer, la saillie des épaules et des hanches n'a pas toujours été suffisante, et il a fallu imaginer une foule d'accessoires : tels que liens, ceintures, boucles, cordons, boutons, agrafes, et brides plus ou moins souples, élastiques ou serrées, mais qui ne peuvent remplir leur but qu'en exerçant sur quelques parties du corps une pression plus ou moins violente.

Toilette.

Quelle que soit la force du sentiment de conservation individuelle que la nature a placé dans le cœur de l'homme, les soins qu'il a pris de sa personne n'ont pas toujours été dictés par des motifs de bien-être et de santé, et un sentiment de vanité bien remarquable, inné chez les peuples de tous les climats, chez les plus sauvages comme chez les plus civilisés, les a poussés à rechercher avec passion les objets et les moyens de parure même les plus bizarres, et à consacrer une partie de leur industrie aux soins de leur toilette.

Tantôt leurs efforts ont eu pour but de perfectionner l'art de se vêtir, en le modifiant dans un sens qui leur était hygiéniquement favorable ; mais tantôt au contraire l'amour des distinctions et des vanités n'a produit que des conséquences ridicules ou nuisibles. Il faut avouer cependant que le sentiment du beau, si intimement uni avec celui du bon, que les images de grâce et de jeunesse si souvent liées à celles de fraîcheur et de santé, que les idées de vanité individuelle, de rivalité jalouse et même de coquetterie, si bonnes conseillères de l'attention de soi et des soins minutieux de la personne, ont amené bien plus d'habitudes salutaires que de modes perverses, et que ce sujet, autant que bien d'autres, peut fournir la preuve que la nature nous fait accepter tous les embarras qu'entraînent les conditions de notre existence, en nous y invitant par l'attrait d'un plaisir.

Le premier vêtement de l'homme fut peut-être imaginé tout autant pour flatter la vanité d'un chef que pour le protéger contre le froid ; est-il un sauvage qui ne se prenne à rire et à gambader follement quand l'Européen lui a jeté autour du cou un collier de verroteries! combien d'hommes n'ont pas été braver la mort, dans la vue d'un habit d'officier ! quelle femme n'a jamais souri à un objet de parure et plus encore à son miroir, en lui demandant, non pas si ce vêtement nouveau était bien pour elle, mais si elle était bien avec lui. Mais, dans la recherche des perfections personnelles, les idées de beauté ont été si differentes chez les divers peuples, que l'on pourrait véritablement douter de l'unité de celle-ci, si un peu d'attention ne nous révélait que l'observation de la nature et l'imitation plus ou moins heureuse de ses œuvres ont servi constamment de premier type à tant de coutumes si diverses, si variables et parfois même si étranges. Les soins de la parure, qui ont été le résultat de ces idées si différemment senties, comprennent surtout la toilette de la peau, celle du système pileux, celle des vêtements, et quelques déformations dont nous ne dirons qu'un mot.

A. TOILETTE DE LA PEAU.

Une habitude presque générale parmi les peuples qui sont restés nus a été de se frotter la peau avec diverses compositions huileuses; l'huile de palmes, celle de coco, la graisse de crocodile, etc., ont servi à cet usage. Indépendamment des fourrures dont le Septentrional se recouvre souvent, il se frotte d'huile de poissons, de baleine ou de veau marin, ou de la graisse d'autres animaux; cette coutume est presque générale chez les peuples équatoriaux et chez ceux qui sont voisins du pôle. Celle d'y ajouter des peintures diverses, des figures symboliques, des emblèmes de terreur, de courage, de religion, a lieu surtout chez ceux qui marchent habituellement nus; les couleurs les plus diverses, en général tirées des végétaux et mêlées à l'huile, ont été employées à ce genre de toilette, mais surtout le bleu et le rouge. Le chica, le rocou, le henné, l'onoto, ont servi à teindre les ongles, la figure, le corps entier ; il est tel sauvage de l'Amérique, dont la toilette, destinée à le peindre des pieds à la tête, occupe tout le temps qu'il ne donne pas à la chasse ou aux combats. Le tatouage est venu ensuite ; habitude bizarre qui se retrouve chez tant de peuplades sauvages, et qui n'a pas même respecté notre Europe civilisée ; tantôt bornée à de simples opérations, tantôt portée jusqu'à pratiquer des blessures et des cicatrices profondes et difformes. L'abondance de nos vêtements nous a fait sans doute oublier de pareils usages ; mais nous avons conservé, sous le nom de *cosmétiques*, des préparations destinées à être appliquées parfois sur les parties du corps que nous conservons découvertes.

Tout ce qui, dans ce genre, a paru capable de perfectionner, de rétablir ou d'imiter les grâces et l'éclat de la jeunesse, et d'augmenter de quelque manière que ce soit l'attrait de la personne, a reçu le nom de *cosmétique* (1) ; tantôt il s'agissait de s'adresser au sens de la vue, et l'on s'est efforcé

(1) Sur les cosmétiques on consultera : Chevallier, *Note sur les cosmétiques, leur composition, les dangers qu'ils présentent sous le rapport hygiénique* (*Annales d'hygiène publique et de médecine légale*, 2e série, t. XIII, 1861). — O. Reveil, *Mémoire sur les cosmétiques* (lu à l'Académie de médecine, 1861). — Tardieu, *Dictionnaire d'hygiène et de salubrité*, 2e édition, 1862, t. I, art. COSMÉTIQUES. — Claye, *Les Talismans de la beauté*. Paris, 1864. — Sept. Piesse, *des Odeurs, des parfums et des cosmétiques*, histoire naturelle, composition chimique, préparation, recettes, industrie, effets physiologiques et hygiène des poudres, vinaigres, dentifrices, pommades, fards, savons, eaux aromatiques, essences, infusions, teintures, alcoolats, sachets, etc., par S. Piesse, chimiste parfumeur à Londres, édition française, publiée avec le consentement et le concours de l'auteur, par O. Reveil, professeur agrégé à l'École de pharmacie. Paris, 1865, in-18 de 527 pages, avec 86 figures.

de rehausser le lustre, la finesse, la blancheur ou le coloris de la peau, ainsi que d'effacer ses rides ou sa flaccidité ; tantôt, par le mélange des parfums les plus suaves, on a voulu flatter aussi l'odorat, et presque toutes les productions naturelles ont été mises à contribution dans ce double but ; pour rendre à la peau le ton et la fermeté qu'elle avait perdus, les végétaux riches en acides et en tannins divers, les minéraux astringents, même des substances caustiques affaiblies ont été mis en usage ; pour lui donner du lustre et de la souplesse, toutes les substances mucilagineuses, huileuses ou graisseuses, empruntées aux végétaux ou aux animaux, ont été tour à tour essayées, ainsi que des topiques plus ou moins stimulants, capables d'exalter sa vitalité ; pour entretenir ou augmenter sa blancheur, on l'a garantie de l'impression de l'air par des masques et des pâtes diverses, destinés à la protéger ; on a craint de l'exposer au mâle noircissement dû à l'impression des rayons solaires, et plus d'une belle sybarite n'a plus osé se montrer qu'aux bougies ; ainsi les signes de la faiblesse et de l'étiolement ont été recherchés avec plus d'ardeur que ceux de la force et de la robusticité. Mais, pour rendre à la peau le coloris de la jeunesse, on a imaginé les fards ; tout ce qui a pu imiter le tendre incarnat de la santé et de l'adolescence, que ce fût une substance salutaire ou un poison redoutable, a été appliqué sur le visage et sur le cou. On les a peints de blanc et de rose ; on y a tracé des veines bleues ; on a eu recours au contraste des couleurs, en rougissant les lèvres et fonçant la teinte des sourcils, et dès lors il n'y a plus eu de différence entre la femme civilisée et la jeune sauvage qui se peint d'onoto. Beautés d'emprunt, mensonges d'une coquetterie insensée, qui, si souvent, se sont évanouis devant le teint ou le regard d'un enfant de village ; laissons donc retomber dans l'oubli ces incroyables aberrations de l'esprit humain, et ne troublons même les mystères d'une coquetterie plus secrète, que pour dire que, si l'entretien constant de la personne, fondé sur les préceptes d'une saine hygiène, est de première nécessité, tout ce qui sort de ce cercle sera tôt ou tard inévitablement puni, ainsi que le sont toutes les extravagances.

B. TOILETTE DU SYSTÈME PILEUX.

L'un des plus beaux ornements dont la nature a pourvu l'homme est cette chevelure qui donne à son front un si haut caractère de grâce et de dignité. Vêtement protecteur contre la lumière et les intempéries, qui végète et croît avec lui, qui blanchit ou tombe lors de son déclin, et semble aussi bien présenter l'image de la force et de la santé que du dépérissement et des souffrances de l'âme ou du corps. Tous les peuples se sont plu à peigner leur chevelure, à l'oindre et à la parfumer. Le sauvage, dans sa hutte, l'aromatise à sa manière d'huile de poissons ; les anciens guerriers se préparaient au combat, en la peignant soigneusement ; les peuplades germaniques en faisaient un titre de noblesse, et nos rois chevelus perdaient avec elle le droit de régner ; les Européens modernes lui ont imprimé toutes les formes de la bizarrerie, et elle a été chez eux tantôt rasée, tantôt longue, tantôt courte ; des chevelures factices, perruques ou toupets, ont servi tour à tour à réparer les outrages du temps ou à suivre les caprices de la mode. Tantôt on a chargé les cheveux d'onctions huileuses, pour les assouplir, ainsi que le cuir chevelu, et leur rendre le produit qu'ils doivent régulièrement sécréter (1) ; tantôt on les a couverts de poudres absorbantes, pour enlever celui-ci ; ou bien, pour en retarder la chute, on les a baignés de liqueurs en général stimulantes ; et, pour trouver l'art de les faire repousser, cette pierre phi-

(1) Sur l'hygiène de la chevelure, consultez le *Traité des maladies du cuir chevelu suivi de conseils hygiéniques sur les soins à donner à la chevelure*, par le docteur Alphée Cazenave. Paris, 1850.

losophale de la coquetterie masculine, on a eu recours en vain à tous les moyens de la science et de l'empirisme ; enfin, pour dissimuler leur décoloration, ou pour changer leur teinte, la chimie n'a pas dédaigné de prêter ses secrets, parfois utiles sans doute, mais dont il faut se garder d'abuser. Les femmes, au contraire, ont presque toujours laissé à leurs cheveux leur longueur naturelle, et, en les assemblant en tresses, en les tournant en boucles, en les laissant flotter naturellement, elles ont su comprendre qu'ils formaient une de leurs plus grandes beautés, et elles se sont gardées d'y toucher ; mais elles y ont prodigué les essences et les parfums.

La barbe a subi des variations toutes pareilles à celles de la chevelure ; mais aujourd'hui, enfin, l'Oriental, en général, la porte longue et touffue, et l'Occidental la rase soigneusement. Les autres parties moins importantes du système pileux ont été soumises à des pratiques analogues dont la principale a été le soin de les faire disparaître ; c'est dans ce but qu'une foule de compositions épilatoires ont été mises en usage, et, entre autres, le fameux rusmah des Turcs.

C. TOILETTE DES VÊTEMENTS.

Quoi de plus simple que l'ensemble des vêtements précisément utiles à l'homme ? quoi de plus compliqué que les modifications que le besoin de parure leur fait subir tous les jours ? C'est pour satisfaire à ce besoin que ce qu'on appelle proprement le costume a été inventé. La teinte des vêtements a joué, dans tous les temps, l'un des principaux rôles. Les couleurs les plus éclatantes furent aussi les plus recherchées. Les vêtements blancs, déjà si précieux par eux-mêmes et plus encore par les lavages fréquents qu'ils exigent, furent de tout temps réservés pour les cérémonies les plus importantes. Les rouges furent presque aussi recherchés, et la pourpre de Tyr fut longtemps réservée pour les princes. L'art de la teinture, enfin, qui marcha de pair avec la fabrication des matières vestimentaires, s'ingénia à varier leurs teintes de mille manières, et semble, malgré l'universalité de son emploi, n'avoir eu d'autre but que de rehausser l'éclat des vêtements et d'en dissimuler plus longtemps la souillure; mais les diverses pièces d'habillement servirent à la toilette bien plus encore en se multipliant ou en se modifiant de mille manières ; tantôt elles furent allongées ou écourtées, rétrécies ou amplifiées ; certaines parties du corps cessèrent d'être protégées ou furent surchargées de vêtements. Il en résulta donc en général des ligatures ou des compressions nouvelles, des refroidissements partiels ou des accumulations de chaleur insolite ; en un mot, plus d'un genre de supplice que l'envie de plaire peut bien faire supporter, mais que l'hygiène ne peut pas voir d'un œil indifférent. Outre les tyranniques prescriptions de la mode, les distinctions de toute sorte n'ont-elles pas varié à l'infini le costume? Il en a fallu un pour le noble et pour le roturier, pour le magistrat et pour le prêtre, pour le chevalier du moyen âge, et celui-ci était de fer; aussi étouffa-t-il plus d'une victime; pour le militaire et pour le bourgeois. Il n'est pas jusqu'aux objets de simple ornement, jusqu'aux bijoux les plus indifférents en apparence qui ne soient devenus des instruments de torture; le sauvage, en effet, ne s'est pas toujours contenté de ceindre son corps ou sa tête avec le plumage des oiseaux, de porter en collier ou en écharpe les dents ou les osselets de ses ennemis, mais il a percé son nez, ses oreilles, ses lèvres pour y suspendre l'ignoble arête d'un poisson, un métal grossier ou quelqu'autre bagatelle; nos Européennes ne se contentent pas toujours d'attacher une fleur à leurs cheveux ou d'y mêler des diamants, mais elles se sont pressé la tête, le cou, les poignets dans des cercles, des peignes ou des colliers; elles se sont sanglé la taille, elles ont découvert leurs bras, leurs poitrines, leur dos, pour aller braver, à la fois, la chaleur d'une salle de bal et les inconvénients d'un retour pratiqué au milieu des nuits glacées de l'hiver.

Pourrions-nous donc alors nous moquer de ces peuples qui, croyant imprimer à leur race des beautés nouvelles, déforment méthodiquement le corps de leurs enfants ? Certains Américains, à la naissance de ceux-ci, les serrent entre deux planches pour leur aplatir la tête et leur écraser la face ; d'autres leur compriment le bas des jambes dans des bandelettes résistantes qui s'opposent à tout développement inférieur et produisent sous le jarret un mollet monstrueux. Ils trouvent cela tout aussi beau que si leurs enfants avaient une taille coupée en deux. Qu'avons-nous donc à leur répondre ? Les Chinois mutilent les pieds de leurs femmes dans des chaussures inflexibles. Au moins ont-ils leurs raisons pour cela, eux qui ont eu l'art de faire adopter ce genre de supplice comme un genre de beauté. Ces femmes qui ne peuvent marcher sont par cela même bien plus faciles à surveiller, et la coquetterie d'un sexe ainsi que la jalousie de l'autre y trouvent également leur compte.

COSTUMES PARTICULIERS USITÉS CHEZ DIVERS PEUPLES.

On s'est demandé, après avoir énuméré le grand nombre de peuplades qui marchent habituellement nues ou à peu près, si le vêtement était bien réellement une nécessité pour l'homme ; non, sans doute, puisque tant d'exemples prouvent, dans les zones équatoriales et tempérées, tout au moins, que sa nudité primitive n'entrave nullement les conditions fondamentales de son existence ; mais doit-on lui faire un crime d'avoir étendu ses facultés et perfectionné son espèce sous ce point de vue comme sous tant d'autres ? autant vaudrait lui reprocher d'avoir propagé les animaux et les plantes utiles, et d'avoir inventé tous les arts qui le multiplient lui-même. Mais l'habitude, dans bien des cas, a rendu le vêtement indispensable, et, pour bien remarquer l'effet de celle-ci, comparez un peu tel citadin qu'enrhume la moindre impression de l'air, avec ce chef écossais demi-nu qui, par une nuit d'hiver, trouvant son fils endormi la tête appuyée sur un tas de neige, renverse du pied son trop doux oreiller, en lui reprochant sa mollesse.

Le climat a profondément modifié le costume des peuples. Le Lapon, l'Esquimau s'enveloppe de tant de fourrures, que le volume de son corps en est souvent doublé. L'habitant de l'équateur est au contraire presque nu ; le pagne ou guajuco, sorte de bandelette qui ceint les hanches, y est presque l'unique vêtement de l'habitant sauvage ; les jeunes filles caraïbes, dit de Humboldt, ne se croient guère nues quand elles portent un guajuco large de deux pouces, mais elles n'oseraient se montrer si elles n'étaient pas teintes d'onoto. Les Cafres n'ont qu'une sorte de manteau à la grecque qui, sous le nom d'ingoubo, est le costume de la nation. Ils sont du reste nus et n'attachent à cela aucune idée d'indécence. Leurs femmes, outre l'ingoubo, portent deux vêtements de cuir souple. L'un, c'est l'imbeka, dont elles couvrent leur poitrine ; l'autre, c'est le kaio, qu'elles portent en tablier. Des bracelets, des colliers d'ivoire, de fer, de cuivre, de verroterie, de coquillages, les embellissent en outre. L'habitant plus civilisé de l'équateur ne connaît guère que le pantalon et la tunique de coton ainsi que le parasol ; quant au nègre, s'il ne craint pas d'aller souvent nu, c'est que le pigmentum et l'huile naturelle de sa peau sont des vêtements particuliers à son espèce, comme si, même sous la zone torride et peut-être là plus encore qu'ailleurs, il était dangereux de n'être pas vêtu. Ainsi que ceux du Midi et du Nord, une différence profonde distingue les costumes de l'Orient et de l'Occident. Dans ce dernier climat, la tête nue, la longue chevelure ; puis l'habit serré, étroit, le juste-au-corps, en un mot, a presque toujours recouvert un pantalon non moins juste ; dans l'Orient, la tête rasée ou non, mais chargée de mitres, de turbans ou de bonnets ; des pièces d'étoffes nouées ou agrafées sur l'épaule, et retenues par des ceintures, comme chez les Arabes, les Syriens, les Grecs et les Romains ; ou bien de larges tuniques et d'amples pantalons comme chez les Turcs, les Persans ; les jambes nues avec diverses sortes de sandales, et la passion des bijoux ont toujours imprimé à ses habitants un caractère particulier. L'Inde s'est conformée à ce type, et, malgré l'invasion des Européens, les femmes y portent d'ordinaire des vêtements légers et flottants de soie ou d'indienne attachés à la ceinture (*pijaamah*), un fin corset de gaz ou de mousseline semé de paillettes (*ungiah*), qui se garde nuit et jour, puis une résille qui recouvre le tout, et un grand voile en gaze, en laine fine ou en mousseline légère qui s'attache au sommet de la tête et recouvre à volonté les épaules ou le visage. Les anciennes Grecques portaient aussi de fines étoffes ; une sorte de chemise ou de vêtement de dessous, et une robe formée de deux bandes d'étoffes cousues dans leur longueur et agrafées sur l'épaule avec le peplon ou le manteau, composaient leur habillement. Coiffées ordinairement de leur chevelure, elles ne prenaient que rarement le chapeau thessalien à grands bords. Pour tenir lieu du corset, elles avaient leur *séfodesme* et les Romaines leur *castulla*, bandelette d'étoffes qui ceignait la poitrine et relevait la gorge. L'Orient eut de tout temps l'habitude des fards et des cosmétiques, et c'est lui qui en a donné à l'Occident presque toutes les recettes (1). Les Indiennes se teignaient même les cils et les sourcils. Athalie, chez les Juifs, voulut, en vain, par leur éclat emprunté, réparer du temps l'irréparable outrage. Ces

(1) Voyez l'Introduction de O. Reveil, au livre de Sept. Piesse, *Des odeurs, des parfums et des cosmétiques*. Paris, 1865.

pratiques infectèrent la Grèce et Rome dès que l'Orient leur eut donné sa mollesse avec ses mœurs dépravées, et bientôt les Bapses d'Athènes, les Poppée et les Messaline en donnèrent des leçons au reste de l'Europe.

§ 2. — INFLUENCE SUR L'HOMME.

A. MODIFICATIONS INDIVIDUELLES.

Les vêtements, tels que nous venons de les caractériser, exercent sur l'homme et ses diverses fonctions des influences spéciales qu'il s'agit maintenant d'examiner. Les modifications qui résultent de leur usage se produisent surtout, 1° sur la caloricité de l'individu ; 2° sur sa sensibilité, ou mieux, sur la peau considérée comme tégument sensible ; 3° sur son pouvoir exhalant, ou mieux, sur la peau considérée comme membrane exhalante ; 4° sur cette même peau considérée comme membrane absorbante ; 5° sur les phénomènes physiologiques déterminés par le contact des rayons lumineux ; 6° enfin, sur les muscles par leur poids, et sur plusieurs fonctions internes par la relation qui existe entre celles-ci et celles que la peau est chargée d'accomplir.

Nous allons passer en revue l'influence exercée par les divers éléments qui composent les vêtements, sur les diverses fonctions de l'individu.

1° *Influence de la matière des vêtements sur la caloricité de l'homme.* — L'influence de cet élément sur la caloricité embrasse deux points de vue, l'un physiologique, et le second uniquement physique. Le premier n'a besoin d'aucune explication nouvelle, après les développements dans lesquels nous sommes entrés au chapitre des Climats, et auquel nous renvoyons spécialement. Il en résulte évidemment que les oscillations de la force de calorification de l'homme, pour s'accommoder aux variations de température qui ont lieu par le passage des climats et des saisons chaudes, aux climats et aux saisons froides, et *vice versâ*, s'exécutent de même par suite de l'emploi successif de différentes sortes de vêtements qui ne sont, comme nous l'avons dit plus haut, que des climats individuels différents, et que l'usage constant d'un certain vêtement, en donnant à la force de calorification un degré correspondant d'énergie, constitue pour elle une véritable habitude. Il faut maintenant déterminer par quelles propriétés la matière vestimentaire influe sur les échanges de calorique qui s'établissent sans cesse entre l'économie animale et le monde extérieur. Ces propriétés sont toutes physiques. Nous distinguerons alors dans la matière vestimentaire, dans ses rapports avec le calorique, un pouvoir émissif et absorbant, conducteur, protecteur, et en outre un pouvoir hygrométrique et idio-électrique.

Le calorique existe dans tous les corps, condensé jusqu'à un certain degré d'accumulation ou de tension. Ce degré de tension est exprimé par la température des corps. En raison du degré de tension du calorique accumulé dans ceux-ci, ils le laissent s'échapper en rayons divergents absolument comme un point lumineux lance tout autour de lui des rayons. Qu'on suppose un corps dans un espace vide et infini, le rayonnement de son calorique ne tardera pas à réduire sa température à rien, et le corps éprouvera le dernier degré de froid; mais tous n'arriveront pas à ce terme dans le même temps si leur surface est formée de matières différentes, car alors la quantité de rayons de chaleur, émis par le rayonnement dans un même temps, différera pour chacun d'eux. Les corps ont donc tous le pouvoir rayonnant, mais avec des pouvoirs émissifs différents. A la surface de la terre, les divers corps sont placés dans le voisinage les uns des autres, et comme chacun d'eux laisse rayonner son calorique vers tout ce qui l'entoure, chacun d'eux reçoit aussi les rayons émis par tous les autres dans sa propre direction. De ces rayons calorifiques qui tombent sur la surface de chaque corps, il se fait trois parts : l'une est réfléchie, l'autre est diffusée, la dernière est absorbée. La proportion de la dernière dépend de l'état matériel et physique de la surface du corps et est l'expression de son pouvoir absorbant. Dans tous les corps, les pouvoirs émissif et absorbant sont réciproquement égaux, et leur rapport est le même pour tous les corps. Les expériences de Leslie, de Melloni, de Ritchie, tendent à le prouver. Les métaux polis absorbent et émettent très-peu de rayons de chaleur ; les matières organiques, et en particulier la soie, la laine, puis ensuite le coton, le lin, ont des pouvoirs émissifs et absorbants considérables. Sous ce point de vue, leur emploi, comme matière vestimentaire, est défavorable, et il sera toujours vicieux, pour le protéger du froid, de réduire le volume d'une masse donnée de laine ou de coton, pour en augmenter proportionnellement la surface.

Quand le calorique a pénétré dans un corps par une de ses surfaces, au moyen du pouvoir absorbant de celle-ci, il se meut dans la matière même de ce corps en vertu d'un autre pouvoir qui rend sa circulation plus ou moins rapide : c'est le pouvoir conducteur. Chaque corps est doué d'un pouvoir conducteur différent ; les métaux, dont le pouvoir émissif est si faible, sont au contraire d'excellents conducteurs du calorique, et les substances organiques, la laine, la soie en premier lieu, le coton, le lin, bien après, substances dont le pouvoir émissif est si grand, ont un pouvoir conducteur moindre que toutes les autres; ils sont donc d'une merveilleuse ressource comme vêtements, et il y a tout avantage à augmenter leur épaisseur; l'air, surtout quand il est sec, est aussi l'un des plus mauvais conducteurs du calorique que l'on connaisse, et si l'on parvient à l'emprisonner sûrement entre les mailles des étoffes vestimentaires, il économise leur matière, il diminue leur poids et augmente, avec leur épaisseur, les qualités qu'on y recherche. Il n'en est plus de même, si l'air est interposé entre les divers vêtements en couches qui puissent se renouveler facilement ; dans ce cas il s'établit des courants d'air chaud qui s'échappent et d'air froid qui rentrent, et le vêtement devient alors un moyen de ventilation, mais il conserve à un haut degré les avantages de son pouvoir protecteur.

Quand deux corps de température différente sont placés dans le voisinage l'un de l'autre, leur température tend à s'égaliser au moyen des échanges de calorique qu'ils se font, et la rapidité avec laquelle le plus chaud se refroidit, en présence du plus froid, dépend de leur pouvoir émissif et absorbant. Mais si un troisième corps s'interpose entre deux, il devient dans tous les cas un moyen de protection pour l'un et pour l'autre, et son pouvoir protecteur est une conséquence des pouvoirs émissif et conducteur de sa propre matière. Si ces divers pouvoirs sont très-faibles, ils constitueront une barrière puissante qui entravera les échanges de calorique, et les deux corps, ainsi protégés l'un de l'autre, tendront à conserver longtemps leur température initiale. Telle serait l'action produite par un écran, formé d'une masse épaisse de matière animale retenue par les deux faces d'une feuille métallique polie. Si le pouvoir conducteur est très-faible et le pouvoir émissif très-grand, le corps interposé protégera néanmoins presque aussi efficacement que dans le premier cas, grâce à son épaisseur : la chaleur émanée du corps le plus chaud, au lieu d'être réfléchie, pénétrera dans la matière de l'écran ; mais, entravée par son peu de conductibilité, elle en sera rejetée incessamment par voie d'émission ; telle est la raison pour laquelle un épais manteau de drap protége si bien l'Arabe et l'Espagnol des rayons du soleil, et pourquoi un paillasson de chaume suffit si souvent pour protéger de la gelée nos arbres fruitiers, en entravant le rayonnement qui s'établit entre la surface du sol et les régions froides et supérieures de l'atmosphère. Voilà pourquoi le gazon, et surtout la neige, ce vêtement naturel de nos campagnes pendant l'hiver, présentent souvent pendant les nuits claires une température de plusieurs degrés plus froide que celle du sol qu'ils recouvrent, et même que celle de l'air qui les touche, car ils rayonnent avec les parties froides de l'atmosphère et ne reprennent que peu de calorique au sol à cause de leur faible pouvoir conducteur; voilà pourquoi les habits d'un voyageur ou d'un dormeur étendu sur la terre, exposés aux mêmes influences, se refroidissent de même bien plus que l'air environnant, et pourquoi il est si utile, outre l'habit serré destiné à emprisonner l'air, de se munir d'un vêtement protecteur, tel qu'un manteau à larges plis, ou à son défaut de recourir à l'abri d'une tente, d'un arbre, ou même d'un simple parapluie; si le corps protecteur jouit d'un grand pouvoir émissif et d'une assez grande conductibilité à cause de sa matière et de son peu d'épaisseur, il sera très-utile quand il s'agira d'entraver le moins possible la perte de calorique que le corps humain doit subir tout en protégeant suffisamment contre l'impression brusque de l'air, de l'humidité, des miasmes, de la poussière; tel est le rôle que jouent les fines étoffes et les gazes légères dont tant de Méridionaux se voilent dans leurs demeures. Mais elles ne suffisent plus pour abriter des rayons du soleil, et l'on a recours alors au manteau de laine ou au parasol.

Le pouvoir hygrométrique des corps est cette faculté qu'ils ont de condenser dans leurs pores ou à leur surface l'humidité atmosphérique ; mais l'eau est un bien meilleur conducteur du calorique que l'air et que les substances vestimentaires, et la propriété qu'elle a de détruire, en se volatisant, d'énormes quantités de chaleur, explique en outre la supériorité que présentent, dans le but de la conservation du calorique, les vêtements qui sont peu hygrométriques sur ceux qui le sont beaucoup. Cette différence est remarquable entre le lin et le chanvre dont la fibre poreuse se charge d'humidité, et le coton qui, bien que formé d'une matière presque identique, présente des brins plus compactes qui n'admettent plus que peu d'eau dans leur intérieur.

Cette différence est plus remarquable encore quand on compare les fils précédents avec la laine et la soie dont la matière est pleine et imperméable. Comme ces matières sont tissées, elles laissent échapper la transpiration à travers leurs mailles, sans avoir les inconvénients d'une substance hygrométrique. Sous ce double point de vue, ces deux substances sont des plus précieuses.

Il n'en est pas de même des vêtements de caoutchouc. Leur inconductibilité et leur imperméabilité absolue les rendent nuisibles quand il s'agit de les appliquer sur les membres ou de s'en revêtir d'une manière serrée; ils retiennent obstinément la transpiration et deviennent des causes pernicieuses de maladies, soit par l'excès de chaleur et de transpiration qu'ils retiennent, soit par la brusque évaporation qui s'établit quand on les ôte. Mais ce sont des vêtements très-utiles quand il s'agit de les employer comme abris. Pour les borner à ce rôle il faut les employer légers et flottants, et veiller à ce qu'ils soient éloignés du corps par des couches de vêtements très-perméables et très-absorbants. Ils conviennent presque exclusivement dans les pays froids, où ils servent d'abri contre les pluies froides, la neige et la radiation nocturne.

Dans les pays chauds, où la température du corps a besoin de se dissiper, et où d'ailleurs les pluies sont chaudes, leur usage doit être proscrit; si ce n'est pour s'abriter d'un refroidissement subit, au coucher du soleil, ou de l'influence dysentérique d'un sol humide.

Quand les vêtements deviennent mouillés, soit par la sueur, soit par l'eau extérieure, une nouvelle circonstance les prive encore davantage de leurs qualités utiles; c'est que les bulles d'air, emprisonnées dans l'étoffe, sont chassées et remplacées par l'eau, dont la conductibilité, la grande capacité pour le calorique et surtout la facilité d'évaporation conspirent pour enlever rapidement le calorique des organes qu'ils recouvrent; la facilité d'évaporation, et par suite le froid produit, ne sont pas les mêmes si l'étoffe est imprégnée d'eau douce ou salée, et les matelots, dont l'orage a mouillé le vêtement, aiment mieux avec raison le tremper dans l'eau de mer que de s'exposer au refroidissement plus grand causé par l'évaporation de l'eau de pluie.

La matière des vêtements présente enfin une propriété physique très-importante et qui a été trop oubliée jusqu'ici : c'est la propriété idio-électrique, très-grande dans la soie et la laine, et très-faible dans le coton et le lin, qui sont bien plus hygrométriques. Le contact des vêtements idio-électriques détermine, par le moindre frottement, la production des fluides électriques qui, soit qu'ils restent isolés à la surface de la peau, soit qu'ils établissent par leur recomposition constante des foyers circonscrits de chaleur, deviennent des causes de stimulation physiologique ou même pathogénique, dont le rôle n'est pas sans doute à négliger dans l'appréciation des bienfaits que l'on retire souvent de l'application sur la peau de la laine ou de la soie, et dans la production des maladies cutanées qui suivent bien plus souvent encore l'emploi direct et prolongé de ces sortes de vêtements.

Ces diverses propriétés physiques, dont nous venons de déterminer les effets, existent dans les matières vestimentaires à des degrés fort divers. Les pouvoirs émissif et absorbant y sont très-développés; les expériences de Leslie rangent le pouvoir émissif des corps dans l'ordre suivant :

Noir de fumée.........	100	Verre..................	90
Eau..................	100	Encre de Chine........	88
Papier blanc..........	98	Glace.................	85
Résine...............	96	Plomb.................	15
Cire à cacheter........	95	Métaux fins............	12

Les expériences de Melloni et celles de MM. de la Provostaye et Desains ont, à peu de chose près, confirmé ces chiffres.

Le pouvoir émissif des matières vestimentaires paraît se tenir entre 90 et 100 (1).

Les matières vestimentaires sont surtout remarquables par la faiblesse de leur pouvoir conducteur. M. Despretz a donné la table suivante des pouvoirs conducteurs de quelques corps.

Or..................	100	Marbre...............	24
Cuivre...............	898	Porcelaine...........	12
Zinc.................	363	Terre des fourneaux...	11
Plomb...............	180	Bois.........	bien inférieur.

(1) Dans quelques expériences que j'ai tentées à ce sujet (en 1839), j'ai enveloppé, dans toute son étendue, le réservoir cylindrique d'un même thermomètre avec un fil blanc tantôt de coton et tantôt de lin, et après l'avoir, chaque fois, porté à la température d'une étuve chauffée à 80° R., je l'ai abandonné à un refroidissement spontané, en le plaçant au centre d'un ballon de verre dont l'air avait été préalablement desséché, au moyen de la chaux vive. La moyenne de plusieurs expériences a donné les résultats suivants :

Thermomètre à surface.	Températ. de l'enceinte.	Intervalle de refroidiss.	Temps du refroidissement.
De verre.......	14°,5	De 39°,5 à 19°,5	9'
De coton.......	15°,5	De 40°,5 à 20°,5	8',15
De lin.........	15°	De 40° à 20°	6',24

Les pouvoirs rayonnants du lin et du coton sont donc supérieurs à celui du verre; la texture plus poreuse du lin, et peut-être des traces d'humidité qu'il pouvait retenir, ont contribué à rendre son pouvoir rayonnant supérieur encore à celui du coton.

On admet généralement que la laine et la soie laissent rayonner le calorique plus encore que le lin et le coton.

Le lin, le chanvre et le coton doivent avoir un pouvoir conducteur moindre encore que le bois, puisqu'ils sont identiques à la fibre de celui-ci, moins l'humidité et les sels. La soie, la laine, les plumes, en possèdent un qui est encore infiniment moindre, à en juger seulement par le tortillement que leur fait éprouver l'action du feu qui les dilate fort inégalement, par suite de la grande difficulté que le calorique éprouve à pénétrer dans leur trame.

Les corps gazeux et l'air sont aussi rangés parmi les conducteurs les plus imparfaits (1).

(1) J'ai été conduit, dans quelques expériences sur les pouvoirs conducteurs, comparés entre eux, du coton, de la soie et de l'air qui remplit si souvent les interstices du vêtement, à établir les approximations suivantes :

Dans un vase cylindrique en verre, d'une capacité de 76 centimètres cubes, j'ai enfermé successivement du coton en ouate, pesant dans les trois expériences :

Poids absolu...	38 décigr.	76 décigr.	118 décigr.
Volume absolu.	3 cent. cub.	6 cent. cub.	9 cent. cub.
Volume relatif.	1/24 de l'espace.	2/24 de l'espace.	3/24 de l'espace.

Un thermomètre à boule a été placé au centre de ces diverses masses de coton, de densités successivement croissantes, et tout l'appareil a été chauffé à 80° R. Les temps de son refroidissement ont été observés. La température de l'enceinte était dans les trois cas de 12°, et le temps que le thermomètre a employé pour descendre de 40 à 20 degrés a été :

Dans le premier cas......................	14',5
Dans le second...........................	14',7
Dans le troisième........................	15',24

Il en résulte que l'augmentation de densité du coton, comme matière vestimentaire, ne diminue que de très-peu le pouvoir conducteur d'un même volume, parce que l'air, quoique plus conducteur que le coton, l'est cependant presque aussi peu que lui.

Le rapport des espaces occupés par le coton à ceux occupés par l'air étant dans ces trois cas 1/24, 2/24, 3/24, le rapport des temps des refroidissements est donné par l'expérience ci-dessus, si l'on en déduit par le calcul le temps de refroidissement correspondant à 24/24 de coton, ou au même espace supposé plein de coton parfaitement dense ; j'ai cru pouvoir suppposer que le pouvoir conducteur de l'air étant représenté par 100, celui du coton sera en proportion inverse avec les temps de refroidissements calculés, ou bien placé entre 78 et 89.

Maintenant, pour comparer le coton à la soie, j'ai formé une enceinte arti-

L'action finale des vêtements sur la chaleur du corps humain consiste à empêcher sa déperdition, à élever son degré, à s'opposer à ses brusques variations, plus rarement à modérer l'impression de la chaleur extérieure. Les vêtements conservent sans doute la chaleur du corps humain comme celle de tout autre corps artificiellement chauffé; mais la présence d'une source de chaleur constamment agissante, au sein du corps humain, rend le phénomène plus complexe. Ce n'est plus, en effet, un refroidissement plus ou moins ralenti qui s'opère, mais bien un antagonisme entre la puissance de la

ficielle entretenue à 0°, en maintenant dans la neige fondante un vase cylindrique opaque (en porcelaine mince), un flacon de verre entrait dans ce cylindre sans le toucher par aucun point, et reposait au fond sur trois appuis de liége. La somme des espaces libres, entre l'extérieur du flacon et l'enceinte à 0°, égalait 300 centimètres cubes et demi. La boule d'un thermomètre était fixée au centre du flacon, et celui-ci, placé dans l'enceinte et refroidi à 0°, recevait d'abord un poids toujours égal d'acide sulfurique concentré, puis était rempli d'eau à 0. Le mélange des deux liquides produisait un développement de chaleur qui était toujours le même et le thermomètre montait presque instantanément et s'arrêtait toujours à 19°,5; tout l'appareil était recouvert d'un dôme chargé de neige fondante. Les temps du refroidissement du thermomètre de 19°,5 à 4°,5, ont été trouvés dans les cas suivants :

Flacon plongé directement dans la neige fondante........	84″
Séparé de son enceinte à 0°, par une couche d'air mobile...	165″
— par 39 grammes de coton.....	190″
— par 39 grammes de soie.	205″

L'influence d'une couche de même épaisseur de coton ou de soie, sur le temps du refroidissement, est exprimée par le rapport de 190 : 84 à 205 : 84 ou 106 à 121.

Si donc le pouvoir conducteur de l'air est 100 et celui du coton entre 78 et 89, celui de la soie sera entre 68 et 78.

Du reste, il faut avouer que les complications dues au rayonnement et à la chaleur spécifique des corps, complications dont il est difficile de se débarrasser entièrement, rendent ces approximations encore bien vagues; en les admettant, il faudrait conclure qu'un vêtement de coton et surtout de soie préserve d'autant mieux, sans changer de volume qu'il contient plus de matière, mais que l'avantage dû à la densité est tellement faible, qu'il y en a bien plus à gagner en augmentant le volume aux dépens de la densité.

En 1858, M. le Dr Coulier, professeur au Val-de-Grâce, a publié des expériences pour mesurer l'obstacle que les différentes étoffes opposent à la déperdition du calorique. Il s'est servi d'un vase de laiton, rempli d'eau chaude source calorifique et la température extérieure; quand les quantités produites et dissipées sont égales, la température du corps devient stationnaire; quand la déperdition l'emporte le moins du monde sur la production, le refroidissement ne s'arrête plus; et, comme un degré de chaleur de plus ou de moins, c'est la vie ou la mort aussitôt que la fonction physiologique est arrivée à sa limite, on conçoit toute l'action tutélaire que produit le moindre vêtement; par exemple, sur les nouveau-nés (1), dont la force calorifique ne res-

et recouvert d'étoffes diverses. Ce vase était suspendu dans un milieu où l'air était tranquille.

Les temps de refroidissement ont été observés :

DÉSIGNATION DES ÉTOFFES.	TEMPS de refroidissem.
Vase non recouvert	18′ 12″
Toile de coton pour chemises	11′ 30″
Toile de coton pour doublures	11′ 15″
Toile de chanvre pour doublures	11′ 25″
Drap bleu foncé pour soldats	14′ 45″
Drap garance pour soldats	13′ 50″
Drap bleu pour capotes	15′ 5″

(*Journal de Physiologie* de Brown-Sequard.)

Le Dr Hammond, chirurgien général de l'armée des États-Unis, a publié des expériences analogues ; il a opéré dans les mêmes conditions et noté les temps de refroidissement de 150° à 140° Fahr. :

Vase non recouvert	15′ 11″
Toile de coton pour chemises	9′ 42″
Toile de chanvre pour chemises	7′ 24″
Flanelle blanche	12′ 35″
Drap bleu foncé	14′ 5″
Drap bleu clair	13′ 50″

Toutes ces expériences ont besoin d'être reprises et interprétées. Si on les admettait d'emblée, il faudrait en conclure que les vêtements accélèrent la déperdition de la chaleur.

(1) MM. Quetelet, dans les Pays-Bas, et Lombard, à Genève, ont trouvé que la mortalité des enfants nouveau-nés (de 0 âge à 1 mois) doublait dans les mois froids.

MM. Villermé et Edwards ont fait en France des observations analogues (*Annales d'hygiène publique et de médecine légale*, 1re série, 1829, t. II), ainsi que M. de Gouroff, en Russie.

titue pas tout le calorique perdu par le rayonnement; sur des ivrognes endormis à l'air, qui, par suite de l'intoxication alcoolique, ne sécrètent plus la même quantité de chaleur; sur des voyageurs exposés au rayonnement nocturne ou perdus dans des régions glacées; car si leur refroidissement est tel que les fonctions nerveuses commencent à s'engourdir, la calorification s'engourdit de même au moment où il faudrait qu'elle déployât le plus d'activité; c'est alors que l'homme, en proie à de vagues sensations, enivré, s'engourdit et tombe, pour passer, sans presque s'en douter, du sommeil à la mort. Un vêtement de plus, en lui ménageant un seul degré de chaleur, lui eût souvent évité cette paralysie fatale. D'une manière opposée, si l'homme se trouve placé dans des conditions telles, que le rayonnement ne le prive pas de tout le calorique qu'il sécrète, sa température tend à s'élever, des sueurs énervantes, des congestions diverses, deviennent pour lui la source de maladies souvent fatales; tel est le sort de l'Européen transplanté brusquement sous la zone torride; sa température propre s'élève réellement; et, s'il ne dépose pas les vêtements de son climat, il s'expose à mille maux.

Le vêtement n'a donc pas seulement pour but de ména-

La pneumonie enlève du sixième au tiers des nouveau-nés qui meurent dans les deux premiers mois. (Lombard, *Arch. gén. de méd.*, t. XXV.)

D'après les données de Duvillard et celles du professeur Rau, de Berne, sur 100 nouveau-nés, ceux qui meurent avant la fin de la première année s'élèvent au nombre de :

18,80 à Paris.	29,45 dans le départem. de la Seine *.
24,46 en France.	25,00 à Berlin.
21,72 en Prusse.	31,00 à Saint-Pétersbourg.
22,00 à Philadelphie.	33,33 dans la province de Kasan.
22,48 en Suède.	25,45 en Irlande.

* On y envoie beaucoup de nouveau-nés de Paris.

Les enfants nés en janvier meurent en bien plus grand nombre que les enfants nés en juillet, et cela dans la proportion de 33 à 17.

Trévisan, en Italie, MM. Villermé, Edwards, en France, ont trouvé une différence analogue entre la mortalité comparée des enfants nés en hiver et en été. (Voyez aussi nos *Réflexions sur la mortalité du jeune âge*, livre II, *Statistique sociale*, p. 386 et suiv.)

ger la chaleur humaine, il en élève réellement le degré; et, par l'habitude, il diminue la force de calorification, agit immédiatement sur toutes les fonctions qui en dépendent, telles que la respiration, la digestion, l'innervation, etc...

Un second effet du vêtement, c'est de s'opposer aux brusques variations de température. Si la chaleur générale a ses deux limites qu'elle ne peut dépasser, sous peine de mort, la chaleur partielle des organes a aussi la sienne, qu'elle ne peut dépasser, sous peine de maladie; et, si une cause réfrigérante s'exerce brusquement sur l'un d'eux, la calorification générale ou locale, qui ne se réveille jamais brusquement, mais d'une manière graduée, laisse la partie attaquée désarmée contre le froid, à moins qu'un vêtement ne ralentisse l'action de la cause réfrigérante. Un autre effet de la brusque invasion du froid, c'est la contraction physique et physiologique des divers organes creux, surtout des vaisseaux capillaires; leur calibre, se resserrant sur les liquides peu compressibles qu'ils renferment, produit une véritable congestion non pas directe, mais inverse en quelque sorte; car ce n'est pas le liquide qui s'accumule, c'est le vaisseau qui devient trop petit. L'effet pathologique le plus constant des refroidissements brusques s'exprime par l'inflammation qui atteint presque infailliblement les organes immédiatement ou médiatement affectés par cette cause pathogénique; les coryzas, les laryngites, les bronchites, les pneumonies, les pleurésies, les rhumatismes, diverses névralgies, en sont les conséquences les plus ordinaires, conséquences qui sont bien plus fréquentes, si le froid subit a saisi l'individu sous l'influence de causes qui ont épuisé ou diminué sa force de réaction, telles que l'habitude de vêtements chauds, un refroidissement prolongé, un état de maladie, de convalescence, d'abstinence, d'épuisement physique ou moral, etc., et qui, au contraire, manquent très-souvent, si le sujet se trouve dans des conditions opposées, et surtout si le froid l'atteint dans un moment où sa force de calorification s'exerce avec activité, par suite d'exercices violents actuels, etc.

L'influence du froid sur les vieillards paraît aussi fatale que sur les enfants nouveau-nés. Le *Registrar general*, en Angleterre, a fait voir que chaque semaine où se manifestait un froid inaccoutumé correspondait à une mortalité inaccoutumée parmi les vieillards.

Influence sur la peau considérée comme tégument sensible. — La peau est le vêtement de l'homme dans l'état de nature, et ce sont les fonctions de ce vêtement naturel que nos vêtements artificiels viennent surtout modifier. Il faut donc commencer par se faire une idée du tégument cutané.

Sous le point de vue de notre sujet, la peau présente une trame appelée *derme*, qui, par sa continuité, son épaisseur, sa résistance, joue à l'égard des organes sous-jacents le rôle d'un vêtement qui les garantit des lésions qui pourraient venir du dehors. Son extensibilité et sa rétractilité graduelles, et son glissement facile, ménagent, dans tous les cas, sa juste application. A travers cette membrane qui s'en trouve criblée, des organes nerveux viennent, en s'épanouissant en papilles innombrables, faire de tous les points de la surface cutanée le siége d'une sensibilité spéciale : c'est le toucher général. (Nous avons décrit ces organes spéciaux t. I, p. 117.) La multiplicité de ces organes nerveux est telle que la pointe la plus acérée ne peut intéresser la peau, sans faire connaître sa présence par la douleur ; l'épaisseur du derme et le développement des papilles varient, non-seulement avec les diverses parties du corps, mais encore par l'habitude et le degré des impressions et des sensations extérieures. Une couche inorganique, analogue à un vernis ou mieux à la matière de la corne, de la laine, des poils, s'étend au-dessus sous forme de membrane mince et, sous le nom d'*épiderme*, détermine la limite périphérique de l'individu ; cette couche morte, sécrétion condensée du derme, des papilles ou de quelque organe spécial, protége, en les embrassant comme dans une gaîne, les épanouissements nerveux et vasculaires dont les papilles sont construites ; elle s'use, se renouvelle par le frottement des corps étrangers, s'amincit et s'écaille par la sécheresse, se gonfle et s'assouplit par l'humidité. Des follicules, repliés dans l'épaisseur de la peau, sécrètent une matière grasse destinée à entretenir la souplesse de l'épiderme, et abondent surtout dans les parties exposées à des frottements naturels, les aisselles, etc. ; des orifices microscopiques, rangés en séries linéaires et destinés à émettre la matière de la transpiration, interrompent seuls la continuité de l'épiderme. Entre ce tégument inorganique et les papilles se trouve un dépôt de matière colorante variable avec les races d'hommes, et une vascularité lymphatique que nous négligerons (*fig.* 1).

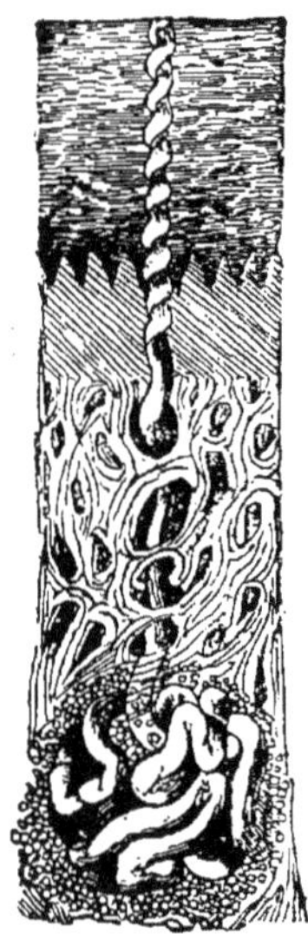

Fig. 1. — Coupe de la peau (1).

L'épiderme réduit chez l'homme au degré de simplicité que nous venons de décrire, revêt pourtant dans l'échelle animale les formes les plus diverses, et se confond, par l'analogie de matière, de production et d'usage, avec le poil et la corne des mammifères, la plume des oiseaux, l'écaille des poissons, etc... Chez l'homme lui-même, la barbe, les cheveux, les ongles, n'en sont que des conformations diverses ; mais le défaut de développement de son épiderme, tout en le privant de

(1) On trouve du haut en bas de l'épiderme la couche papillaire du derme, la couche réticulaire, et, plus profondément, une glande sudoripare, dont le canal extérieur traverse les couches sus-jacentes.

moyens de protection, a laissé aux parties nerveuses de la peau la plus exquise sensibilité ; aussi les corps matériels, capables d'agir physiquement ou chimiquement sur elle, influencent presque aussitôt l'innervation de l'individu, soit partiellement soit généralement. La vascularité des mêmes parties détermine de même l'hypérhémie, la rougeur, l'inflammation, sous l'influence des agents extérieurs de stimulation, ou bien l'anémie, la pâleur, etc., sous l'action de causes opposées. Parmi ces causes, l'action de l'air, celle de la chaleur, du froid, de l'humidité, de la sécheresse et de leurs brusques alternatives ; celle de la lumière, de l'électricité ; celle qu'exercent les corps matériels pesant, comprimant, blessant ; celle des poussières diverses, celle de la matière de la transpiration, accumulée, desséchée, altérée, viciée, etc., sont les plus évidentes et réclament une large part dans l'étiologie des maladies de la peau, soit qu'affectant son élément nerveux ou vasculaire, elles se traduisent par des difformités pathologiques, visibles à l'œil, ou que, par une réaction plus profonde, elles altèrent toute l'économie : l'épiderme éprouve aussi de nombreuses altérations. Si l'un ou plusieurs des organes cutanés qu'il recouvre sont devenus malades, il se trouve modifié dans sa forme, ou dans son mode de production. S'il est exposé à de fréquents et violents contacts, sa sécrétion augmente et il s'épaissit ; s'il est ménagé davantage, son renouvellement par écailles et sa production se balancent, et la sensibilité des papilles qu'il doit protéger s'exalte.

La couche colorée éprouve aussi des modifications sous l'influence de la lumière, elle se fonce par l'action prolongée de celle-ci, et pâlit par son absence jusqu'à produire une sorte d'albinisme.

Enfin, l'action chimique de l'air, aidée par son renouvellement et par diverses causes météorologiques, fait de la peau de l'homme le siége d'une sorte de respiration cutanée.

Le contact des vêtements a pour premier effet d'affaiblir l'influence ou de diminuer le contact de tous les agents ci-dessus énoncés, et ainsi de modifier leur action dans le même sens ; en effet, les vêtements sont avant tout des moyens de protection ; mais ces vêtements sont eux-mêmes des corps étrangers, et comme tels ils ont une action essentielle sur la peau, action dépendant de la rudesse, de la finesse, de la forme microsco-

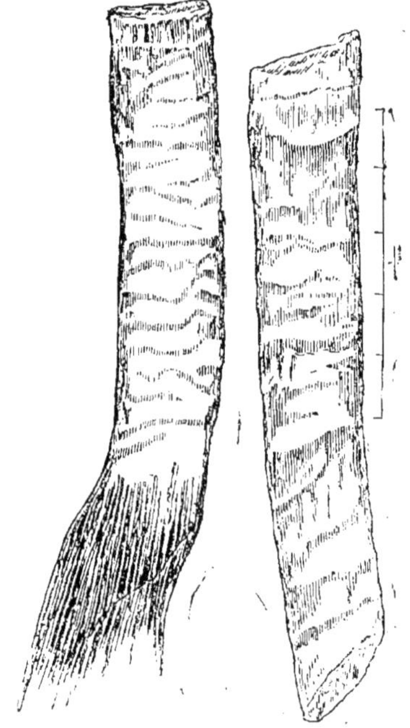

Fig. 2.

Fil de laine grossi mille fois présentant des fibres rondes, opalines, formées de petits cornets imbriqués ; la base des cornets est indiquée par des stries obliques et par un léger renflement. (E. Parkes.)

pique, des états idio-électrique et hygrométrique de la matière qui les compose.

Sous le rapport de la rudesse, les poils d'animaux, la laine, (*fig.* 2) en particulier, occupent malheureusement le premier rang; leur rigidité, la grosseur et l'élasticité de leurs brins, la difficulté d'en former des fils bien lisses communiquent aux vêtements qu'on en fabrique la propriété de stimuler fortement et parfois d'enflammer et d'entamer la peau. Des démangeaisons, des rougeurs, et souvent une révulsion active sur l'organe cutané, révulsion parfois salutaire pour d'autres maux, sont les premiers effets de l'application à nu d'un vêtement de laine. Bien que son usage prolongé diminue ces effets par l'habitude et par le développement de l'épiderme, il expose néanmoins à diverses maladies cutanées ; maladies

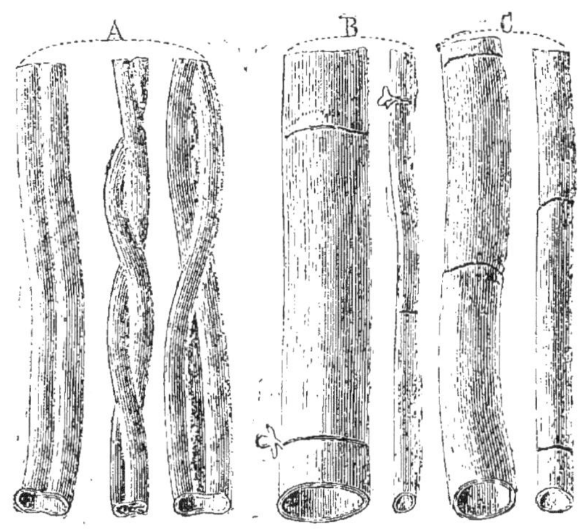

Fig. 3. — Le lin, le coton.

A, fils de coton, préparés pour le tissage, grossis 400 fois. Fibres comprimées plates, souvent à bords anguleux, en général tortillées sur elles-mêmes et réunies ensemble.

B, fils de lin avant le tissage, formés de fibres cylindriques, parsemées à des intervalles réguliers de nœuds et d'étranglements, ne se roulant pas ensemble.

C, les mêmes provenant d'une étoffe tissée, et ayant été développés.

si fréquentes chez les anciens et dans le moyen âge, que l'habitude des bains et de la propreté, et que l'usage plus répandu des vêtements de linge, ont fait presque entièrement cesser.

La souplesse plus grande de la soie, du coton, du linge donne surtout à ces dernières substances des qualités qui les rendent bien précieuses comme matières vestimentaires.

La forme microscopique contribue aussi aux lésions directes de la peau. Le mode de production de toutes les matières pileuses leur donne la forme d'écailles circulaires, imbriquées les unes dans les autres comme une suite de cornets (*fig.* 3). Si on les frotte dans une de leurs directions, ils font alors l'office d'instruments grattants. La soie, qui n'a pas ce désavantage, est aussi bien plus facilement que la laine supportée par la peau nue.

Le coton présente un brin aplati et serré, mais d'une forme triangulaire ou ovale, et par conséquent aiguë sur les bords (*fig.* 3 A). La peau nue cependant le supporte bien, sauf quelques cas particuliers et surtout quand elle est dépouillée d'épiderme.

Sous le rapport des propriétés tactiles, le linge, formé de fibres souples, poreuses et amorphes, est la plus utile conquête que l'homme ait faite pour se vêtir ; et il est à désirer que son usage devienne de plus en plus facile.

La propriété de développer de l'électricité par le frottement augmente encore, dans la laine et dans la soie, les effets de la stimulation qu'elles produisent ; tandis que l'état généralement hygrométrique du linge rend, dans celui-ci, la production d'électricité tout à fait nulle.

Cette même propriété hygrométrique, qui donne au linge tant de fraîcheur et de souplesse, lui communique aussi la propriété de condenser et d'absorber facilement les produits de la transpiration ; propriété salutaire quand on peut rejeter le vêtement ainsi chargé d'humidité, mais qui devient funeste à l'individu qui reste exposé au froid produit par l'évaporation qui en résulte.

Influence de la matière des vêtements sur la peau, considérée comme tégument exhalant et absorbant. — La peau de l'homme, avons-nous dit, est le siége d'une exhalation habituelle qui varie dans sa quantité par plusieurs causes, et surtout par le besoin qu'éprouve l'économie de régler la température intérieure. L'application d'un vêtement quelconque, en agissant à la fois et en sens inverse sur la température et la caloricité de l'homme, apportera des modifications fort variables dans la quantité des produits exhalés. Leur augmentation, qui en sera l'effet le plus général, amènera sous ce rapport les mêmes conséquences que l'habitation d'un climat plus chaud que celui qu'on habite réellement; et, si généralement la peau de l'homme nu ou recouvert de vêtements légers est le siége d'une transpiration qui, par l'effet du renouvellement et de l'état ordinaire de l'air, disparaît presque entièrement sous forme de vapeurs insensibles à l'œil, il n'en sera plus de même sous le poids d'une chaude enveloppe qui, lors même qu'elle n'augmenterait pas la quantité absolue des produits exhalés, ralentira au moins leur évaporation. Les produits de la transpiration cutanée se condenseront alors avec plus d'abondance, soit à la surface de la peau, soit dans les mailles des vêtements. La moiteur et la souplesse de la peau, la surexcitation de ses fonctions exhalantes, le séjour ou la dégénération à sa surface des produits exhalés, le refroidissement causé par la soudaine évaporation d'une masse de liquide condensé, les maladies tégumentaires ou organiques amenées par ces diverses causes devront être rapportés à l'usage plus ou moins rationnel des vêtements ; mais toutes les matières vestimentaires n'exerceront pas le même genre d'action. Les fils non poreux, comme la laine, la soie, le coton, n'ont qu'à un très-faible degré la propriété de condenser les vapeurs ; celles-ci s'échappent avec facilité à travers les mailles qu'on en forme, et d'autant plus que celles-ci sont moins serrées. Les deux premières, en outre, conduisent tellement mal le calorique, que la petite quantité de liquide condensé par elles n'est plus exposé à subir de brusques évaporations ; car si une portion de ce liquide s'évapore, le froid produit s'arrête à la surface du vêtement, et ne se perd que lentement dans sa masse; et si le contact du corps tend à réchauffer ce liquide, cet effet ne peut avoir lieu que successivement. Le linge jouit de propriétés opposées ; ses qualités hygrométriques condensent abondamment dans ses fibres mêmes le liquide transpiré, et son excellente conductibilité pour le calorique permet à l'organe cutané de restituer presque instantanément au liquide évaporé le calorique que l'évaporation même lui enlève.

Les vêtements, tels qu'ils sont conformés avec leurs mailles nombreuses et la facilité qu'ils ont d'emprisonner l'air dans leur sein, jouissent de la double propriété de retenir les liquides et les gaz, soit que ceux-ci viennent du monde extérieur, soit qu'ils s'exhalent de l'individu même.

Ainsi ils se chargeront de l'humidité atmosphérique, et d'autant plus qu'étant moins conducteurs du calorique, ils pourront avoir, par l'effet du rayonnement, surtout le soir et la nuit, une température plus basse que celle des corps voisins. Les produits de la transpiration de l'homme sain ou malade pourront de même s'y accumuler et s'y dessécher. D'une autre part, la portion d'air logée dans les mailles des vêtements sera puisée dans l'atmosphère habitée, et le transport de ceux-ci dans une atmosphère différente, n'amènera, qu'après un temps plus ou moins long, le renouvellement de l'air primitivement emprisonné. Il en sera de même pour les gaz empruntés au corps humain. On sait avec quelle ténacité les vêtements conservent les molécules odorantes. Il doit donc souvent arriver qu'en appliquant un vêtement sur la peau, on la revêt en même temps d'une couche d'air ou d'humidité chargée de principes étrangers, surtout si le lavage des vêtements n'a pas été opéré. Quelles sont donc les influences qui peuvent résulter de ces matières étrangères, ainsi mises en rapport prolongé avec la propriété absorbante de la peau ?

Il est évident d'abord que divers insectes, tels que l'acarus de la gale, les *Pediculus* ou leurs œufs pourront être communiqués d'un individu à l'autre par l'intermédiaire des vêtements. Si, en outre, il y a quelque point de la peau qui se trouve accidentellement dépouillé d'épiderme, toutes les matières virulentes, susceptibles d'inoculer une maladie, par leur insertion sous l'épiderme, pourront, si elles imprègnent le vêtement, développer cette maladie dans l'individu qui le portera, sous les conditions cependant que réclament l'entière conservation et le mode d'activité du virus, aussi bien que les dispositions de l'individu. Nul doute, par exemple, que la vaccine ou la variole, la pourriture d'hôpital, etc., ne puissent être transmises de cette manière. Toutes les maladies inoculables dont nous traiterons, pourront de même être ainsi inoculées par les vêtements, non pas toujours, mais quand les conditions d'humidité, de température ou autres que peut réclamer chaque genre d'inoculation, auront été accidentellement remplies.

Les vêtements peuvent-ils transmettre des maladies directement inoculables sans que la peau soit en aucun lieu dépouillée d'épiderme et par les seules voies de l'absorption cutanée ? peuvent-ils transmettre des maladies non directement inoculables ? Cette double question est une des plus importantes que l'hygiène publique puisse se poser. Sa solution emporte avec elle l'affirmation ou la négation de la possibilité de la contagion médiate. Pour la traiter avec tout le soin qu'elle mérite, nous la renverrons au livre destiné à l'étude des épidémies, nous bornant à citer seulement quelques faits qui, bien que dénués du caractère authentique qu'exige une vérité irréfragable, n'en sont pas moins des faits de quelque valeur qui doivent trouver leur place en ce lieu-ci, mais qui devront être rapprochés des matériaux de discussion qui seront accumulés dans le livre VI. Ainsi Van Helmont dit qu'une femme contracta un charbon au bout du doigt, pour avoir touché des papiers imprégnés du virus de la peste, et qu'une autre, qui avait marché sur de la paille imprégnée huit mois auparavant du même virus, eut un charbon au pied (1). Une foule d'auteurs affirment que la dysentérie épidémique se transmet avec facilité par la voie des vêtements. Degnerus (2) assure que dans l'épidémie dysentérique de Nimègue, en 1736, plusieurs blanchisseuses contractèrent la maladie en lavant le linge des malades. On annonce ailleurs que des cordes qui avaient servi à porter des pestiférés, retrouvées depuis dans un coin ignoré, ont pu régénérer la peste (3). Enfin, c'est une couverture, à Venise, qui, après sept ans d'oubli, donne la peste à ceux qui la découvrent (4). C'est une pelisse abandonnée dans une maison qui produit le même effet sur ceux qui la retrouvent (5). On tenait depuis quelques années, enfermés dans une malle, dit M. Hamont, les effets d'un pestiféré mort, un moine ouvre la caisse, s'empare des hardes, et meurt de la peste (6).

Des faits plus récents mettent hors de doute que le choléra se transmet par les linges envoyés aux blanchisseurs à de

(1) Diemerbroek, *de Peste*, lib. IV, hist. 119.
(2) Degnerus, *De dysentericâ*, p. 4.
(3) Trincavella, lib. III.
(4) Alex. Benedict., lib. *de Peste*, cap. III.
(5) Forestus, lib. VI, obs. 23.
(6) Hamont, *Lettres sur l'Égypte* (*Annales d'hygiène publique*, 1re série, t. VI).

grandes distances ; la variole, par les voitures qui ont transporté des variolés; le typhus épidémique du gros bétail, par les choses portées d'une étable à une autre. *The Lancet* rapporte le fait suivant : Pendant l'épizootie de 1866, un fermier se rend à un marché éloigné pour voir s'il y a des bêtes malades. Sa curiosité satisfaite, il rentre chez lui ; à quelques jours de là, sa propre étable est infectée, ses vêtements seuls ont pu apporter la maladie.

Il en est de même, si l'air emprisonné dans l'épaisseur du vêtement provient d'une atmosphère infectée, l'individu qui s'en revêt couvre sa peau d'une couche d'air infectée, couche trop faible, sans doute, pour causer des accidents bien redoutables, mais qui, dans des cas extrêmes, comme si, par exemple, elle avait été puisée dans des prisons encombrées et ravagées par des maladies typhoïdes graves, ne serait peut-être pas sans dangers.

Toutes les variations qu'éprouve la propriété exhalante de la peau sous l'influence des vêtements sont capables de réagir sur la quantité des sécrétions.

2° *Influence de la couleur des vêtements.* — La couleur des vêtements leur communique surtout deux qualités particulières : 1° elle change, dans la matière qui les compose, le pouvoir rayonnant normal ; 2° elle lui donne la propriété d'éteindre plus ou moins complétement les rayons de la lumière.

En principe et d'une manière généarle, le pouvoir émissif d'une même matière vestimentaire est d'autant plus grand que sa couleur est plus foncée, et son pouvoir absorbant suit la même loi. Les surfaces qui réfléchissent le plus les rayons de la lumière, ainsi que le font les surfaces blanches, réfléchissent aussi le plus les rayons de la chaleur; celles qui éteignent le mieux la lumière, les surfaces noires, par exemple, absorbent aussi le calorique avec le plus d'abondance. Les couleurs intermédiaires paraissent absorber ou réfléchir le calorique dans la même proportion qu'elles absorbent ou réfléchissent les rayons de la lumière. Si l'on place sur la neige des pièces d'étoffes diversement colorées, on voit, ainsi que Franklin l'a remarqué le premier, la neige fondre au-dessous avec des vitesses inégales. Si l'on enveloppe avec des quantités égales d'une même laine, mais diversement colorée, la boule d'un thermomètre que l'on place dans un tube plongé dans l'eau bouillante, le thermomètre marque des températures qui ne croissent pas avec la même rapidité. Le docteur Starck, qui a fait connaître cette expérience, vit que son thermomètre, pour s'élever d'une même quantité, exigeait avec la laine noire 6′ 35″ de temps ; avec la laine verte, 6′ 45″ ; avec la laine rouge, 8′ 43″; avec la laine blanche, 8′ 45″. L'expérience inverse, destinée à constater les temps nécessaires pour un même refroidissement, a donné des résultats inverses et prouvé que les pouvoirs émissif et absorbant continuaient d'être proportionnels.

Leslie tira de ses expériences les mêmes déductions ; mais la théorie qui établit en principe que les matières blanches absorbent et émettent moins de chaleur que les matières colorées, et surtout les noires, n'a pas le caractère absolu que lui avaient donné les expérimentateurs que nous venons de citer. La nature de la surface, et la diffusion qu'elle opère sur les rayons calorifiques, ont souvent une action prédominante pour modifier les pouvoirs émissif et absorbant d'une surface colorée. Melloni a fait voir que pour certaines chaleurs, en général inférieures à 100 degrés, la céruse blanche avait le même pouvoir absorbant que le noir de fumée. MM. Masson et Courtépée, d'une autre part, ont pris des précipités chimiques de natures et de couleurs différentes, ils les ont étendus sur des lames métalliques, et ils ont reconnu que ces substances, grâce à leur division extrême, avaient le même pouvoir absorbant, et que ce pouvoir était égal à celui du noir de fumée. Il faut donc se rappeler que les principes adoptés en hygiène, au sujet de la couleur des vêtements, ont un caractère général, mais ne sont pas absolus (1).

Les conséquences de ces faits font varier dans le même sens le pouvoir protecteur des matières vestimentaires, pouvoir dont nous avons développé les effets ; remarquons toutefois que s'il s'agit de vêtements épais et peu conducteurs, comme ceux de laine, les différents degrés des pouvoirs émissif et rayonnant n'ont qu'une faible influence sur le pouvoir protecteur; mais que cette influence est au contraire très-grande sur des tissus fins et conducteurs, comme le sont les étoffes de coton et de lin et tous les voiles légers.

Nous avons, à plusieurs reprises, exposé le genre d'action que le contact des rayons de lumière exerce sur l'homme. Les vêtements foncés peuvent soustraire la peau à cette influence bien plus complétement que ne le font les autres, en éteignant la presque totalité des rayons de la lumière. Ne serait-ce point pour s'opposer à l'excessive stimulation de cet agent impondérable que la nature a noirci ou rougi la peau des races d'hommes qu'elle destinait aux climats des tropiques?

3° *Influence de la texture des vêtements.* — Cette influence qui dépend de la grosseur et de la souplesse des fils, de la forme, du nombre et de la grandeur des mailles, s'exerce surtout par les modifications qu'elle apporte aux quantités d'air emprisonné dans le tissu et par celles qu'éprouvent les divers pouvoirs conducteur, émissif, protecteur, hygrométrique, absorbant, électrique, isolant de l'air et de la lumière, ainsi que le poids, l'épaisseur et les propriétés tactiles

(1) J. Tyndall, 1° *Calorescence ;* 2° *Influence des couleurs et de la condition mécanique, sur la chaleur rayonnante*, traduit de l'anglais, par l'abbé Moigno, 1867. — J. Jamin, *Cours de physique*, 1867, t. II, p. 306.

du vêtement. Toutes ces propriétés ont été examinées dans leurs effets sur l'économie, et toutes les qualités qui en résultent et que communiquent aux vêtements la finesse de la texture et l'emprisonnement dans leurs mailles d'une quantité d'air plus abondante et plus retenue, s'accordent pour leur assurer à la fois les avantages de l'économie de la matière ainsi que ceux d'une protection plus efficace et d'un plus doux contact.

4° *Influence de la forme des vêtements.* — L'enveloppe cutanée de l'homme n'a qu'une forme, c'est celle qui résulte de son application juste et continue sur les divers organes ; les vêtements artificiels ont au contraire des formes très-diverses commandées par la nécessité ou par la mode. L'influence de ces formes s'exerce sur quelques propriétés physiques du vêtement, et immédiatement sur les organes humains. La forme ample ou serrée des vêtements contribue à les rendre plus ou moins chauds, selon que la couche d'air qui les sépare du corps est plus ou moins gênée dans ses mouvements. C'est l'effet que produisent surtout les ceintures, les ligatures qui enferment l'air comme dans un vase clos. La cavité de nos chapeaux est surtout remarquable par cette conséquence ; et la superposition des vêtements au lieu d'une lame d'air en circonscrit plusieurs et contribue à augmenter l'effet protecteur de ceux-ci, bien plus que ne le ferait une seule pièce d'habillement d'un poids égal au poids de tous. Cette disposition permet en outre de régler l'ordre de superposition de manière à tirer le plus de parti possible des qualités propres à chaque matière vestimentaire. Les étoffes souples, et dont le contact est le plus salutaire, sont alors appliquées sur la peau ; c'est aussi la place de celles qui sont hygrométriques, car elles se chargent des produits de la transpiration et sont préservées de l'humidité atmosphérique et des refroidissements par les vêtements supérieurs ; les plus rudes et celles qui conduisent le moins bien le calorique sont placées avantageusement à l'extérieur. Leur surface, qui seule se refroidit beaucoup, condense les vapeurs de l'air et ne laisse pénétrer profondément ni le froid ni l'humidité de l'atmosphère.

La forme des vêtements exerce de nombreuses influences sur les organes humains. Signalons celles qu'en reçoit la peau, la circulation veineuse ou artérielle, l'innervation, le développement des muscles, la croissance des os, le jeu des organes et des fonctions internes.

L'une des principales raisons qui impriment aux vêtements une forme particulière, c'est la nécessité de les fixer, et cette nécessité entraîne des moyens de suspension, de pression, de ligature, de constriction, etc. La peau en éprouve le premier effet. Sa rougeur normale, d'abord augmentée, pâlit bientôt ; sa sensibilité, d'abord exaltée, s'émousse ; son épiderme, d'abord excorié ou aminci, s'amoncelle en végétations qui deviennent de nouvelles causes de compression et de douleur ; la circulation veineuse superficielle se trouve entravée, et traduit ses embarras par le gonflement des veines, la lividité des membres; la formation des varices ; les membres inférieurs et les supérieurs éprouvent souvent ces effets sous l'influence des jarretières, des boucles, des agrafes, des poignets, des manches étroites, etc..... Si la compression s'étend sur tout un membre, ainsi qu'il arrive après avoir revêtu un pantalon trop collant, la gêne de la circulation se fait sentir jusque dans les veines caves et les cavités droites du cœur ; les étouffements, les palpitations, la disposition aux maladies organiques du cœur, peuvent en être la conséquence.

La circulation artérielle peut elle-même se trouver entravée par la constriction de certains vêtements, surtout si elle s'exerce sous le jarret, sous l'aisselle, autour du cou, comme cela peut se faire au moyen de certaines cravates ; il en résulte alors une pléthore factice, des céphalalgies, des congestions, etc.

Les nerfs comprimés dans un point de leur passage, particulièrement sur des surfaces osseuses, peuvent amener des douleurs poignantes, ainsi que le fourmillement et l'insensibilité dans tout le reste de leur trajet, peut-être même des maladies organiques de la pulpe nerveuse ; la pression du chapeau sur le front, du haut des manches sur le creux de l'aisselle, etc., produisent des effets analogues. Le développement régulier des muscles est lui-même souvent intéressé. Si les vaisseaux qui les nourrissent sont habituellement comprimés, si le lieu de leur saillie naturelle est resserré, alors ils s'atrophient, et les fonctions qu'ils doivent remplir s'exécutant mal, il en peut résulter de graves difformités ; les vêtements qui compriment la ceinture ou le thorax ont particulièrement le funeste effet de gêner ainsi le développement des muscles des gouttières vertébrales et des pectoraux ; le tronc, privé des puissances qui doivent conserver sa rectitude, s'affaisse ou conserve le besoin d'un soutien artificiel ; si, par quelque accident, l'atrophie n'est pas la même à droite et à gauche du tronc, comme il arrive par l'usage ordinaire du bras gauche, qui contribue, par ses mouvements, à relâcher les ligatures qui attachent de son côté, alors la déviation n'est plus seulement antérieure, elle devient latérale ; l'immobilité presque habituelle qui résulte de la gêne des muscles suspenseurs du tronc, fait porter souvent sur leurs annexes, tels que les os, les cartilages, et enfin, sur toute l'économie, l'étiolement primitif dont ils étaient frappés, et les difformités reconnaissent alors des causes complexes. Les os eux-mêmes peuvent être arrêtés ou vicieusement contrariés dans leur développement, si la compression qu'ils éprouvent remonte au premier âge. Ainsi par des constrictions pratiquées de bonne heure sur la base du thorax, la position régulière des côtes est altérée, la forme normale de la poitrine est peu à peu changée. Le développement des viscères et le jeu des fonctions peuvent aussi être entravés par ces funestes pratiques. Si, par exemple, le thorax est comprimé, le gonflement des cellules pulmonaires ne peut pas se faire avec la même liberté, et l'inspiration éprouve un point d'arrêt. Comme le soulèvement des côtes a été impossible, c'est le diaphragme qui y supplée et qui tend à refouler les organes abdominaux. De là souvent des borborygmes, des dyspepsies, des hernies, la déformation du ventre, etc.... Si c'est l'abdomen qui est comprimé, les hernies sont encore à craindre. Les mouvements du diaphragme deviennent gênés à leur tour ; la respiration est uniquement costale, souvent insuffisante, les mouvements du cœur sont troublés. Mais si une ceinture large et souple soutient également plutôt qu'elle ne comprime les organes abdominaux, alors son rôle peut devenir salutaire en aidant à la résistance des muscles de l'abdomen, dans l'endroit où les parois du tronc cessent d'être osseuses. C'est surtout dans les grands efforts qu'exigent parfois la course, le combat, le soulèvement des fardeaux, la défécation, qu'un semblable vêtement offre d'incontestables avantages. Dans tous ces efforts, la poitrine se remplit d'air, puis la glotte se ferme, les côtes refoulent les poumons, le diaphragme s'abaisse, les organes abdominaux comprimés reportent sur les parois abdominales une grande partie de l'effort produit. C'est alors que la ceinture qui les soutient maintient leur résistance et s'oppose aux hernies. La compression de la tête ne peut pas apporter che l'adulte des déformations évidentes, mais chez l'enfant il en est tout autrement. Sans doute la masse encéphalique se moule alors différemment dans la cavité du crâne, mais est-il bien vrai que l'usage d'une coiffure serrée chez les nouveau-nés produise dans un âge plus avancé l'aliénation mentale?

C'est ce qu'on a cherché à prouver par l'exemple de quatre cent trente-un aliénés observés en 1833 dans la maison de Saint-Yon, et dont cinquante-trois centièmes environ présentaient une déformation du crâne due à l'usage du bandeau serré qui, dans quelques cantons de Normandie, fait partie de la coiffure que l'on donne aux nouveau-nés (1). Mais ce fait, seul, n'a pas une valeur assez grande en présence des déformations crâniennes bien autrement importantes que certains sauvages font subir à leurs enfants.

Il suffit d'appliquer ces principes généraux, si l'on veut se rendre compte de l'influence qu'exerce la forme des divers vêtements spéciaux, tels que chemises, culottes, gilets, habits, cravates, jarretières, bretelles, habits, souliers, chapeaux, etc. Nous renvoyons à la monographie de Menière (2). Nous citerons ici à propos du corset les judicieuses remarques de ce savant médecin trop tôt enlevé à la science s

« Les plus célèbres anatomistes du siècle dernier, Winslow et Soëmmering ont combattu l'emploi de ce vêtement. Une foule de philosophes poursuivirent les corsets de leurs diatribes. L'empereur Joseph II fit un édit sévère contre eux, et cependant, ni la science, ni le ridicule, ni la violence ne purent détruire cette coutume. Il faut que quelque cause puissante agisse en faveur de cet abus et rende ce besoin impérieux, ou bien qu'il y ait beaucoup d'exagération dans les inconvénients qu'on lui reproche : les femmes dans notre société actuelle sont condamnées à une vie sédentaire qui ne permet pas aux muscles de se développer convenablement et donne lieu à une faiblesse générale fort remarquable. Il en résulte que la position assise ou debout provoque promptement une sensation de fatigue, à laquelle il faut remédier artificiellement.

(1) Voy. *Ann. d'hygiène.* — (2) P. Menière, *les Vêtements et les cosmétiques*, thèse de concours. Paris, 1837.

« C'est dans ce but que l'on entoure le tronc d'un lien circulaire que l'on rend à peu près inflexible, par l'addition de lames métalliques ou autres, qui sont placées en avant et en arrière. C'est là ce qu'on appelle un corset, et l'on conçoit son utilité, puisqu'il remédie à la faiblesse musculaire des femmes. Qu'on ne s'y trompe pas en effet, le corset ne sert pas à redresser la colonne vertébrale, mais bien à fournir un appui au corps qui s'incline, au tronc qui s'affaisse.

« Le corset, qui n'est qu'une ceinture à grandes dimensions, serait à peu près sans inconvénient, s'il était appliqué avec mesure et dans des conditions convenables, Employé chez les jeunes filles avant la puberté, il comprime les os, les déplace, les courbe, leur imprime les directions les plus vicieuses, et nuit au développement régulier des viscères avec lesquels ils sont en rapport. C'est ce que l'on peut vérifier dans les hôpitaux, où tous ceux qui ont fait quelques recherches nécroscopiques ont bientôt remarqué les étranges déformations de la base du thorax que l'on rencontre sur le cadavre de la plupart des vieilles femmes. Il faut donc n'en permettre l'usage que quand le corps a subi son complet développement. Il est certain qu'un grand nombre de troubles digestifs dépendent de cette cause et que les soins les mieux entendus ne peuvent y remédier.

« On a dit que les maladies du rachis étaient une conséquence de l'abus des corsets. Cette étiologie, toute rationnelle qu'elle paraisse, n'est pas l'expression exacte des faits, et je tiens du docteur Bouvier que sur trois cent quatre-vingts sujets affectés de déviations de la colonne vertébrale, il n'en a pas rencontré un seul chez lequel le mal pût être attribué à cette cause. Il faut donc approuver l'usage de ce vêtement, quand il est souple, quand le busc est mince et très-élastique, et quand il est débarrassé de ces épaulettes qui s'opposent aux mouvements des bras. »

L'emploi qu'il convient de faire des corsets a depuis été étudié avec soin par le docteur Bouvier (1).

5° *Influence des onctions huileuses.* — Si l'on a présente à l'esprit la composition anatomique de la peau, on se rendra compte facilement de l'action des onctions huileuses dont tant de peuples nus font usage. La couche d'huile joue le rôle d'un véritable vêtement, intimement uni à l'épiderme, vêtement qui a son pouvoir rayonnant spécial, mais qui avant tout est fort peu conducteur. On l'oppose avec un égal succès à la chaleur des tropiques et au froid des climats polaires; il généralise l'action des glandes sébacées de la peau, et entretient l'épiderme dans toutes ses parties constamment souple et intact. Celui-ci résiste bien mieux à l'action du froid et de la chaleur qui le dessèchent également, aussi bien qu'à celle de l'humidité qui n'a plus qu'une faible prise sur un corps aussi peu hygrométrique que l'huile. La sécrétion abondante de matière grasse, à la surface de la peau des nègres, fait croire à la nécessité d'un pareil moyen de protection dans les climats qu'ils habitent. Un effet bien important des onctions huileuses, c'est d'entraver la transpiration cutanée; cette fonction sans cesse activée, chez les peuples nus et dans les climats chauds, par la chaleur et le renouvellement de l'air, l'est encore davantage dès que l'individu se livre à quelques efforts; et l'huilage de la peau met une entrave à son accomplissement. Par conséquent plus de sueurs abondantes, plus de refroidissements brusques, plus d'épuisements aussi profonds. C'est ce qui explique pourquoi presque toutes les peuplades sauvages de la zone torride, surtout celles qui ne sont pas de race nègre, ont adopté cet usage, et pourquoi les athlètes et les guerriers de l'antiquité, avant de se livrer aux fatigues et aux épuisements causés par les violents exer-

(1) Bouvier, *Études historiques et médicales sur les corsets* (*Bulletin de l'Académie de médecine*, t. XVIII, séance du 25 janvier 1853).

cices qu'ils s'imposaient, avaient la précaution de pratiquer des onctions huileuses. L'habitant de la zone torride a pu trouver dans cet usage un autre avantage bien précieux, c'est de pouvoir échapper avec plus de facilité à l'action des miasmes délétères qui remplissent souvent l'atmosphère de ces contrées marécageuses ; peut-être l'avantage de mieux braver la piqûre des insectes dévorants qui peuplent cette même atmosphère et qui tourmentent si cruellement l'Européen, a-t-il encore frappé de plus près l'esprit grossier du sauvage. Mais cette habitude offre quelques inconvénients ; la suppression trop complète de la transpiration, surtout dans l'état de repos, l'irritation produite par le séjour prolongé d'un corps huileux disposé à se rancir, etc., inconvénients qui disparaissent en général par le soin de renouveler souvent ce genre de toilette ; c'est aussi ce que ne manquent pas de faire les nations qui se peignent avec tant de coquetterie, des couleurs les plus variées.

6° *Influence des cosmétiques.* — L'homme civilisé qui s'est couvert de vêtements a dû pourtant laisser nus son visage qui sert à l'expression de ses pensées, et ses mains qui servent à son travail. La chaleur, le froid, l'humidité, la lumière, laissent donc tour à tour sur ces parties la trace de leurs impressions, trace bien fugitive sans doute dans nos villes et dans nos habitations si retirées, mais bien profonde chez le campagnard exposé sans ménagement à toutes les vicissitudes atmosphériques. Ces altérations intéressent fort peu la santé générale, mais le besoin de plaire, le désir de conserver à la seule partie du corps qu'il soit permis de montrer le même teint qu'à celles que l'on cache, ont conseillé l'emploi des divers cosmétiques destinés à empêcher le visage d'être noirci par la lumière, hâlé par la sécheresse ou la chaleur, gercé par les débris d'un épiderme en désordre, rougi par l'injection des vaisseaux sanguins, etc. La soustraction de l'individu aux causes atmosphériques qui produisent ces effets se présente comme le plus efficace des cosmétiques : ainsi l'habitation dans des lieux retirés, l'usage des gants, des chapeaux à grands bords, des voiles, des masques sont des moyens protecteurs sans inconvénients directs. Les topiques appliqués sur la peau ne sont pas tous dans ce cas, mais il faut distinguer ; l'enlèvement régulier des débris de la transpiration cutanée, avec de l'eau, à la température du corps, s'opposera à l'irritation qu'ils produiraient ; les frictions douces résultant de cette opération activeront la circulation superficielle ; l'application de corps gras entretiendra la souplesse de l'épiderme, s'opposera à ses gerçures, formera une barrière à l'action de l'air, de la poussière, de l'humidité, du froid, du chaud et même de la lumière. L'emploi des mucilages agira dans le sens des topiques huileux.

L'usage de l'eau, aiguisée de quelques agents stimulants, tels que les acides végétaux, les huiles essentielles, les substances végétales astringentes, empêchera l'atonie, l'injection, les varices des vaisseaux sanguins qui parcourent le derme, cicatrisera tous les points ulcéreux, pustuleux ou engorgés, entretiendra la fermeté du derme et mettra en jeu sa rétractilité ; mais si des substances plus actives sont employées, l'épiderme est bientôt lui-même altéré ; il s'écaille, se gerce ou se colore ; le derme s'irrite, s'injecte, ou bien les vaisseaux se flétrissent ; il pâlit, s'affaisse, se ride et perd toute rétractilité. C'est là l'effet pernicieux même des acides végétaux un peu concentrés, des astringents puissants, des corps étrangers, solides, appliqués d'une manière permanente, comme les fards même les plus innocents, et sous forme de pâtes et de poudres. Mais si les cosmétiques contiennent des médicaments absorbables, surtout des composés minéraux, des effets fâcheux pourront résulter de leur usage (1). On a malheu-

(1) Reveil, *Des Cosmétiques au point de vue de l'hygiène et de la police*

reusement prodigué dans les cosmétiques les préparations de bismuth, le plomb, le mercure, et même l'arsenic. Le danger le moins grave de l'emploi de ces substances, mais assurément le plus fréquent, c'est d'altérer la peau d'une manière irréparable, par une sorte de cautérisation, et de remplacer, par une teinte blafarde et un aspect ridé, l'éclat et la coloration naturelle du visage de l'homme en bonne santé; les composés de plomb, l'extrait de saturne, entre autres, ne doivent être employés d'une manière constante qu'avec une excessive précaution; les effets généraux qu'ils produisent sur le système nerveux, pour être lents, n'en sont pas moins terribles.

Mais le cosmétique par excellence, celui qui pourrait presque les remplacer tous ; c'est le savon. Il enlève facilement les produits dégénérés qui surchargent la peau et qui sont dus aux glandes sébacées et aux glandes sudoripares ; il entretient la souplesse de l'épiderme ; il dissout ou délaye les corps étrangers de nature minérale, végétale, ou animale, qui s'attachent aux parties exposées à l'air, comme le visage et les mains ; c'est en outre un prophylactique puissant qui écarte ou neutralise les miasmes et les virus. Sous tous ces rapports il rend à l'hygiène cosmétique des services signalés. Son introduction et sa fabrication croissante ont marché de pair avec les progrès de la civilisation, à tel point que l'on regarde avec raison l'absence de propreté comme un signe de misère et de dégradation. L'usage du savon, si répandu parmi les classes de la société qui sont aisées et soucieuses de leur bien-être, ne l'est pas assez parmi les classes laborieuses et parmi les gens de la campagne, qui souvent par une incurie déplorable négligent l'emploi de ce coméstique qui rend à la santé de si grands services et dont le prix modique a été mis à la portée de tous.

médicale (*Annales d'hygiène publique et de médecine légale*, 2e série, 1862, t. XVIII).

7° *Influence de la toilette du système pileux.* — Toutes les parties du système pileux, cheveux, barbe, sourcils, etc..., sont des appendices de l'épiderme, produits comme celui-ci par la sécrétion régulière d'une papille plus développée que

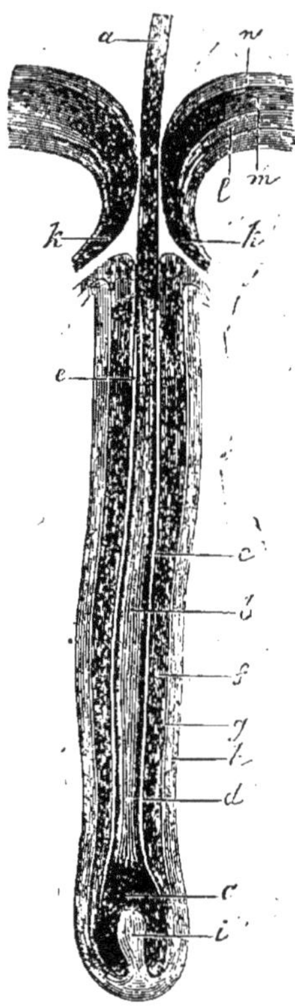

Fig. 4. — Organisation des cheveux.

Tige et bulbe d'un cheveu ordinaire : *a*, sa tige ; *b*, sa racine ; *c*, son bulbe ; *d*, enveloppe du cheveu ; *e*, gaîne intérieure de la racine ; *f*, gaîne extérieure ; *g*, couche muqueuse ; *h*, membrane fibreuse ; *i*, papille, ou follicule du cheveu ; *k*, *k*, canaux des glandes sébaciques, communiquant avec l'épithélium et la membrane fibreuse ; *m*, couche muqueuse de la peau ; *n*, épiderme se renversant autour de la racine ; *e'*, terminaison de la gaîne de la racine. (Kölliker.)

celles du derme. Dans l'état de santé, les poils sont abondants, souples, brillants, solides, et, de tous les cosmétiques appliqués au système pileux, l'entretien de la santé générale est le plus efficace. Bien plus encore que l'épiderme, les cheveux sont naturellement assouplis par une matière grasse, qui, sécrétée avec excès chez certains individus, rend leur chevelure constamment onctueuse, et qui, faisant défaut chez d'autres, amène le dessèchement, la cassure et la chute du poil. Comme l'épiderme, le cheveu se maintient souple, dans les temps et les contrées humides ; car il jouit d'un assez haut degré d'hygrométricité ; et, comme lui encore, il se dessèche et tend à s'altérer sous l'influence de causes opposées. L'épiderme du cuir chevelu, tantôt solide et luisant, tantôt gercé et s'enlevant par écailles, est l'image des états similaires des cheveux de chaque individu. L'habitude de les raser stimule et développe le bulbe qui les produit, au moins pendant les premiers temps. Le bon entretien du cuir chevelu, sous le rapport de l'aération suffisante, de la juste mesure des fonctions exhalantes, de sa soustraction aux extrêmes de chaleur ou de froid ainsi qu'aux manœuvres et aux topiques irritants, de l'intégrité, de la souplesse et de la netteté de son épiderme, assure de même le bon entretien du cheveu. Les influences les plus importantes du système pileux dépendent surtout de sa présence ou de son absence. La chevelure est de tous les vêtements le plus chaud, le plus épais et le plus gracieux ; si elle disparaît, la tête nue reste exposée aux intempéries, dont la préserve mal une coiffure artificielle essentiellement mobile ; aussi le cuir chevelu, soumis alors à l'action du froid et à une suppression brusque de sa transpiration habituelle, devient le siége de divers états pathologiques qui peuvent produire l'alopécie incurable, le rhumatisme des muscles ou le catarrhe des muqueuses voisines ; les ophthalmies, les coryzas, les odontalgies en ont souvent été l'effet ; la suppression d'une longue barbe cause surtout avec facilité ces deux derniers accidents. La couleur du système pileux, couleur qui pâlit dans les pays peu éclairés et se fonce dans les climats ardents, est un moyen de protection si efficace contre les rayons lumineux, que l'absence des sourcils et des cils ou leur blanchissement précoce amène souvent des ophthalmies rebelles.

L'emploi des cosmétiques destinés à colorer le système pileux, tels que les poudres ou les eaux qui contiennent l'oxyde de plomb rendu soluble par les alcalis, ou bien les dissolutions de nitrate d'argent dans différents véhicules, peut être regardé comme innocent, si l'on a soin de préserver le cuir chevelu de leur contact ; dans le cas contraire, d'assez graves accidents peuvent se déclarer.

8° *Influence de la toilette des vêtements.* — C'est en vain que l'hygiène nous aura appris à connaître les influences qui résultent de l'usage des diverses sortes de vêtements ; ses conseils les plus salutaires ne seront pas suivis, si la mode ne les a pas sanctionnés ; la mode, désir toujours inquiet de se singulariser, recherche incessante de perfections capricieuses, expression mobile du prétendu bon ton de chaque jour, auxquels la vanité individuelle paye plus ou moins tribut. Qu'elle ordonne de raser la tête, et tous les cheveux ou toutes les barbes tomberont ; qu'elle approuve les fourrures, et l'on se couvrira de pelisses épaisses ; qu'elle commande de ne se présenter qu'en toilette de bal, et toutes les épaules se mettront au jour. Deux points surtout sont à craindre, quand on s'est fait l'esclave de ses brusques caprices : c'est de couvrir outre mesure certaines parties du corps pendant que d'autres restent sans protection suffisante ; les premiers souffrent par excès de chaud, et les seconds par excès de froid. Le second point, c'est de faire varier brusquement la longueur, l'ampleur, la nature ou le nombre des vêtements dont on se couvre ; il en résulterait nécessairement de brusques transitions du froid au chaud, ou du chaud au froid, et nous avons fait connaître leurs inconvénients. Que l'on évite donc la constriction des vêtements, l'inégalité ou les brusques changements dans la température que ceux-ci causeront aux organes; on peut, du reste, suivre la mode, l'hygiène physique n'a plus rien à faire avec elle.

L'influence des bijoux et des ornements divers, tant qu'ils ne sont pas des instruments blessants ou comprimants, s'exerce surtout sur le moral des individus. Quant à l'influence des déformations partielles que certains peuples impriment à leurs enfants, ils peuvent sans doute amener des incapacités correspondantes, telles que celles de marcher, de courir, etc. ; mais quant à la déformation du crâne, ainsi qu'elle est pratiquée par la compression de la tête de l'enfant nouveau-né, quoique des congestions, des lésions organiques et parfois la mort puissent en être la conséquence presque immédiate, nous pensons que ce n'est que dans les cas les plus rares que ces déformations peuvent amener dans l'âge adulte des maladies mentales, à moins que ces maladies ne se rattachent sans interruption à une première maladie produite par la manœuvre employée; la simple déformation paraissant inefficace pour produire ce résultat.

B. MODIFICATIONS GÉNÉRALES.

S'il est vrai que les vêtements sont capables de changer les circonstances de chaleur, de froid, d'humidité, de lumière, etc., qui agissent sur l'homme, ainsi que les développements précédents doivent le mettre hors de doute, toutes les modifications générales que les climats impriment aux races humaines, et que nous avons examinées, devront être aussi en partie produites par les vêtements qui ne sont, avons-nous déjà dit, qu'un climat artificiel. Nous éviterons de trop nombreuses redites, nous bornant à quelques explications pour montrer dans quel sens il faut entendre l'action générale des vêtements.

Le berceau des premières races humaines a été placé par tous les historiens et les philosophes dans des contrées où la douceur et la pureté de l'air et du ciel n'exigeaient aucune industrie pour rendre la vie possible et satisfaite dans ses premiers besoins. Partout donc où la nature, souriant à l'homme, lui a épargné les vicissitudes et les rigueurs des climats extrêmes, là fut sa patrie; le reste du monde, la glace des pôles, le sable des contrées arides, la brume des forêts, la neige des montagnes, la fange empoisonnée des plages marécageuses, tout cela, pas plus que l'empire des flots, ne lui fut donné en apanage, et il n'a pu y fonder sa race et sa domination que par droit de conquête et au prix de son industrie. Pour ne parler que du vieux continent, quand les races européennes et asiatiques, faisant irruption des plateaux du Caucase et de l'Altaï, ont couru dans tous les sens à la conquête de nouvelles terres, alors, puisque la nature ne les avait pas armées comme les espèces qu'elle destinait à résister aux intempéries de ces nouveaux climats, il leur a bien fallu chercher une égide protectrice contre leurs influences délétères. Le vêtement, diversement modifié selon les cas, fut cette égide. Sous son abri, la multiplication de l'espèce humaine a été possible jusque dans les points du globe qui, par leur constitution météorologique, semblaient le moins lui convenir.

Ce moyen de résistance, ajouté à tous ceux dont la nature l'avait déjà pourvue, a permis à ses membres les plus débiles de croître et de multiplier, et la densité de la population s'en est accrue dans tous les lieux habités, en raison composée sans doute d'un grand nombre de causes, mais aussi en raison directe de la bonne appropriation des vêtements. Comparons, en effet, la densité de la population généralement nue qui existe sur la plupart des côtes et des îles de l'océan Pacifique et Indien, avec celles des contrées les plus rigoureuses de l'Europe. Sans doute la civilisation a amené l'énorme différence qui se remarque, mais la civilisation, dans ce cas, se traduit par des perfectionnements matériels ; l'abondance des vivres est incontestablement au premier rang ; mais dans une foule de contrées, sur beaucoup de côtes de l'Amérique, du cap de Bonne-Espérance, des Moluques, de la Nouvelle-Hollande, la chasse et la pêche ont-elles manqué jamais de suffire aux rares peuplades sauvages que les Européens y ont rencontrées, ou y trouvent encore ? Et cependant à côté d'elles-mêmes, nos colonies européennes, le Cap, Natal, Sidney, etc., se peuplent en comparaison d'une manière merveilleuse, abstraction faite de l'immigration et malgré toutes les chances mortelles d'un acclimatement difficile ; le vêtement sans doute joue un grand rôle dans ce résultat incontestable de la civilisation. Car l'indigène, même vêtu, n'a pas un privilége contre les influences pernicieuses de son climat, il y est seulement un peu moins sujet que l'Européen, et s'il devient malade, il succombe peut-être dans une plus forte proportion que celui-ci. Sa susceptibilité à contracter des maladies s'augmente avec celle de l'Européen à mesure que les années, les contrées, les constitutions deviennent plus meurtrières. Si l'on passe en revue la longue série des causes pathologiques qui résident dans le climat ; si l'on tient compte de l'immense moisson de mort que les causes atmosphériques produisent au sein des nouveau-nés, cette pépinière des générations à venir, que conclure alors au sujet des peuplades sauvages qui restent exposées sans égide aux feux du jour, au rayonnement nocturne, aux vicissitudes de sécheresse et d'humidité, de chaleur et de froid, à l'impression des miasmes de leur climat, etc. ? Si ce n'est que les plus robustes de leurs membres pourront seuls survivre, et qu'il y aura une limite que la densité de la population nue et sauvage ne pourra jamais dépasser, et que tendront encore à resserrer les habitudes de guerre, de fanatisme, et encore plus peut-être l'apparition de l'homme civilisé.

Quelle peut être l'influence des vêtements sur la durée de la vie moyenne ? D'après les considérations de toutes les causes de mortalité auxquelles ils s'opposent efficacement, sans doute cette influence doit être regardée comme très-grande ; mais où sont les éléments pour comparer avec quelque certitude la vie moyenne chez l'homme habituellement nu, et chez celui qui ne l'est pas ? La vie sauvage, qui seule nous offre aujourd'hui l'exemple de peuplades encore nues, n'est pas facilement accessible aux investigations de la statistique ; mais entre le sauvage et l'homme civilisé dont nous venons plus haut de rapprocher les éléments de population, n'y a-t-il pas une classe, en quelque sorte intermédiaire, dont la vie s'agite incessamment sous nos yeux, dans les angoisses de mille privations ? Cette classe, c'est le pauvre. A part toutes les causes d'alimentation, d'habitation, etc., qui constituent pour lui, à l'égard du riche, un état d'infériorité hygiénique si remarquable, il en est une puissante qu'il est impossible de ne pas reconnaître, c'est celle du vêtement. En effet, le luxe et la mode même, en cela salutaire, prodigue au premier la jouissance des vêtements les plus variés, les plus parfaits, les plus délicats même ; il change de linge à son gré, il a son costume pour toutes les saisons, il s'en fait un abri, un plaisir, une vanité ; il le peut, car c'est pour lui surtout que nos fabriques industrieuses font des chefs-d'œuvre avec la laine, le coton et la soie ; mais le pauvre, il ne change presque pas de linge, à peine souvent en possède-t-il, il n'a que son habit de travail à peine suffisant et qu'il porte souvent en tout temps, en toute saison, toujours le même jusqu'à ce qu'il tombe de vétusté ; quelle différence y a-t-il donc entre le riche et le pauvre, sous le rapport de la durée de la vie moyenne ? Benoiston nous le dira.

MORTALITÉ CHEZ LE PAUVRE ET LE RICHE, D'APRÈS BENOISTON.

ÂGES.	MORTALITÉ COMMUNE SUR 100. (DUVILLARD.)	MORTALITÉ DES RICHES SUR 100.	MORTALITÉ DES PAUVRES SUR 100.
De 30 à 40 ans......	1,69	1,08	1,57
De 40 à 50 ans......	2,15	1,17	2,13
De 50 à 60 ans......	3,24	1,99	3,59
De 60 à 70 ans......	5,78	3,60	7,50
De 70 à 80 ans......	11,49	8,04	14,35
De 80 à 90 ans......	19,78	13,22	100

Il y a, en effet, plus du double; le premier vit plus que le commun des hommes, d'après la table de Duvillard, le second vit beaucoup moins. Les différences dans les habitudes de se vêtir de l'un et de l'autre sont trop grandes et trop constantes pour qu'elles ne réclament pas une grande part dans l'étiologie de leur mortalité différente. Si l'on voulait une nouvelle preuve de ce rapport, que l'on cherche quelles peuvent être les causes qui ont accompagné l'augmentation de la vie moyenne rendue si sensible depuis un siècle chez toutes les nations de l'Europe, augmentation formulée dans le tableau 11; et parmi toutes les conséquences de la civilisation qui ont concouru à cet accroissement de vie, on sera frappé sans doute de voir que la production, l'importation et le travail manufacturier des matières vestimentaires aient subi, depuis la même époque, une augmentation étonnante. Les pays où la vie moyenne a le plus augmenté, sont aussi ceux où le progrès de l'industrie vestimentaire est le plus sensible ; c'est ainsi que par un merveilleux accord, une population nombreuse fait éclore l'industrie, et que l'industrie développe à son tour une nombreuse population.

La longévité sera-t-elle plutôt le partage des classes d'hommes qui marchent nues ou mal vêtues? Tout nous dira que non. Combien peu de vieillards chez les sauvages? Y en a-t-il beaucoup parmi les pauvres de nos villes? Les centenaires, qui, après avoir vécu dans l'activité ou la sobriété, sont signalés à notre admiration, avaient au moins un bon vêtement, car c'étaient en général des cénobites, vêtus d'après la règle monastique, ou des soldats et des matelots, pour qui leur gouvernement faisait en tout temps les frais d'un vêtement commode; et en effet, si vous ne venez pas en aide à la caloricité languissante des vieillards, cette caloricité ne se soutiendra pas jusqu'aux dernières limites possibles.

Cette même caloricité, dont les produits si bien ménagés par le vêtement, déterminent une température générale plus élevée et de moindres épuisements de la part du sujet, pourra, en se concentrant de bonne heure sur les organes intérieurs, amener une plus précoce puberté et une fécondité plus sensible; mais trop souvent le premier effet seul sera produit, et les vêtements, si exactement protecteurs, et parfois si accumulés, dont on recouvre les enfants de nos villes, les couches par trop chaudes et moelleuses où on les fait dormir, contribuent à amener le trop précoce exercice de facultés qui sont ensuite livrées aux excès, aux épuisements et à l'infécondité.

Le sauvage qui marche nu a besoin d'une puissante caloricité pour résister aux pertes constantes de son calorique, et en vain se couvre-t-il souvent d'une couche huileuse, il lui faut d'abondants matériaux réparateurs pour suffire aux pertes de transpiration que l'état de l'atmosphère contribue dans certains cas à lui enlever. Il lui faut donc, en général, plus d'aliments qu'à l'homme vêtu, et souvent il en a moins. Aussi son énergie musculaire a-t-elle été trouvée par plusieurs navigateurs, qui en ont pu faire la comparaison, en général inférieure à celle des Européens exercés à la fatigue, tels que nos matelots, par exemple.

Mais d'autres constitutions pathologiques ont affecté diverses époques et diverses populations de manière à laisser soupçonner que quelque rapport de causalité les liait à l'usage des vêtements. Le sauvage nu est droit et bien conformé ; le citadin surtout est souvent déformé ou rachitique. Il est vrai que le premier étouffe les enfants qui naissent mal faits ; mais le second n'acquiert souvent que par les progrès de l'âge la difformité qui l'atteint ; que l'usage de certains vêtements vicieusement adaptés au corps, ait contribué à produire de pareils désordres, surtout en s'aidant de l'hérédité et de la préexistence d'une mère déjà déformée, c'est fort possible ; mais sans aucun doute la soustraction trop constante aux impressions et aux vicissitudes de l'atmosphère, et surtout l'étiolement, non-seulement de la peau, devenue pâle et blafarde, mais encore des organes intérieurs devenus lymphatiques, languissants par le défaut d'action de la lumière, ont contribué à frapper à la longue, d'une débilité congénitale et d'une imperfection physique acquise, une si grande partie de nos populations citadines qui languissent, se débattent et meurent entre les tristes conséquences des difformités vertébrales, des déviations rachitiques, des altérations scrofuleuses, et enfin du fléau le plus dépopulateur de nos cités actuelles : la phthisie. Tant il est vrai que les effets les plus redoutables peuvent se trouver liés aux causes les plus éloignées en apparence, et que l'hygiène doit sans cesse recommander d'éviter tous les excès, dans quelque sens qu'ils portent l'économie, car au bout de chaque excès, il y a toujours une maladie ou une imperfection.

Influence sur le moral. — Les hommes, a-t-on souvent répété, enfants du même Dieu, sont tous égaux en puissance et en droits, égalité menteuse que rien ne justifie, que tout contredit, au contraire, si l'on contemple le spectacle des temps et des lieux. Une religion charitable inspirée par les conséquences mêmes de l'inégalité humaine et voulant mettre un terme aux monstruosités de l'esclavage et aux effets de l'oppression, a eu le courage sublime de proclamer la fraternité commune. Mais pour être frères de par le Dieu qui les a créés semblables, et avoir ainsi des droits communs, qu'il y a toujours eu lâcheté ou barbarie à outrager, est-ce à dire que les hommes aient entre eux des droits égaux pas plus que des forces, des vertus, des intelligences égales ? Aucun d'eux ne le croit individuellement, chacun d'eux, au contraire, se croit préférable au moins à une grande partie de ceux qu'il appelle ses semblables, et s'il ne le croit pas d'abord, il veut le faire croire aux autres et à lui-même ; dans cette vue, il agrandit, il étend, il corrige, il enrichit, il orne, il distingue, il singularise sa personne par tout ce qu'il peut lui surajouter d'imposant, de volumineux, de bienséant, de rare, de joli, de noble ou même de bizarre. Les vêtements, les bijoux, les parures de toutes sortes ont servi à cet usage, et sont devenus, depuis la toque emplumée du sauvage jusqu'au manteau doré des rois chrétiens, les jouets mobiles de la vanité humaine. Vanité individuelle d'abord, qui a fait parade de sa force physique en se faisant des bijoux de la dépouille des ennemis morts ; de son courage, en se couvrant des cicatrices du tatouage ; de ses richesses, en se chargeant de raretés brillantes ; de sa supériorité intellectuelle ou morale, en paraissant négliger toutes ces choses et en se renfermant dans la maxime de Bias, ou se couvrant du manteau de Diogène ou de la robe de bure des anachorètes ; puis, vanité mise en commun, qui a produit les costumes souvent grotesques du noble, du magistrat, du soldat, du prêtre, du moine, même des docteurs de la science, et enfin, vanité mise au service d'autrui, et qui a enfanté les décorations de toute sorte, les ordres et, en un mot, tous les honneurs. Mais il n'est pas seulement arrivé que la vanité a produit toutes ces choses, toutes ces choses ont aussi produit la vanité, et avec elle des vices, des vertus, des lâchetés ou des efforts qui en étaient la conséquence. Combien de soldats qui n'ont eu du courage, de magistrats qui n'ont eu de la conscience, de moines ou de prélats qui n'ont eu de la piété qu'en regardant leurs habits ! Combien de nobles qui n'auraient pas été livrés à l'ignorance, à l'inutilité, à l'arrogance, s'ils n'avaient pas eu en héritage l'habit chamarré de leurs pères ! mais aussi combien de prolétaires auraient eu la générosité, le courage, la loyauté qui leur manquaient, s'ils avaient porté le signe du noble ! Que de princes, enfin, qui, au lieu d'affliger l'humanité, l'auraient consolée par leurs vertus, s'ils n'avaient pas joué dès leur enfance avec une couronne de roi ! Si l'influence du costume a été telle que l'on a souvent voulu ou cru acquérir des vertus en acquérant les signes extérieurs les plus indifférents, la même magie a fasciné les yeux des regardants ; le magistrat a beau être ignorant, on le salue toujours, dût-on ne saluer que sa robe, a dit le plus profond de nos philosophes.

Si la vanité de l'homme s'est attachée avec tant de complaisance à la matière des vêtements pour lui imprimer ses expressions diverses, celle de la femme n'y a pas trouvé un moindre champ à mettre en œuvre. Mais la vanité de la femme, c'est de plaire à l'homme ; le but qu'elle souhaite c'est la beauté ; ses moyens, c'est la coquetterie. Dès que les Grâces eurent inventé la pudeur, elles prirent un voile, et elles eurent un empire. Dès qu'elles furent reines, les fleurs, les bijoux, les parures, furent les insignes et les garants de leur souveraineté. Dès qu'elles eurent à maintenir leurs droits, ou quand elles voulurent devenir conquérantes, les cosmétiques, les modes, les fantaisies furent les moyens de puissance ; et le costume, tour à tour objet de mensonge, de dissimulation, d'attrait, de négligence, de simplicité, d'éclat, d'afféterie, de bon ton ou de significations diverses, fut torturé dans tous les sens, pour servir aux fins de la coquetterie. Si l'on peut dire avec vérité que le costume est l'homme, il est encore plus vrai de dire qu'il est toute la femme ; il peint son caractère, son rang, son état, ses vices, ses vertus ; peut-on donc la blâmer d'en faire l'occupation de ses loisirs. Car, en vain, cache-t-elle souvent les secrets de son cœur ou de son âme ; si elle n'y prend garde, elle en porte la manifestation sur ses habits. Le costume de la femme peut même révéler plusieurs points du caractère moral des divers peuples ; chez les peuplades sauvages qui n'ont que des besoins physiques, elle est presque nue ; chez les Orientaux en proie aux violences des passions et du despotisme, elle ne montre pas même le bout de ses doigts, et c'est de sa part la dernière faveur que d'ôter son masque ; dans le Nord elle cultive son esprit tout autant que sa toilette, et semble plutôt se protéger contre les intempéries que contre les regards des hommes ; dans l'Europe tempérée elle a recours, au contraire, à toute la puissance de la mode et à toutes les intrigues du costume. Chez les peuples dégénérés, le costume des hommes s'effémine ; chez ceux qui sont dans toute leur austérité originelle, le costume des femmes est sans caractère.

Enfin, partout où la corruption des mœurs, la décadence des États, l'immoralité des institutions, l'abrutissement des gouvernements se sont fait sentir, ces funestes époques ont été plus que les autres marquées par l'usage des cosmétiques, des fards, des mensonges de la toilette, par la hardiesse, les extravagances du costume et par la confusion apportée dans celui des deux sexes.

§ 3. — PRÉCEPTES HYGIÉNIQUES.

Les paragraphes précédents contiennent déjà les indications générales qui permettent de juger l'application plus ou moins convenable des vêtements dans une circonstance donnée ; nous dirons seulement ce que réclament sous ce point de vue les circonstances les plus fréquentes où l'homme se trouve placé, laissant les cas particuliers à la déduction spéciale qu'il sera dès lors facile d'en faire : nous examinerons donc les conditions suivantes.

Climats. — C'est surtout contre le climat que le vêtement a été imaginé, et ce sont surtout les intempéries du ciel qui motivent les indications de celui-ci. Porter, dans les climats chauds, des tuniques larges et des voiles flottants ; dans les climats froids, des habits étroits, serrés, bien ajustés, superposés ; dans les seconds, prodiguer avec la laine, la soie, les fourrures, les plumes, les ouates, l'épaisseur et le nombre des pièces d'habillement ; dans les premiers, la soie, le lin et le coton travaillés en gazes légères et en fines étoffes ; dans tous les deux, et plus encore dans les climats brûlants, s'armer de manteaux épais quoique légers, et à l'épreuve des feux du jour ou du refroidissement atmosphérique. Le manteau servira également d'égide au rayonnement du ciel polaire, aux ardeurs de la zone équatoriale, et même à la rosée et à la brusque humidité des vents de cette dernière. Dans les deux climats, se garder du contact immédiat des étoffes de nature animale. Préférer pour cet usage le lin, le chanvre et le coton, ce dernier surtout dans presque tous les climats ; redouter l'usage constant des deux premiers, surtout dans le Midi, s'ils ne sont pas garantis eux-mêmes par un vêtement protecteur.

Dans les climats secs, redouter encore plus le contact des

substances de nature animale; dans ceux qui sont humides, se garder de l'hygrométricité des étoffes de nature végétale. C'est dans ces derniers que la laine ne peut pas être appliquée en couches trop épaisses, et que son contact immédiat devient souvent même avantageux pour l'économie et pour la peau qui, étiolée partiellement, reste souvent insensible à sa stimulation.

Si l'on doit vivre dans un air empoisonné par des exhalaisons marécageuses, s'abriter de l'humidité avec une précaution de tous les instants; en multipliant autour de soi les barrières inconductrices, capables de condenser les vapeurs à leur surface, sans les laisser pénétrer; et cela sous forme de laine épaisse, ou même de voiles légers; le nombre vaut encore mieux que l'épaisseur des barrières; réveiller enfin l'action exhalante et éliminatoire de la peau, par le contact des tissus même les plus stimulants.

Saisons. — Mêmes précautions, en général, que pour les climats analogues; mais celles-là s'enchaînent, et leurs variations périodiques ramènent plusieurs fois par an les exigances d'un acclimatement nouveau. On ne peut donc pas, sans règle ni mesure, s'exposer aux conditions toujours nouvelles des saisons avec le vêtement approprié au climat qui lui ressemble. La nature ne fait varier qu'avec lenteur la caloricité, et il vaut encore mieux lui laisser faire tous les frais de l'acclimatement semestriel, que de troquer à jour fixe le vêtement d'hiver pour celui d'été, et réciproquement. Imitons en cela la marche si sage de la nature, et ne nous acclimatons qu'avec lenteur, et même quelque temps d'avance, aux saisons annuelles. En outre, dans les climats chauds, et même dans ceux qui sont tempérés, il y a une variation diurne dans la température qui se meut du jour à la nuit dans de larges limites. Dans les climats où les hivers ne sont pas marqués par une congélation durable ou rigoureuse, et où les phénomènes de la vapeur d'eau, successivement produite ou condensée, sont les seuls prédominants ; quoi de plus semblable à une journée d'hiver, qu'une nuit d'été ? Et, si l'on s'est fait pour les deux saisons des vêtements par trop différents, il y aura souvent insuffisance, si l'on s'expose durant l'été aux phénomènes atmosphériques qui ont lieu quand le soleil n'est plus sur l'horizon. Posons donc en principe que, si un vêtement non conducteur quelconque de nature animale, manteau ou autre, n'est pas toujours indispensable, et devient même incommode à l'abri du soleil et dans les chaudes heures d'été, il est bien rare qu'il ne faille pas le reprendre pour tout autre moment de la journée.

Ages. — Au moment de sa naissance, l'enfant se trouve privé pour la première fois de la chaleur maternelle, pour la première fois aussi sa respiration qui s'établit lui permet d'avoir une chaleur propre plus considérable ; mais, exposée aux influences d'un monde nouveau, sa caloricité ne peut pas encore lutter suffisamment contre le refroidissement qui le menace, s'il n'a pas le secours du réchauffement maternel, ou, en son absence, des vêtements convenables. Bien des fois déjà nous avons eu l'occasion de signaler la mortalité qu'entraîne la première impression du froid sur les nouveau-nés, mortalité qui s'aggrave encore quand ils sont envoyés à la campagne, où les chances du transport et de l'habitation dans une cabane, souvent misérable, ne peuvent que les refroidir. La nature, en outre, a préparé par des lois immuables le moment de la naissance de la plupart des animaux dans une saison chaude ; l'homme, au contraire, peut naître en tout temps. La condition de vie pour l'enfant nouveau-né est donc, à défaut du contact non interrompu de la mère, un assortiment convenable de vêtements secs et chauds. Cette vérité a été tellement sentie que, dans la plupart des temps et des lieux, le premier costume de l'enfant a été une sorte de maillot, vêtement de laine ou de coton, replié sur lui-même de manière à fermer tout accès à l'air extérieur. Mais quelquefois ce vêtement a été appliqué avec une stupidité qui a excité de puissantes récriminations. En effet, pour conserver la chaleur de l'enfant, faut-il donc le ficeler dans son maillot comme un paquet inerte, à grand renfort d'épingles et de bandes serrées ? On est heureusement revenu de cet aveuglement ; ainsi donc que l'enfant, dont la peau est encore humide du doux contact du liquide amniotique, soit recouvert des linges les plus doux et les plus exempts de coutures ou de saillies ; que la couverture qui lui sert de maillot, double, épaisse, chaude, se replie, attachée sans épingles au moyen de larges rubans, de manière à ne pas mettre dans une extension forcée des membres habitués jusque-là à se pelotonner, de manière à ne pas empêcher un certain exercice des muscles, qui eux aussi ont besoin de croissance, à ne pas arrêter, par des constrictions forcées, la croissance régulière des parties osseuses, à ne pas entraver le soulèvement du thorax, indispensable à l'acte de la respiration, à ne déterminer enfin ni déformations, ni hernies : effets si fréquents à cet âge des compressions et même des cris arrachés par la douleur. Mais que le maillot ainsi modifié ne soit pas même appliqué constamment ; il faut, en l'enlevant de temps à autre, permettre aux soins de propreté d'avoir lieu, aux grands mouvements musculaires de s'exercer, à un air tiède et pur de vivifier, par son contact chimiquement avantageux, surtout à cet âge, la peau du jeune nourrisson. Il faut enfin et peu à peu le supprimer complétement ; car il ne faut pas non plus laisser toujours la caloricité dans l'enfance ; il faut, au contraire, par l'exposition graduelle aux influences atmosphériques, faire l'éducation de cette fonction qui, en s'activant incessamment, permettra bientôt à l'enfant, devenu plus robuste, de braver dans ses jeux l'action des froids les plus vifs.

L'usage trop prolongé du maillot développerait aussi par trop les fonctions exhalantes de la peau, déjà si actives chez l'enfant ; de là des excoriations, des maladies cutanées, une impressionnabilité trop vive, etc. Les vêtements de la seconde enfance, chauds encore et d'application douce, permettront aux mouvements musculaires les plus étendus de s'exercer dans tous les sens, ne produiront ni compression ni gêne, ni distorsions pour les mettre et les ôter, car ils ont surtout besoin d'être changés souvent. Alors que des brassières ne déforment pas les épaules du jeune enfant, qu'une ceinture aide seulement à le prendre ; qu'on ne le porte pas sur les bras; que son coucher soit chaud, le mette à l'abri des chutes, et qu'il y soit libre. Ses cheveux seront respectés ; sa tête recouverte d'une coiffure de moins en moins chaude, n'en portera plus dès que ceux-ci seront abondants ; on les peignera, on les lavera, on les aérera, on les oindra s'il le faut, pour les tresser ensuite ou les laisser flotter, et ils croîtront exempts des gourmes du jeune âge ; on le délivrera des bourrelets qui chargent, qui déforment, qui échauffent sa tête; mais aussi on ne le fera jamais marcher artificiellement ; on ne ferait que déformer ses épaules, sa taille, ses jambes et ses pieds qui ne seraient pas mûrs pour cet exercice, et lui préparer des chutes dangereuses; qu'il soit libre et qu'il s'apprenne seul ; rarement sa tête touchera le sol, et que d'ailleurs celui-ci soit rendu plus doux par des tapis, des nattes ou du gazon. Point de chaussures rigides, surtout pas de brodequins, dans l'état normal, encore moins de sabots, qui luxent ou déforment le pied ; mais des chaussons souples, chauds, élastiques.

L'adolescent prendra les vêtements de son sexe et continuera de s'habituer peu à peu, et dans de raisonnables limites, à braver les intempéries de son climat. Qu'une couche trop chaude, des topiques trop stimulants, des vêtements trop exactement protecteurs, n'amènent pas en lui des maladies correspondantes ou bien les signes d'une trop précoce puberté.

Le vieillard, que l'âge a refroidi éprouve, ainsi que l'enfant, le besoin des vêtements les plus chauds, et on a souvent comparé, sous ce rapport, ces deux états de la vie. Mais, sans compter toute la différence qu'il y a entre une caloricité qui se développe et une caloricité qui s'éteint, les fonctions de circulation, d'exhalation, de sensibilité, si exaltées chez l'enfant, si diminuées chez le vieillard, rendent la comparaison impossible sous le rapport des indications ; non-seulement le vieillard se préservera par de chauds habits, mais malheur à lui s'il se départ un seul instant des habitudes vestimentaires qu'il aura une fois contractées, et il aura le soin de ne pas en contracter d'inutiles ; il réveillera, s'il le peut, l'activité de l'exhalation, de la circulation, de la sensibilité sur son derme flétri ; contre-balançant ainsi de funestes prédispositions pathologiques. C'est lui surtout qui pourra souvent faire usage de l'irritante application des étoffes de laine et des topiques les plus chauds que la plume, la ouate, l'édredon, les pelleteries peuvent offrir. Si les progrès de l'âge ont dépouillé son front de cheveux, il doit porter, non par coquetterie, mais par nécessité, une coiffure de cheveux postiches. Mais son système veineux, souvent variqueux ; ses artères souvent ossifiées, ou anévrysmatiques, son cœur souvent organiquement altéré, son cerveau souvent pléthorique, etc., s'accommoderaient fort mal des pressions même les plus douces ou des ligatures les moins serrées ; il faut donc qu'il recherche avant tout l'ais nce de ses habits. Aussi le vieillard renonce-t-il avec raison à se mettre à la mode ; cette déesse ne reçoit le culte que des ardents, des puissants et des fous, et le vieillard a cessé d'être tout cela.

Sexes. — La jeune fille sera distinguée du jeune garçon par ses vêtements aussitôt que l'expression morale des deux sexes commencera à se différencier. Les rapports qui existent entre le moral et le genre de costume commande cette séparation entre eux. La jeune fille gardera des vêtements capables de lui inspirer la retenue, la modestie, le calme; seule et sans maîtres, elle saura déjà s'essayer à la coquetterie. Mais elle doit pouvoir croître, se livrer aux exercices de son âge, élancer sa taille, développer son thorax, amplifier son bassin; à quoi bon porter un corset qui contrarierait tous ces besoins divers, et qui, à cet âge, n'a rien à maintenir ni à protéger? La nature sait conserver assez précieusement le type de ses œuvres, et ce n'est pas à l'art du tailleur à lui donner des leçons; loin de là, ces rigides entraves entraîneraient les maux déjà signalés. Des pressions thoraciques rapetissent et atrophient la mamelle naissante dont la fermeté se suffit à cet âge, écrase le mamelon, et le rend le siége d'incroyables douleurs lors de l'allaitement. Tous ces accidents ne sont que trop fréquents dans nos villes.

La jeune fille pubère et qu'attend la maternité pourra soutenir le développement complet de ses formes par de souples corsets qui, moulés sur son thorax parvenu alors à toute sa croissance, ne seront pourtant l'occasion d'aucune pression douloureuse, d'aucune résistance inflexible; si un busc lui devient utile pour la soutenir pendant des occupations qui la forcent d'être souvent sédentaire et penchée en avant, qu'il soit élastique et souple. Que durant la grossesse, aucune constriction exercée sur l'abdomen, ne s'oppose aux refoulements des viscères, et ne devienne une cause de hernies, d'avortement, de déviation de l'utérus et d'accouchement laborieux. Qu'une ceinture souple, large, élastique, soutienne seulement dans les derniers temps la taille et le poids du ventre. Que la disposition déjà variqueuse des membres pelviens ne soit pas augmentée encore par des ligatures imprudentes. Que la chaleur conservée au thorax aide au développement correspondant des glandes mammaires.

La femme nourrice entretiendra la chaleur sur sa poitrine au moyen de vêtements épais, mais capables de maintenir le poids et le volume de ses mamelles gonflées de lait ; la svelte façon de son costume habituel, la nudité d'une toilette de bal, ne sont plus faites pour elle ; qu'elle préfère les plaisirs de la maternité à ceux de la mode.

Indépendamment des cas de grossesse et d'allaitement, la femme n'en conservera pas moins un vêtement en général plus chaud que celui de l'homme. Ses habitudes plus sédentaires que celles de ce dernier, son tempérament plutôt lymphatique ou nerveux, son alimentation moins riche lui en font une loi. La délicatesse plus sensible de sa peau lui prescrit aussi de rechercher le contact des vêtements les plus doux.

La femme au déclin de l'âge devra plus que jamais soutenir par des corsets ses mamelles amplifiées près de se flétrir. C'est pour elle surtout que les cosmétiques ont leur excuse, leurs usages, leurs nécessités. Les lavages à l'eau tiède, les frictions douces, les onctions grasses et mucilagineuses entretiendront la souplesse, l'éclat, l'intégrité de l'épiderme ainsi que la circulation capillaire. Les eaux légèrement stimulantes et toniques, aiguisées par des traces d'huiles essentielles, d'acides végétaux, de sucs astringents, et de tous les composés minéraux, l'extrait de saturne seul employé par gouttes insensibles, pourront prolonger la souplesse et la rétractilité du derme, retenir une ride naissante, et peut-être même conserver la fermeté du tissu cellulaire et des muscles. Mais que les femmes n'oublient pas que la santé, le calme de l'âme, la paix du cœur, la régularité des mœurs pendant la première partie de leur carrière, sont des conservateurs plus efficaces que tous les cosmétiques ; voilà pour leur beauté, et il est bien juste de leur permettre d'en conserver précieusement les restes, car elles lui ont dû les triomphes de leur printemps et elles doivent trop souvent à sa perte les regrets de leur automne ; mais qu'elles ne s'abusent pas, que leur coquetterie change à propos d'expression comme elle doit changer de but.

La femme qui, par l'accomplissement de ses devoirs et la pratique des vertus de son sexe, s'est fait une famille qui l'honore, est toujours belle aux yeux de celle-ci, et respectable aux yeux de tous. Qu'a-t-elle besoin de l'éclat printanier des jeunes ans? Elle est aimée, elle a atteint le but pour lequel les jeunes désirent la beauté. Ses cheveux blancs sont au-dessus de la couronne de fleurs de la jeune fille qui, souvent même, vient la déposer dans ses mains consolatrices, quand elle a des fautes à lui confier ou à lui emprunter des conseils. La femme, à cet âge, ne peut pas non plus se dispenser des pressantes recommandations que l'hygiène adresse aux vieillards.

Tempéraments. — Parmi les divers tempéraments, il en est un surtout qui doit mériter l'attention de l'hygiène, c'est le tempérament lymphatique qui aboutit à tant de maladies incurables : les scrophules, le carreau, les tubercules, etc., tempérament que tant de causes, climats, alimentation, hérédité, etc., peuvent communiquer et qui affecte si souvent les populations citadines du premier âge. Les vêtements doivent avoir pour but, dans ce cas, de réveiller ou d'activer la stimulation de la peau, et ils doivent remplir ce but par des moyens souvent fort divers. Chaleur et sécheresse sont les premières conditions qu'ils doivent présenter ; puis, reproduction d'une transpiration souvent abolie ; stimulation directe par le contact de la laine, et quelquefois aussi, quand le climat le permet, stimulation plus profonde encore par l'absence de tout vêtement, et l'action directe du froid, de l'air sec, de la chaleur et de la lumière solaires.

Le tempérament nerveux, sensible au froid, et caractérisé souvent par l'atrophie des muscles, se protégera par des vêtements épais, et se garantira des stimulations mécaniques de la peau.

Le tempérament sanguin, souvent vigoureux, pléthorique, athlétique, riche de caloricité et de sécrétions, parmi lesquelles se fait remarquer la transpiration cutanée, devra éviter les vêtements trop chauds ; mais chez lui, l'abondance des sueurs, la susceptibilité aux phlegmasies, s'accommoderaient mal de l'unique emploi des étoffes conductrices, quoiqu'il ait besoin de leur doux contact pour se mettre à l'abri des dermatoses, dont l'usage immédiat de la laine ne tarderait pas à l'affliger.

Convalescences. — Le convalescent variera l'emploi de ses vêtements de manière à protéger surtout l'organe qui aura été malade, ou à porter, selon les cas, sur des organes éloignés, une révulsion utile ; qu'il n'oublie pas qu'après le trouble qui a frappé ses fonctions générales, il a souvent à refaire l'éducation de sa caloricité, comme on fait celle du nouveau-né.

Habitudes. — C'est surtout dans l'usage des vêtements que les habitudes doivent être respectées d'abord, avant d'être graduellement modifiées. Toute erreur à cet égard conduit à des troubles pathologiques. Cependant on peut contracter même l'habitude des transitions brusques de température, et plusieurs septentrionaux russes, Lapons, Sibériens, ont pu l'acquérir au grand étonnement des Européens.

Professions. — Consulter pour ce sujet les préceptes hygiéniques qui suivent les divers articles du livre V, consacré au travail.

Veille et sommeil. — L'homme passe un tiers de sa vie dans le sommeil. Pendant ce temps, il est immobile et ses vêtements n'ont plus besoin de formes variées. Sa caloricité diminue, et ceux-ci doivent être plus protecteurs. Sa transpiration cutanée devient plus abondante, et les enveloppes dont il se couvre, qui ne doivent jamais l'augmenter outre mesure, en absorberont facilement les produits; ses muscles ont besoin de repos, et leur relâchement complet, amené par la position horizontale et la demi-flexion des membres, doit être libre d'entraves; les points du corps qui supporteront le poids de tout l'individu, ne seront le siége ni de pressions trop dures, ni d'accumulations de chaleur trop grandes. Toutes les ligatures seront enlevées dans la crainte d'entraver les conditions plus puissantes et plus régulières qui modifient, dans le sommeil, les circulations générales et capillaires. Que le lit donc, modifié suivant les climats, les âges, etc., satisfasse toujours à ces conditions diverses, et il sera hygiéniquement bon.

Moyens de purification. — L'imprégnation dans les vêtements des produits divers exhalés par la peau et des corps étrangers venus du dehors nécessite le lavage de ceux-ci; les tissus de lin, de chanvre et de coton rendent d'immenses services par la facilité avec laquelle ils se prêtent à cette opération et reçoivent, sans être altérés dans leur nature, l'action des agents les plus énergiques. Les vêtements blancs présentent un avantage analogue; car les moindres souillures s'y font remarquer et engagent à renouveler souvent le lavage. L'humidité, qu'il est si fâcheux de conserver dans l'épaisseur des vêtements, surtout de ceux qui sont hygrométriques, doit faire prendre des précautions toutes particulières relativement au séchage et au choix de la dernière eau qui doit pouvoir s'évaporer sans résidu. Mais les vêtements contiennent dans leurs mailles une certaine quantité d'air emprisonné qui se charge lui-même de diverses émanations, et comme cet air non renouvelé pourrait acquérir toutes les qualités de celui qui s'altère d'une manière si dangereuse au sein des habitations, quand elles se chargent d'exhalaisons animales non renouvelées; le lavage offre l'avantage précieux de chasser cette couche d'air et de la remplacer par une autre puisée dans l'atmosphère. Quant aux vêtements épais de laine ou de soie, dont le lavage s'effectue plus rarement parce qu'il est difficile, ou détruit leur lustre, etc., il faut y suppléer, dans les intervalles, par une aération fréquente. L'abondance et l'altérabilité des produits émanés de la transpiration cutanée, l'irritation que ces produits dégénérés peuvent exercer sur la peau, l'absorption possible dans certains cas de quelques-uns d'entre eux, la difficulté qu'éprouve un tissu déjà saturé de ces émanations à se charger d'émanations nouvelles, font un précepte des plus rigoureux des lavages et des aérations fréquentes. Si des corps odorants les imprègnent, par suite de professions spéciales, de l'usage de la pipe, etc., un lavage à l'eau chlorurée, ou même le simple séjour dans une atmosphère chargée de quelques traces de chlore gazeux les désinfecteront complétement; s'ils ont appartenu à des individus galeux, les fumigations avec l'acide sulfureux leur enlèveront le funeste don de communiquer cette maladie; si enfin, l'on soupçonne que des miasmes, ou des virus marécageux, variolique, typhique, carbonculeux, pestilentiel ou autres ont pu y être déposés, un lavage bien fait surtout avec les eaux savonneuses ou alcalines leur restituerait toute leur innocence première; mais il est encore plus sûr d'avoir recours à l'action désinfectante du chlore gazeux ou liquide; et quand cela n'est pas possible, il est plus commode et souvent suffisant d'exposer les matières vestimentaires à une aération naturelle ou forcée, à l'action de la rosée, qui agira au moyen de l'oxygène, qu'elle contient à l'état de dissolution, et souvent même à l'action d'une chaleur élevée, mais incapable d'altérer le tissu; chaleur appliquée au moyen d'un courant d'air sec ou chargé de vapeur d'eau portée à une température supérieure à celle de l'ébullition; chaque cas particulier déterminera le choix du moyen à employer. Mais il est à peu près inefficace de les imprégner d'odeurs aromatiques (1).

Établissements publics. — Un grand nombre d'établissements publics ont admis au nombre de leurs règles disciplinaires l'usage de vêtements uniformes; on ne peut trop donner d'éloges à cette coutume qui permet d'apporter une uniformité salutaire dans les soins que réclame ce sujet, et de prescrire des règles qui sont plus rigoureusement observées lorsqu'elles sont imposées d'une manière générale. Les prisons, les hôpitaux, les hospices, les pensionnats, les congrégations religieuses comptent au premier rang parmi ces divers établissements. Comme ils contiennent, en général, une population de même nature, rien de plus facile, en se conformant aux règles de l'hygiène, que de composer un costume qui réunisse les avantages généraux que l'on peut en attendre; mais il résulte souvent un grand inconvénient de l'uniformité même; c'est que, par une économie blâmable, un même modèle sert à peu près pour tous les individus soumis au règne de l'uniforme, de sorte que l'un a des habits étroits et l'autre des habits larges; le cou, la ceinture, les articulations de celui-ci sont serrés par des ligatures nuisibles, et les organes de celui-là sont à peine soutenus, etc. On conçoit dès lors que l'uniformité n'est qu'apparente, et que mille maux peuvent ainsi devenir la conséquence d'une institution bonne en elle-même, mais mal appliquée. C'est dans les hôpitaux, où chaque habitant qui prend des habits est à l'état convalescent, que ces remarques doivent surtout être faites; c'est aussi dans les pensionnats, quand la famille ne fait pas confectionner elle-même le vêtement, ou que

(1) Voyez l'article DÉSINFECTION, t. I, p. 637.

l'enfant grandit plus vite que celui-ci ne se détériore : ce qui, du reste, est assez rare. Un autre inconvénient que présente l'uniforme de ces maisons, c'est le passage souvent brusque du costume d'hiver à celui d'été; mais si l'on veut se mettre en garde contre ces inconvénients, la propreté générale, la fréquence des lavages, l'assortiment complet d'un bon système de vêtements en seront plus faciles à observer et à contrôler, et la tenue hygiénique de la maison pourra certainement y gagner beaucoup sous ce point de vue ; l'uniforme, loin de s'opposer à ce qu'on fasse une différence en faveur de certains tempéraments ou de certaines habitudes, rendra même ces appréciations plus faciles. Mais proclamons, en terminant, que tout costume ainsi rendu uniforme, qui, comme celui de certaines congrégations, de certaines écoles, sacrifie à des considérations étrangères les destinations hygiéniques du vêtement, ne peut pas être trop sévèrement proscrit.

CHAPITRE DEUXIÈME

ABLUTIONS.

Les ablutions, considérées sous le point de vue hygiénique, résultent du contact plus ou moins prolongé du corps ou de l'une de ses parties, avec une eau quelconque ; elles sont donc partielles ou générales, et, dans ce dernier cas, on leur réserve le nom de bains. L'usage de ces pratiques se présente chez les divers peuples avec un caractère d'universalité bien remarquable. Un instinct naturel paraît toujours avoir poussé l'homme à s'y livrer. Tantôt elles semblent lui avoir été conseillées par le besoin de reposer ses forces énervées par la chaleur du climat ou de la saison, ou brisées par les fatigues de la chasse, de la guerre ou des travaux pénibles; tantôt par l'usage des vêtements d'un contact irritant, ou même, par le sentiment de coquetterie, par la mollesse et le désir de se créer des voluptés nouvelles. Enfin, par une image qui dut plaire à l'esprit mystique des premiers législateurs, il sembla que les pratiques capables d'enlever les souillures du corps auraient aussi le pouvoir d'effacer celles de l'âme, et les ablutions, comme un saint emblème, furent ordonnées par toutes les religions qui ont pris quelque développement dans le monde. Y a-t-il eu quelque divination prophétique dans ces préceptes saints qui ont rangé les populations de tous les coins du monde sous les principes de la plus stricte hygiène, bien avant même que cette science ait pu formuler ses lois; ou plutôt, n'est-ce pas que la haute sagesse des premiers pasteurs de peuples qui n'ont pu devoir qu'à une intelligence supérieure le privilége de réunir et de dominer la foule, n'avait pas acquis déjà un assez grand fonds d'expérience pour prévoir tous les maux physiques qu'entraîne l'oubli des premiers soins de propreté; eh! quelle peuplade, en effet, réunie sous un chef, en troupe, en armée, en cité, aurait pu se maintenir et croître, surtout dans les climats destructeurs, sans le soin d'écarter toutes les souillures qui accompagnent une multitude encombrée? C'est après l'accomplissement des principaux actes de la vie que le législateur ordonnait l'ablution; c'est surtout après avoir touché un cadavre, un malade, un lépreux et une foule de choses réputées impures, avec plus ou moins de raison; c'est surtout dans les climats où les maladies cutanées, contagieuses ou épidémiques, sévissent de préférence, que ces pratiques ont été multipliées avec un soin qui nous paraît aujourd'hui minutieux. A défaut d'habitation, de vêtements, de rapports mutuels, tels que la civilisation nous les a faits, les ablutions avaient une haute portée hygiénique pour la jeune peuplade ; il ne faut donc pas s'étonner si ces pratiques, placées, plus encore que tout le reste, sous une sauve-garde divine, ont partout signalé l'aurore de la civilisation. La pureté des sources, des fontaines, des fleuves, fut maintenue par le même moyen ; des nymphes, des divinités y présidèrent, et leurs eaux furent sacrées. Tous les peuples ont eu leurs eaux lustrales qui, en de certains temps de l'année, pour de certaines cérémonies, dans de certaines mains, devaient opérer des miracles. Le sectateur de Brama fit, du Gange, une personnification de son Dieu, il y trouva sa première initiation dans la vie, il lui consacra ses vierges, il s'y baigna sept fois de suite pour rendre la sainteté à son âme, et mourut tranquille, pourvu que son cadavre pût rouler dans les eaux du fleuve béni.

L'Égyptien, malgré son polythéisme, adorait avant tout le dieu *Nil*, et il le devait en effet ; ses trésors, sa santé, son existence même, tout était un présent dû à ses eaux salutaires. Le grand Moïse, devenu chef de la nation qui, aujourd'hui dispersée dans le monde, est encore, en général, remarquable entre toutes par ses habitudes d'encombrement et de malpropreté, habitudes si souvent punies chez elle par la violence des maladies épidémiques qui l'atteignent, Moïse multiplia pour eux les préceptes de purification. Les femmes juives furent contraintes par lui de se baigner une fois par mois (1), etc. On connaît les prescriptions rigoureuses de l'Alcoran à cet égard, et le musulman doit sans doute, au soin religieux avec lequel il les pratique, le peu d'aptitude qu'il présente à contracter certaines maladies, la syphilis entre autres.

Voyons comment les progrès de la civilisation ont ensuite

(1) Lévit., chap. xv.

diversement modifié et perfectionné ces premiers usages d'abord communs à tous.

La pratique des ablutions, tout en se conservant individuellement, amena peu à peu l'usage général des bains, et les différentes modifications qu'ont éprouvées ceux-ci, peuvent s'exprimer par la division suivante : 1° bains dans des eaux naturelles ; 2° bains dans des eaux artificielles ; 3° pratiques accessoires.

1° Bains dans des eaux naturelles.

Ceux-ci furent pris dans des fleuves ; et, depuis le sauvage de l'équateur jusqu'au Scythe hyperboréen qui ne craignit pas de se plonger dans les eaux à demi glacées de ses fleuves, l'usage en devint général. La natation s'y joignit, et devint un besoin pour des peuplades guerrières. Le riverain des côtes maritimes prit le même exercice dans les flots de la mer contre lesquels il lutta. Toutes les conséquences des exercices gymnastiques les plus violents s'unirent alors à celles des ablutions. La nature offrait à l'homme des bains tout préparés, en versant, en divers endroits, ses sources d'eaux chaudes à la surface du sol ; ces bains d'eaux thermales devinrent bientôt célèbres, d'autant plus, qu'outre leur chaleur longtemps mystérieuse, on y rencontrait des qualités spéciales dues aux substances étrangères qu'ils tenaient en dissolution. On s'y rendait en pèlerinage, et l'antiquité les consacra à Hercule, à Mercure, et surtout à Esculape. Aujourd'hui encore, leurs eaux n'auraient pas cessé de faire des miracles, si l'on voulait ajouter foi à tout ce qu'on promet d'elles et compter la foule des nobles pèlerins qui s'y rendent.

2° Bains dans les eaux artificielles,

Ceux-ci se prennent dans des vases ou des bassins préparés à ce dessein. Aussi, l'exercice de la natation et surtout l'agitation du liquide manquent surtout dans ce genre de bains ; mais l'art fait varier à volonté la température du liquide, cet élément si capital de leur action sur l'économie, et la division, en bains froids, en bains tièdes et en bains chauds, doit alors être introduite dans leur examen. L'art, en faisant varier la nature du liquide, est parvenu, en outre, à imiter, dans les bains artificiels, soit les eaux de mer, soit les eaux minérales dont on vante le plus les propriétés salutaires ; mais il n'a pas remplacé encore l'exercice que l'on prend et l'agitation que l'on rencontre dans les eaux naturelles. Cependant, au lieu d'immerger le corps dans le liquide, on a imaginé de projeter celui-ci de différentes sortes, en colonne, en gerbes, en pluie contre certaines parties du corps, et les douches, les affusions ainsi produites, ont imité partiellement le choc des vagues dans les bains naturels. L'application de l'eau à l'état de vapeur, la succession des bains à différentes températures, témoignent enfin des efforts que l'art a faits pour tirer de l'action des bains tout ce qu'il pouvait en espérer ; quant aux eaux composées de principes médicamenteux différents par la dose ou la nature de ceux des eaux minérales, ils rentrent exclusivement dans le domaine de la thérapeutique.

3° Pratiques accessoires.

L'usage des bains s'est aidé dans bien des cas d'une foule de pratiques accessoires destinées, comme lui, à enlever les divers corps étrangers qui souillent d'ordinaire la peau, à exciter la circulation capillaire, à agir sur l'action musculaire, telles sont les frictions opérées au moyen de corps plus ou moins rudes, le grattage avec des instruments tels que le *strigil*, couteau mousse dont se servaient les anciens, le massage qui consiste à pétrir, étendre et relâcher tous les muscles et à faire jouer les diverses articulations, coutume si chère aux nations de l'Orient. L'usage des bains, se confondant avec l'habitude des cosmétiques, a introduit, dans l'emploi des premiers, tout l'attirail que les seconds ont imposé à la coquetterie : eaux et pâtes savonneuses, mucilagineuses, styptiques, odorantes, etc. Autrefois, c'est surtout après le bain que la peau était soigneusement frottée d'huile. Comme ces pratiques diverses ont été plus ou moins adoptées chez les différents peuples, jetons donc un rapide coup d'œil sur la manière dont ont compris l'usage des bains, les différentes nations qui ont su fonder les types de civilisation les plus remarquables.

Coutumes propres à différents peuples (1). — Tous les peuples non septentrionaux, à leur période d'enfance et de virilité, n'ont guère connu que les bains d'eaux naturelles et plus rarement le bain tiède, destinés à entretenir leur vigueur et à réparer leurs forces ; ce n'est que dans leur période de décadence qu'ils ont eu l'idée de s'en faire un genre de plaisir, et qu'abandonnant l'usage de se baigner dans les fleuves, ils ont fait peu à peu de leurs bains publics des temples consacrés à la mollesse et souvent à tous les genres de corruption.

Orient. — Tous les peuples de l'Orient et du Midi ont, depuis les Romains, conservé dans la construction de leurs bains des habitudes qui rappellent celles de ces maîtres du monde.

Les mahométans ont surtout des étuves sèches formées de plusieurs salles dont la température est graduée ; la der-

(1) On consultera sur cette question les articles : BAINS chez les Anciens, BAINS aux Indes, BAINS en Orient, en Russie, en Finlande, en Amérique, chez les Chinois, en Europe, du *Dictionnaire général des Eaux minérales et d'hydrologie médicale* de MM. Durand-Fardel, Lebret, Lefort et Jules François. Paris, 1860, t. I, p. 193 et suiv. — Les *Recherches sur les établissements de bains publics à Paris, depuis le quatrième siècle jusqu'à présent*, par P. S. Girard (*Annales d'hygiène publique et de médecine légale*, 1re série, 1832, t. VII, p. 5 et suiv.).

nière contient un bassin pour prendre le bain chaud, après lequel ils subissent des frictions et la pratique du massage. On trouve des bains publics de cette sorte, souvent dans les plus humbles villages de la Turquie.

Les Égyptiens ont construit avec beaucoup d'art et de luxe des établissements de ce genre. Dans une pièce, sorte d'apodyptère, ils disposent de petites niches où le baigneur dépose sa chaussure, puis il se déshabille dans une galerie couverte de nattes. La chambre des bains, outre des baignoires isolées, contient un grand bassin d'où l'eau s'échappe en gerbes, et des places disposées pour la pratique du massage que ces peuples recherchent avec une sorte de passion ; les étuves viennent ensuite. Les femmes surtout se rendent dans les bains pour se réunir entre elles ; elles y passent le jour à causer, à manger et à se faire masser.

Les Arabes importèrent ces coutumes jusqu'en Espagne. Barcelone, Valence, Grenade nous offrent encore des débris de leurs bains publics ; on y trouve, en général, une grande salle carrée où l'on a pratiqué un bassin octogone d'environ douze pieds de diamètre et de trois à quatre pieds d'élévation.

Russes. — Les habitants du Nord, surtout les Russes, les Finlandais, etc., semblent avoir compris différemment l'usage des bains. Une salle en bois et un fourneau de fonte, voilà le seul attirail dont ils ont besoin. Ils font rougir des cailloux dans leur fourneau, et on asperge ceux-ci d'eau de temps à autre ; la production d'une vapeur abondante est la suite de cette manœuvre répétée constamment, et bientôt la chaleur de leur salle, intolérable pour des Européens, s'élève jusqu'à 40 et 45° R.

C'est là que le Septentrional, couché sur une natte de jonc, attend que la sueur ruisselle de toutes les parties de son corps. Pour la ranimer, quand elle diminue, on pratique sur lui les frictions les plus rudes, et même des flagellations avec des branches de bouleau. Dès que sa peau est bien rouge, c'est alors qu'on l'asperge d'eau froide et qu'on le frotte de neige, puis il retourne s'exposer à la vapeur irritante que vomit le foyer, et passe ainsi successivement de la sensation du froid à celle de la chaleur, jusqu'à ce qu'il aille une dernière fois se rouler dans la neige ; il reprend alors ses vêtements et se trouve délassé.

La civilisation moderne de l'Europe tempérée, tout en restreignant le luxe et les nombreuses pratiques accessoires, utilisées par les anciens, tend tous les jours à répandre davantage, dans toutes les classes de la société, l'usage hygiénique du bain tiède. Mais elle n'est pas arrivée de prime abord à ce résultat. D'abord, la plus grande incurie fut apportée dans l'accomplissement de cette salutaire pratique. Le pape Adrien Ier fut forcé de faire une recommandation spéciale au clergé des paroisses, pour qu'il allât se baigner le jeudi de chaque semaine, usage devenu indispensable en présence de la lèpre et du froc de laine des moines de l'époque. Aussi la plupart des couvents du moyen âge furent-ils pourvus de bains à cet effet ; mais, hors de leur enceinte, on ne connaissait guère cet usage.

Vers la fin du douzième siècle, les croisés rapportèrent de l'Orient l'habitude des bains de vapeur, et leur usage s'étendit avec rapidité (1).

Paris bientôt eut un grand nombre d'étuves publiques dont plusieurs de ses rues ont retenu le nom. Mais les seigneurs et les riches eurent des bains privés dans leurs demeures. Les étuves publiques étaient d'abord l'objet de sévères règlements ; sur la réclamation des médecins, on les fermait même pendant les temps de contagion. Mais bientôt ils dégénérèrent d'une manière hideuse. En 1634, on signa-

(1) On consultera *de Balneis*, Venetiæ, 1553.

lait, à Paris, soixante-treize étuves et étuvettes, tenues, en grande partie par des barbiers, réunis en maîtrise, et dans lesquelles on pratiquait toutes les opérations épilatoires. Mais un grand nombre furent, peu à peu, converties en lieux de débauches.

Nous voici arrivés à une époque bien remarquable qui vit cesser, en grande partie, toutes les pratiques si fréquentes et si générales des bains tièdes, chauds, des étuves sèches et humides, et des diverses opérations accessoires auxquelles les peuples de l'antiquité, de l'Orient, du moyen âge, se livrèrent avec une ardeur qui peut nous étonner ; mais un grand phénomène social va nous expliquer ce fait : c'est la propagation parmi nous des vêtements de lin, de chanvre et de coton, si peu connus jusque-là. C'est le perfectionnement de la navigation et de l'industrie qui ont permis de mettre le prix de ces précieuses étoffes à la portée de toutes les classes de la société.

Nonobstant ces précieuses conquêtes du génie moderne, l'usage du bain tiède a dû se conserver indépendamment de celui des ablutions partielles. Les bains froids, dans la Seine, continuèrent d'être pris publiquement au moyen de grands bateaux ; quant au bain tiède, comme le riche seul peut avoir dans sa demeure une salle consacrée aux bains, on sentit de nouveau le besoin d'établissements publics spéciaux pour remplacer les étuves ; mais un nouveau système fut adopté, conseillé sans doute par les habitudes de bien-être privé que les modernes se sont faites, en remplacement de la vie publique des anciens. Les bains redevinrent publics, mais ils cessèrent d'être pris en commun, et les bains Poithevin, établis sur la Seine, accomplirent cette révolution. En 1784, la distribution dans Paris des eaux élevées par les machines de Chaillot et du Gros-Caillou, favorisa l'établissement de plusieurs autres bains publics. La concurrence les multiplia bientôt en 1791. 1802 vit paraître les premiers bains d'eaux minérales factices de Tivoli. En 1816, il y avait déjà cinq cents baignoires publiques ; mais, du moment où les eaux de l'Ourcq furent versées dans Paris, leur nombre augmenta rapidement (1), et l'on signalait, en 1832, soixante-dix-huit bains publics, et deux mille trois cent soixante-quatorze baignoires fixes.

En 1852, sans compter les hôpitaux, 5,958 baignoires dont 4,064 sur place ; on distribuait annuellement, en ne comptant pas les quatre grands établissements du pont Marie, du Pont-Neuf et du pont National, 1,818,500 bains, pour lesquels il est concédé en moyenne une quantité de 18,185 hectolitres d'eau de Seine, de Grenelle et de l'Ourcq. M. Husson ajoute pour les quatre établissements de bains chauds situés sur la rivière, 350,000 bains ; pour les hôpitaux et hospices qui ont un service externe de bains 109,900 ; et pour les 21 établissements de bains froids sur la Seine et sur le canal Saint-Martin, 500,000 ; ce qui porte à 2,778,400 le nombre de bains chauds et froids pris annuellement à Paris.

Un nouveau perfectionnement hygiénique fut introduit en 1819 ; c'est celui des baignoires mobiles et des bains à domicile. Leur nombre, qui s'est accru rapidement, rend d'immenses services à la population, et, en faisant le compte général, en 1832, de toutes les baignoires dont le public parisien à la jouissance, on a trouvé le nombre de trois mille sept cent soixante-dix-huit ; aujourd'hui, 1867, l'usage du bain tiède est général dans toutes les grandes villes. Il est à désirer que ce développement ne s'arrête pas et que même, s'il se peut, les plus humbles hameaux possèdent bientôt des bains publics, dont le prix devienne de plus en plus modérée et des établissements charitables où le pauvre, si sou-

(1) Girard, *Recherches sur les établissements de bains publics, à Paris.* (*Annales d'Hygiène publique et de médecine légale*, 1re série, t. VII, p. 51)

vent privé de linge propre, puisse parfois apporter son obole.

Nos riches citadins, tourmentés presque des mêmes inquiétudes et du même besoin de sensations qu'éprouvaient jadis les oisifs personnages de la Grèce et de Rome, ont eu comme eux l'art de se créer, dans la pratique des bains, d'utiles moyens de distraction. Ils ont adopté, pour remplir ce but, cette sorte de pèlerinage annuel que l'on s'impose pour aller prendre les bains d'eaux minérales dans des localités avouées par l'étiquette et le bon ton (1). Spa, Baréges, Bagnères, Carlsbad, Baden, Tœplitz et autres lieux renommés sont devenus des temples consacrés au luxe, au plaisir, au jeu, aux arts, à toutes les intrigues et à tous les raffinements d'une vie princière et d'une societé d'oisifs; plus d'un malade arraché ainsi à la fange de sa ville, à l'air stagnant de son hôtel, à la monotonie de son existence, à l'ennui de ses œuvres et de lui-même, ou bien aux douleurs d'une ambition déçue, d'une vanité contrariée, a trouvé, en se plongeant dans ces bains renommés, ou en buvant ces eaux salutaires, quelques adoucissements à ses maux; quelquefois il y a oublié sa goutte, son rhumatisme ou son hypochondrie, et les stimulants divers de cette vie nouvelle, tout autant sans doute que la stimulation des sels contenus dans l'eau thermale, ont pu amener des cures merveilleuses; car, quelle que soit l'ardeur avec laquelle la thérapeutique réclame les bains d'eaux minérales, l'hygiène ne peut guère les lui abandonner, son nom devrait être inscrit sur leur frontispice, pour que la majorité des baigneurs n'oubliât pas qu'ils doivent leur soulagement à ses bienfaits et qu'ils le rendront durable en respectant ses lois. La chimie leur offre aujourd'hui les moyens de les imiter à domicile.

Parmi les divers bains d'eaux minérales, les bains de mer doivent tenir un rang distingué ; l'action des sels conte-

(1) Voy. Joanne et le docteur Lepileur, *Les Bains d'Europe*, 1 vol. in-18.

nus dans leurs eaux, le choc de la vague, la respiration de l'atmosphère maritime, leur communiquent encore des qualités nouvelles que nous examinerons dans l'instant, et qui permettent d'avancer que Bath, Bristol, Dieppe, Boulogne, etc., ne doivent pas être moins préconisés par l'hygiène que Tœplitz ou Carlsbad. Quelques populations éloignées de la mer ont cherché à se créer artificiellement des bains de cette nature dans quelques pays de salines, tels sont surtout les bains construits dans les salines d'Ischl dans la haute Autriche; mais quelle distance n'y a-t-il pas entre une source salée et les vagues de l'Océan!

§ II. — INFLUENCE SUR L'HOMME.

A. MODIFICATIONS INDIVIDUELLES.

Le tégument cutané chez l'homme est chargé de l'accomplissement de deux fonctions qui sont d'une haute importance pour l'individu. La première, c'est la transpiration insensible qui, d'après d'anciennes expériences de Séguin et des expériences plus récentes de Favre (1), n'est pas moindre de 500 grammes en 24 heures, mais qui peut s'élever, sous l'influence de la chaleur, de l'alimentation, etc., jusqu'à 2,500 grammes en une heure et demie. Nous avons nous-même, en nous promenant à l'air par une température atmosphérique de 35° C., perdu par la transpiration 2,000 grammes en 3 heures. L'humeur de la transpiration, à mesure qu'elle se volatilise, laisse séjourner sur la peau un résidu formé des parties animales et salines qu'elle contenait en dissolution. Ce dépôt tend à boucher les pores qui doivent rester libres pour ne pas entraver l'exhalation normale; en outre, il devient par son action mécanique ou chimique une cause d'irritation qui agit pathologiquement sur la peau; parfois l'altération des produits

(1) *Comptes rendus de l'Académie des sciences*, t. XXXV.

transpirés, produits dont la composition varie avec le genre d'alimentation, l'état de santé ou de maladie, peut donner naissance à des corps susceptibles par leur résorption de causer des troubles pathologiques dans l'économie. La deuxième fonction principale de la peau, c'est la sensibilité tactile dont elle est douée, et qui fait une nécessité plus impérieuse encore d'écarter ou de corriger toutes les causes topiques d'irritation qui pourraient porter leur action sur ce vaste épanouissement nerveux ; tels sont le frottement des vêtements, le contact des substances qui les imprègnent, l'action des poussières diverses ou des souillures accidentellement venues du dehors, l'action même des fragments épidermoïques qui, se détachant sans cesse par écailles de la membrane qui les fournit à mesure qu'elle se régénère, ont besoin d'être enlevées par des frictions et par des ablutions. C'est parce qu'elle dissout ou qu'elle entraîne ces diverses substances devenues étrangères à l'économie, que l'eau agit surtout comme un topique salutaire.

Enfin, l'entretien dans des conditions d'activité normale de la circulation capillaire du derme, l'entretien de l'épiderme lui-même, qui, par l'effet de la sécheresse et des contusions, se gerce et se détruit, sont de même un résultat bienfaisant produit par les ablutions.

Mais, indépendamment de l'effet local que les ablutions, et comme type général, les bains, produisent sur la peau en enlevant les souillures diverses, qui, venues du dehors ou du dedans de l'économie, pourraient mécaniquement ou physiologiquement devenir nuisibles à l'individu, et de la souplesse que leur usage conserve à cette membrane inorganique que nous avons décrite sous le nom d'*épiderme*, il est une foule d'autres modifications dont, par suite de leur emploi, les fonctions générales deviennent le siége. Le second point de vue, sous lequel il est nécessaire de considérer l'action des bains et qui explique leur haute importance aux yeux de l'hygiène, embrasse une foule de détails dont la plupart ont peut-être été un peu trop négligés dans l'examen que divers auteurs ont fait de l'action des bains sur l'homme. Pour mettre un peu d'ordre dans un sujet si compliqué, nous allons d'abord, par voie d'analyse, considérer isolément la nature de l'action qu'exerce chacun des éléments du bain; après quoi, les réunissant entre eux, nous tâcherons de considérer chacun des bains spéciaux dont l'homme fait usage sous le point de vue synthétique qui leur convient.

L'immersion dans l'eau entraîne pour les parties qu'on y plonge des conditions nouvelles dont les principales sont : 1° changement de l'atmosphère habituelle, et par suite suppression des effets physiologiques de celle-ci; 2° nouveaux effets physiologiques produits par la nature de la nouvelle atmosphère; 3° action de la densité; 4° de la pression; 5° de la conductibilité; 6° du mouvement; 7° de la température; 8° des propriétés dissolvantes de la nouvelle atmosphère.

1° *Suppression des effets physiologiques de l'air atmosphérique sur la peau.* — Malgré les mystères qui enveloppent encore le mode précis de l'action qu'exerce l'air sur la peau nue de l'homme, cette action ne paraît pas dénuée de réalité. Collard de Martigny a signalé un des premiers une exhalation gazeuse, très-évidente, accomplie par la peau, exhalation, selon lui, variable avec le régime suivi par l'individu, et qui consiste en azote ou en acide carbonique, selon qu'il prend une nourriture animale ou végétale (1). Les expériences de Regnault et Reiset sur les chiens (2) ont confirmé ces premières données; mais celles de Scharling (3) sur

(1) *Bulletin de Férussac*, t. XXII.

(2) Regnault et Reiset, *Recherches chimiques sur la respiration des animaux des diverses classes* (*Annales de chimie et de physique*, 1849, 3e série, t. XXVI).

(3) *Journal für praktischen Chemie*, t. XXXVI.

l'homme sont plus applicables, on a cru pouvoir en déduire que, si la respiration pulmonaire dégage une quantité d'acide carbonique qui soit prise pour unité, la respiration cutanée en dégagera une quantité qu'on représente par 0,0102, ou environ un centième de la première. D'une autre part, l'existence des divers gaz atmosphériques dans le torrent circulatoire n'est plus un fait contestable, l'absorption de ceux-ci se fait par le poumon, l'exhalation a lieu par la même voie et aussi par la peau qui, si l'on veut être conséquent, doit être le siége aussi d'une certaine absorption gazeuse; absorption telle chez les batraciens à peau nue que, d'après Edwards, la respiration cutanée remplace presque entièrement la respiration pulmonaire. La suppression du contact de l'atmosphère sur le tégument général de l'homme n'est donc pas pour celui-ci un fait dénué d'importance; et, parmi les secours prodigués aux noyés qu'il s'agit de rappeler à la vie, ce n'est pas un des moindres que celui qui résulte de leur exposition à nu au contact de l'atmosphère.

2° *Effets physiologiques produits par la nature de la nouvelle atmosphère.* — Ces effets sont dus à l'eau elle-même d'abord, puis aux corps qu'elle peut contenir en dissolution.

Quant à l'eau elle-même, une première question longtemps débattue se présente à discuter. L'eau est-elle absorbée ou ne l'est-elle pas par le corps de l'homme plongé dans un bain? Joignons de suite à cette première question l'examen de cette seconde : comment s'exécute la marche de la transpiration dans une atmosphère liquide, ses pertes sont-elles moindres, égales ou supérieures à ce que le corps humain peut gagner en poids si l'absorption de l'eau a lieu réellement? Voyons d'abord ce que répondent à ce sujet les principaux expérimentateurs. A. Seguin, qui a fait des expériences si précises sur la perte ou l'augmentation de poids que subit le corps dans diverses circonstances (1), admet que l'eau absorbée dans un bain n'augmente en aucune façon le poids de l'individu. Lemonnier, au contraire, a perdu 14 onces par la transpiration, après être resté une heure et demie dans un bain à 38° C. ; dans un bain à 44°, bain difficile à supporter, il a perdu 1 once 1/2 en 8'. Cruiskshank porte cette perte de 5 à 8 onces par heure dans un bain chaud. Joignons à ce premier ordre de faits qu'il est démontré que, dans les étuves humides, la perte par transpiration est très-grande; M. Berger en deux heures y perdit 3 livres 4 onces. Mais voici des résultats opposés ; Buchan (2) prétend que, dans un bain chaud ordinaire, la quantité perdue par la transpiration est réduite aux deux tiers de ce qu'elle serait hors du bain pendant le même temps. Falconner trouve d'abord que sa main avait absorbé de l'eau dans un bain à 44° C., et il conclut enfin d'une série d'expériences que ce qu'un adulte peut absorber dans un bain chaud en une heure peut quelquefois s'élever à 48 onces.

Le professeur Berthold (3) a trouvé, par une série d'expériences, que, dans un bain de 22 à 28°, l'augmentation après un quart d'heure était de 3 gros ; après trois quarts d'heure, 7 gros 20 grains ; après une heure, 1 once 30 grains. Si l'on ajoute à ce résultat le poids des liquides perdu par la transpiration pulmonaire, poids fixé par Séguin à 7 grains par minute, on obtient pour total 14 onces 18 grains pour le poids de l'eau absorbée dans une heure (4).

(1) A. Seguin, *Mémoire sur les vaisseaux absorbants, lu à l'Académie des sciences*, le 3 mars 1792 (*Annales de chimie et de physique*. Paris, 1814).

(2) Buchan, *Observations pratiques sur les bains d'eau de mer et sur les bains chauds*, 2e édition, 1835.

(3) Berthold, *Versuch über die Aufsaugungsthatigkeit der Haut*. (Muller's, *Archiv. für Anatomie*. Berlin, 1838, n° 2.)

(4) Un grand nombre d'expérimentateurs tels que : Krause, *Die Haut, in Wagner's Handworterbuch*, t. II. — Voigt. — Braune, *De cutis facultate iodum resorbendi*. — Duriau, *Recherches expérimentales sur l'absorption*, etc.

M. Sereys a constaté l'absorption des substances médicamenteuses (1) en faibles quantités.

Plus récemment, M. Willemin (2), récompensé par l'Académie, n'a prouvé l'absorption dans les bains, que sous la restriction des incertitudes que présente l'application de la balance, au point de vue de l'absorption ou de l'imbibition de l'eau par l'épiderme. Ses conclusions ont plus de valeur pour démontrer le passage des médicaments dans l'urine, par la voie des bains.

M. Hoffmann (3) a reproduit l'action des bains thermaux qui ne produisent un effet sensible qu'après plusieurs bains.

Dans l'espace de quarante-quatre jours il a pris seize bains formés de 300 litres d'eau et 250 grammes de feuilles de digitale. Le troisième bain a produit du malaise. Après le huitième bain, le pouls descend de 68 à 61 pulsations ; après le seizième, il descend à 48 pulsations.

Dans une seconde expérience, il a pris tous les trois jours pendant six semaines des bains additionnés de 50 grammes d'iodure de potassium. A partir du cinquième bain, l'iodure de potassium a paru dans les urines et a persisté douze jours après tout traitement.

Ce qui tranche définitivement la question en faveur de l'absorption, ce sont les analyses d'urine où les substances absorbées ont été retrouvées, et les effets médicamenteux produits par les applications sur la peau. Les corps qui pénètrent le plus facilement sont : l'eau tiède, l'eau chargée d'acides très-dilués, ou bien de divers sels comme l'iodure de potassium, l'émétique, le sublimé corrosif. Des empoisonnements ont eu lieu par l'absorption des sels de plomb, de mor-

Paris, 1856. — Poulet, *Comptes rendus*. — Colin, Barral, etc., ont varié ces expériences et démontré plus ou moins la faculté d'absorption de la peau.

(1) Sereys, *De l'absorption par le tégument externe*. Thèse, 1862.

(2) *Comptes rendus de l'Académie des sciences*, 1865, t. 60, p. 270.

(3) *Ibidem*, 1867, t. 64, p. 723.

phine, etc.; l'huile de croton tiglium, la cantharidine, etc., produisent ainsi des effets médicamenteux.

Les voies de cette absorption sont doubles. La première voie, l'épiderme, formé de cellules condensées et imbriquées, fait l'office d'une membrane imperméable qui retient les liquides du corps, mais il subit par l'eau un degré d'imbibition, après lequel l'endosmose s'exerce suivant les lois, et suivant les divers coefficients d'endosmose que nous avons exposés au livre Ier, chapitre IV. La température, le degré de concentration des corps dissous, les courants électriques font varier les lois de l'endosmose. Il en résulte que toutes les expériences faites pour constater l'absorption des matières médicamenteuses ou minérales dans les bains ne représentent plus les conditions d'absorption du bain simple. La seconde voie d'absorption, ce sont les canaux sudorifères dont l'épiderme est partout criblé. Ces canaux permettent la sortie de quantités abondantes de sueur ; on ignore sous quelles conditions ils peuvent admettre le liquide des bains.

Mais puisque l'absorption est réelle, comment la concilier avec la perte de poids observée par d'autres expérimentateurs? Comment se comporte la transpiration pendant le bain? Quel est le rapport qui existe entre la quantité des produits exhalés et absorbés, si la double fonction qui leur donne naissance continue de s'exercer dans le bain? Nous pensons que la comparaison des résultats ci-dessus rapportés, mise en regard avec les expériences de Marquart, et les résultats observés par Edwards sur l'absorption et la transpiration chez les batraciens, nous permet de tirer une conclusion à ce sujet.

Edwards (1) a trouvé qu'en plaçant des batraciens dans l'eau à la température de 0°, l'absorption est active et l'emporte de beaucoup sur la transpiration, jusqu'à ce qu'il se manifeste un point d'équilibre nommé par lui point de satu-

(1) Edwards, *Influence des agents physiques.*

ration. A mesure que la température du liquide s'élève, l'absorption, au profit de l'animal, est moindre et diminue comme la température croît. Enfin, au delà de 30° centigrades, il y a toujours eu, pour les animaux expérimentés par Edwards, une diminution de poids dont la cause a été rendue visible ; car ils perdent à cette température une matière animale qui trouble l'eau et qui paraît être la matière d'une transpiration spéciale. Disons donc déjà qu'il y a pour les batraciens un rapport entre leur degré de saturation physiologique par l'humidité et la température du liquide dans lequel ils sont plongés. Edwards avait conclu que semblablement l'homme gagnait du poids dans l'eau au-dessous de 22° et perdait au-dessus; mais les expériences du professeur Berthold qui ont constaté l'absorption dans les bains à 28° ne permettent de fixer qu'à une température supérieure ce point tel que l'homme perdrait au-dessus de son poids, et en gagnerait au-dessous ; et sa fixation devra pouvoir mettre d'accord les expérimentateurs qui, comme Falconner, Cruikshank, M. Berger, etc., ont trouvé que l'homme perdait dans un bain, et ceux qui ont constaté au contraire l'absorption. Le résultat de Séguin, qui est neutre, recevra de même une explication satisfaisante. Voyons donc si quelque autre fonction physiologique peut nous aider à démêler le jeu de la transpiration et de l'absorption dans le bain.

Le moyen dont l'économie se sert pour se débarrasser d'une chaleur excédante, c'est la transpiration, et le symptôme qui précède ou accompagne constamment la plus grande activité de cette fonction, c'est l'accélération du pouls. Or, les expériences de Poitevin d'abord, et ensuite celles de Marquart, qui sont si variées et si concluantes à cet égard, établissent qu'au-dessous de 34° centigrades environ, les bains ralentissent le pouls, et qu'au-dessus, ils l'accélèrent au contraire de manière même que celui-ci donne bientôt 100 pulsations et plus si l'on dépasse 40° centigrades ; Vulfran, Gerdy jeune concluent aussi qu'à la température (1) de 36°,25 centigrades, et au-dessus, les bains accélèrent le pouls, et qu'à 3° au-dessous leur propriété sédative se manifeste avec énergie. Au-dessous de ce dernier point, les expériences si nombreuses de Marquart ont constaté le ralentissement, quoique une période de réaction ait présenté une accélération momentanée à plusieurs expérimentateurs ; mais toutes leurs incertitudes sont tranchées par le résultat obtenu par M. Chossat (2) qui a vu qu'un bain de 28 à 30° centigrades, produit, quand son action est suffisamment prolongée, le ralentissement du pouls, et qu'au contraire, le séjour prolongé pendant une heure trois quarts dans un bain à 37° centigrades, a porté le pouls jusqu'à 100 pulsations. C'est donc à ce point de chaleur, qui n'agit nullement sur le pouls, et au-dessus duquel l'accélération se manifeste en même temps que la réaction de l'économie contre un excès de calorique, que nous rapporterons le point d'équilibre entre l'absorption et l'exhalation de l'eau dans un bain. Le raisonnement et l'expérience s'accordent pour fixer ce point à quelques degrés au-dessous de la chaleur du sang. Car, bien qu'une atmosphère liquide soit plus conductrice qu'une atmosphère gazeuse, il faut pourtant qu'elle puisse soustraire à l'économie autant de calorique que la vaporisation de la transpiration insensible dans l'air et le contact de celui-ci en enlèvent ordinairement à l'économie; il est donc impossible de prendre un bain à la température du sang sans surcharger l'économie d'un excès de calorique. Nous adopterons donc que c'est à quelques degrés au-dessous de ce point que se manifeste la neutralité d'action

(1) V. Gerdy, *Recherches expérimentales relatives à l'influence des bains sur l'organisme* (*Archiv. génér. de méd.*, mars, 1836).

(2) Chossat, *Journal de physiologie de Magendie.*

des bains tant sur le pouls que sur l'absorption et l'exhalation cutanée. Au-dessus, la stimulation du calorique surexcite la transpiration; au-dessous, et dans les moments surtout où la lésion de la calorification par le froid n'amène pas une période de réaction, l'absorption prend au contraire la place de l'exhalation, peut-être uniquement par une force mécanique d'endosmose, car il y a là tout ce qui peut contribuer à son accomplissement, savoir : deux liquides de densité, de nature et surtout de température différentes, l'eau du bain d'une part, les humeurs du corps de l'autre, contenus dans des vaisseaux plus ou moins gonflés, et intermédiairement une membrane mince et inerte, quoique de nature organique, c'est l'épiderme. N'oublions pas cependant de dire que le degré de la température où la neutralité existe devra varier, pour chaque individu, avec le degré de force de calorification dont il est doué ordinairement ou actuellement, et l'on sait que cette force est variable avec le climat, la saison, l'âge, le tempérament, la quantité d'exercice que l'on vient de subir, etc., et qu'en outre l'intensité absolue de l'absorption variera de même avec le degré de saturation actuelle de l'individu, c'est-à-dire avec son tempérament, l'humidité du climat, de la saison, la circonstance de bains ou de boissons précédemment prises et des épuisements antérieurs, etc.

3° *Action des corps que l'eau peut contenir en dissolution.* — La discussion précédente, en établissant la réalité et les conditions de l'absorption de l'eau dans les bains, fait comprendre dans quels cas aura lieu de même l'absorption des substances salines ou gazeuses qu'elle pourra tenir en dissolution. Les bains d'eaux minérales pourront dès lors produire une action médicamenteuse réelle dans la proportion des quantités ainsi absorbées. Mais la quantité du liquide, dont l'économie peut se charger dans un bain, est en général assez faible ainsi qu'on l'a vu plus haut pour qu'on ne doive attendre d'effets sensibles que de la part de substances très-énergiques; c'est ainsi que les effets des bains de sublimé, des bains alcalins, même des bains de Vichy, des bains sulfureux, des bains iodurés, ne sont pas contestables comme moyens thérapeutiques : quant à ceux des bains gélatineux, par exemple, pour servir d'entretien alimentaire, ils sont tout à fait insignifiants. Quant aux bains d'eaux minérales, chargés de substances salines, moins actives ou moins abondantes et par cela dénuées de propriétés thérapeutiques un peu énergiques, il faut néanmoins leur reconnaître un certain degré d'activité hygiénique qu'il s'agit de caractériser ici. Quelques effets physiologiques se manifestent par suite de l'entrée dans le torrent circulatoire d'une certaine dose de substances salines. Ces effets sont, en général, stimulants. Ainsi, l'on remarque un certain degré d'excitation générale, une plus grande activité imprimée à quelques fonctions, à la digestion, aux évacuations alvines, aux sécrétions urinaire et autres, aux forces musculaires, à l'activité morale. On ne peut pas mieux comparer ces effets qu'à ceux qui résultent de l'introduction dans l'économie d'une dose modérée d'un condiment absorbable.

Les qualités physiques du bain reçoivent aussi quelques modifications de la présence des sels ; l'eau du bain est plus conductrice de la chaleur et de l'électricité ; sa densité est plus grande, la sensation de la température est plus vive, la réaction contre le froid est plus tardive et plus forte. Un effet très-important à noter, c'est que la présence des corps dissous entrave l'évaporation, et, par suite, le refroidissement produit sur le corps mouillé.

Non-seulement les bains d'eau, mais encore les bains de vapeur peuvent contenir des corps étrangers en dissolution.

Sans parler des fumigations diverses, soit d'herbes aromatiques, soit de sels mercuriels ou autres, qui peuvent apporter des preuves nouvelles de l'absorption des substances médicamenteuses par le tégument externe, quand celui-ci est placé dans certaines conditions ; nous citerons les effets du *bain térébenthiné*. Les ouvriers et les bûcherons occupés à l'extraction de la poix commencèrent à s'exposer aux émanations du four à poix. M. Chevandier de la Drôme, M. Benoît de Die, régularisèrent cette pratique, en instituant des bains térébenthinés.

La transpiration extrême que l'on éprouve dans ces bains peut sans doute être rapportée à leur chaleur insolite, de même que l'accélération du pouls. L'action spéciale sur la peau, sur les sécrétions, sur l'urine pourrait aussi bien être rapportée à l'absorption de la térébenthine par les voies pulmonaires, si nous n'avions pas déjà établi plus haut que les médicaments s'absorbent aussi par la peau (1).

4° *Effets de la température.* — La température du bain agit localement sur la peau et généralement sur la calorification du sujet. Cette température produit tous les effets d'un climat soudain auquel le sujet se trouverait exposé. Nous avons vu comment il existe un point de température situé à quelques degrés au-dessous de celui de la chaleur du sang, et pour lequel le bain paraît être sans action sur la caloricité ; mais, au-dessus et au-dessous, les différences d'action des deux températures se manifestent, faiblement d'abord si l'on ne s'en écarte que de quelques degrés, mais d'une manière de plus en plus tranchée si l'on persiste longtemps dans le bain (2).

(1) Voy. Gibert, *Rapport à l'Académie de médecine sur l'emploi des vapeurs térébenthinées en médecine*, par Chevandier (de la Drôme) (*Bulletin de l'Académie de médecine*, 1865, t. XXX, p. 880. — Oré, *Nouveau Dictionnaire de médecine et de chirurgie pratique*. Paris, 1866, t. IV, art. Bains.

(2) Voyez le paragraphe précédent, et Chossat, *Journal de physiologie de Magendie*.

A mesure que l'on s'éloigne davantage du point de neutralité, la température produit des effets de plus en plus intenses. En s'écartant au-dessus, la peau rougit de plus en plus; le calorique que la caloricité de l'individu continue de dégager s'accumule dans l'économie; un thermomètre placé sous la langue monte momentanément d'un degré (Buchan); puis le pouls, la respiration, s'accélèrent. Le premier peut s'élever, en peu d'instants, de 70 à 112 battements (Marquart, Marteau). Le sang afflue à la périphérie, et gonfle le système capillaire général, puis un flux de transpiration s'établit; mais la sécrétion seule de celle-ci enlève du calorique, sa vaporisation étant impossible dans l'air; aussi les parties exposées à l'air laissent bientôt elles-mêmes ruisseler une excessive transpiration, l'exhalation pulmonaire s'active d'une manière extraordinaire, et enfin la soif, le tumulte du cœur, l'oppression et une sorte d'asphyxie, la syncope ou bien les vertiges, l'apoplexie, sont la conséquence de cette température prolongée. Les premiers effets se continuent encore quelque temps après la sortie du bain. Fourcroy a vu un homme mourir d'apoplexie une heure après avoir pris un bain d'une chaleur exagérée.

Tous les phénomènes précédents se remarquent par suite du séjour dans les étuves humides ou sèches, mais avec quelques modifications faciles à déterminer; dans les premières, la vapeur d'eau s'oppose bien, comme le bain liquide, à la vaporisation de la sueur qui ruisselle sur le corps, mais la densité et la conductibilité du milieu gazeux, bien moindres que celles de l'atmosphère liquide, permettent de supporter, pendant les premiers temps, un degré de température plus élevé; c'est ainsi que Londe a pu séjourner dans un bain de vapeur de 58° Réaumur (1). L'étuve n'agissait pas,

(1) Londe, *Nouveaux éléments d'hygiène*, 3e édition. Paris, 1847, t. II, p. 624.

il est vrai, sur les voies aériennes, mais le pouls n'en est pas moins monté dans ce bain à 112 pulsations.

Les étuves sèches ne diffèrent de l'atmosphère ordinaire que par leur chaleur; c'est dans ce bain d'air chaud que la transpiration s'active le plus, et, soustrayant même, par voie de vaporisation, d'énormes quantités de calorique à l'économie, permet à celle-ci de réagir, pendant des temps limités sans doute, contre des températures dont le degré nous semble incroyable. Plusieurs exemples prouvent que dans les étuves sèches on peut supporter, pendant plusieurs minutes, la température de 100 degrés, mais ce ne sont plus là des moyens hygiéniques.

Si la température du bain descend beaucoup au-dessous du point de neutralité, alors tous les effets de l'exposition soudaine à l'action d'un climat froid se manifestent; un spasme général s'établit sur toute la périphérie du corps (*spasmus periphericus*), la peau se contracte violemment, produit la saillie des glandes sébacées, et imite la chair de poule; la température actuelle du corps diminue par voie de conductibilité; un thermomètre placé sous la langue baisse d'une manière sensible; si l'économie était actuellement surchargée d'un excès de calorique, cette soustraction la soulage immédiatement, et fait cesser les phénomènes perturbateurs décrits plus haut. C'est ce qui explique l'effet salutaire du bain froid dans les climats et les saisons trop chaudes, ou quand il succède à un bain trop chaud comme dans la pratique des bains russes. Si le froid appliqué est plus intense ou plus durable, la calorification devient insuffisante pour réparer le calorique enlevé, et il y a bientôt lésion de l'innervation et troubles dans tous les actes qui lui sont soumis; le frisson de la peau, une sorte d'insensibilité à sa surface, le tremblement musculaire, le claquement des mâchoires, les crampes, une sorte de tétanos se manifestent, puis les battements du cœur vont en se rapetissant et en diminuant de nombre, ils se réduisent souvent de 10 pulsations par minute, selon Poitevin. La contraction spasmodique du système capillaire général débarrasse celui-ci de sang ; les extrémités pâlissent, les lèvres sont violettes, le nez s'effile, les membres diminuent de grosseur ; mais le liquide sanguin se concentre vers les viscères intérieurs, il y a douleur épigastrique, goût de sang à la bouche, parfois hémoptysie, puis céphalalgie, ivresse, diarrhée consécutive, etc... Les sécrétions intérieures augmentent, surtout la miction ; la transpiration, au contraire, se supprime ; nous avons vu que l'absorption devient active. La lésion de l'innervation porte aussi le trouble dans les organes respirateurs ; la respiration devient haletante, convulsive, précipitée, etc. ; mais bientôt la force de calorification, prise ainsi au dépourvu, réunit toute son énergie sous l'influence même de tous ces phénomènes perturbateurs ; la respiration redevient grande et facile ; le thorax se soulève plus librement, l'harmonie se rétablit dans les mouvements musculaires, une énergie nouvelle les anime, les battements du cœur se relèvent et dépassent leur nombre normal ; on les voit monter à 100 et même 120 pulsations ; le sang revient à la périphérie du corps, une chaleur douce se répand sur la peau qui rougit, surtout si elle cesse d'avoir le contact de l'eau froide ; alors la réaction est complète ; mais, si l'immersion se prolonge, les phénomènes frigorifiques se représentent après un certain temps et avec une durée et une intensité bien plus grandes que la première fois : c'est alors surtout que le ralentissement du pouls atteint son maximum. Enfin, après une seconde réaction, plus ou moins complète selon les circonstances, tous les phénomènes de l'application du froid exposés déjà ailleurs, et surtout la paralysie des fonctions respiratoires et de l'innervation, amèneraient infailliblement la mort.

4° *Action de la densité et de la conductibilité de l'eau des bains.* — La densité de l'eau, qui est environ 770 fois plus grande que celle de l'air, multiplie le contact des molécules du bain liquide sur le tégument cutané, rend l'action de la température bien plus soudaine et contribue ainsi puissamment à développer les divers phénomènes cités plus haut.

La conductibilité plus grande est un effet de la densité même de l'eau, bien plus encore que de sa nature; la présence des sels dans le liquide augmente néanmoins d'une manière fort sensible, cette conductibilité.

5° *Action de la pression.* — L'immersion dans l'eau augmente la pression extérieure de la colonne atmosphérique d'une quantité correspondante à la hauteur de la colonne liquide; cette différence, qui correspond à une brusque variation de hauteur barométrique, tend, en outre, à rompre l'équilibre entre les puissances de l'expiration et de l'inspiration. Aussi l'expiration dans le bain se fait-elle en général d'une manière plus brusque et par un petit mouvement saccadé. Cet effet devient bien plus remarquable dans le bain froid, mais son exagération dépend alors du trouble apporté par l'action du froid dans l'harmonie des mouvements respiratoires, surtout au moment où le froid est directement appliqué à l'épigastre. Mais, indépendamment de son action, la pression de la colonne liquide produit un léger effet de suffocation aussitôt qu'elle commence à s'exercer sur la base du thorax.

6° *Action du mouvement de l'eau dans le bain.* — Le mouvement de l'eau produit des effets hygiéniques très-remarquables qui dépendent surtout de la température, dont l'impression se fait sentir bien plus brusquement par suite du renouvellement rapide des couches liquides, par l'effet des chocs mêmes qui deviennent, ainsi que le ferait une flagellation artificielle, une cause de stimulation qui souvent rougit la peau, entretient longtemps à sa surface une chaleur et une vie suffisante pour rendre la réaction qui suit l'action du froid bien plus prompte, bien plus vive, bien plus durable; et enfin la pression subie par l'effet hydrostatique du liquide s'augmente encore de la quantité de force développée par le mouvement du liquide. Ces effets sont très-manifestes quand on exécute la natation dans le sens ou contre le sens du courant d'un fleuve, ou bien en luttant contre les vagues de la mer.

Maintenant que nous avons passé en revue les principaux éléments dont l'influence des bains se compose, il nous sera bien plus facile de préciser l'action hygiénique qu'il convient d'attribuer à chacun d'eux, et ce sujet n'exigera même de nous que de courts développements. En faisant cette synthèse nous suivrons la division déjà adoptée.

7° *Action des bains pris dans des eaux naturelles.* — Ici se rangent les eaux des fleuves, les eaux de mer, les eaux minérales. Les bains pris dans l'eau des fleuves, dont la température peut varier de 0° à 28 et même 30°, comprendront toute la série des bains froids, surtout en les comparant toujours à l'état de l'individu qui habite le climat où elles coulent.

Ces sortes de bains ralentiront tous la circulation, la respiration, la transpiration; ils activeront l'absorption dans la mesure que comportera leur température; tous ils amèneront aussi un certain degré de réaction plus ou moins intense, plus ou moins prochaine; le degré d'énergie de ces phénomènes et les circonstances où l'on s'y exposera produiront des effets généraux plus ou moins salutaires sur l'économie.

Dans les climats et les saisons les plus chaudes, le bain de 25 à 30°, peu différent souvent de la température atmosphérique, agira néanmoins comme bain froid, par l'effet de sa densité et de sa conductibilité; il soustraira avantageusement à l'économie l'excès de calorique qui la rend souffrante;

ce n'est que par une prolongation considérable qu'il amènerait une réaction contre le froid ; mais immédiatement et par une autre cause, il en produit une très-salutaire qui dépend du soulagement que cause la soustraction de calorique ; les forces renaissent, la respiration est plus libre, l'esprit redevient plus actif, l'énergie est augmentée. Si alors le bain se prolonge, et si les causes stimulantes de la caloricité, telles que l'exercice de la natation, les mouvements musculaires, le choc des eaux, viennent à cesser comme il arrive dans les bains artificiels de même température pris dans nos baignoires, alors le pouls baisse progressivement, tous les actes de la vie se ralentissent de même sans brusquerie, sans secousse, le contact prolongé de l'eau sur les papilles nerveuses de la peau contribue à porter le calme dans tout le système nerveux, l'absorption prolongée de l'eau délaye et émousse l'activité des humeurs, le sommeil tend à s'emparer de l'individu, et une sédation générale et souvent fort salutaire est produite dans toutes les fonctions ; une prolongation plus grande de ce bain amènerait, avons-nous déjà dit, une sensation pénible de froid et une période de réaction.

Au-dessous de 25° environ, en tenant compte des individualités et des causes atmosphériques, la période de sédation générale n'est plus possible, la soustraction du calorique devient trop brusque, trop rapide, et les effets de la réaction commencent à se faire bien moins attendre ; mais l'énergie des mouvements musculaires est alors commandée par la sensation du froid, et le choc des vagues qui s'y joint contribue à rendre peu sensible et à raccourcir le moment de souffrance qu'éprouve l'économie avant la réaction. Celle-ci s'établit d'une manière douce et graduelle et dure pendant presque tout le temps que l'on reste d'ordinaire dans le bain, à moins que la température de celui-ci ne soit très-basse.

L'usage de ces bains sert de stimulant salutaire à la force

de calorification et à l'innervation, et toutes les fonctions, en général, en reçoivent un certain degré d'activité que l'on exprime en disant que l'effet des bains froids est tonique. Mais un des grands éléments de l'action tonique des bains naturels pris dans les fleuves, c'est assurément l'exercice qu'on y trouve et le choc des eaux qu'on y reçoit; ces deux agents contribuent à ramener avec promptitude la période de réaction dont on recherche surtout l'effet salutaire; dans une eau tranquille comme dans celle d'une baignoire, cette période se ferait par trop attendre, à moins d'un refroidissement extrême de l'eau du bain.

Les bains, pris dans les fleuves par une température très-froide, produisent d'une manière extrême et qui n'est pas toujours sans danger, les effets de concentration et de réaction signalés plus haut. Bégin, qui a pris plusieurs bains dans la Moselle, par une température de quelques degrés seulement au-dessus de zéro, dit qu'à l'instant où il se précipitait dans l'eau il éprouvait une vive sensation de refoulement des liquides dans les grandes cavités et surtout dans la poitrine (1). Sa respiration était entrecoupée comme si incessamment elle allait ne plus pouvoir s'exécuter, tous les tissus chez lui étaient rigides et sous l'influence d'un spasme universel; après deux à trois minutes de cet état qu'il appelle presque insupportable, la réaction se manifestait avec violence, de manière à faire rougir vivement la peau; mais, après quinze à vingt minutes, le froid qui reparaissait de nouveau causait un tremblement si général que la natation même deviendrait impossible pour le plus grand nombre. C'est à l'occasion des bains froids que Galien a dit : *Vel roborant vel obruunt facultatem et torporem inducunt*; on conçoit dans quels cas l'abus de la température basse ou de la

(1) Bégin, *Dictionnaire des sciences médicales*. Paris, 1820, p. 361, art. SCROFULE.

prolongation du bain froid émousse la sensibilité de la peau, la durcit, amène des phlegmasies internes, souvent la diarrhée, puis débilité, maigreur, épuisement, parfois des épanchements séreux.

2° *Action des bains pris dans des eaux artificielles.* — Quand, au lieu de prendre le bain dans l'eau courante des fleuves, on le prend dans la mer, il se trouve quelques différences fondamentales à noter (1) : au lieu d'avoir une température aussi variable que l'eau des fleuves, l'eau de la mer ne s'éloigne que très-peu de la température moyenne de chaque climat. Ce bain agit, en outre de sa température, par le mouvement des vagues et par l'exercice qu'on y prend ; genre d'action bien plus énergique encore dans la mer que dans l'eau courante des fleuves. Mais les sels que l'eau des mers contient en si grande abondance, contribuent évidemment à donner à ce genre de bain par voie de contact sur la peau aussi bien que par voie d'absorption, un degré plus prononcé de stimulation. Toutes les fonctions en reçoivent un surcroît d'activité remarquable. Par l'effet de ces mêmes sels, l'eau de la mer est plus dense, plus conductrice de la chaleur et de l'électricité, et par suite plus froide et plus stimulante que l'eau douce. Il faut joindre aux effets déjà énergiques de ce genre de bain ceux qui résultent de la respiration de l'air de la mer, plus frais, plus humide, plus vif, et surtout plus pur que celui des continents, et l'effet moral que produit sur les citadins le spectacle imposant que l'Océan développe à leurs yeux (2).

Le bain dans les eaux minérales naturelles agirait par sa température, mais ordinairement on l'a modifiée artificielle-

(1) Voy. Roccas, *Des bains de mer, de leur action physiologique et thérapeutique, de leurs applications et de leurs divers modes d'administration.* Paris, 1857.

(2) Jules Rochard, *Nouveau Dictionnaire de médecine et de chirurgie pratiques*, art. AIR MARIN.

ment ; on a invoqué l'état électrique des sources minérales, mais cet état électrique, s'il existe, se dissipe bientôt. Ce bain agit surtout par les sels particuliers que ces eaux contiennent ; mais on le prend le plus souvent dans une baignoire ; partant plus rien des effets si salutaires que présentent les eaux libres et qui dépendent surtout du froid, de l'exercice et de l'agitation ; une faible différence existe donc entre eux et les bains artificiels dont il nous reste à dire un mot.

Ceux-ci se prennent dans des baignoires où le baigneur reste à l'état d'immobilité, plus rarement dans des bassins où le simulacre d'exercice que l'on peut prendre est trop peu important pour qu'on en tienne compte. Ici donc le défaut d'agitation, soit du corps, soit de l'eau, empêche de prendre hygiéniquement des bains trop froids : tels sont ceux, par exemple, dont la température est au-dessous de 25° ; il devient aussi rarement utile de porter leur chaleur au-dessus de celle du sang. C'est donc dans les limites de 25° à 36° environ, qu'il convient de restreindre tous les bains artificiels ; et cependant dans ce court intervalle nous avons à examiner trois sortes de bains dont le genre d'action s'explique de lui-même, en rappelant la division générale que nous avons établie dans les bains et qui consiste à regarder comme bains chauds tous les bains dont la température est au-dessus du degré où existe la neutralité d'action sur le pouls, et bains froids tous ceux dont la température est inférieure. Dans la considération de cet intervalle de 25 à 36° environ qui contient la température la plus ordinaire des bains artificiels, nous appellerons bains chauds ceux dont la température est supérieure au degré de neutralité sur le pouls, bains frais ceux dont la température lui est inférieure, et bains tièdes ceux dont le degré de température ne modifie en rien la circulation de l'individu qui s'y trouve soumis ; degré qui existe à 3 ou 4° au-dessous de celui de la chaleur du sang, et dont la fixation précise varie avec chaque individu et avec les circonstances que nous avons énoncées.

Le bain frais considéré depuis 25° jusqu'au point de neutralité produira tous les effets sédatifs déjà considérés en parlant du bain froid dans les eaux courantes de 25 à 30°, mais ici l'immobilité du baigneur contribuera encore à augmenter l'intensité de ces effets. Son usage contribuera à rétablir constamment l'équilibre et l'harmonie dans les diverses fonctions; son action bienfaisante sur l'épiderme développera la sensibilité de la peau ; mais ce sera un moyen véritablement débilitant, ainsi que le sont tous les calmants. Le maximum de ces effets se produira pour chaque individu à un degré différent; mais ce sera pour le plus grand nombre vers 28 ou 29°, terme moyen entre 25 et 32°, que ce maximum aura lieu; le bain tiède, pris vers 32 à 38° coïncidant à peu près au point de neutralité d'action, produira sur la peau tous les effets topiques dus au bain précédent; mais l'effet général qui en résultera et qui devrait être entièrement neutre, sera néanmoins fort difficile à prévoir par la difficulté de rencontrer et de maintenir le point précis de neutralité pour l'individu qui se baigne. Si l'on doit craindre d'aller au delà, il conviendra de le remplacer par le bain frais porté jusqu'à ses limites supérieures. Au-dessus du point de neutralité, le bain devient chaud, il surcharge réellement l'économie d'un excédant de calorique ; la contraction de la peau, sa rougeur, l'afflux des liquides à la périphérie du corps, l'augmentation de la transpiration cutanée et surtout pulmonaire, commencent à se faire remarquer, et s'activent rapidement pour peu que le degré du bain s'élève. Un bain, à la température du sang, ne peut pas être prolongé longtemps sans devenir insupportable ; mais, quand l'économie a été épuisée par des fatigues violentes, des dépenses extrêmes d'efforts musculaires, d'innervation et de caloricité, aucun agent peut-être ne produit, avec la réparation des forces, la stimulation et le réveil des facultés engourdies d'une manière aussi merveilleuse que le bain chaud. Les guerriers et les athlètes anciens épuisés par de violents efforts se servaient avec raison de ce moyen héroïque; mais on conçoit avec quelle précaution il faut savoir le faire et combien l'abus est près de l'usage. Ainsi donc le bain chaud, s'il est court, sera tonique et stimulant; énervant, au contraire, pour peu qu'on le prolonge: *ubi quis sæpius calido utitur balneo, hæc mala, carnium effeminatio, mentis torpor, nervorum incontinentia* (Hipp.). L'un de ses effets les plus remarquables, c'est de donner à la transpiration une activité extrême: *sudor duobus modis elicitur, aut sicco calore, aut balneo*. Celse. C'est donc un moyen merveilleux pour ranimer les fonctions de la peau engourdie par le froid ou par une longue cessation d'exercice; et cela seul explique combien ont raison les peuples septentrionaux, qui, par instinct, se plongent dans des étuves dont la chaleur nous semble exagérée; ils cherchent à réveiller leur faculté de transpiration par ces pratiques; de même que les méridionaux cherchent à réveiller au moyen du bain froid leur faculté de calorification rendue inactive par le climat, afin de jouir les uns et les autres du sentiment de bien-être que l'on éprouve quand l'harmonie est rétablie entre les principales fonctions de l'économie.

2° Les douches auxquelles on se soumet sous forme d'hydrothérapie domestique ont les qualités et les inconvénients du bain froid, elles présentent les mêmes indications. Leur but hygiénique est de stimuler l'innervation et la nutrition par la réaction qui se produit après un court temps. Elles présentent sur le bain froid l'avantage de pouvoir mieux régler le degré et la durée de la réfrigération, d'après l'état de l'organisation de chaque personne. C'est à ne pas dépasser ces deux modes d'action qu'il faut porter tous ses soins. Il faut en outre que l'appétit soit bon, ou qu'il se réveille sous cette influence, autrement cette pratique, en stimulant la force de calorification, avec insuffisance de nutrition, amènerait bientôt l'épuisement.

Cette méthode touche à l'hygiène et à la thérapeutique. Empiriquement établie par Priessnitz, elle a eu ses périodes d'engouement et de dénigrement, jusqu'au moment où M. L. Fleury a fait voir tout le parti qu'on pouvait en tirer en

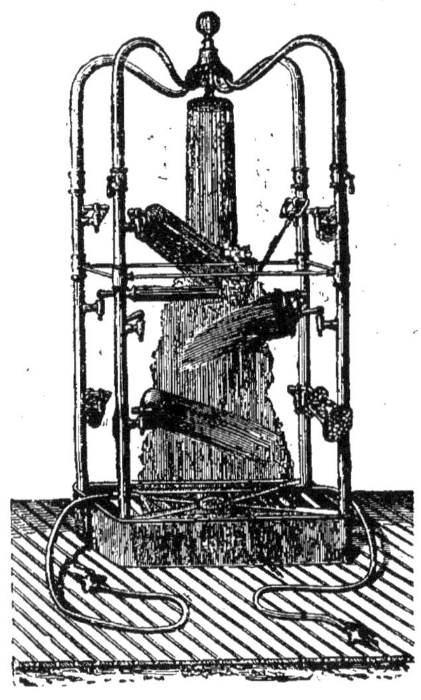

Fig. 5. — Appareil complet d'hydrothérapie, construit par M. Charles.

hygiène et en thérapeutique (1). Nous donnons la description de deux appareils d'hydrothérapie domestique (*fig.* 5 *et* 6). Aux quatre angles de l'appareil construit par

(1) L. Fleury, *Traité d'hydrothérapie*. Paris, 1866.

M. Charles (*fig.* 5), s'élève une colonne creuse de cuivre rouge, qui, se recourbant à 2^{m},80 de hauteur, va se réunir au centre de l'appareil avec les colonnes des trois autres angles, dans une large pomme d'arrosoir. Sur la partie verticale de ces colonnes de cuivre sont adaptés trois robinets placés à des hauteurs différentes, robinets articulés, mobiles comme la main humaine, portant des ajutages de forme variable. Pour administrer avec cet appareil une douche en cercle, il suffit de placer le malade au milieu de cette espèce de berceau, et d'ouvrir la conduite qui amène l'eau froide pour qu'immédiatement le jet des douze robinets placés le long des colonnes vienne frapper le corps de l'individu qui est au centre. La disposition des conduites permet d'administrer, avec cet appareil, la douche en cercle froide ou mitigée. Si l'on veut avoir un bain de siége, à eau courante, on enlève les claies de bois qui forment le plancher de la caisse rectangulaire contenant tout l'appareil, et l'on fixe le siége muni d'un dossier, et dont les pieds, garnis d'une crémaillère, permettent de le placer à la hauteur voulue.

L'appareil, ainsi disposé, sert à donner les douches rectales, vaginales, soit pendant le bain de siége, soit indépendamment.

Les établissements spéciaux seront toujours nécessaires; un grand nombre de personnes, surtout celles atteintes gravement, ont besoin non-seulement de l'application de l'eau froide faite par une main expérimentée, mais encore de l'observation d'un régime qui nécessite le séjour dans une maison de santé. Mais à côté de ces individus malades il en est d'autres, et le nombre en augmente chaque jour, qui, à l'état de santé même, suivent la pratique anglaise et américaine des affusions froides quotidiennes.

Pour remplir cette indication nous donnons ici un appareil d'aspersion également construit par M. Charles (*fig.* 6).

Il se compose d'un bain de pluie monté sur une seule colonne, muni, au bas de la colonne qui soutient le réservoir, d'un robinet auquel on peut adapter un tube de caoutchouc; de cette façon, en plaçant un petit banc dans le bac, cet

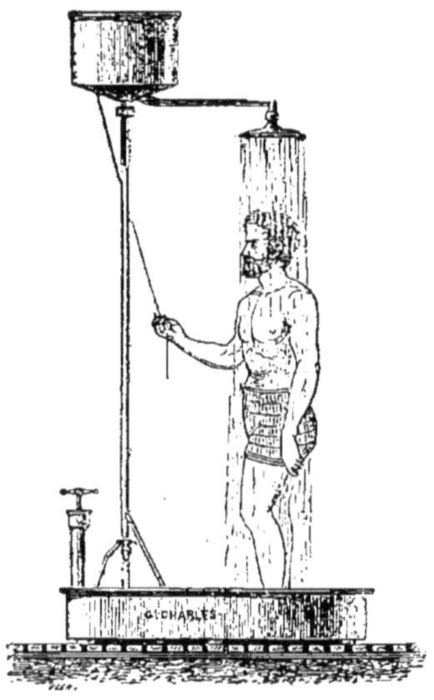

Fig. 6. — Hydrothérapie, nouveau système (appareil de M. Charles).

appareil peut servir, outre les bains de pluie, à prendre des douches anales, des injections, etc.

§ III. — PRÉCEPTES HYGIÉNIQUES.

Quelles sont donc les principales recommandations que l'hygiène peut formuler relativement à l'emploi des ablutions? Une principale d'abord, c'est que, dans toutes les circonstances de la vie, l'homme en bonne santé peut et doit faire usage de bains. L'entretien des fonctions que la peau est chargée d'exécuter, lui en fait un devoir rigoureux; des ablutions partielles devront être réitérées plus fréquemment encore sur les parties exposées le plus au contact des agents extérieurs. Mais, quant à la nature du bain, il est quelques prescriptions spéciales à observer, et qui dépendent de l'influence que ceux-ci exercent sur les fonctions générales ; ainsi donc :

Climats. — Dans les climats et dans les saisons chaudes, l'économie est surchargée d'un excès de calorique, la force de calorification, réduite à son minimum, est comme étouffée par la température de l'air qui, parfois même, dépasse celle du sang humain. C'est alors que le bain froid, pris dans les eaux naturelles du climat, produit de merveilleux effets ; non-seulement il soulage immédiatement l'économie malade, par la soustraction du calorique en excès, et rend ainsi leur activité normale aux fonctions du cœur, des poumons, de l'estomac, du cerveau ; mais encore il rend l'exercice musculaire de nouveau possible et avec lui tous les bienfaits de l'exercice. C'est un des moyens les plus utiles à préconiser pour l'acclimatement dans les pays chauds. Ce moyen héroïque doit occuper un rang principal dans la prophylaxie des maladies qu'engendrent les climats chauds ; beaucoup d'indigènes de ces climats passent une partie de la journée à se baigner dans les fleuves ou dans la mer ; les troubles apportés par l'excès de chaleur dans la respiration, la circulation, l'exagération des fonctions de la peau ne tardent pas, en effet, à causer des lésions aiguës ou chroniques dans les principaux organes, et l'usage du bain froid, en faisant cesser de temps à autre les troubles passagers de l'économie, les empêche de dégénérer en affections irrémédiables. Les endémies et les épidémies, si fréquentes dans ces mêmes climats, ont besoin, pour atteindre un individu isolé, d'une prédisposition particulière de ses organes, prédisposition à laquelle se rattache le trouble extrême amené dans l'économie par un excès de calorique. L'usage des bains froids pourra donc agir médiatement comme un excellent prophylactique ; dans les contrées où règne la fièvre jaune, on s'est toujours fort bien trouvé de faire fréquemment baigner les équipages exposés à la maladie.

Si l'on pouvait se procurer, dans les climats où les saisons sont brûlantes, des eaux très-froides, ce serait mal comprendre le conseil ci-dessus que de s'y baigner de préférence. Après avoir soustrait l'excès de calorique qui surcharge l'économie, on appliquerait un excès de froid à un organisme dont la force de calorification, réduite à son minimum par l'action du climat, est fort peu disposée à réagir ; on souffrirait donc dans ce bain ; mais la réaction qui se serait fait attendre plus longtemps, n'en serait que plus violente et plus fébrile, et augmenterait encore, à la sortie du bain, les phénomènes thermaux physiologiques déjà dus à la chaleur du climat, et qu'il s'agit au contraire de combattre. Le bain modérément froid, pris dans les eaux courantes du pays, et aidé de l'exercice dans l'eau et surtout de la natation pour s'opposer à un refroidissement trop considérable et à une réaction consécutive, et, à défaut de ce genre de bains, le bain frais artificiel sont les seuls qui conviennent dans les climats chauds. Leur durée ou leur combinaison avec des moyens locomoteurs doivent être telles que la proportion du calorique en excès soit soustraite complétement de l'économie, et que la réaction, s'il s'en produit une, soit bornée, après le bain, à des phénomènes à peine appréciables.

Dans les climats froids, les indications sont tout opposées ; les fonctions de la peau sont réduites à un état d'inertie extraordinaire par suite de la température habituelle ; la transpiration est à peine sensible, entravée même dans l'exercice physiologique qui est indispensable ; la peau, pâle et sèche, ne donne qu'à grande peine passage au sang dans les derniers capillaires, hors le cas où une réaction vive contre le froid atmosphérique se manifeste ; mais l'habitude de ces réactions rend leur production de plus en plus difficile, alors il faut des moyens de plus en plus énergiques, et les bains offrent ces moyens au septentrional, mais pourvu que ce soient des bains d'une température extrême, des bains très-chauds ou des bains très-froids. Dans le premier cas, la chaleur stimule directement la peau et produit une transpiration abondante, phénomène si rare et si souvent entravé chez l'habitant du Nord ; mais dès qu'il est plongé dans son étuve, il en éprouve tous les bienfaits, de même que le Méridional, dans son bain frais, ressent avec jouissance ceux que produit en lui le réveil de sa calorification propre. Mais le septentrional ne redoute pas, comme ce dernier, l'influence d'un froid vif. Sa caloricité, au contraire, est armée depuis longtemps contre ses plus vives atteintes, et par suite de son exercice même, c'est dans son climat que cette fonction atteint le plus haut degré d'énergie. Aussi nous dit-on que les nations scythiques et les peuples germains ne craignaient pas de se plonger dans l'eau demi-glacée de leurs fleuves : *Et lavantur in fluminibus*, dit Tacite. Le septentrional est préparé à soutenir un pareil froid, et il a besoin même de toute son intensité pour provoquer chez lui une réaction qui, rappelant le sang et la vie à la périphérie du corps, rougit sa peau et rend aux fonctions de celle-ci leur activité longtemps suspendue ; et, comme preuve de la difficulté qu'il éprouve à opérer cette réaction, il combine souvent ces deux moyens en passant alternativement dans les étuves du chaud au froid et réciproquement, comme si les fonctions de la peau ne se réveillaient chez lui avec plénitude que par ces oscillations successives, ou comme si son économie, momentanément saturée de chaleur par l'étuve, ne restait pas soumise à sa stimulation pendant assez longtemps, à moins qu'un bain froid, intervenant à propos, ne permît de prolonger l'expérience en la recommençant. Ainsi donc, pour nous résumer : bains frais dans les pays chauds ; bains très-chauds ou très-froids dans les climats du Nord. Les mêmes indications conviennent sur une plus petite échelle aux saisons correspondantes.

Les climats les plus tempérés ne sont pas exempts de variations de température assez importantes ; il résulte de ce qui précède que le bain tiède leur conviendra le mieux, en le rendant un peu chaud l'hiver et un peu frais l'été.

Dans les climats humides où se manifestent tous les phénomènes que nous avons décrits, et où le défaut de stimulation de la peau, l'absence de transpiration, l'engorgement des vaisseaux produisent, chez l'habitant, des expressions hygiéniques ou même pathologiques si tranchées, les bains chauds, ceux d'étuves humides et surtout d'étuves sèches, sont, on le conçoit, des moyens à recommander précieusement ; leur nécessité l'emporte même souvent sur les exigences de la chaleur du climat ; dans l'atmosphère si humide qui baigne la ville de Rome, les anciens Romains se livraient avec passion aux bains d'étuves ; à plus forte raison si l'atmosphère est en même temps marécageuse, ces sortes de bains pourront-ils offrir des avantages.

Dans les climats secs, les bains tièdes et frais rendront à l'épiderme sa souplesse, aux humeurs du corps, le liquide aqueux dont le climat les appauvrit.

Ages. — Enfance : la convenance de l'emploi du bain froid, pour les nouveau-nés, a fait l'objet de longues controverses. L'immersion des enfants dans l'eau froide était, dit-on, en usage chez les Spartiates et chez les peuples du Nord, les Scythes, les Germains entre autres. L'allégorie d'Achille, plongé par sa mère dans les eaux du Styx, semble annoncer qu'il fut soumis à une semblable épreuve. Mais avons-nous besoin de remarquer qu'il semble absurde de

soumettre à cette épreuve de vie ou de mort un être à peine vivant qui trouvait naguère, dans le sein maternel, une température de près de 37°, et dont la caloricité propre est d'abord si faible que, sans l'emploi de vêtements épais ou le réchauffement du sein maternel, il périrait infailliblement ; que penser en outre de cet usage, si l'on compulse les statistiques modernes dues à Villermé, Degouroff, etc., et qui prouvent que l'impression seule du froid atmosphérique amène une si effrayante mortalité parmi les nouveau-nés ; que penser, dis-je, si ce n'est que Galien avait grande raison de dire qu'il fallait laisser l'usage des bains froids appliqués aux enfants pour les Scythes, les sangliers et les ours, ne conseillant à personne de courir le hasard de faire mourir l'enfant qui vient de naître dans l'espérance de l'endurcir et de le fortifier. Hippocrate avait déjà remarqué que le bain froid peut causer des convulsions ; et, d'ailleurs, la peau du jeune enfant, si tendre encore, si sensible, si impressionnable, doit éprouver encore plus vivement qu'à tout autre âge, la double atteinte de la réfrigération et de la réaction qui en sont la conséquence. Aussi, chez les enfants qui sont, de bonne heure, soumis à cette pratique, la peau finit par devenir écailleuse, dure, gercée ; chez eux, souvent, la variole inoculée n'a présenté qu'une éruption incomplète, et la maladie en a été plus redoutable ; chez eux, enfin, les fonctions de la peau ont acquis une précoce inertie. Mais, dira-t-on peut-être, en se faisant l'écho de beaucoup d'auteurs, J.-J. Rousseau a préconisé cette méthode ; au contraire, Rousseau n'a point dit cela, car telles sont les propres paroles du philosophe de Genève : « Une multitude de peuples lavent les en-
« fants dans les rivières ; les nôtres, amollis, apportent, en
« naissant, un tempérament déjà gâté ; commencez donc par
« suivre l'usage en diminuant par degré la tiédeur de l'eau,
« jusqu'à ce que vous les laviez à l'eau froide et même glacée. »

C'est aussi le précepte de Rousseau que nous donnerons ici en le développant comme il suit : faites pour l'enfant une habitude journalière du bain tiède, en prenant, de même que dans l'usage de ses vêtements, les plus minutieuses précautions pour qu'il ne souffre pas du froid. Mais de même qu'en diminuant ses vêtements, vous vous attachez à faire l'éducation de sa caloricité, de même, et dans le même but, diminuez successivement la température de l'eau du bain, jusqu'à ce que, près de l'âge adulte, il puisse supporter le bain médiocrement froid, pris dans l'eau courante ; quant à l'eau glacée, elle ne peut être jamais employée.

Age adulte : à l'âge où le jeune homme est riche d'innervation et de calorification, il lui convient surtout de faire usage du bain froid pris dans les eaux courantes de son climat. L'exercice qu'il y prendra, la réaction stimulante qui en sera la conséquence, ne contribueront pas peu à développer régulièrement chez lui les signes de la puberté, si souvent incomplets ou languissants chez un grand nombre de nos jeunes citadins.

Le vieillard, sujet aux apoplexies, aux troubles de la circulation, à la rigidité, à l'ossification des artères, à des flux hémorrhoïdaux, etc., ne peut plus supporter, sans danger, la réaction qui suit le bain froid, quoique Bâcon ait dit : *Lavatio in frigida aqua bona ad longitudinem vitæ.* D'ailleurs, la force de calorification, qui perd chaque jour de son activité, laisse, de plus en plus, attendre la réaction dont l'économie a besoin. Mais la peau du vieillard est sèche et rugueuse, sa pâleur trahit la diminution croissante de la circulation capillaire ; la transpiration chez lui devient moindre de jour en jour, une foule de maladies cutanées l'assiégent ; il a donc besoin, plus que qui que ce soit, de bains fréquents et prolongés. Le bain tiède devra lui être familier : *Calida lavatio et senibus et pueris apta est.* (Celse.) Il pourra, plus impunément que d'autres, donner à ce bain un léger excédant de chaleur, si, du reste, l'état de ses organes circulatoires le permet et s'il n'en abuse pas. Alors la stimulation produite sur la peau amènera chez lui une transpiration salutaire, et contre-balancera, par un effet révulsif, les catarrhes et les douleurs chroniques dont il est si souvent affecté ; mais qu'il n'use qu'avec prudence de ce moyen, que le bain tiède soit son recours le plus ordinaire, c'est par lui qu'il écartera plus sûrement les flétrissures de la vieillesse.

Sexes. — La femme, soumise à des travaux moins pénibles que ceux de l'homme, douée d'un tempérament plus souvent nerveux, d'une sensibilité plus exquise du tégument cutané, soumise à des évacuations périodiques, fera habituellement usage de bains tièdes et frais ; les circonstances de grossesse et d'allaitement n'en empêcheront pas l'usage ; les ablutions partielles faites à la même température seront pour elle le plus salutaire de tous les cosmétiques. La jeune fille qui attend la puberté pourra user du bain froid naturel et de la natation.

Tempéraments. — Le tempérament nerveux, si impressionnable par tous les excès de température, ne pourra guère s'écarter de l'usage du bain tiède. La dépense d'innervation que ce tempérament exige lui rendra surtout presque insupportables les moindres soustractions de calorique. Quant à l'individu sanguin, dont les vastes poumons artérialisent incessamment des quantités considérables de sang, il trouvera au contraire un plaisir singulier dans l'usage des bains froids ; un bain tant soit peu chaud est au contraire pour lui un véritable supplice. Mais il est un tempérament spécial qui aboutit si souvent à des maladies incurables et qui peut trouver dans l'usage hygiénique des bains un secours salutaire, c'est le tempérament lymphatique. Stimuler chez lui l'innervation et la stimulation de la peau, rubéfier souvent cette membrane, débarrasser l'économie de l'excès de liquide qui souvent engorge les vaisseaux et délaye les humeurs ; donner par des réactions vives, imprimées à la force de calorification, une activité salutaire aux principales fonctions de l'économie qui ne s'accomplissent que d'une manière languissante : telles sont les indications que peuvent surtout remplir dans le cas dont il s'agit les bains très-chauds rapidement pris, les étuves humides et surtout les étuves sèches, et même les bains froids, et les bains très-froids, tels que les a conseillés Begin dans la constitution dite scrofuleuse. Il faut que ces derniers amènent une réaction vive et aussi prompte que possible à se manifester ; enfin l'usage prolongé des bains de mer.

Convalescences. — Nous avons déjà plusieurs fois comparé le convalescent à l'enfant qui vient de naître ; l'un naît à la vie, l'autre renaît à la santé, tous les deux ont besoin de l'usage fréquent du bain tiède ; c'est le seul qui peut leur convenir, et le second encore, assez souvent, voit ce précepte entravé par le caractère même de la maladie dont il se relève. Quant au bain froid, qu'il se rappelle qu'en général il ne convient pas aux faibles.

Professions. — C'est surtout pour combattre les influences pernicieuses qui résultent de l'exercice d'un grand nombre de professions, que les bains présentent de grandes ressources hygiéniques. Les professions qui s'exercent dans des lieux humides, très-chauds, froids, etc., réclament des indications pareilles à celles des climats d'une constitution correspondante ; mais la présence de poussières diverses dans l'atmosphère des ateliers, d'émanations de nature végétale, animale ou minérale ; le contact sur la peau renouvelé des objets fabriqués ; la transpiration abondante qui résulte des efforts constants qu'exige le travail, etc., réclament, il faut le dire, l'usage impérieux du bain tiède dans la majorité des professions. Toutes les populations encombrées, soumises par cela même à des causes plus actives d'épidémie ou de contagion, et les populations ouvrières sont surtout dans ce cas, trouveront de même dans l'usage fréquent du bain tiède un moyen prophylactique puissant. Les gens adonnés à des professions sédentaires puiseront dans le bain froid, dans l'exercice et dans la réaction qu'on y trouve, un secours bienfaisant; ceux qu'un développement excessif d'efforts musculaires aura momentanément épuisés se trouveront bien d'une courte immersion dans un bain chaud, etc. (Voir le chap. consacré aux professions.)

Relativement aux précautions générales à prendre dans l'usage des bains. — Ces précautions se rapportent au bain chaud, au bain tiède, au bain froid.

Il est bien rare que le bain chaud soit pris dans l'intention de produire des effets d'épuisement; on veut en général profiter du calorique qu'il restitue à l'économie, de la stimulation que produit sa première impression, de la transpiration qui en est la suite. L'immersion dans ce bain sera donc très-courte; on n'attendra jamais ni le trouble des mouvements du cœur, ni les phénomènes de congestion au cerveau. A sa sortie, on s'enveloppera en général dans une couverture épaisse, et l'on attendra que la transpiration qui continue longtemps après et qu'ordinairement l'on a voulu provoquer ait achevé de se faire; ce n'est pas qu'il faille beaucoup redouter le contact de l'air froid dans ce cas; car l'économie surchargée de calorique reste longtemps insensible à l'action de celui-ci. Si on a l'intention de prolonger la stimulation du bain chaud, ainsi qu'on le fait dans les étuves humides, il faut de toute nécessité s'opposer aux troubles de circulation qui surviennent, et l'usage alternatif du bain froid succédant au bain chaud en fournira les moyens.

Le bain tiède et le bain frais se prennent ordinairement

dans une baignoire. Il convient de surveiller la propreté de celle-ci, le degré précis de température, de maintenir exactement ce degré pendant la durée du bain, de ne se soumettre que peu à peu à la pression du liquide sur l'épigastre, de n'exposer pas à l'évaporation les parties préalablement mouillées, tels que le cou, les épaules, etc., de ne pas attendre qu'une sensation désagréable de froid vienne contrarier les effets sédatifs que l'on attend surtout de ce genre de bain; de choisir pour le prendre le moment où le pouls est dans son plus grand état de calme; d'éviter en le quittant le froid produit par l'évaporation de l'eau ou par toute autre cause. On s'essuie, à cet effet, complétement avec des linges chauds, on se vêt chaudement, on évite l'impression de l'air froid; on ne se livre à aucun effort capable de contrarier l'effet sédatif que l'on a obtenu.

Quant au bain froid, on le prend pour soustraire à l'économie un calorique en excès ou pour produire une réaction vive; dans le premier cas, on le prendra toujours dans des eaux naturelles, vives, échauffées par le climat ou la saison; on se livrera, en le prenant, à des exercices de natation ou autres suffisants pour écarter la sensation pénible du froid; dès que celle-ci se fera sentir, on redoublera d'efforts ou l'on quittera le bain. Mais devra-t-on se plonger dans l'eau froide, après un violent exercice? Non, sans doute, cet exercice a épuisé l'économie par de longs efforts ou par une longue et abondante transpiration : c'est offrir alors à l'impression soudaine du froid des organes affaiblis et une caloricité épuisée par des grandes pertes. Et c'est dans cette sorte d'état de la constitution, que le froid soudain produit des troubles pathologiques que nous avons énoncés (§ *Vêtements*); il agit alors comme un refroidissement prolongé qui n'est lui-même dangereux que parce qu'il use par sa continuité toutes les ressources calorifiques de l'économie; mais si l'exercice n'a pas épuisé l'individu, si au contraire il n'a fait que développer déjà un certain degré de réaction dans les sources calorifiques; si la transpiration longue, abondante, n'est pas arrivée à son terme; si au contraire elle est commençante, alors l'individu peut se précipiter sans crainte dans les eaux froides, il est armé contre leur atteinte, la réaction chez lui se manifeste presque immédiatement et sans aucun danger. C'est ainsi que les jeunes Romains, quittant les exercices du Champ de Mars, se précipitaient en sueur dans le Tibre, et que tant d'autres ont pu les imiter impunément; mais si le corps est déjà épuisé, si on donne le temps à la réaction causée par l'exercice précédent de se faire dans l'atmosphère au lieu de s'exercer contre le froid de l'eau, c'est alors que les plus grands accidents peuvent en être la conséquence. Il vaut toujours mieux se préparer par un temps de repos. L'impression du froid et la réaction troublent quelquefois aussi, mais rarement, l'acte de digestion, seulement quand celui-ci est commencé.

Établissements publics. — La grande importance qu'il convient d'attacher à l'usage des bains tièdes, surtout dans notre état de civilisation actuelle, pour toutes les classes de la société et surtout pour les populations encombrées et travailleuses, nous engage à risquer ici quelques conseils : que les bains publics soient encouragés et propagés non-seulement dans les grandes villes, mais jusque dans les plus pauvres villages ; que non-seulement les hôpitaux qui ont encore beaucoup à faire pour réaliser, dans le mode de les administrer, les sévères mais indispensables prescriptions de l'hygiène, mais encore les prisons, les maisons de charité, d'asile, les colléges, les pensions de vieillards, les casernes, soient tous pourvus d'une salle de bains; appendice nécessaire de tout grand établissement public, et dont la réalisation est intimement liée avec la distribution d'eau dans les villes.

Enfin, et cette dernière prescription est peut-être une des plus importantes, que, dans chaque établissement industriel d'une certaine importance, dans les ateliers surtout où le genre de travail exercé l'exige particulièrement, des bains soient mis à la disposition de la population ouvrière qui y trouvera, de temps à autre, le moyen de se délasser de ses fatigues, de combattre l'influence de ses vêtements de travail si peu souvent renouvelés, d'enlever les traces de ses sueurs, des poussières ou des souillures diverses qui s'y sont mêlées, et enfin, peut-être, une occasion de plus de rendre hommage à la philanthropie de notre siècle.

CHAPITRE TROISIÈME

GYMNASTIQUE.

§ 1er. — GÉNÉRALITÉS.

La myotilité, ou la faculté de se mouvoir, est l'un des attributs essentiels de la vie animale. Avec cette faculté, la nécessité d'en faire usage a été imposée à l'homme par la nécessité de pourvoir à sa subsistance, à sa sûreté, à sa défense personnelles. Pour accomplir ces divers actes, la machine humaine présente des appareils d'organes d'un volume et d'un arrangement vraiment extraordinaires dont nous avons parlé (livre Ier, p. 57); nous les résumons ici : ce sont les os, dont le système solidement articulé compose le squelette de l'individu, et dont les pièces diverses, disposées en égides protectrices, en points fixes d'appui ou d'insertion, en leviers mobiles de tous les genres et de toutes les formes, en voûtes, en gouttières, etc., fournissent à ce système musculaire une base à la fois fixe et mobile, passive et agissante : ce sont les fibres musculaires, genre d'organes dont les facultés mystérieuses frappent d'admiration le physicien, le philosophe et le médecin, et dont le jeu contractile s'exerçant par fibres isolées, par faisceaux, par muscles entiers ou par mouvements d'accord et de totalité d'un ou de plusieurs membres à la fois, présente à l'esprit humain l'image des combinaisons mécaniques les plus sensibles, quoiqu'il doive désespérer d'en imiter jamais les perfections. Ce sont enfin des masses nerveuses très-importantes qui, soit dans la cavité céphalo-rachidienne, soit au dehors, sont destinées à mettre en mouvement toute cette machine si bien combinée. Si donc l'on veut définir la gymnastique : *l'art d'accomplir les mouvements musculaires*, cet art appartient tout entier à la nature qui en a fait si merveilleusement tous les frais, et si l'homme veut faire de la gymnastique une des créations de son esprit, il pourra tout au plus l'appeler : *l'art de ne pas entraver ni paralyser les mouvements naturels*. Aucun médecin n'osera la définir : *l'art de perfectionner les mouvements musculaires*. La nature a tout disposé avec perfection : l'enfant qui naît se tortille dans tous les sens, à mesure qu'il grandit ; rien, si ce n'est des entraves humaines qui le révoltent, ne peut l'empêcher d'exercer le mouvement qui est surtout la vie du premier âge ; et, quand il est adulte, ses organes locomoteurs arrivés à leur croissance présentent un ensemble de perfection que l'art de l'homme ne pourrait que gâter. Et, en effet, la spécialité des mouvements imposés par l'art troublera leur équilibre normal, et atteindra la santé générale comme il arrive dans les professions où cette spécialité est imposée par les exigences du travail. Les excès ou les insuffisances de mouvement altéreront bien plus encore la constitution de l'individu. Que reste-t-il donc à faire à l'homme et que devient la véritable gymnastique médicale, la gymnastique hygiénique surtout ? car ce sera une question que nous examinerons plus tard ; à savoir, s'il existe une gymnastique thérapeutique, et différant en quelque chose de la gymnastique que réclame l'hygiène. Avouons qu'au milieu des échafaudages que la gymnastique a cherché à plusieurs époques à se créer comme science, celle qui doit être limitée dans le domaine de l'hygiène est d'une simplicité extrême dans son but et ses moyens ; son importance, rendue nulle par l'instinct naturel, disparaît complétement chez un grand nombre d'individus ; malheureusement cette importance grandit d'une manière effrayante parmi certaines populations citadines ou affectées à des professions spéciales ; mais nous démontrerons, je l'espère, qu'en présence de la grandeur du mal, il ne faut pas conclure à la nécessité de remèdes compliqués, et que même, dans ce cas extrême, les remèdes les plus certains que peut opposer la gymnastique hygiénique doivent être à la fois les plus naturels et les plus simples. Nous définirons donc en deux mots la gymnastique telle que nous la concevons : *l'art de conserver l'harmonie la plus convenable à la santé entre toutes les fonctions de l'économie et celles du système locomoteur.*

La gymnastique, en tant qu'elle a fait la base d'institutions publiques ou privées et de coutumes générales, a été, jusque dans ces derniers temps, considérée sous un point de vue bien différent de celui-ci. Aussi, dans l'analyse rapide que nous allons tenter de faire de ses diverses phases, nous nous hâterons d'arriver au point palpitant de la question, c'est-à-dire aux influences réelles que les exercices gymnastiques peuvent exercer sur les populations qui réclament ses bienfaits, ne craignant pas, après avoir exprimé notre jugement sur une foule de détails oiseux ou encore mal élaborés, de les sacrifier à la clarté et à la brièveté de ce chapitre.

Partout où la gymnastique a été exercée avec méthode ou avec ensemble, elle a eu pour but de produire la vigueur, l'adresse, *l'expressionnalité*, la santé, la beauté. Ces deux derniers buts qui, à nos yeux, seraient les principaux, ont cependant été de beaucoup les plus négligés, et ne se sont quelquefois trouvés atteints que d'une manière incidente. L'idée mère qui a surtout dirigé les législateurs, qui ont doté d'institutions gymnastiques les peuples anciens, ce fut d'élever pour la patrie une pépinière de solides défenseurs ; la vigueur et l'adresse corporelles étaient l'unique but qu'il s'agissait d'atteindre dans des temps où ces deux qualités brutales gouvernaient le monde ; depuis que l'intelligence et les puissances morales de l'homme ont repris l'empire, cette sorte de gymnastique a dû disparaître. A peine en reste-t-il quelques traces dans la précision que réclament nos exercices militaires ; car, même quand il est fait appel à la force, c'est le sang-froid, l'intrépidité et la tactique qui triomphent aujourd'hui ; à toutes les époques de conquête et d'énergie, et chez tous les peuples qui s'agrandissaient, la gymnastique de vigueur et d'adresse fut en grand honneur, et s'accompagna partout de la pureté et de la rigidité des mœurs. L'homme, par ses mouvements, peut aussi produire des gestes et des expressions diverses ; il a dû s'en servir pour peindre les passions, la joie, la tristesse, l'orgueil du triomphe, etc. Les danses, les jeux, la mimique, les spectacles publics caractérisent une autre sorte de gymnastique que l'on peut surtout appeler d'expressionnalité, et qui a surtout brillé aux époques de décadence et de corruption. Enfin, quelques bons esprits ont eu pour but de faire servir la gymnastique à l'entretien de la santé, et ils se sont surtout rencontrés aux époques où la paix et les arts refleurissaient.

Gymnastique moderne. — Les nécessités de la gymnastique ancienne avaient disparu, ainsi que ses dernières transformations. L'ouvrage de Mercuriali paru en 1569 (1), et consacré à décrire les divers exercices usités dans les palestres, prouve plutôt le besoin d'enregistrer des choses qui vont se perdre que la disposition de son siècle à les pratiquer de nouveau. La gymnastique médicale seule pouvait offrir quelque intérêt aux imitateurs d'Herodicus. Le développement de la civilisation, le progrès des sciences et celui de la médecine en particulier, une concentration plus grande d'habitants dans les villes, l'état plus sédentaire des populations moins profondément remuées par les commotions politiques, l'apparition de maladies nouvelles ou mieux étudiées, et surtout de cette diathèse scrofuleuse qui semble n'avoir commencé en Europe que depuis quelques siècles, toutes ces causes réunies contribuèrent à la formation de ce qu'on appelle aujourd'hui les gymnases modernes. Ce sont des établissements destinés, au moyen de machines ou d'exercices spéciaux, à faire pratiquer des mouvements raisonnés, dont la spécialité ou la répétition doit développer certains muscles, corriger certaines difformités, faire pratiquer avec aisance ou continuité certains mouvements difficiles. Le premier gymnase de cette sorte est dû à M. Saltzman, et a été fondé à Schnefental, en Saxe, vers 1786. D'autres pays, la Suisse, l'Espagne, la France enfin, par les soins de MM. le colonel Amoros, Laisné, Triat, Pichery ont peu à peu suivi l'exemple de l'Allemagne. Gutmuth, Jahn, Clias, Werner, Schreber, Laisné, etc., ont publié des traités spéciaux sur les exercices qu'on y pratique, et dont nous nous contenterons de faire ici un court énoncé.

A. EXERCICES RELATIFS AUX MEMBRES SUPÉRIEURS.

Attitudes des bras tendus de manière à former une ligne droite horizontale ou verticale (*fig.* 7). — Croisés devant ou

(1) Mercuriali, *De arte gymnastica*, libri VI, Venetiis, 1569.

derrière la poitrine. — Armés d'un bâton tenu par les deux bouts et qui reçoit des positions diverses devant, au-dessus ou derrière le corps (*fig.* 8). — Armés chacun d'un poids

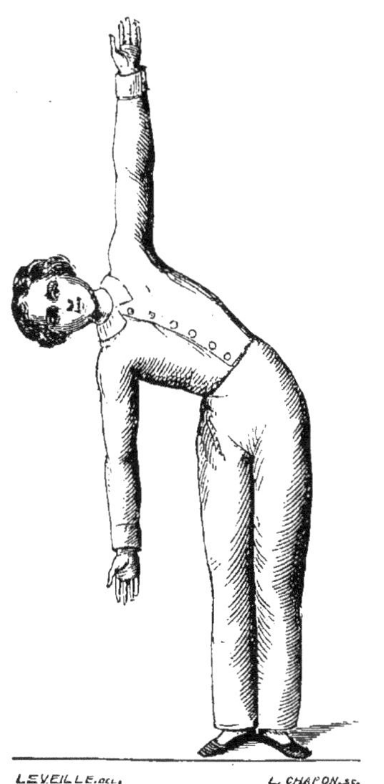

Fig. 7.
Attitude des bras tendus.

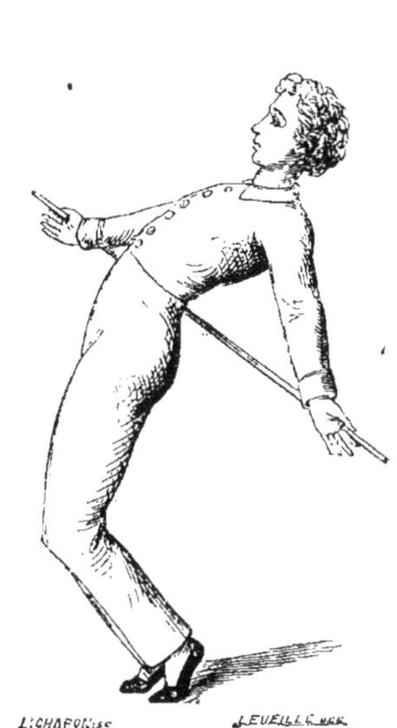

Fig. 8.
Attitude des bras armés d'un bâton.

quelconque comme serait, par exemple, deux sphères métalliques unies par une courte tige facile à manier. Les deux bras prennent alors des attitudes diverses, pareilles ou dissemblables (*fig.* 9).

Exercices des bras qui soutiennent le poids du corps. — Un bâton soutenu dans l'air par les deux extrémités au moyen de deux cordes sert à faire pratiquer cette première série d'exercices.

A. Les deux mains saisissent le bâton, les deux pieds traînent sur le sol et un aide fait avancer à lui le bâton.

B. Les deux mains saisissent le bâton, les pieds sont détachés du sol et le corps exécute un mouvement de balancement comme au jeu de l'escarpolette.

C. La partie supérieure du corps se place entre les deux

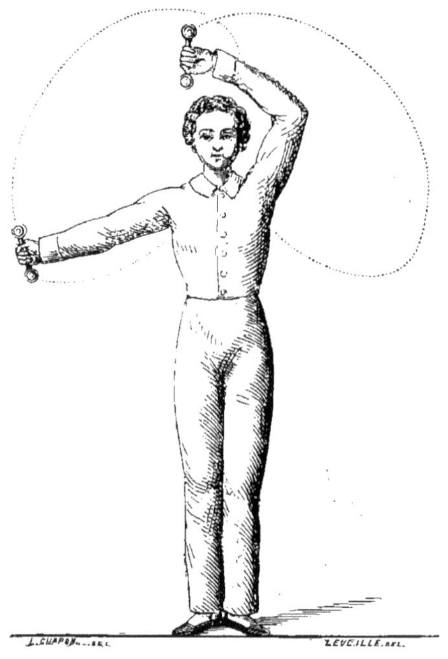

Fig. 9. — Attitude des bras armés de deux sphères métalliques.

cordes montantes, les deux mains dirigées en bas saisissent le bâton, et les bras tendus détachent les pieds du sol et soutiennent le corps.

D. Le dos est tourné vers le bâton, les bras tendus en arrière saisissent les deux bouts du bâton, pendant que la jambe se fléchit sur la cuisse et que les pieds détachés du sol viennent se placer et appuyer sur le bâton les deux cous-de-pied (*fig.* 10).

Des barres parallèles et horizontales servent à exécuter d'autres exercices analogues. Le corps s'y trouve suspendu par les bras. La progression en avant ou en arrière s'exécute alors au moyen des mains.

Une corde tendue horizontalement ou une échelle placée

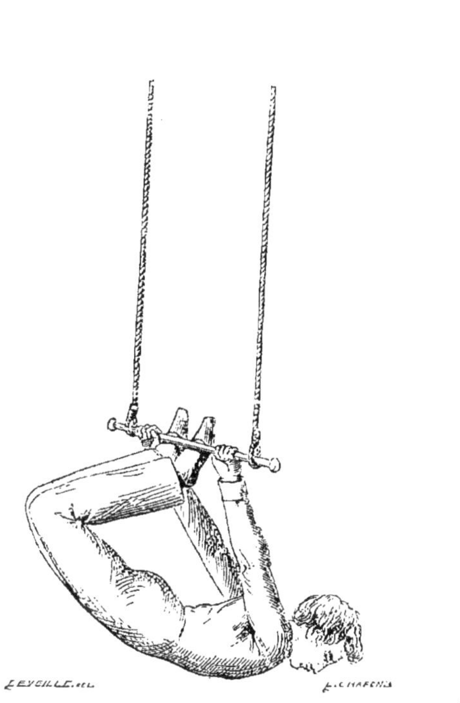

Fig. 10.
Exercices sur un bâton suspendu.

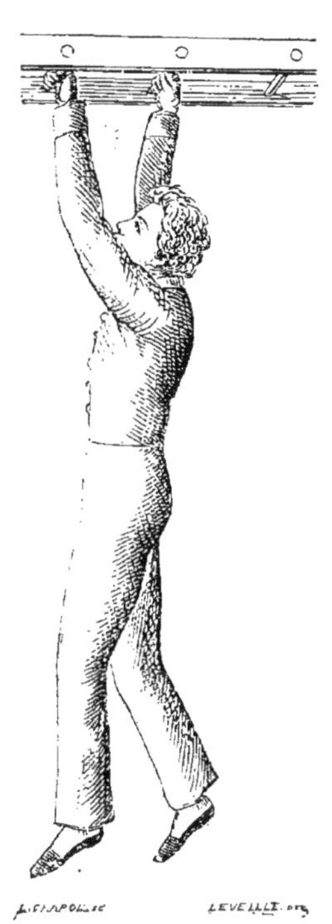

Fig. 11.
Échelle horizontale.

dans la même direction peuvent servir de même à la progression, au moyen des mains, le corps restant suspendu par les bras (*fig.* 11).

Exercices des bras qui soulèvent le poids du corps. — Ils s'exécutent : 1° au moyen de cordes verticales à nœuds ou sans nœuds, simples ou tendues verticalement. Chaque bras empoigne la corde alternativement de manière à produire l'ascension du corps (*fig.* 12). 2° Au moyen d'échelles de dimensions diverses et placées dans leur situation ordinaire.

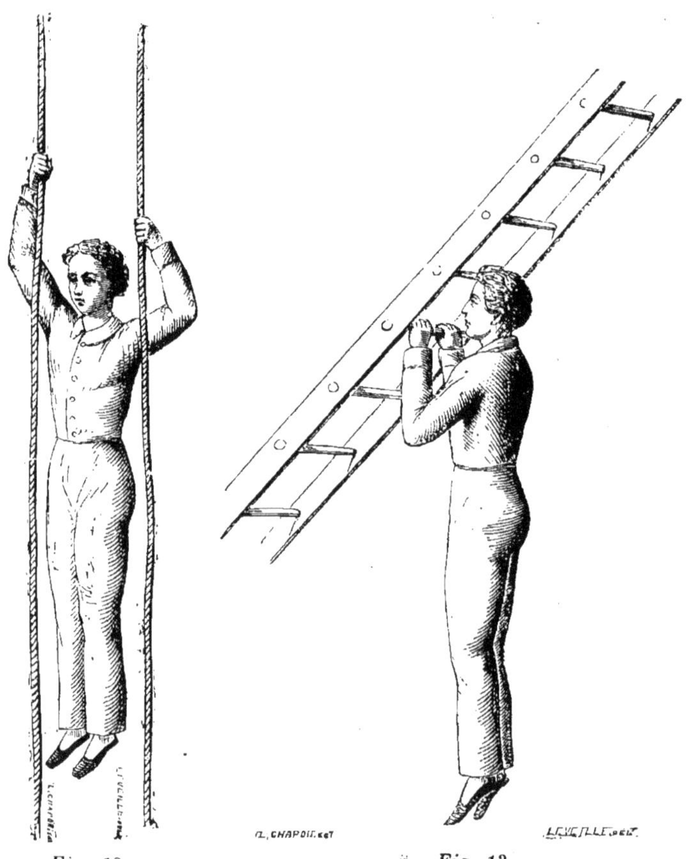

Fig. 12.
Ascension au moyen de cordes verticales.

Fig. 13.
Échelle verticale.

Le poids du corps reste suspendu par les mains qui empoignent un échelon par le revers de l'échelle, et celles-ci, saisissant alternativement l'échelon supérieur, déterminent l'ascension du corps par le seul effort des membres thoraciques (*fig.* 13). Cet exercice se varie de diverses sortes. On peut l'exécuter aussi au moyen de barres verticales traversées par des échelons, ou même le long d'un mur abrupt dans lequel on a pratiqué des trous à diverses hauteurs; les mains se logent dans des trous de plus en plus supérieurs, et bientôt le corps est élevé à la hauteur du mur.

On donne le nom de grand portique à une poutre horizontale supportée à chaque extrémité par une poutre verticale et à laquelle sont adossés ou suspendus les échelles, les cordes, les mâts, etc., nécessaires aux exercices précédents.

Des roues à tourner, des poids à tirer, des dynamomètres divers à manier, forment une autre série d'exercices destinés aux membres supérieurs.

B. EXERCICES RELATIFS AUX MEMBRES INFÉRIEURS.

1° Positions des pieds et marches diverses; évolutions

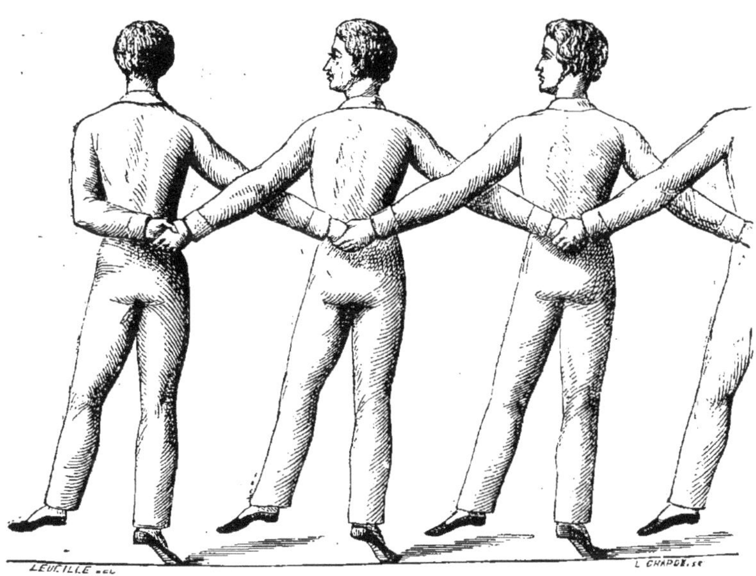

Fig. 14. — Marches diverses.

d'ensemble réglées par un rhythme musical (*fig.* 14);

2° Divers sautillements exécutés sur place;

3° Danses diverses;

4° Courses, exécutées sur un terrain droit, ascendant ou descendant, uni ou inégal, ferme ou mou. Les coureurs peuvent être libres ou porter des fardeaux, dans les mains, sur les épaules ou sur le dos;

5° Sauts divers, vertical en hauteur ou en profondeur; horizontal avec ou sans perche à la main. Les mains peuvent être libres ou porter des fardeaux.

C. EXERCICES PLUS GÉNÉRAUX.

Luttes diverses : pugilat, escrime, natation; actions de grimper aux mâts, de lancer le disque, le javelot, les boules, la balle, etc., etc.

Dans ces dernières années, les médecins français se sont heureusement appliqués à propager l'usage de la gymnastique dans nos écoles. Les principaux travaux sont dus d'abord à M. le colonel Amoros, puis à MM. Bouvier, Londe, Milne-Edwards, Alex. Thierry, Bérard, etc.

Alex. Thierry (1) fit au Comité central d'instruction primaire un rapport remarquable sur le plan d'organisation du personnel et du matériel de l'enseignement de la gymnastique élémentaire, d'après la méthode de Clias.

En 1854, une commission fut nommée par le ministre de l'instruction publique M. Fortoul, à l'effet de formuler le programme des exercices gymnastiques à introduire dans les établissements d'éducation. Le professeur Bérard, rapporteur, fit adopter un règlement (2) qui se résume ainsi :

(1) A. Thierry, *Sur l'enseignement et les exercices gymnastiques* (*Annales d'hygiène*, 1848, t. XXXIX, p. 292).

(2) Bérard, *Rapport sur l'enseignement de la gymnastique dans les Lycées* (*Annales d'hygiène publique et de médecine légale*, 2e série, 1854, t. I, p. 415).

Ire série : Exercices préparatoires.
IIe série : Mouvements partiels et assouplissements.
IIIe série : Marches, courses, sauts, exercices pyrrhiques.
IVe série : Équilibres.
V^e^ série : Exercices avec les haltères et les mils.
VIe série : Exercices avec les machines, poutres, portique, échelles, cordes, barres, trapèze.
VIIe série : Escrime ; tir à l'arc ; lancer la barre.
VIIIe série : Natation.
IXe série : Équitation.

§ 2. — INFLUENCE DE LA GYMNASTIQUE SUR L'HOMME.

Les divers exercices se peuvent diviser en actifs et en passifs, c'est-à-dire en mouvements spontanés et en mouvements reçus.

Quelle est l'influence de chacun d'eux ?

A. MODIFICATIONS INDIVIDUELLES.

Exercices passifs. — On donne surtout ce nom à la série de commotions reçues par les organes d'un individu, qui est soumis à la navigation, à la *voituration*, à l'équitation, etc. ;... et, parce que ces commotions sont souvent accompagnées de mouvements spontanés, comme dans l'équitation par exemple, on a inventé une troisième division sous le nom d'exercices mixtes. N'attachant qu'une faible importance à cette division d'exercices passifs, dont la dénomination est déjà un non-sens, et dont les effets se confondent avec le premier degré des exercices actifs appliqués à la généralité des organes, nous n'en ferons aucune mention particulière.

Exercices actifs. — Ils s'accomplissent au moyen d'un

ou de plusieurs efforts opérés par l'individu qui s'exerce. L'effort est le résultat généralement compliqué de la contraction musculaire, et réclame : 1° une influence nerveuse, que nous avons étudiée au livre de l'homme, chapitre II ; 2° des points d'attache solides dont l'un au moins a besoin d'être actuellement fixé pour que le second puisse recevoir le mouvement ; et comme les os qui servent en définitive de points d'attache sont presque tous mobiles les uns sur les autres, il faut souvent, quand un muscle entre en action, qu'un grand nombre d'autres se contractent de proche en proche pour donner de la fixité à l'un de ses points d'attache. Voilà pourquoi il y a si peu d'exercices véritablement simples et bornés aux muscles mêmes que l'on croit exercer à l'exclusion des autres (1).

Il faut donc admettre qu'un effort produit est le résultat compliqué de la contraction d'un grand nombre de muscles, destinés à exercer les uns contre les autres un véritable antagonisme. Les muscles des membres, lorsqu'ils sont ainsi contractés, presque toujours en totalité, ne produisent guère que la fixation en une seule pièce rigide de tous les os qui les composent ; le raccourcissement, le gonflement, la dureté des masses musculaires ; le tiraillement des tendons ; l'expression du sang veineux par compression ; son accumulation dans les veines superficielles, etc. Quant aux artères, d'ingénieuses dispositions anatomiques leur évitent les efforts de la compression et permettent l'afflux ordinaire du sang artériel. Mais quand les muscles appartiennent aux cavités viscérales, comme ceux de la poitrine et de l'abdomen, leur contraction réagit sur les fonctions des viscères qui leur sont soumis. Ainsi le bras dans tous ses efforts doit prendre son point d'appui sur la poitrine ; celle-ci est formée de

(1) Voyez, dans le *Traité de mécanique animale* de M. Félix Giraud Teulon. Paris, 1858, la théorie de la station, de la marche, du saut, etc.

pièces mobiles mises en jeu par le système des muscles qui président soit à l'expiration, soit à l'inspiration, et auxquelles le tissu pulmonaire n'offre aucune résistance. C'est ce qui fait que, dans tout effort musculaire un peu important, la poitrine devant présenter un système solide et fixe comme les autres parties du corps, il devient nécessaire que la glotte reste fermée pour retenir l'air dans les poumons; les muscles expirateurs appuient dès lors solidement les parois thoraciques sur le tissu pulmonaire gonflé d'air, et ainsi fixés eux-mêmes, ils concourent à fixer à leur tour les autres pièces du squelette. Le diaphragme qui forme la paroi inférieure de la poitrine serait nécessairement abaissé si les muscles de l'abdomen, qui sont ses antagonistes naturels, ne se tendaient à leur tour, etc. Ainsi, dans cette série de conséquences qu'entraîne la production d'un grand effort, la respiration est momentanément suspendue; l'air captif est fortement comprimé dans les cellules pulmonaires; l'hématose est ralentie; le sang ne traverse plus qu'avec peine le tissu du poumon; les cavités droites du cœur s'engorgent de sang veineux et bientôt les veines caves, les jugulaires, le visage, qui devient violet, en sont chargés à leur tour. Les organes abdominaux, serrés nécessairement entre le diaphragme et les parois musculaires, compriment fortement les produits contenus dans leur cavité, ou tendent à s'échapper sous forme de hernies, etc.

Voilà quels sont les effets les plus prochains d'un effort; s'il est violent et nécessite l'emploi d'un grand nombre de muscles, il ne peut durer que quelques secondes, car toute respiration est actuellement abolie; s'il est borné à quelques muscles, il ne peut durer qu'un temps limité, car l'influence nerveuse qui produit la contraction a besoin, comme toutes celles qui président à la vie animale, d'un repos intermittent; et, si l'on prolonge son action, le sentiment de fatigue et de douleur ne tarde pas à être suivi du relâchement involontaire des muscles. Mais, après un court instant de repos, l'effort redevient de nouveau possible et c'est cette succession qui produit l'exercice, exercice qui peut être, comme on le voit, violent ou prolongé, général ou plus particulièrement spécial à quelques systèmes de muscles.

L'exercice violent, relativement aux forces de l'individu, est toujours contraire aux lois de l'hygiène. Car il peut donner naissance à la déchirure des muscles, à la fracture des os, au détachement des apophyses, aux luxations, aux varices, aux maladies organiques du cœur, à sa rupture, à l'emphysème pulmonaire, à l'hémoptysie, à l'apoplexie. On peut citer d'assez nombreux exemples de mort subite au milieu d'un effort violent. Mais son danger le plus fréquent, c'est la production des hernies diverses qui affectent d'une manière si générale les classes ouvrières de la société.

L'exercice prolongé est, pour tout ou partie du système musculaire, la répétition prolongée des mêmes actes, c'est-à-dire : innervation, contraction, relâchement. La marche offre un des exemples les plus frappants de ce genre d'exercice et de l'intermittence des contractions musculaires. Chaque secousse de l'innervation produit une chaleur locale ; la stimulation qui en résulte appelle l'afflux du sang artériel comme dans tous les points de l'économie où s'exerce le stimulus nerveux, la contraction musculaire exprime le sang veineux, et cet effet uni au précédent devient un des plus puissants auxiliaires de la circulation veineuse et artérielle. Si les contractions se répètent, la circulation s'active donc, d'abord dans les muscles exercés, puis enfin d'une manière générale, et plus encore si l'exercice réclame l'occlusion intermittente de la glotte. La chaleur due à cette cause ainsi que celle produite par la respiration musculaire, que nous avons décrite (liv. Ier, chap. II, § *Système musculaire*), deviennent bientôt telles, si l'exercice se prolonge, que le corps tout entier se couvre d'une sueur abondante. Si l'exercice ne se prolonge que d'une manière modérée, il fait éprouver le sentiment de plaisir qui accompagne l'accomplissement régulier des diverses fonctions de l'économie; s'il continue au delà, il amène un sentiment de fatigue particulier qui s'augmente encore après la fin de l'exercice, c'est la courbature; si enfin il devient immodéré, il entraîne des inflammations locales, une réaction fébrile souvent des plus intenses, et un épuisement qui est en rapport avec la somme de dépenses qu'a dû fournir l'innervation. Ici nous abordons l'un des points les plus importants du domaine de l'hygiène : je veux dire le rapport à établir entre les forces ou la réparation des forces d'un individu, et l'exercice auquel il se soumet. La lésion de l'innervation et les graves désordres qui en résultent se cachent derrière ces maximes banales de l'hygiène qui réclame pour tous une alimentation suffisante, de bons vêtements, des exercices modérés, et c'est en effet aux conditions opposées que les pathologistes sont forcés d'attribuer instinctivement tant d'affections qui se compliquent de la forme qu'on est convenu d'appeler typhoïde et qui déciment les populations vouées à la misère, aussi bien dans les villes que dans les campagnes. L'individu dont les aliments ne réparent les forces que d'une manière insuffisante, celui qui, faute de vêtements, fait des pertes de chaleur supérieures à ses moyens de reproduction, celui qui, par des exercices immodérés consomme, aux dépens de cette même innervation, une somme de forces trop grandes, chacun de ces individus sous le point de vue de l'état général, peut être comparé à celui qui, sous l'influence d'un miasme spécifique reçu dans les organes, sent bientôt les centres nerveux ne plus accomplir chez lui leurs fonctions que d'une manière insuffisante ou désordonnée. Chez eux tous, le brisement ou la résolution des membres, les frissons, l'état gélatineux du sang, ou son exsudation à travers les parois des canaux qui le contiennent, la perversion des sécrétions, le trouble des sens, l'indifférence morale, le délire ou le coma attestent que l'agent nerveux, usé ou détruit, ne préside plus que d'une manière insuffisante aux divers actes de la vie. Entre les animaux surmenés, qui, par suite évidente d'exercices immodérés, succombent si rapidement aux maladies de nature typhoïde, et ces ouvriers mal nourris, mal vêtus, qui, dans leur travail quotidien, sont forcés de dépenser une somme de forces supérieure à leur fonds de réparation journalière, et qui viennent encombrer les hôpitaux de nos villes pour y succomber aux affections typhoïdes simples, ou compliquant des pneumonies, des entérites, etc., entre ces deux genres de victimes, dis-je, n'y aurait-il pas la plus étroite ressemblance à établir pour les causes pathologiques, et ne devrait-on pas écrire sur la pancarte qui couronne le lit de plus d'un malheureux gisant à l'hôpital : travail immodéré non en rapport avec l'alimentation, les vêtements, le sommeil, ou avec les excès journellement commis, ou bien en dernier résultat : *vice* ou *misère.*

L'exercice prolongé est en effet l'une des pratiques les plus épuisantes qui existe. Les pertes que fait l'économie, en innervation, en chaleur, en produits brûlés et transpirés, nécessitent une réparation alimentaire des plus abondantes; c'est dire que l'appétit se trouve vivement excité après un exercice un peu prolongé. A ce roi de Syracuse que dégoutait la sauce noire des Lacédémoniens, le cuisinier spartiate répondait avec raison, qu'il lui fallait encore deux assaisonnements : les bains pris dans l'Eurotas et les exercices du gymnase. Les plus célèbres athlètes couronnés à Olympie étaient tous d'affreux gloutons aussi capables d'affamer leur patrie que de la défendre. Quand l'appétit est bon, les aliments abondants et la digestion régulière, les exercices prolongés amènent la nutrition active, et le développement des parties spécialement exercées en premier lieu et secondairement de l'ensemble des organes ; mais il n'est pas vrai de dire que cet effet ait toujours lieu ; si l'appétit, la bonne digestion, ou les aliments ne sont pas en rapport avec les besoins de la nutrition, l'amaigrissement du corps ne tarde pas à avoir lieu ; il est rare qu'on se livre à un exercice un peu violent, la course, la natation, l'escrime, sans ressentir dans le commencement ce premier effet. En Angleterre, on n'a rien trouvé de mieux pour faire maigrir les jockeys que de les faire courir à jeun et d'entretenir la transpiration produite au moyen de boissons théiformes.

Les effets inévitables de l'exercice exagéré et de l'alimentation spéciale ont donné naissance à cette méthode qui est désignée sous le mom d'*entraînement*. Nous la regardons plutôt comme un moyen thérapeutique que comme une formule d'hygiène (1).

L'exercice général produit sur toute l'économie l'ensemble des effets examinés ci-dessus, et c'est l'un des meilleurs moyens hygiéniques que nous puissions conseiller.

L'exercice spécial, auquel on a attribué tant de merveilles et qui aurait le pouvoir de développer telle partie du corps, tel membre, et même tel muscle dont l'éducation est en arrière, en laissant au contraire retomber dans l'inertie les muscles antagonistes, nous semble être une conception de l'esprit plutôt qu'une réalité bienfaisante. Nous ferons grâce au lecteur des dénominations barbares inventées par les professeurs de gymnastique médicale en Suède. Les exercices spéciaux, par la nature même des synergies musculaires, le sont rarement assez, et cela est heureux, pour permettre l'éducation

(1) Voyez Hippolyte Jaquemet, *de l'Entraînement chez l'homme au point de vue physiologique, prophylactique et curatif*. Paris, 1868.

individuelle de chaque muscle anatomique; plus on laisse agir ces exercices d'une manière générale, plus on obtient de succès par l'effet de la robusticité communiquée à toute l'économie, et qui atteint les parties languissantes; plus on restreint cette gymnastique générale, plus aussi on restreint ses bienfaits, tout en s'exposant à donner naissance à des mouvements vicieux ou anormaux, et à affaiblir la constitution déjà étiolée d'un individu ; on paralyse, par un repos forcé, tous les muscles à l'exception de deux ou trois, ou l'on produit sur ces derniers une fatigue qui tourne au détriment de tous les autres. Ces résultats nous paraissent bons à chercher, et possibles à obtenir seulement quand il s'agit de proportions importantes du squelette. Les exercices de la partie supérieure du corps développent sans aucun doute les membres thoraciques, ainsi que le font les manœuvres à bord d'un vaisseau et les exercices du portique, bons en cela; la marche, la course, le saut augmentent de même le volume des muscles des membres abdominaux; mais l'expérience, selon nous du moins, n'a pas également prononcé quand il s'agit d'appliquer à une déviation donnée de la colonne vertébrale un exercice gymnastique spécial destiné à rétablir tel ou tel muscle paresseux ou mal élevé, qui ne fait plus équilibre à son antagoniste devenu fort et vigoureux ; le plus souvent d'abord la vigueur de cet antagoniste n'est qu'une illusion produite par la saillie ou la déformation des os qui sont la cause première de la courbure; souvent aussi les muscles se sont développés également comme la nature l'a destiné pour toutes les paires d'organes, mais une maladie qui ne peut pas être le défaut d'exercice a frappé l'un d'eux; et, dans ce cas, c'est cette maladie qu'il faut guérir. Mais si par hasard des habitudes vicieuses de position ont amené, non pas seulement une attitude disgracieuse, mais encore une véritable déviation, sans autre altération que celle des muscles, nous conseillerons encore pour ce cas presque exceptionnel la cessation de la pratique vicieuse et la gymnastique générale plutôt que des moyens spéciaux et bornés, dont l'effet définitif est incertain au milieu du contre-balancement de toutes les puissances musculaires ; laissant alors à la nature, sous l'influence de la gymnastique générale, le soin de reprendre le type normal de ses œuvres, type qui préexiste même dans le germe qui n'est qu'à peine fécondé.

B. MODIFICATIONS GÉNÉRALES.

Si nous sommes portés à n'attribuer qu'une faible importance à la gymnastique spéciale, on a pu voir que nous accordions au contraire une importance des plus grandes aux bienfaits que l'ensemble de l'économie puise dans l'habitude des exercices. En admettant, nous le répétons encore une fois, qu'une juste proportion est conservée entre la somme des exercices fournis et la réparation ordinaire des forces.

Quelles peuvent être maintenant les influences ou les nécessités des institutions gymnastiques, ramenées à ce double type de généralité d'action et de juste proportion, sur certaines classes de nos sociétés modernes. D'abord, de quelle utilité peut être la gymnastique à l'agriculteur occupé tout le jour des pénibles travaux des champs, à l'ouvrier qui a gagné le prix de sa journée à la sueur de son front? La gymnastique est parfaitement inutile dans les campagnes, elle l'est aussi dans les villes pour toutes les classes ouvrières de la société, qui, souvent, ont plutôt besoin d'un bienfaisant repos. Pour toutes ces classes la gymnastique du travail existe et il en résulte réellement pour elles la force et la dextérité pour certaines opérations ; je ne dis pas la beauté, car cette sorte de gymnastique, ayant presque toujours quelque chose de spécial ou d'excessif, entraîne avec elle des déformations correspondantes, ou des étiolements fâcheux ; ainsi le dos vouté de l'homme des champs, les jambes écartées du matelot, du cavalier, le bras disproportionné du forgeron, l'attitude du menuisier, du tailleur, du cordonnier, etc., sont de nouvelles preuves que la gymnastique spéciale engendre plus de difformités qu'elle n'en corrige. Je sais bien que l'on peut prétendre que, de même qu'un poison neutralise l'effet d'un autre, on peut espérer de corriger une direction vicieuse par un exercice capable d'opérer une déformation précisément égale et opposée; mais c'est cette démonstration même qui manque encore, c'est la certitude et peut-être la possibilité d'appliquer le remède justement où il est utile, et dans les proportions exactement nécessaires. Autrement on court le risque, ou de ne rien produire, ou d'amener deux difformités sensibles au lieu d'une. Heureusement que l'influence générale, qui résulte de l'exercice spécial, produit parfois quelques bienfaits dont on retirerait encore plus de fruit, si l'on poursuivait franchement les bons effets de cette gymnastique générale.

Mais puisque la santé doit résulter non-seulement de l'accomplissement des diverses fonctions de la vie, mais encore de l'harmonie conservée entre l'énergie réciproque de ces diverses fonctions, et puisqu'il existe parmi nos populations citadines des classes nombreuses qui se vouent soit à l'oisiveté, soit à des travaux sédentaires ; on doit comprendre qu'il résulte de l'état de torpeur où languit le système musculaire chez les individus de ces mêmes classes, soit un état particulier que l'on pourrait peindre par la description des tempéraments nerveux, mélancolique, ou lymphatique et leurs exagérations, soit des maladies analogues à celles auxquelles sont exposés ces mêmes tempéraments. Parmi ces maladies, les névroses diverses, les vésanies entre autres, les affections du tube digestif occupent sans doute une large place ; mais il existe deux états pathologiques bien graves, tous deux liés à la constitution lymphatique, je veux dire la scrofule et le tubercule qui sont surtout devenus le fléau des populations sédentaires. La constitution scrofuleuse, qui semble être spécialement la maladie des temps modernes, s'y dessina largement, à peu près vers l'époque où les villes se multiplièrent davantage, où les habitations prirent ce caractère de spécialité et d'étroitesse qui les distingue aujourd'hui, ou la renaissance des arts et la culture des sciences et des lettres répandirent de plus en plus les habitudes sédentaires.

Parmi ces populations, les attributs de la force ont disparu sans doute, mais ceux de la beauté sont restés intacts, et si on les compare, sous ce rapport, aux classes ouvrières, tout l'avantage leur restera.

Quoi de plus parfait, sous le rapport de la grâce des formes, que nos oisives mais élégantes citadines? leur compareriez-vous le pied écrasé, la main épaissie, la taille puissante et les larges épaules de la robuste et insouciante villageoise? c'est que la première est restée telle qu'elle est sortie des mains de la nature, et sans qu'aucun travail forcé, ou qu'aucun exercice spécial destiné à la corriger, ne soit venu gâter cette œuvre de perfection.

Comparez, sous le même point de vue, les enfants du riche et ceux du pauvre; la santé et la force sont l'apanage des seconds, mais les premiers l'emportent par la grâce. Chaque fois que, parmi ces populations casanières, la difformité apparaît, ce qui n'arrive que trop souvent, c'est qu'il y a maladie, maladie des os, des muscles, ou du système nerveux; recourez alors aux moyens thérapeutiques que la maladie réclame; ou bien c'est que le défaut d'exercice a étiolé toute cette constitution, et non point précisément tel ou tel muscle; recourez alors à la gymnastique générale, dont les bienfaits, dans ce cas, ne peuvent être remplacés par aucun autre moyen. Distinguez cependant encore, et n'allez pas livrer sans intermédiaire aux exercices violents du portique cette jeune fille languissante, et pour qui la marche seule est déjà une cause de fatigue presque insupportable.

L'hérédité semble se plaire à conserver et à agrandir encore ces perfections, ou ces défauts qui deviennent de plus en plus saillants dans les races de citadins ou de villageois. L'acception de ce mot dédaigneux de vilain, donné jadis par les nobles à tous ceux qui travaillaient, est assez bien fondée en hygiène générale. L'Apollon du Belvédère paraît bien débile auprès de l'Hercule Farnèse ; mais le corps musculeux de ce dernier n'est point beau auprès de l'attitude et des formes divines du vainqueur de Python.

La longévité paraît liée d'une manière assez intime aux habitudes gymnastiques. Si ces habitudes sont violentes, ou bien si la réparation des forces au moyen de l'alimentation est insuffisante, la destruction de l'individu en est bientôt la suite. S'il n'y a pas habitude, mais seulement exercice insolite, les maladies apparaissent encore. A la suite de tous les grands efforts produits en commun, comme les marches forcées, les grandes manœuvres militaires, les siéges, etc., les hôpitaux s'encombrent de malades. Ou bien l'alimentation répare les forces, et, dans ce cas, tous les actes de la digestion, de la nutrition et de l'innervation prennent un surcroît d'activité bien peu favorable à la longévité, car tous les athlètes célèbres de l'antiquité, tout en satisfaisant à souhait leur avide gloutonnerie, n'ont fourni qu'une courte carrière, et l'on remarquait dès alors que les jeunes enfants, soumis de trop bonne heure aux exercices de la palestre, périssaient prématurément. Les peuples dont les institutions gymnastiques nous sont si souvent offertes comme modèles, ne fournissaient pas pour cela une plus longue carrière que les peuples modernes ; et la table d'Ulpien (1), qui concerne la

(1) Dureau de la Malle, *Mémoire lu à l'Académie*. 1826.

mortalité des Romains depuis Servius Tullius jusqu'à Justinien, n'est rien moins qu'à leur avantage.

Les maladies qui assiégent les populations sédentaires ne plaident guère en faveur de la longévité de ces classes d'individus. Dans le tableau (1), emprunté à Casper, et qui fait connaître le nombre d'individus qui, sur cent d'une même profession, parvient à soixante-dix ans, les agriculteurs, les marchands et les militaires sont au-dessus de trente, les avocats, les artistes, les professeurs et les médecins sont au-dessous.

TABLE DES PROBABILITÉS DE LA VIE HUMAINE, CALCULÉE PAR DOMITIUS ULPIANUS, SOUS ALEXANDRE SÉVÈRE, ET RAPPORTÉE D'APRÈS ÉMILIEN MACER.

Naissances.	Probabilité de vie.
A 20 ans	30 ans.
De 20 à 25 ans	28 ans.
De 25 à 30 ans	25 ans.
De 30 à 35 ans	22 ans.
De 35 à 40 ans	20 ans.
De 40 à 45 ans	18 ans.
De 45 à 50 ans	13 ans.
De 50 à 55 ans	9 ans.
De 55 à 60 ans	7 ans.
De 60 à 65 ans	5 ans.

Ulpien fixe à 30 ans la durée de la vie moyenne; les probabilités de cette table sont encore les mêmes que présentaient les registres de mortalité de Florence, en 1826.

ATTEIGNENT 70 ANS SUR 100 INDIVIDUS.

Théologiens	43	Petits employés	32
Agriculteurs	40	Avocats	29
Employés supérieurs	35	Artistes	28
Marchands	35	Professeurs	27
Militaires	32	Médecins	24

Mais la gymnastique générale, proportionnée aux forces

(1) Casper, voy. *Revue Britannique*, 1833, t. IX-X.

et constamment pratiquée, est celle qui convient le mieux pour la conservation des organes ; les grands exemples de longévité que l'on a cités se rapportent pour la plupart à des individus soumis à des exercices constants et réglés par la discipline.

La puberté est influencée par la gymnastique comme elle l'est par toutes les causes d'épuisement qui la contre-balancent ; l'absence de tout exercice est une des causes les plus puissantes de l'éclosion précoce des organes de la génération chez nos jeunes citadins. Ces organes détournent promptement à leur profit les matériaux réparateurs dont un exercice rationnel devrait faire emploi ; et il n'y a pas de plus sûr remède aux ravages qu'entraîne souvent la puberté qu'une gymnastique générale très-active. L'épuisement qu'entraînent les exercices auxquels on se livre avec ardeur fait taire même d'une manière complète les désirs amoureux. La chasteté règne dans les campagnes chez des jeunes gens d'une force herculéenne, et parvenus à un âge où l'enfant délicat de nos villes a déjà succombé à tous les genres d'abus. Les peuples qui faisaient un usage constant de l'équitation sont signalés par les historiens pour leur peu d'énergie génératrice.

Influence sur le moral. — La génération, cette faculté merveilleuse qui tient une si grande place dans l'hygiène physique et morale, est liée d'une manière bien plus singulière encore avec la gymnastique, sous le point de vue des passions turbulentes ou généreuses qu'elle enfante d'ordinaire. Ainsi que la fonction elle-même, la voix de ces passions se trouve réduite au silence par l'effet d'une gymnastique trop active. Sous le climat vivifiant de la Grèce, Lycurgue fait combattre, dans les gymnases, les jeunes Lacédémoniennes, qui disputent le prix de la force à de jeunes athlètes. Il fallait de vigoureuses nourrices pour élever les héros de

Sparte ; et, pour obéir aux exigences de la patrie, décence, modestie, tout est sacrifié, mais l'autorité des mœurs n'a pas cessé d'être respectée : la gymnastique a opéré ces prodiges. Quel législateur oserait aujourd'hui, dans les mêmes climats, livrer ainsi les filles du Péloponnèse à de jeunes lutteurs, et ferait maintenir le respect dû à la morale? Mais allons plus loin ; dans cette Grèce, dont les institutions gymnastiques étaient si générales et nous sont présentées comme des types à imiter ; dans cette Grèce où nous trouvons conservé si longtemps, au milieu du foyer commun d'où les lumières nous sont venues, le feu sacré de l'enthousiasme et de l'imagination ; dans cette Grèce, dis-je, qui commença par être une société d'athlètes, quelle était la condition des femmes? Opprimées ou dédaignées, elles n'avaient de l'importance qu'autant qu'elles donnaient des défenseurs à la patrie, et la patrie les leur retirait souvent dès le bas âge. La surveillance de leur conduite était livrée à un magistrat particulier. Quant à l'amour qu'elles inspirèrent plus tard, on ne le comprenait pas encore. Dans les villes grecques, dit Montesquieu, où l'amour n'avait qu'une forme que l'on n'ose dire, où un vice honteux régnait d'une manière effrénée, la chasteté des femmes était exemplaire. Quant au vrai amour, dit Plutarque, les femmes n'y ont aucune part (1).

Ce vice honteux, qui souilla presque toute l'antiquité, prit sa source et s'entretint dans les habitudes gymnastiques.

Le courage, que l'on a appelé, à tort, le sentiment de ses propres forces, n'est pas toujours augmenté par les habitudes gymnastiques ; l'audace, le besoin d'exercer des forces dont on a la conscience, parfois même l'instinct d'en abuser, sont exaltés sans aucun doute ; mais les exemples si nombreux de courage, donnés par des êtres dépourvus de force physique, montrent que ce sentiment réside ailleurs. Régulus retour-

(1) Plutarque, *Œuvres morales*, *Traité de l'amour*, p. 60?.

nant à Carthage est sans doute plus admirable que Polydamas soutenant par bravade une caverne qui s'écroule.

L'ensemble des facultés morales et intelligentes se trouve au contraire en relation assez étroite avec les habitudes gymnastiques et le développement musculaire qu'elles amènent. Nous avons dit que l'innervation entre pour une part essentielle dans les contractions musculaires; les centres nerveux accumulés dans le rachis sont ceux qui de toute la pulpe céphalo-rachidienne entrent surtout en action, et particulièrement les portions liées d'exercice avec les nerfs destinés au mouvement. Comme tous les épuisements nerveux, celui qui est causé par cette vaste portion de l'appareil innervateur modère ou affaiblit profondément les fonctions vers lesquelles un exercice spécial n'appelle pas des éléments réparateurs. L'encéphale, qui est le complément et peut-être l'antagoniste de cette première portion nerveuse, éprouve plus que tous les autres appareils cet arrêt de développement. Si l'on examine les statues d'athlètes que nous ont laissées les artistes anciens, si habiles à saisir les types de la nature, on sera frappé de voir à côté de leur vaste poitrine et de leur large échine, l'étroitesse de leur cerveau. La stupidité de ces athlètes était même passée en proverbe. Athènes n'a eu ses hommes de génie qu'au moment de la décadence de ses gymnases, et quant à Sparte, qui conserva plus longtemps les siens, où sont les orateurs, les poëtes, les artistes qu'elle nous a laissés? De nos jours le citadin à l'estomac débile, aux membres émaciés, est capable souvent des plus beaux élans de la pensée et de l'imagination ; chez l'homme habitué aux travaux des champs, au contraire, à l'exception des moyens de ruse qu'il comprend souvent fort bien, les notions abstraites ne sont le plus souvent reçues qu'avec peine et défiance, et appliquées qu'avec gêne ou méprise. D'accord avec ceux qui réclament pour nos citadins oisifs des gymnases appropriés, je réclamerai cependant plus fortement encore des écoles pour l'habitant de nos campagnes. A ces deux classes chez lesquelles la juste harmonie à conserver entre les exercices intellectuels et corporels a été détruite dans deux sens opposés, il faut savoir offrir aux uns des gymnases pour le corps, aux autres des gymnases pour la pensée.

§ 3. — PRÉCEPTES HYGIÉNIQUES.

Précautions générales à prendre quand on se livre aux exercices actifs. — 1° Choisir une place convenablement disposée, exposée à l'air libre et à l'ombre pendant l'été ; pendant l'hiver, à l'abri des intempéries de la saison. Le sol doit être profondément sablé tant que le genre d'exercice peut le comporter ; et si celui-ci doit avoir lieu dans un espace clos, on y réunira toutes les conditions de salubrité exposées ailleurs, on évitera par-dessus tout l'encombrement, inconvénient si ordinaire des salles de danse. 2° On prendra des vêtements spéciaux, lâches et légers ; il suffira souvent de déposer une partie de ceux qu'on porte d'habitude, aucun lien n'entravera soit le jeu des puissances musculaires, soit la circulation du sang. Les anciens se livraient à des exercices violents après s'être mis entièrement nus, et, pour s'opposer aux transpirations abondantes, se frottaient le corps d'huile et se roulaient dans la poussière. Nous proscrirons de pareils exercices et de semblables pratiques, mais nous recommandons d'éviter les transpirations abondantes et forcées soit par un bon système de vêtements, soit par la modération dans les exercices. 3° On ne passera point sans intermédiaire de la plus grande violence de l'exercice au repos absolu, et l'on prendra en le terminant quelques vêtements nouveaux, non point lourds et étroits, mais simplement protecteurs. 4° L'exercice ne suivra pas immédiatement le moment des repas, à moins que celui-ci ne soit très-doux, comme la promenade, le chant, etc. Les aliments seront plus abondants que d'ordinaire ; on les proportionnera avec soin, quant à la quantité et à la digestibilité, à la quantité même d'exercice fourni ; on les prendra avec avantage après l'exercice terminé. 5° Les boissons, quoique plus abondantes qu'aux jours de repos, ne le seront point trop. On évitera celles qui sont purement aqueuses ou sudorifiques. Celles qui sont acides ou légèrement alcoolisées conviendront le mieux. Pendant la durée même de l'exercice, elles doivent être assez fortement excitantes. 6° Dans les exercices un peu violents, l'emploi d'une ceinture non rigide, mais large et élastique qui soutienne l'abdomen, s'oppose aux hernies, etc., n'est pas sans utilité.

Nature des exercices. — La nature des exercices est importante à considérer : ou bien leur action se borne à des exercices musculaires ; ou bien elle entraîne l'exercice d'un ou de plusieurs sens.

Nous avons défini, au chapitre IIIe du Ier livre, les sensations et les organes des sens. L'œil et l'oreille prennent souvent part aux exercices que nous allons décrire. La voix, qui s'accorde, en général, sur les facultés rhythmiques de l'oreille, vient y joindre son exercice spécial. Nous avons dit (tome Ier, page 123) : « Un autre mode d'impressionnabilité de notre être moral, par les sensations, résulte des sensations agréables ou pénibles, reproduites par la mémoire et l'imagination ; ce sont les sentiments divers. » Nous ajouterons ici que la participation des organes des sens aux exercices du corps a pour but de faire l'éducation de ces organes, ou de reproduire des sensations agréables dans une juste mesure.

Comme notre être moral participe aussi à cette nature d'exercice, c'est l'*expressionnabilité* qui en résulte.

L'expression se fera surtout : par la voix articulée : parole, conversation, lecture ; par le rhythme dépendant de l'oreille : déclamation, poésie, chant, musique ; par la mimique dépendant surtout des muscles du corps et de la face : physionomie, pantomime, danse.

On comprendra dès lors comment les exercices naturels ont pour but principal de produire ou de rétablir l'harmonie et l'équilibre entre les principales facultés : effet qui se traduit par ce sentiment de plaisir connu sous le nom de *distraction ;* ou bien de perfectionner ces mêmes facultés : effet qui se traduit par le nom d'*éducation.*

Nous avons suffisamment décrit les exercices purement musculaires qui sont en usage dans les gymnases modernes ; mais il en est un surtout qui ne peut être trop recommandé et qui convient à tous ; c'est la marche (1).

La *marche* ou *promenade.* — Son effet sur tout le système musculaire est doux et général ; les muscles extenseurs et fléchisseurs des cuisses et des jambes, puis ceux du tronc qui maintiennent la station ; puis ceux de l'épaule, pendant la projection du bras qui sert au corps de balancier, sont principalement exercés. Le rhythme naturel, la régularité, la prolongation de l'exercice, lui donnent le caractère d'un exercice général qui pénètre bientôt tous les organes. La respiration, la circulation, la calorification s'activent graduellement ; leur douce influence facilite les digestions et les sécrétions ; elle active même les facultés cérébrales. Rousseau s'est rappelé avec un sentiment de regret les idées nées et perdues pendant ses voyages : « La marche, dit-il, a quelque « chose qui anime et avive nos idées : je ne puis presque « penser quand je reste en place ; il faut que mon corps soit « en branle, pour y mettre mon esprit. » Avant lui Cicéron avait écrit : *Quidquid conficio aut cogito, in ambulationis*

(1) Voyez Londe, *Gymnastique médicale.* 1821.

fere tempus confero. Si, à ce salutaire exercice, viennent se joindre les bienfaits d'un air pur, les sensations d'un paysage varié, les douceurs d'une conversation agréable, l'hygiène ne peut pas en recommander de plus bienfaisant.

La *natation*, qu'on peut nommer la promenade dans l'eau, réunit tous les effets des bains à ceux de l'exercice. Les membres pelviens et thoraciques sont exercés comme dans la marche, mais plus violemment. Ils sont mis successivement en extension, flexion, écartement et rapprochement du corps, mais, avec toute la vigueur nécessaire pour écarter un milieu bien plus dense que l'air ; la poitrine prend une part beaucoup plus active que dans l'exercice de la marche. Aussi l'action sur les différentes fonctions est-elle beaucoup plus prompte et plus intense. Le sentiment de fatigue arrive plus tôt. C'est surtout l'exercice des jeunes gens et des adultes.

L'*équitation* ou la *promenade à cheval*. — Aucun exercice n'a été préconisé à l'égal de celui-ci, peut-être avec un peu d'exagération. Il faut pourtant reconnaître qu'il convient surtout aux personnes qui sont incapables de l'initiative et de la force active que réclament les autres exercices, comme : les femmes, les vieillards, les valétudinaires, même les personnes à professions sédentaires, pour qui, par défaut d'habitude, le moindre exercice se convertit en fatigue. L'influence d'un air vif et renouvelé, l'accélération des mouvements respiratoires doivent être mis au premier rang des bienfaits qu'il procure. On attribue aux secousses du cheval la propriété de favoriser l'absorption interstitielle des organes, du moins l'embonpoint des personnes qui sont soumises d'une manière continue à une voituration quelconque semble le faire croire. Sans aucun doute, la stimulation produite par ces secousses réveille l'action languissante des organes dans certaines constitutions débiles.

La digestion, l'hématose se trouvent activées. Londe (1) se plaît à citer ce passage d'Oribaze : « *Cet exercice, mieux que tous les autres, fortifie le corps et l'estomac, nettoie les organes des sens et en aiguise l'activité.* » Il cite de même l'opinion de Sydenham, qui regarde l'équitation constante et assidue comme le meilleur remède à opposer à la goutte et aux maladies chroniques.

On comprend que les secousses communiquées à l'économie par l'équitation peuvent varier, suivant les *allures* et le mode de monter à cheval, depuis l'action d'ébranlements légers jusqu'à celle des chocs violents. Il faudra donc distinguer, selon les nécessités.

Indépendamment de ces secousses, les muscles ont à produire un travail particulier. Les muscles des jambes, de la partie interne des cuisses, de la partie postérieure du tronc sont tenus dans un état de contraction qui souvent amène la fatigue. On attribue à l'abus de cet exercice la constipation, les hernies, les douleurs lombaires chroniques, la perte prématurée de la faculté génératrice, et chez les femmes les déviations de l'utérus.

Les exercices suivants réclament l'application des facultés rhythmiques de l'oreille.

La *danse*. — Elle réunit aux avantages de la marche rhythmée la gymnastique successive des membres pelviens et thoraciques et les diverses flexions du tronc, ainsi que celles des pieds et des avant-bras.

Au moyen de la musique qui l'accompagne toujours, elle peut être portée, par une sorte d'entraînement qui domine la volonté, jusqu'à la limite des forces et produire un exercice général et d'une grande puissance. C'est à ce titre surtout qu'elle convient aux personnes habituellement sédentaires,

(1) Londe, *Ouvrage cité*, p. 194; Oribaze, *Medicinæ collectanea*, liv. VI, chap. XXIV.

aux femmes qui restent longtemps soustraites à toute espèce d'exercice même modéré, aux personnes qui sont douées d'une exubérance de forces. Dans ces cas divers, la danse impose, par l'effet de la musique et par l'attrait du plaisir, un exercice violent qui active toutes les fonctions, au point de produire souvent en transpiration et en force musculaire des pertes nécessaires à la santé, et que, sans le charme qu'on y trouve, on aurait refusé d'accepter. Ce sont là les conditions qui doivent en motiver l'usage. Aussi, dans tous les pays, ce sont les jeunes générations des deux sexes qui s'y livrent périodiquement. Aux jeunes garçons surtout les gymnases et les exercices du portique, aux jeunes filles les salles de danse. Il est évident que ces salles doivent être soumises aux mesures hygiéniques que réclament les lieux susceptibles d'être encombrés ; surtout sous le rapport de la ventilation, du chauffage, de l'éclairage ; l'hygiène des vêtements doit être rigoureusement observée.

La *lecture à haute voix*, la *déclamation*, le *chant*, la *musique* sont des exercices spéciaux à l'organe de la voix et à celui de l'audition. Ils provoquent en outre les effets moraux que nous avons caractérisés du nom de sentiments.

Mais le premier effet produit, c'est la gymnastique des organes vocaux. Les muscles du larynx pour produire les sons, ceux de la bouche pour les articuler, ceux de la face pour ajouter l'expression sont primitivement exercés. A cela ne se borne pas l'effet puissant de cet exercice. Comme les vésicules pulmonaires agissent de la même façon qu'un réservoir d'air et un soufflet d'orgue, tous les organes de la poitrine : poumons, muscles thoraciques, intercostaux, diaphragme sont secondairement mis en activité. La respiration est modifiée et surexcitée ; en outre, le cœur et ses gros vaisseaux réagissent sur la circulation. Voici pourquoi dans toutes les maladies de cet organe, aussi bien que dans toutes les phlegmasies chroniques du poumon et de ses annexes, les efforts de voix sont à redouter.

A part donc l'état réellement maladif des organes contenus dans la poitrine, les exercices de la voix auront sur leur développement, sur leur harmonie, et par suite sur toute l'économie, l'influence la plus salutaire. La respiration plus fréquente, plus complète, mieux assouplie, réagira sur l'hématose ; les constitutions lymphatiques, même scrofuleuses, tant que le tubercule n'aura pas envahi les poumons, pourront y trouver un stimulant hygiénique très-favorable. L'excitation portée sur l'estomac par l'afflux régulier de la salive et par les mouvements du diaphragme conviendra surtout aux tempéraments nerveux et aux professions sédentaires, chez lesquels, en général, les voies digestives sont paresseuses. Plusieurs savants, d'abord faibles de corps et étiolés par le travail, ont trouvé, dans les devoirs du professorat, un exercice qui a développé leurs organes et leur robusticité. Cet exercice produit de même d'excellents effets sur de jeunes enfants habitués de bonne heure à chanter en chœur. La lecture à haute voix, la déclamation, sont des exercices à recommander pour beaucoup d'enfants, de femmes, d'oisifs, de gens sédentaires, qui pourront y puiser à la fois la santé, la distraction et l'expressionnabilité. Il faut dans ces exercices que le larynx et le cou soient débarrassés de liens et d'entraves ; il faut que les muscles thoraciques soient parfois soutenus et soulagés, par l'action synergique des muscles du bras ; ce qui réalise des gestes modérés et concordants. Il faut que la parole s'échappe avec le degré de rapidité qui convient à l'organisation individuelle, pour ne pas amener trop tôt la fatigue. Il faut éviter les longues périodes qui épuisent la capacité du poumon, et les éclats de voix qui en fatiguent la résistance. Il faut cesser l'exercice quand la fatigue des muscles, l'anhélation, la sécheresse du pharynx, l'enrouement en donnent le conseil.

Après cet exercice, il faut prendre du repos et se garantir des refroidissements, comme après tous les exercices d'une certaine violence.

Dans tous les exercices de la voix qui ont un rhythme et une tonalité, les facultés de l'oreille, qui résident surtout dans les organes de Corti que nous avons décrits (tome Ier, page 100), sont mises en activité. La production des sentiments en est la conséquence immédiate. A ce titre, les chants et la musique exercent une influence de premier ordre sur le caractère et sur le moral des nations. Bien que les chants guerriers aient souvent stimulé le courage militaire, la musique en général exerce sur l'homme une influence bienfaisante et civilisatrice. Il y trouve des sensations morales qui remplacent heureusement le besoin de sensations que l'on cherche à se procurer par l'usage de boissons enivrantes; il y trouve la peinture animée des douces passions qui l'attachent à l'existence. Il est d'observation qu'il supporte alors ses maux avec plus de courage, et qu'il se laisse plus facilement apprivoiser aux bienfaits de l'éducation et de la sociabilité.

Les *jeux divers*. — L'exercice musculaire se pratique souvent au moyen de certains instruments qui lui donnent de l'attrait, et qui exercent en même temps l'organe de la vue qui les dirige.

L'*escrime*, qui est l'un des moyens les plus violents de mettre en action le système musculaire et toutes les fonctions qui en dépendent, exerce d'une manière trop spéciale l'un des côtés du corps. La justesse et l'accommodation de l'œil sont en outre puissamment exercées.

Le *canotage*, qui réalise les bienfaits d'une promenade le long des fleuves, ou sur le bord de la mer, exerce trop spécialement la partie supérieure du corps.

La *paume*, les *boules*, le *volant*, sont des exercices parfaits, en ce qu'ils exercent les muscles et les sens au sein d'une atmosphère pure : ils conviennent à la jeunesse.

Le *billard* présente les inconvénients qui peuvent résulter de l'air confiné des salles où l'on pratique ce jeu ; mais, par la modération des efforts musculaires qu'il exige, il convient surtout à l'âge mûr et à la vieillesse ; il convient de même aux femmes.

La *chasse* enfin réunit tous les avantages de la vie active passée en plein air. Elle sera favorable aux gens de lettres ou à ceux qui, après une vie active, se trouvent voués à l'oisiveté et à un repos prématuré.

Il est difficile de mesurer exactement l'influence que la nature de ces divers exercices peut avoir sur la respiration et sur les fonctions qui en dépendent. Comme données générales, P. Montegazza (1) a donné le tableau suivant :

Si l'on prend pour unité l'activité respiratoire d'un adulte en repos dans la position horizontale, on peut représenter comme il suit l'activité respiratoire dans les différents exercices.

Pendant la lecture à haute voix ou pendant le chant	1,26
Pendant la promenade, vitesse d'un mille à l'heure.	1,90
Pendant l'équitation au pas du cheval	2,20
En voyageant à la vitesse de deux milles à l'heure.	2,76
Pendant l'équitation au galop	3,16
En ramant	3,33
En nageant	4,33
En marchant trois milles à l'heure, avec un fardeau de 53 kilogrammes	4,75
En courant avec une vitesse de sept milles à l'heure	7

Climats. — Dans les climats infectieux, toutes les conditions qui épuisent l'économie ou en dépriment les forces déterminent l'absorption des miasmes, c'est dire que les exercices

(1) P. Montegazza, *Elementi d'Igiene*, p. 258.

un peu violents doivent y être proscrits. La réaction qu'ils produisent peut être sans doute actuellement favorable, mais l'épuisement consécutif est souvent fatal ; voilà pourquoi sans doute les grands travaux de terrassement ou de défrichement ont si souvent causé des mortalités terribles ; telle que celle qui a signalé la malheureuse tentative de Louis XIV pour détourner le cours de l'Eure. La première condition hygiénique dans ces travaux si dangereux, c'est de n'imposer qu'une somme de travail très-modérée relativement aux forces de l'individu. Dans une atmosphère chargée de miasmes, le repos absolu et surtout l'état de sommeil ne sont pas moins à craindre, mais c'est l'exercice modéré et constant, tel que la marche, l'équitation, qui offrent le plus de chances favorables par la réaction constante et modérée qu'il produit. — La gymnastique dans les climats froids est commandée par le besoin de calorification, mais elle doit être rarement portée jusqu'à l'apparition des sueurs, et doit être pratiquée avec des vêtements peu conducteurs, sous peine de s'exposer à des inflammations redoutables ; exemple : l'exercice de la chasse, du patin, de la course, de la paume, etc. — Les climats humides sont ceux où l'habitant souvent pâle et infiltré peut retirer le plus d'avantages d'une gymnastique rationnelle. C'est à lui peut-être que les exercices violents peuvent être conseillés ; mais qu'il évite, à la suite de ses transpirations si salutaires, l'invasion du froid humide.

— L'habitant des pays chauds présente d'une manière bien tranchée la prédominance encéphalique et l'atonie des fonctions digestives ; la gymnastique serait donc pour lui un remède héroïque, si la transpiration si facile à naître dans son climat ne lui imposait des bornes. Mais s'il évite les feux du jour, s'il peut dans l'intérieur de sa demeure rafraîchie se livrer à des jeux peu violents, comme celui du billard, à des travaux modérés ; si, le matin et le soir, il prend un exercice un peu plus actif, comme une danse en plein air, une promenade prolongée; si de temps à autre il prend le plaisir de la natation, il puisera dans cette gymnastique une grande puissance de réaction contre les influences délétères de son climat.

Ages. — La gymnastique est la vie de l'enfance. Sans son secours, elle s'étiole, se fane ou dépérit. Les règles qu'elle commande alors sont des plus simples. Il faut qu'elle existe aussi générale que possible, active, violente, désordonnée même; elle n'est qu'un stimulant favorable au développement du squelette, un obstacle bienfaisant à la précoce éruption de la puberté. Que la réparation alimentaire soit soigneusement entretenue, et les excès de gymnastique les plus dangereux ordinairement resteront souvent impunis. Que l'attrait du plaisir entraîne l'adolescent aux exercices qu'on lui offre, que l'émulation l'y retienne, que l'amour de la gloire même jette alors sa première étincelle dans son jeune cœur, et lui fasse braver de difficiles épreuves; mais n'allez pas en faire un Spartiate, ce serait un contre-sens pour notre époque; au contraire, que le temps des études vienne à propos couper les intervalles de récréation, et préparer dans cette pépinière de citoyens à venir la vie de l'âme aussi bien que celle du corps. Les exercices du portique auront alors leur avantage; pourtant, si ce n'était l'émulation qu'ils doivent savoir entretenir, leur monotonie les ferait bientôt négliger par une jeunesse ordinairement passionnée; mais, même en les leur offrant, ne les privons pas de ces jeux bruyants qui ont fait les délices de notre enfance, et qui ont le privilége d'entretenir jusqu'à la vieillesse la plus avancée le charme des premiers souvenirs. Les jeux de la corde, des barres, de la balle, de la paume, du cerceau, du volant, etc., plaisirs purs, goûtés sans modération comme sans remords, et qui transportent l'enfance à ses premiers pas dans la vie, alors que l'amitié sans égoïsme encore se présente pour être de la partie, console de la défaite, ou se mêle aux acclamations qui saluent un jeune triomphateur. — L'équitation, l'escrime, la natation, etc., deviendront le partage d'un âge un peu plus avancé : je ne veux pas oublier la danse ; mais rappelons-nous que c'est une magie séduisante qui se mêle souvent aux premières émotions de l'amour, et qui ne doit être le partage que des adolescents parvenus à une puberté avouée.

Le vieillard, s'il a su bien remplir son âge d'homme, devra rester l'esclave des habitudes gymnastiques qu'il se sera faites ; quand même elles seraient le fruit d'un travail journalier commandé par les exigences de la vie commune. Le mépris de cette règle d'hygiène a causé bien des victimes. Que de vieillards, parvenus par une vie laborieuse à une aisance qui les satisfaisait, ont cru que le repos absolu devait être pour eux la récompense de leurs succès financiers, et ont trouvé une mort déplorable au milieu des loisirs dont l'ennui même trompait leurs désirs. A l'âge où les besoins de développement individuel sont nuls, où la réparation journalière doit se borner à l'entretien des organes, quelle imprudence de cesser brusquement, en renonçant au travail, la gymnastique constante qu'il impose, et cela souvent en augmentant l'abondance ou la délicatesse de la table, sous prétexte de pouvoir enfin se donner quelques plaisirs obtenus au prix de longues privations. L'obésité, la goutte, les maladies organiques des viscères, la foudroyante apoplexie ont retiré de la vie bien des imprudents, qui croyaient seulement se retirer des affaires dont ils avaient occupé leur âge mûr. La marche, le billard, l'équitation, les voyages, les travaux modérés de la campagne, le jardinage doivent offrir leur ressource à ces malheureux que le repos absolu tuerait ; qu'ils n'oublient pas non plus de surveiller avec le plus grand soin la somme journalière de leurs aliments. Mais il est encore un conseil trop souvent méprisé par eux et qu'il convient de leur rappeler. La vie ne se borne pas seulement à des actes musculaires ; malheur à ceux qui sont parvenus à l'arrière-saison, sans avoir pu donner à leur cerveau un exercice au moins égal à celui de leurs bras ; ils sont privés d'un moyen puissant d'embellir leurs loisirs quand ils cessent de se livrer au travail manuel ; et la culture, ou seulement la connaissance générale des lettres et des sciences, en abrégeant pour eux des journées ordinairement si longues, contribuerait aussi à prolonger leur vie en remplaçant, par l'augmentation de l'exercice intellectuel, la diminution de l'exercice musculaire.

Sexes. — Si la gymnastique convient au sexe masculin, à qui la nature a surtout départi la force et a imposé la nécessité du travail pour nourrir chaque famille, doit-on conclure qu'elle doive être également l'apanage des femmes ? Vraiment, non. La robuste campagnarde qui se livre tout le jour aux travaux des champs les plus pénibles, la femme du portefaix qui charrie des fardeaux destinés seulement pour des hommes, deviennent bientôt des êtres à part qui semblent n'appartenir à aucun sexe. L'éducation lacédémonienne convenable à des soldats seuls éteignait dans les femmes tous les sentiments de leur sexe, modestie, décence, amour maternel, le tout au profit de l'amour de la patrie ; mais nous, qui souhaitons de former avant tout des épouses et des mères, nous ferons bien de restreindre la gymnastique réservée aux filles aux exercices que réclame leur santé. Comme délassements, la promenade, la voiture, le billard, le cerceau, le volant, le chant, la musique et surtout la danse, cette passion de leur sexe ; comme travaux, les arts divers qui servent à la confection et au blanchiment des vêtements, à la toilette ; tous ceux qui exigent peu de force et beaucoup de goût, qui réclament seulement la station ou des exercices manuels sans violence mais fréquemment répétés ; à la campagne, le jardinage, les soins généraux de la ferme, les occupations les moins pénibles des champs, la cueillette, le sarclage. Mais si une trop longue immobilité ou une application trop constante à l'étude ou à des travaux assis a suspendu leur développement, alors comme exercices généraux, la natation, la corde, l'équitation, les exercices les plus doux du portique ; mais l'escrime, mais la lutte, mais les tours de force du portique ne semblent jamais devoir leur convenir.

La femme, épouse, qui remplit les devoirs de sa position, n'a pas besoin de gymnastique, lors même qu'elle n'a pas un travail spécial et convenable à fournir : le soin et l'éducation de ses enfants, la surveillance des domestiques, les devoirs du monde, suffisent à sa santé.

Institutions publiques ou communes. Les pensionnats sont en général réservés aux deux âges extrêmes de la vie : les enfants et les vieillards. Les premiers doivent y recevoir l'éducation morale et intellectuelle ; mais, d'après ce que nous avons exposé, il est vicieux en hygiène de séparer l'éducation du corps de celle du cerveau ; aussi nous voudrions que les inspecteurs destinés à surveiller ces maisons visitassent non-seulement la nature et la portée des études, mais encore les réfectoires, les lieux d'habitations, et par-dessus tout la tenue des institutions gymnastiques qui doivent faire dans les pensionnats destinés aux jeunes gens des deux sexes un élément aussi important que celui des études mêmes. Nous rendons hommage au zèle et à l'intelligence, qui, au moyen des règlements administratifs qne nous avons exposés plus haut, ont fondé, dans les lycées, les institutions gymnastiques.

Quant aux maisons de vieillards, qu'aucune ne soit autorisée, si elle ne contient des jardins suffisants destinés à la promenade ou à l'exercice manuel de ses habitants, et des promenoirs couverts pour la mauvaise saison.

Les hôpitaux réclameront les mêmes exigences, et mieux encore; ils devront avoir une partie destinée aux convalescents, à moins qu'un hôpital spécial de convalescence ne soit établi dans chaque grande ville, et que de grands jardins, loin de tout foyer de maladie, disposés pour la promenade et les exercices gymnastiques, n'y puissent recevoir, pour les ravir à la mort, les malheureux que l'hôpital n'a sauvés une première fois que pour les faire souvent succomber à l'air malsain de ses salles ou à la tenue forcément incomplète de son régime.

Mais c'est pour les maisons d'aliénés que la gymnastique réclame les jardins, les parcs et les moyens d'exercices souvent même les plus violents, promenades, course, équitation, escrime, natation, travaux des champs, exercices professionnels très-actifs, tout cela doit entrer dans la thérapeutique des vésanies.

Si ces préceptes sont en général observés, surtout en ce qui regarde l'enfance et les institutions communes, des établissements spéciaux consacrés aux exercices du portique ne nous paraîtront plus offrir de l'utilité que pour quelques oisifs qui n'ont pas su régler leur vie, et pour quelques cas thérapeutiques qui ne devront y être traités que sous la surveillance d'un médecin éclairé.

LIVRE CINQUIÈME

TRAVAIL.

La nécessité de l'exercice pour l'entretien de la santé de l'homme, nécessité démontrée dans le chapitre précédent, suffirait pour motiver la nécessité du travail auquel celui-ci se trouve soumis dans la majorité des conditions sociales, et pour justifier ces paroles de l'Écriture : *Dieu dit au premier homme : Tu vivras par le travail.*

Le travail doit son origine aux circonstances mêmes qui sont la condition de la vie humaine et que nous avons examinées jusqu'ici : *habitation*, *nourriture*, *vêtements*, et à leurs conséquences diverses. Ses formes variées ont dû dépendre de ces divers besoins de la vie humaine, et se mettre en rapport avec le climat, les productions du sol, les institutions politiques, la situation commerciale, le génie et les conquêtes scientifiques de chaque peuple, et entraîner diverses conséquences qu'il faut caractériser, ne fût-ce que par un seul mot.

Le climat prodiguant d'une part, avec un ciel toujours riant, la réunion de tous les biens que le sol peut fournir, et n'offrant de l'autre que des cieux glacés et une terre marâtre, a réparti bien différemment la nécessité du travail. Dans les climats intermédiaires, où les productions du sol sont incomplètes et différentes, on vit naître la nécessité des échanges et des industries de formes diverses ; ainsi, le sol riche en céréales, en pâturages, en produits minéraux subvient, mais d'une manière différente, à la nourriture et au développement de ses populations. L'habitant de la plaine, voyant ses soins payés par de riches moissons, se fait agriculteur ; celui des montagnes, entouré d'une nature sauvage et indomptable, s'est jeté sur ses voisins plus riches et est devenu déprédateur et guerrier.

Les institutions politiques sont venues modifier ces premières conditions naturelles qui règlent les formes diverses du travail humain. Sous le gouvernement despotique ou féodal, où les fruits du travail n'appartiennent que secondairement au producteur, le travail s'est borné à l'acquisition du simple nécessaire. Sous la forme républicaine, où chaque individualité conçoit l'espoir d'arriver par la richesse au premier rang de l'État, l'industrie fait des efforts surnaturels ; le travail a été autrement compris à Tyr, à Carthage, à Venise, etc..., qu'en Turquie, en Chine, ou en Égypte.

La situation commerciale, liée surtout à la position géographique, a dirigé vers les travaux de la navigation le génie et les efforts de l'homme ; il ne se pouvait pas que Marseille ou Alexandrie ne fussent pas commerçantes, de même qu'il ne se pouvait pas que les premiers Perses, les Macédoniens, ou les Cantabres ne fussent pas guerriers.

L'art de la navigation est lié chez les peuples avec leur position géographique, et c'est une des formes du travail humain dont il nous faudra surtout examiner l'influence.

Mais, indépendamment des conditions précédentes, les peuples comme les individus ont un génie particulier qu'ils tiennent de la race, du climat, des longs usages et qui les porte à des genres spéciaux de travail. L'aptitude aux arts et aux sciences, qui résulte de ces dispositions naturelles ou acquises, a donné naissance à une série d'inventions dont l'exécution a constitué l'industrie nationale de chaque peuple, ou même l'industrie spéciale de chaque population agglomérée ; exemple : les couteliers de Sheffield, les métallurgistes du Hartz, les fileurs de Manchester, etc. ; ou enfin a fourni aux moyens d'existence de chaque famille sous le nom d'arts et de métiers.

Le médecin, dont la mission est d'apprécier les influences hygiéniques du travail, aura donc surtout à soumettre à son observation : 1° des individus, des familles et des populations voués aux travaux de l'agriculture ; 2° d'autres qui sont occupés des échanges de nation à nation, ce sont les commerçants et les navigateurs ; 3° une troisième part de la population, qui est ordinairement distincte et soumise à des conditions profondément tranchées, je veux parler des militaires ; 4° enfin, ceux qui transforment les matières premières créées par l'agriculture ou obtenues par le commerce et qui se livrent aux arts, aux métiers, à toutes les professions industrielles ; 5° les professions libérales, qui exercent plus spécialement les organes de l'intelligence, réclamant une division à part.

Les industries agricole, manufacturière et commerciale, sont loin d'agir de la même façon sur la santé générale des populations, et un élément important de l'hygiène générale, c'est d'établir la proportion de ces divers producteurs dans la population générale d'une nation. Il existe à ce sujet, en économie politique, une vérité que le médecin doit connaître, c'est que ces trois industries sont tellement liées entre elles qu'elles deviennent la conséquence les unes des autres et s'animent réciproquement ; cependant on ne peut nier qu'il n'y ait par la force des choses des centres de production spéciale, où le travail est exclusivement agricole, commerçant ou manufacturier, bien que le nombre ou l'importance de ces centres divers puissent être calculés de manière à établir la balance que l'économiste réclame.

Chaque population nécessairement travailleuse se trouve

en présence de quelques conditions générales qu'il faut aussi connaître, ce sont les moyens et les conséquences du travail.

Les moyens sont en général : les bras personnels, ou ceux d'autrui, les animaux, les outils, les machines, l'emploi des procédés de la mécanique, de la chimie, etc.

Les conséquences sont d'établir chez un peuple, à des degrés divers, la propriété, l'esclavage, les ouvriers et les salaires ; puis deux sortes de capitaux : l'argent et la main-d'œuvre; l'inégalité des conditions, le luxe et la pauvreté. Enfin, une division secondaire de la population en producteurs et en consommateurs, division qui réclame bientôt le maintien d'un certain équilibre. Ces conditions diverses de la vie sociale, amenées par l'exercice du travail, ne doivent pas, aux yeux de l'hygiéniste, passer inaperçues, car ce sont elles qui produisent souvent la ruine ou la prospérité d'un peuple, qui lui forment une santé publique, florissante ou l'encombrent de populations misérables, et décimées par les maladies ou par une mortalité hâtive.

L'homme qui travaille pour soi-même se livre à un exercice spontané, dont il règle les conditions pour son plus grand bien personnel. Celui qui travaille pour autrui a perdu ou loué sa liberté, et se trouve à la merci de la cupidité, de l'ignorance ou de la cruauté d'un maître. Le travail forcé est le châtiment des esclaves ; le travail abusif des enfants dans les manufactures, l'encombrement des ouvriers dans les ateliers, leur application mal raisonnée à des travaux dangereux ou mortels, comme sont les travaux de certaines mines, certains terrassements, le contact de certains poisons, etc..., ne témoignent que trop de l'infériorité des conditions hygiéniques des populations dont le travail est soumis à la volonté d'autrui. L'application des animaux au travail entraîne d'autres conditions : l'accumulation de ces animaux mêmes, de leurs fourrages, de leurs fumiers, leur habitation sous le toit de l'homme, leurs épizooties, le contact de leurs immondices, la transmission de leurs maladies spéciales..., et, sous un autre point de vue, des habitudes de brutalité et de barbarie qui s'exercent même sur l'homme quand on remplace ceux-ci par des esclaves ou des mercenaires.

Les outils, les machines, ont eu surtout pour résultat de remplacer l'exercice général par l'exercice spécial, en introduisant la division et la spécialité du travail, si utiles en industrie et si nuisibles en hygiène.

Un grand nombre d'influences, résultant du maniement des outils qu'emploie chaque profession spéciale, seraient à examiner, et particulièrement les attitudes qu'ils exigent. L'usage des procédés de la mécanique et de la chimie entraîne le travail dans des demeures closes, et par suite l'encombrement, la viciation de l'atmosphère par des poussières et des émanations, etc.

Les conséquences du travail ont amené de bien plus puissantes modifications dans la santé publique. La propriété a causé la guerre, et le vainqueur a laissé la vie au vaincu sous condition de le faire travailler à son profit, de là l'esclavage, qui a été chez tant de peuples l'unique élément de la production et de la richesse nationale, et qui a constitué si longtemps une hygiène à deux degrés, celle du maître et celle de l'esclave. Quand la philanthropie chrétienne eut proclamé la fraternité commune, la féodalité établit, avec la vassalité, les corvées, l'esclavage de la glèbe, etc., afin de conserver des distinctions qui résultent de la nécessité du travail et de la force des choses. Quand enfin l'égalité légale dut être proclamée au profit de tous, la force des choses, plus puissante encore que les lois, multiplia les journaliers, les hommes de peine, toute la classe aujourd'hui si nombreuse des ouvriers, élément indispensable de toute société moderne, que ne peut anéantir aucune théorie, quelque hardie et quelque dominante qu'elle soit, et qui réclame à un égal degré la circonspection intéressée de l'économiste et la philanthropie désintéressée du médecin hygiéniste. Car si, dans la société basée sur l'esclavage, le maître est souvent plus cruel pour ses semblables, au moins sa cupidité même le force-t-elle à les ménager, à les soigner comme son bien. Mais dans la société basée sur le travail mercenaire, l'avidité de l'homme n'a plus de bornes et tourne trop souvent au détriment de l'espèce humaine, par l'abus qu'il fait de la vie d'autrui ou de la sienne propre, abus auquel ne remédie que faiblement le vaste système de charité publique qu'il a fallu fonder pour adoucir de pareils maux. Autrefois il y avait deux natures d'hommes : le maître et l'esclave ; aujourd'hui il y a des capitaux de deux sortes : l'argent et la main-d'œuvre, c'est dire que l'inégalité des conditions, le luxe et la pauvreté, la propriété acquise par le travail, et le travail en quête de la propriété constitueront toujours une hygiène spéciale, applicable à une partie seulement de la population : la classe travailleuse. Aussi, à l'encontre des vains efforts que le droit de conquête ou de propriété, que la philosophie, la législation, ou d'absurdes systèmes ont tentés pour faire sortir cette classe tantôt au-dessous de la place qu'elle doit occuper, en la ravalant à la condition de bêtes de somme ; tantôt au-dessus, en voulant établir une égalité de position sociale incompatible avec l'organisation de la société même ; à l'encontre, dis-je, de tous ces vains efforts, c'est à la médecine, à la science, et surtout à l'hygiène à trancher le problème, en proclamant que les meilleures conditions de la vie humaine résident où le travail existe, où il est spontané, soumis à des conditions qu'elle trace et que la science actuelle permet de réaliser, quand l'habitation est saine, le vêtement suffisant, la nourriture réglée sur la dépense de forces qu'exige le travail, quand ce travail est appliqué surtout aux ressources naturelles ou permanentes du pays, quand il s'appuie sur les lumières de la morale et de la science qui élèvent l'homme, qu'on ne le sacrifie pas à ces journées de débauche, à ces saturnales hebdomadaires qui dégradent l'homme et tuent également chez lui la vie de l'âme et du corps, et qu'en un mot on est convaincu de ce précepte : si tu veux être honoré, honore-toi toi-même. C'est alors que l'ouvrier, plus glorieux peut-être du revenu de son industrie que le capitaliste du revenu de son argent, voit s'ouvrir pour lui cette source d'aisance que vivifie toujours le travail fécondé par l'intelligence et la moralité. Non-seulement il peut être fier alors de sa position sociale, car il est un des éléments fondamentaux de cette société, un des principaux rouages d'un autre ordre sans doute, mais aussi utile que ceux qui président à la marche du crédit, de la politique, de la législation, de la science, dans la société commune ; mais encore il ne sera pas, s'il remplit bien sa place, le plus mal partagé aux yeux de l'hygiène, car c'est à lui qu'elle reconnaîtra la longévité la plus grande et les infirmités les moins graves.

Une grave conséquence amenée encore par la spécialité du travail, c'est l'emploi possible des produits qu'il a créés, en d'autres termes, la consommation. Cette question touche aux plus chers intérêts des classes ouvrières, et l'équilibre entre la production et la consommation est souvent le nœud gordien des économistes ; mais comment croire que le travail puisse manquer à l'homme quand l'hygiène doit se plaindre au contraire que tant de populations manquent encore d'abri, de nourriture, de vêtements ; quand tant de points déserts du sol n'attendent que son travail pour se couvrir de moissons ? mais que l'on ne s'obstine pas non plus à lui faire fabriquer, au delà de toute proportion, des cachemires ou des rubans de soie, par exemple, quand son voisin manque de souliers ou quand son village est dévasté par les émanations d'un étang qu'il suffirait de dessécher pour le convertir en riches pâturages.

On nous pardonnera sans doute, à cause de l'importance qu'elles présentent, d'avoir soulevé ces hautes questions d'hygiène générale que le point de vue de ce chapitre fait naître à l'esprit. Nous sentons toute la difficulté qu'elles offrent, mais nous sommes profondément convaincu que ces questions si vitales pour l'humanité ne seront jamais bien jugées sans le concours des médecins.

CHAPITRE PREMIER

AGRICULTURE.

§ Ier. — GÉNÉRALITÉS.

L'agriculture est la mise en valeur du sol par le travail. C'est la première source de richesse qui se soit offerte à l'homme, et celle qu'il lui a fallu constamment exploiter. La vie patriarcale est fondée sur l'agriculture, et se rencontre encore dans certaines fermes. Ce n'est que dans les nationalités modernes bien arrêtées que l'agriculture a pris le développement qu'elle mérite, et qu'elle a fait comme art d'immenses progrès; aussi nos États européens en ont été récompensés par une densité de population qui ne le cède qu'à celle de la Chine, où l'agriculture paraît être restée en honneur depuis une longue série de siècles.

Il est important de comparer la population occupée de travaux agricoles aux autres éléments de la population générale. Nous avons déjà donné (tome Ier, page 355), le rapport de la population urbaine et de la population rurale dans les divers États (1). Ce rapport est important, car la population rurale s'accroît plus que la première et, en outre, elle développe les travaux agricoles et les subsistances qui à leur tour multiplient la population.

Est-il vrai qu'en France cette population si utile tende à diminuer en s'absorbant dans celle des villes; et qu'on doive rapporter à ce fait une diminution de l'accroissement normal?

Les statistiques officielles ont fourni à Fr. Kolb (2) le résultat suivant :

	POPULATION FRANÇAISE.		PROPORTION P. 100.	
	1851	1856	1851	1856
Agriculteurs........	21,992,864	19,064,071	61,46	52,94
Commerce, industrie..	9,283,895	12,202,391	25,95	33,88
Professions libérales..	3,483,538	3,262,282	9,73	9,06
Divers et omis.......	1,022,863	1,483,925	2,86	4,12
	35,783,170	36,012,669	100,00	100,00

Osterlen, en ne tenant compte que des villes de 30,000 âmes et au-dessus, calcule que la proportion de leur population à la population totale serait de 59 en Angleterre, 15 en France, 13 en Prusse, 8 en Autriche, 5 en Russie. Il est clair que ce calcul ne représente que l'influence des grandes villes.

Nous avons fait nous-même le travail de comparer les chiffres de la population urbaine et de la population rurale d'après les recensements de 1861 et 1866. Nous avons rangé dans la première les agglomérations réunies dans les chefs-lieux de département et dans ceux d'arrondissement. Le sur-

(1) Voyez Osterlen, *Ouvrage cité*, p. 256.

(2) Fr. Kolb, *Ouvrage cité*. p. 90.

plus de chaque recensement nous a fourni la population rurale ; nous avons trouvé les résultats suivants :

POPULATION	TOTALE.	ACCROISSEMENT.	SOIT POUR 100.
1866	38,067,064	686,839	1,83
1861	37,382,225		
Chefs-lieux de département.			
1866	5,191,134	317,070	6,55
1861	4,874,064		
Chefs-lieux d'arrondissement.			
1866	2,564,608	51,224	2,03
1861	2,513,384		
Population rurale.			
1866	30,311,322	316,545	0,85
1861	29,994,777		

Ainsi les grandes villes de département ont attiré la population des campagnes de manière à s'accroître plus qu'elles dans la proportion de 1 à 7,7 ; et la moitié de l'excédant de population produit dans les campagnes par la fécondité de celles-ci, a servi à compenser la dépopulation amenée par l'immigration dans les villes.

La population des chefs-lieux d'arrondissement, villes qui participent beaucoup de l'état rural, est restée à peu près stationnaire, et en rapport avec l'accroissement moyen.

Le territoire de la France comprenait, en 1860 :

	hectares.
Terres labourables	26,204,225
Bois	7,702,435
Landes et bruyères	6,579,883
Prés	5,057,232
Vignobles	2,191,162
Jardins, pépinières	628,235
Oliviers, mûriers, châtaigniers	674,700

Le reste en terres sans rapport, routes, rivières, lacs, étangs, canaux, surfaces bâties.

Le territoire de la Prusse seule (d'après Engel) contenait :

morgen.		
1,777,000	produisant	du blé.
8,128,000	—	du seigle.
1,474,000	—	de l'orge.
6,292,000	—	de l'avoine.
1,909,000	—	des pommes de terre.
26,000	—	du tabac.
60,000	—	de la vigne.

Le morgen = 25,53 ares.

La Prusse a une population agricole très-variable avec ses diverses provinces, mais dont la moyenne ne s'éloigne guère des deux tiers de la population totale. L'Espagne compte plus de la moitié de ses habitants occupés d'agriculture. Dans ces divers États, la richesse produite est bien loin d'être en rapport avec les mêmes éléments. L'avantage est de beaucoup à la Grande-Bretagne, puis à la France, puis aux États-Unis, puis à l'Espagne. Ces données suffisent pour établir l'importance de l'agriculture comme objet du travail de l'homme. Passons aux conséquences que ce travail amène pour ceux qui l'exercent. Quoique le mépris constant professé jusqu'à nos jours pour les travaux de l'agriculture ait laissé recueillir bien peu de matériaux relatifs à la condition hygiénique des agriculteurs, un peu de réflexion néanmoins permettra d'analyser les influences auxquelles ils sont exposés.

§ II. — INFLUENCE SUR L'HOMME.

A. MODIFICATIONS INDIVIDUELLES.

Les travaux agricoles embrassent quelques occupations différentes dont les influences ne peuvent être les mêmes. D'abord, il faut les distinguer selon qu'ils comprennent : 1° l'éducation des animaux et la vie pastorale ; 2° les labours et la grande culture ; 3° les vignobles ; 4° les pêcheries, l'exploitation des marais, les défrichements, etc.; 5° le jardinage et les travaux légers de la campagne.

L'influence la plus capitale à laquelle se trouve soumise l'agriculture, c'est celle du climat. Les autres éléments de la population peuvent trouver une égide contre ses intempéries dans les habitations, mais il faut que l'agriculteur s'y expose tout entier. Il faudrait donc renvoyer au livre deuxième pour donner une idée des influences climatériques qui attendent l'agriculteur; et, comme d'une autre part il n'habite que la nuit dans les espaces clos qui servent d'habitation à l'homme, il faut aussi lui tenir compte de toutes les causes pathologiques auxquelles il échappe. La triste influence de ces dernières causes pathologiques est telle que, malgré la vive action des premières, la *maladivité* et la mortalité de l'agriculteur sont moindres que celles de la moyenne des populations mêlées, ainsi que nous le dirons tout à l'heure. Pourtant les influences atmosphériques n'agissent pas avec autant d'intensité sur les diverses classes d'agriculteurs; le pasteur n'en souffre que peu et en reçoit, au contraire, les plus salutaires bienfaits, car il choisit les saisons, les jours, les localités, etc., et son travail ne l'épuise jamais. Le laboureur se voue au contraire à de rudes travaux en plein air; la rosée du soir, les feux brûlants du jour, les orages et les pluies, les premiers et les derniers frimas de l'année l'exposent à toutes les maladies que le froid, le chaud, l'humidité et leurs brusques successions peuvent engendrer. Le vigneron, le moissonneur, souffriront surtout de l'action directe et inévitable des rayons solaires; aussi les vertiges, les asphyxies, les inflammations des méninges, les amauroses se remarquent-ils souvent parmi eux. Quant à celui qui exploite les pêcheries, les marais, les défrichements, à lui reviennent les conséquences les plus fatales qu'entraîne la vie agricole et tous les maux que le chapitre consacré aux eaux stagnantes a retracés. Quant à l'horticulteur, il reçoit les influences les plus salutaires du climat, influences que l'on conseille avec tant de raisons aux citadins sédentaires ou aux vieillards retirés du monde.

Le degré de l'exercice, occasionné par le travail, est, pour l'agriculteur, un autre élément hygiénique qui varie aussi pour chacun d'eux. Le laboureur, le moissonneur, le vigneron, le bûcheron fournissent un exercice parfois supérieur aux forces humaines, par sa prolongation même, car souvent, commencé avec le jour, il ne cesse qu'avec lui, et il a lieu ordinairement sous l'action d'un soleil brûlant qui entraîne d'énervantes transpirations. Le malheureux agriculteur qui, dans les cas signalés, n'est souvent qu'un pauvre mercenaire mal nourri, est alors en butte à tous les maux qu'entraîne l'exercice immodéré.

Le genre de l'exercice imposé par les travaux de l'agriculture est fâcheux, surtout parce qu'il réclame presque toujours l'attitude courbée, d'où naît la voussure de l'épine, l'abaissement de la tête et la déformation des épaules chez la plupart d'entre eux.

Les émanations de matière putride atteignent surtout l'éleveur de bestiaux qui passe la nuit dans leur étable, le fermier, le laboureur qui préparent et emploient les fumiers. Cette cause d'insalubrité, en apparence légère, est la plus grande de celles qui existent au sein des habitations villageoises, où les fumiers demi-pourris, les débris d'animaux, les provisions de l'année emmagasinées, la réunion des troupeaux, les abreuvoirs et les mares d'eaux stagnantes infectent l'atmosphère d'une manière permanente, à tel point que le voyageur habitué à l'air pur de la campagne, reconnaît, à l'odeur seule, l'approche des lieux habités.

B. MODIFICATIONS GÉNÉRALES.

Les conditions générales de la vie chez les agriculteurs sont toutes à leur avantage, tant l'influence de l'atmosphère au sein de laquelle ils travaillent sans cesse leur est favorable.

Longévité. Ce sont eux et les individus habitués à travailler en plein air, comme les matelots et les soldats, qui ont fourni les plus remarquables exemples de longévité.

D'APRÈS CASPER : ATTEIGNENT 70 ANS SUR 100 INDIVIDUS.

Théologiens	43	Petits employés	32
Agriculteurs	40	Avocats	29
Hauts employés	35	Artistes	28
Marchands	35	Professeurs	26
Militaires	32	Médecins praticiens	24

Dans cette table de Casper les agriculteurs sont bien placés sous le rapport de la longévité. Les plateaux élevés où se trouvent tant de centenaires sont aussi la patrie des agriculteurs.

S'il s'agit d'établir que la mortalité des populations rurales est plus faible que celle des artisans ou des citadins, les renseignements abondent. Nous avons donné (tome Ier, pages 364 et 572) la proportion diverse de la mortalité dans les villes et dans les campagnes d'après des statistiques récentes; l'avantage est constant et général pour les districts agricoles. Le *Registrar general*, en Angleterre, décompose ainsi la mortalité du 1er trimestre de 1867.

Les décès se sont élevés à 134,254, représentant une proportion annuelle de 26 pour 1000. Plus de la moitié de la population habite les districts où se trouvent réparties les grandes villes. La mortalité de ces districts, qui est de 81,119, se divise en 27 pour 1000 pour les grandes villes et 23 pour le reste de ces districts. C'est une différence de 4 pour

1000 de la population, ou d'environ $\frac{1}{6}$ de la mortalité. Toutes les anciennes statistiques sont conformes à ce résultat. Par exemple :

A. VIE MANUFACTURIÈRE. — *Angleterre.* — VIE AGRICOLE (1).

Comtés de	Mortalité.	Comtés de	Mortalité.
Middlesex..........	1 sur 47	Hereford...........	1 sur 63
Warrick...........	1 — 52	Glocester..........	1 — 63
Chester............	1 — 55	Wits................	1 — 66
Lancastre..........	1 — 55	Suffolk............	1 — 67
Stafford............	1 — 56	Montmouth........	1 — 70
York..............	1 — 60	Sussex.............	1 — 70
Moyenne........	1 — 54	Moyenne........	1 — 67

B. PAYS.	MORTALITÉ (2).	
Angleterre entière.............	1 sur 54 ;	moy. de 1811 à 1821.
Comté de Cornwall............	1 — 65,5 ;	id.
Land's End district.............	1 — 61 ;	agr., mines, pêche.
Paroisses non agric. du même...	1 — 58 ;	mines.
Par. agric. du même district....	1 — 64 ;	agriculture.
Comté de Vorcester............	1 — 53 ;	pop. agric. et citadine.
Ville de Vorcester............	1 — 48 ;	pop. citadine seule.
District de Malvern............	1 — 65 ;	pop. agricole.
Ville de Bristol................	1 — 45 ;	pop. citadine.

Les sociétés d'assurances ont été conduites à établir une durée probable de la vie plus grande pour les agriculteurs. Neison (3) établit que pour deux individus de l'âge de trente ans, habitant l'un, la ville de Liverpool, et l'autre la campagne, cette différence dans la vie probable s'élève à 8,26 ans. Dans les résultats fournis par les villes et les campagnes sur une grande échelle, cette augmentation de la vie probable peut atteindre 5 ou 6 ans en faveur des campagnes, et procède en diminuant de l'âge de 10 ans jusqu'à l'âge de 70 ans.

(1) Voy. *Revue britannique*, t. VII-VIII.

(2) *Transact. of the provinc. med. Association* (*V. British and foreign Med. Review.*, juillet, 1838).

(3) Neison, *Contributions to vital statistics*, t. I, p. 364 et 572.

En France, il en est de même ; les départements où les travaux de l'agriculture forment la principale richesse du pays, sont aussi remarquables par leur faible mortalité ; tels sont ceux de l'Aisne, du Calvados, d'Indre-et-Loire, de la Sarthe, de Seine-et-Marne, de l'Yonne, surtout si on les compare à ceux où s'exerce l'industrie manufacturière, tels que ceux du Nord, du Rhône, du Haut et du Bas-Rhin, etc. Voyez le tableau 4, tome Ier.

Maladivité. — Si nous passons de la mortalité des agriculteurs à leur maladivité, c'est-à-dire à la gravité et à la fréquence des maladies qui les assiégent, nous apprécierons bien plus encore les grands avantages de la vie passée en plein air. Pour ce qui est de la gravité de leurs maladies, il résulte de toutes les statistiques que la concentration des habitants dans les villes a plus que doublé la mortalité des deux principales classes de maladies, c'est-à-dire celles qui sont infectieuses, telles que les fièvres de nature typhoïde ou zymotique, ainsi que celles qui attestent les désordres du système nerveux si violemment tourmenté dans les villes et si calme dans les campagnes. Mais ce qu'il y a de plus remarquable, c'est que les causes atmosphériques n'ont point augmenté dans les campagnes la gravité des maladies pulmonaires, parce que la phthisie des cités a, en général, cruellement pesé dans la balance, malgré l'émigration même des phthisiques, dont une grande partie va chercher à ses derniers moments un rétablissement trompeur à la campagne.

Osterlen (1) a trouvé, en Angleterre, en 1851 :

	Chiffres comparés.	DÉCÈS par maladies épidémiques ou contagieuses.
Population urbaine.........	3,553,161	12,766
Population agricole.........	3,500,750	6,045

(1) Osterlen, *Ouvrage cité*, p. 903.

Ainsi les décès par maladies épidémiques sont plus que doublés dans les villes, mais les maladies qui sévissent surtout sur les agriculteurs sont l'épuisement sénile, les maladies inflammatoires, aiguës ou chroniques, la dysenterie, etc.

Si maintenant l'on fait cette réflexion que les travaux de l'agriculture sont plus pénibles, en général, que ceux des cités, que l'habitant de ces dernières a sur l'agriculteur l'avantage de trouver des gages plus élevés, des vêtements plus chauds, une nourriture généralement plus substantielle; car les enquêtes parlementaires faites à l'occasion de la loi des pauvres ont démontré en Angleterre que l'agriculteur y était le plus souvent nourri d'une manière insuffisante; si on réfléchit, dis-je, à ces graves différences, on comprendra tout ce que la concentration des hommes et l'insalubrité de l'atmosphère ajoutent à la maladivité et à la mortalité dans les villes, et l'on s'écriera avec le poëte : *O fortunatos nimium... agricolas!* A la vue de si profondes différences, les législateurs ne devraient-ils pas, dans chaque ville, en réglant la largeur des rues et des places, la hauteur des maisons, la capacité des logements, le nombre maximum d'habitants dans chaque logement, s'opposer à ce que la densité de la population dépassât jamais sur un certain point un maximum accordé?

La fréquence des maladies constitue pour une population donnée la véritable maladivité, et sous ce rapport encore les agriculteurs ont de grands avantages. On compare cette maladivité à la population même, en établissant quelle proportion de celle-ci est constamment malade. Ainsi une population mêlée présente, d'après sa composition, de 2 à 8 pour 100, constamment malade. Nous verrons bientôt quelle est celle des militaires, qui est très-variable. Quant à celle des agriculteurs, on peut s'en faire une idée par l'examen des opérations de quelques sociétés d'assurances sur la vie. Les documents fournis par la *Highland Society of Scotland* (1) se rapportent, pour la plus grande partie, à des agriculteurs, et n'établissent pas plus de 1/2 pour 100 de cette population constamment malade, dans les limites de vingt à cinquante ans. Mais quand on a tenu compte de la mortalité, on compare aussi avec intérêt la maladivité à la mortalité même, de manière à établir combien d'années de maladies correspondent à un décès. Dans les populations mêlées on peut compter, terme moyen, deux années de maladie pour une mort; mais nous verrons dans l'hygiène militaire quelle extension ce chiffre peut prendre : il est du reste variable avec les divers âges de la vie. On rendra plus sensible encore le résultat de ces comparaisons, en mettant simplement en rapport, dans une population donnée, la somme des années de vie fournies par chaque habitant dans un temps donné, et les semaines de maladie. Ainsi la population agricole soumise à l'examen de la *Highland Society of Scotland* présente, entre l'âge de vingt à soixante ans, cent années de vie, correspondant à quatre-vingt-onze semaines de maladies. Dans une autre observation faite par M. Ancell sur les membres des sociétés anglaises dites à bénéfices et s'adressant à des populations mêlées, on trouve que 100 années de vie correspondent à 143 semaines de maladie; enfin M. R. Edmonds, examinant la société dite *Benefit Institution*, qui s'adresse spécialement aux artisans de Londres de vingt à cinquante ans, produit le résultat de 100 années de vie correspondant à 176 semaines de maladie. Neison a donné le tableau des semaines de maladie de la population urbaine et rurale d'après les sociétés d'assurances, pour la population mâle, comme il suit :

(1) Voyez *the Lancet*, 27 avril 1839.

AUX AGES SUIVANTS :	DURÉE MOYENNE ANNUELLE DE LA MALADIVITÉ, par personne, EXPRIMÉE EN SEMAINES.	
	DISTRICTS RURAUX.	DISTRICTS A VILLES.
10 ans.	0,2257	1,2666
15 —	0,8437	0,7612
20 —	0,8387	0,8564
25 —	0,8630	0,8649
30 —	0,8753	0,8794
35 —	0,8991	1,0114
40 —	1,0677	1,2669
45 —	1,2537	1,8323
50 —	1,5896	2,5559
55 —	2,3260	3,3029
60 —	3,8531	4,9132
65 —	7,6305	9,1387
70 —	14,1949	15,4995
75 —	20,7848	24,0134
80 —	24,3545	32,9841
85 —	26,4920	38,4310
90 —	25,6167	42,5438
95 —	13,4051	43,7143
100 —	2,0914	43,7143

On voit donc de nouveau quel immense avantage conservent les agriculteurs (1).

La *puberté* est retardée par l'habitude des travaux agricoles, ainsi que nous l'avons déjà énoncé bien des fois. La fécondité suit une marche proportionnelle à la mortalité même, c'est-à-dire qu'elle est moins grande que dans les villes où tous les ferments semblent pousser à la réparation de l'espèce humaine, pour obéir à cette loi mystérieuse de la nature, loi révélée par les statistiques, et qui fait voir que là où la mortalité est grande, même dans les temps d'épidémie, la fécondité devient grande aussi. Dans la recherche des causes de la fécondité de l'espèce humaine, M. Quetelet a

(1) Voyez Boudin, *Annales d'hygiène*, t. XXIX, 1848, p. 366. — Neison, *Contributions to vital Statistics*. London, 1857, p. 409. — Osterlen, *Ouvrage cité*, p. 896.

trouvé dans les villes un sur 29, et dans les campagnes un sur 34, et M. Villermé, opérant sur treize millions et demi de naissances par toute l'Europe, a vu la moindre fécondité correspondre avec les travaux de la campagne; mais la faible mortalité de l'agriculteur amène bientôt l'accroissement de sa population, et cet accroissement est une des vérités les plus sensibles, car ce sont les campagnes qui fournissent le plus souvent des aliments à la dépopulation des villes, ainsi que nous l'avons montré. Londres et Paris, tout en s'accroissant, n'ont perdu que depuis peu d'années le triste privilége d'offrir un nombre de décès supérieur à celui des naissances; Saint-Pétersbourg surtout a eu d'immenses pertes à réparer par l'immigration ; mais l'accroissement de population agricole est surtout lié avec la richesse du sol, comparée à la densité actuelle de la population qui l'exploite et à l'ardeur travailleuse de cette même population.

§ III. — INFLUENCE SUR LE MORAL.

Nous avons déjà parlé de l'influence que l'exercice produit sur les facultés intelligentes de l'homme qu'elle tend à conserver dans l'enfance; nous n'y reviendrons pas.

L'agriculteur est, par la violence et par la continuité de ses travaux, exposé à des causes de torpeur intellectuelle, et, de fait, il brille fort peu par l'entendement. L'isolement, dans lequel la nature de ses travaux mêmes le conserve, le rend souvent peu sociable et entretient au plus haut degré dans son cœur les sentiments d'égoïsme, de méfiance et de susceptibilité. Habitué à vivre avec ses bêtes de labour, il prend peu à peu des mœurs sauvages, comme la vie qu'il mène. Taciturne, entêté, sournois dans ses rapports avec ses semblables, il ne paraît occupé que des influences atmosphériques qui lui apportent la stérilité ou la richesse. Courbé tout le jour sur le champ qu'il arrose de sueurs, il se pénètre à loisir du sentiment poignant de la propriété; il s'habitue à regarder son champ comme l'univers, sa terre ou sa gerbe comme une portion de soi-même; il aime ses enfants comme un bien qui rapporte: l'ambition, la vanité, les passions tumultueuses sont loin de son cœur; mais l'orgueil blessé, le sentiment de la vengeance, l'envie des biens possédés par d'autres plutôt que l'avarice, y font de grands ravages. Combien de crimes atroces, consignés dans les comptes rendus de criminalité, et qui n'ont été commis que pour quelques pièces de monnaie ou pour un intérêt misérable de quelques pieds de terre!

L'agriculteur est sans doute la partie sauvage des sociétés modernes; c'est à eux que l'État doit surtout porter le bienfait de l'instruction primaire qui lui manque si essentiellement; car son avarice aimera toujours mieux envoyer ses enfants aux champs qu'à l'école. La Prusse a sous ce rapport d'excellentes institutions: la France a commencé de nobles efforts dans ce but, espérons qu'ils seront couronnés de succès et que l'instruction civilisera bientôt tant de paysans qui ne diffèrent guère des bêtes de somme qu'ils conduisent. Le recrutement militaire a fait voir, qu'arrachés à leur vie sauvage et soumis à l'instruction, ils étaient capables de tous les sentiments généreux qu'on est en droit d'attendre de l'homme le plus civilisé; mais malheureusement, sous le point de vue de leur instruction, il y a encore tout à faire dans les deux tiers de la France.

Tous les travaux de la terre n'amènent pas la même hébétude intellectuelle, et ce qui prouve qu'il faut surtout l'attribuer à l'exercice prolongé et à l'absence d'éducation primaire, c'est que les peuples pasteurs, qui ont dû chercher à occuper leurs loisirs, ont une physionomie toute différente: chez eux, la poésie, la musique, l'astronomie même a pris naissance; leur imagination s'anime par la contemplation même des phénomènes naturels; l'Arabe sous sa tente, le pasteur des Pyrénées dans sa cabane, se plaît aux morceaux de poésie de sa langue ou de son patois et aux belles actions qu'ils retracent. Chez les Grecs aussi, Apollon fut berger. Les autres agriculteurs trouveraient certainement assez de loisirs, ne fût-ce que pendant la morte saison, pour s'initier à ce monde intellectuel, où pour eux tout est resté dans l'ombre; c'est à notre siècle à porter devant eux la première étincelle qui doit leur éclairer les champs de la morale et de la pensée.

§ IV. — PRÉCEPTES HYGIÉNIQUES.

A mesure que nous développons un plus grand nombre de chapitres, la tâche de résumer quelques préceptes hygiéniques correspondants diminue d'importance. Sans doute il y aurait un livre tout entier à faire pour tracer des préceptes utiles à ceux qui se livrent aux travaux de l'agriculture, mais ce serait faire un grand nombre d'inutiles redites après avoir déjà fourni des préceptes relatifs aux climats dont l'agriculteur reçoit sans égide toutes les influences diverses; aux marais dont il lui faut parfois braver les effluves mortels, surtout quand il exploite des étangs, des forêts, des défrichements, etc.; aux aliments dont il cultive ou élève les principales sortes dont l'homme fasse usage; aux vêtements qu'il a plus que tout autre besoin d'approprier à de longs et pénibles travaux aussi bien qu'à toutes les sortes d'intempéries. Nous ne ferons donc pas ces redites, nous nous bornerons à quelques points plus généraux.

Exercices. — La vie de l'agriculteur est une vie de travail, et de travail irrégulier, soumis aux exigences des saisons, du temps des labours, des récoltes, etc. Que jamais ce travail ne devienne supérieur aux forces de l'homme, qu'il soit en rapport avec l'alimentation, point si capital pour tout homme qui travaille, et qui laisse encore tant à désirer dans les campagnes. Que l'agriculteur, soigneux pour lui-même de ce précepte, se respecte aussi à l'égard des mercenaires qu'il emploie. C'est un homicide que de condamner un moissonneur, un vendangeur ou un bûcheron, à dix-huit heures de travail par jour, avec une ration de vivres insuffisante. Employez donc les animaux à tous les travaux que la force de l'homme ne peut fournir, et surtout munissez-vous des outils les plus commodes et qui ménagent le plus le travailleur en lui laissant les attitudes les plus naturelles; connaissez donc les machines les plus utiles, les procédés les plus avantageux, et pour cela faites donner à vos enfants l'instruction primaire, et correspondez vous-mêmes avec les sociétés ou les comices agricoles.

Climats. — Les climats veulent des précautions différentes comme des cultures diverses. Les saisons ne se bravent pas impunément; vous n'avez pas à leur opposer l'abri des habitations, armez-vous donc de vêtements protecteurs et appropriés à chaque climat et à chaque saison, portez surtout un soin particulier aux chaussures et aux coiffures, et n'oubliez pas le manteau, utile en tout temps, aussi facile à prendre qu'à déposer.

Ablutions. — Cette prescription d'hygiène, si importante pour toutes les classes travailleuses, est surtout négligée par les agriculteurs, dont le soleil a hâlé le teint, dont le sable a blessé l'épiderme, dont les sueurs accumulées ont fatigué les membres et nuisent aux fonctions de la peau. Vos champs sont propres et bien tenus, voilà pour la conservation de votre patrimoine; mais la conservation de votre santé exige que votre personne le soit aussi, que vos vêtements trempés de sueur ou de pluie soient plus souvent changés, que votre demeure ne soit plus souillée par les immondices de mille sortes d'animaux entassés, qu'elle ne soit pas comme un antre infect dont on n'ose approcher, que votre village soit nettoyé des fumiers qui l'engorgent, des eaux stagnantes qui vous donnent la fièvre, etc. Propreté n'est pas luxe ; ne vous lassez pas, vous qui par vos sueurs forcez la terre à devenir fertile, et répandez, au prix de quelques jours de travail, la salubrité dans vos rues, l'air et la sécheresse dans votre village, la propreté dans votre maison, bien que vous n'y habitiez que la nuit.

Ages, Sexes. — Que l'enfant ne soit pas trop tôt livré aux rudes travaux de la campagne ; ne le déformez pas, pendant qu'il est jeune, par des attitudes forcées que l'adulte seul peut supporter, partagez du reste ses occupations entre les exercices légers de l'agriculture et ceux de l'école. Quant aux femmes, on les voit trop souvent, par avarice, se livrer à de trop rudes travaux ; elles ont aussi dans les travaux des champs leur place qu'elles ne doivent point quitter.

Une des plus graves considérations à consigner ici, c'est l'importance de l'agriculture dans l'ordre social, et c'est ce que les agriculteurs devraient comprendre en se rendant dignes par leur éducation, le respect d'eux-mêmes et de leurs semblables, de la place qu'ils y occupent. Nous avons déjà dit, à l'article des aliments, que l'état de l'agriculture dans un pays est le régulateur le plus certain de sa population et de l'aisance des habitants ; que sa décadence, au contraire, entraîne d'affreuses maladies et de terribles dépopulations. C'est là une raison de plus pour les gouvernements de chercher à éclairer et à moraliser les classes qui se livrent à un travail qui a de si étranges résultats pour la société commune ; car il ne suffit pas toujours d'arroser une terre de ses sueurs pour en tirer tout ce qu'elle peut fournir, il faut encore le faire avec intelligence. On a calculé que l'agriculteur français, compté comme producteur individuel dans la richesse agricole, fournit en France une valeur annuelle d'environ 234 francs, et que celui de la Grande-Bretagne produit jusqu'à 720 francs. Les champs du dernier, moins fertiles, sont sans contredit mieux cultivés ; ce n'est pas qu'il verse plus de sueurs que l'agriculteur français, mais son travail est déjà mieux conduit, il a déjà plus d'instruction, il fait un plus grand usage des procédés avoués par la science, il a plus de capitaux à son service. C'est aux hommes d'État à rendre à l'agriculture les moyens d'action, d'encouragement et d'instruction dont elle a besoin, c'est aux agriculteurs eux-mêmes à s'aider, pour répudier les habitudes de routine, d'ignorance et de rusticité, et pour prendre dans l'État, par leurs lumières et leur moralité, le rang qui convient à ceux dont le travail est la première source des richesses nationales.

CHAPITRE DEUXIÈME

GUERRE.

§ Ier. — GÉNÉRALITÉS.

Nous avons à examiner les conditions d'existence de cette classe de la population qui est vouée au métier des armes. La guerre, quoiqu'elle ait été une nécessité de tous les temps, s'est trouvée comprise et faite d'une manière si variée, les troupes ont été si diversement recrutées, disciplinées, armées, exercées, conduites, etc., que, pour juger l'état actuel du militaire et les conditions hygiéniques qui pèsent sur lui, il faut connaître au moins d'une manière générale par quelle série de transformations la guerre est arrivée peu à peu au point d'être un art qui a ses nécessités auxquelles les hommes qui l'exercent doivent rester soumis; car ici l'hygiène ne peut plus donner de conseils absolus, mais elle doit les proportionner à ces mêmes nécessités : n'en concluons pas que les indications des médecins soient en tout soumises à celles de l'homme de guerre; il faut au contraire que le premier, tout en sachant respecter les conditions imposées au militaire par l'art qu'il exerce, en s'y accommodant même, lui trace la limite où ces exigences doivent être remplacées par l'application des principes de l'hygiène, application faite avec d'autant plus de sagacité que les exigences du métier sont plus grandes. Entre le militaire et le médecin, qui emploient chacun les principes de leur art pour ménager les hommes qui leur sont confiés, ce n'est pas, aujourd'hui du moins, le premier qui a le plus d'efforts à faire, car la mortalité causée par le fer de l'ennemi est de beaucoup plus faible que celle qui a lieu par les maladies; d'ailleurs, cette seconde est variable dans d'étranges limites. C'est donc au médecin qu'il appartient d'apporter dans nos armées la plus grande économie de la vie humaine, et on ne peut pas lui refuser le droit d'enquête sur toutes les parties d'un art qui range sous ses principes une large part de la population pour la soumettre tantôt à une longévité remarquable, tantôt à une affligeante maladivité.

Si, à l'étude des phases diverses qui ont rendu nos institutions militaires ce qu'elles sont aujourd'hui, on pouvait joindre en regard l'état hygiénique correspondant, ce serait sans doute la meilleure instruction à donner pour établir les conditions du présent; mais la médecine ancienne ne nous offre pas les moyens de faire cette étude; l'histoire seule, qui nous apprend combien de fois d'immenses armées se sont fondues sans combattre, nous donne la preuve des progrès que l'art a dû faire pour parvenir, même sous les conditions actuelles de mortalité, à entretenir nos grandes armées permanentes. Hâtons-nous donc, pour éclairer notre marche et nos conseils, de jeter un coup d'œil sur le développement des institutions militaires et sur les phases qu'elles ont subies avant de revêtir la forme actuelle.

Nous avons vu la classe des agriculteurs réduite à la servitude jusqu'à nos temps les plus modernes, temps où il faut encore réclamer pour elle l'émancipation intellectuelle; l'on trouve au contraire que le métier des armes a été presque toujours l'occupation des principaux de la cité, des oppresseurs, des brigands; les esclaves avaient rarement l'honneur d'être appelés sous les drapeaux. Chaque fois que la population agricole prit les armes, ou elle fut décimée par d'effroyables maladies, ou bien, après la guerre, elle refusa de reprendre la charrue et se livra au métier de brigands; quelques peuples seuls eurent la sagesse de remédier à ces désordres, soit en formant des castes séparées, ayant leur position d'équilibre les unes à l'égard des autres, soit en essayant des colonies militaires, ou autrement. Mais les remèdes ne furent que momentanés, et ce n'est que d'hier, en quelque sorte, que le problème de donner aux laboureurs et aux militaires la place réciproque qui leur convient dans l'État a été près d'être résolu, problème d'autant plus intéressant à bien comprendre, que les conditions hygiéniques de l'agriculteur sont les meilleures que nous ayons encore trouvées; que l'habitude qu'il a des travaux en plein air le rend propre, plus que tout autre, à la vie militaire, et que celle-ci, ordinairement exposée à tant de causes de mortalité, peut, si l'on s'y prend bien, se rapprocher de la salubrité de la vie agricole, en même temps que la fusion raisonnée de ces deux classes doit contribuer à rendre l'une plus éclairée, l'autre moins oppressive. Cette réflexion et mille autres, qu'un sujet aussi fécond en conséquences doit faire naître, vont ressortir de l'esquisse suivante, quelque rapide même que nous désirions la faire.

Dans l'antique Égypte, une caste militaire distincte était chargée de la défense de l'État; elle venait immédiatement après celle des prêtres, qui présidait à l'instruction. On avait pourvu à sa subsistance au moyen d'une dotation territoriale qui en assurait l'entretien et le renouvellement. Le militaire était donc à la fois défenseur du sol, laboureur, père de famille; des stations militaires, dans lesquelles le service de l'armée était fait à tour de rôle, défendaient les frontières de la riche Égypte contre les invasions des différents peuples barbares qui l'entouraient et convoitaient ses richesses. Au temps d'Hérodote, les militaires étaient désignés sous le nom de *hermotybies*, ou de *calasiries*, selon les nômes de l'Égypte qu'ils habitaient, et leur nombre total pouvait s'élever à quatre cent mille hommes.

On a lieu de croire, d'après leurs guerres, d'après les traditions et les exemples qu'ils ont fournis à la Grèce, principalement peuplée de leurs colonies, et surtout d'après les monuments retrouvés, que l'art de la guerre chez eux fut de bonne heure assez avancé; point de cavalerie, mais des chars montés par des combattants qui lançaient des flèches; l'infanterie pesante était armée d'une cuirasse, d'un bouclier, d'une hache et d'une épée; l'infanterie légère portait des arcs et des frondes; les troupes se formaient en d'immenses carrés de 100 de profondeur sur 100 de front; elles campaient sous des tentes de peau; leur camp était palissadé, une partie de celui-ci, comme on le voit sur un de leurs bas-reliefs, était affectée au service médical, fourni sans doute par les prêtres.

Dans la Judée, qui fut déjà plus belliqueuse, chaque citoyen devait à vingt ans le service militaire.

La Grèce prit les institutions militaires de l'Égypte, comme elle lui prit vraisemblablement ses institutions gymnastiques; néanmoins, l'asservissement des premiers peuples lui fournit l'occasion de faire cultiver les terres par une population spéciale et de réserver exclusivement ses hommes libres au métier des armes.

Le Spartiate pouvait être appelé sous les drapeaux de vingt à soixante ans; dans les grands dangers seulement, on faisait partir les plus âgés, comme il arriva après le désastre de Leuctres. La sévère législation de Lycurgue dut en faire les plus robustes comme les plus intrépides soldats de la Grèce, d'autant qu'ils apprirent les premiers à marcher savamment en bataille, à se créer des réserves et à s'adjoindre les armes spéciales qui leur manquaient; car ce furent eux qui donnèrent le premier exemple de troupes soudoyées en prenant à leur solde les archers crétois. Un corps de cavalerie les éclairait, des corps d'ouvriers accompagnaient leurs armées. Leur infanterie, vêtue de rouge et armée de boucliers et de piques, fut la première du monde jusqu'à l'arrivée d'Épaminondas, dont le génie fit révolution dans la tactique militaire.

Les Athéniens, qui furent longtemps les rivaux de Sparte, s'exercèrent surtout à la marine; aussitôt la guerre déclarée, les généraux désignaient les citoyens dont le tour était arrivé de servir la patrie; on n'enrôlait les pauvres que par nécessité, l'infanterie se divisait en *hoplites*, ou troupes pesantes armées de casques, cuirasses, boucliers et bottines, portant la pique et une épée courte; et en *vélites*, ou troupes légères.

Dans toute la Grèce, le casque était formé d'airain et surtout de cuir et de peaux d'animaux, deux courroies le nouaient sous le menton, la cuirasse offrait la cotte de mailles ou *zôna* qui descendait de la ceinture aux genoux, et le *thorax* qui protégeait la poitrine ; elle était de métal ou de peaux d'animaux garnies de plaques métalliques, ou de chanvre, etc. ; le bouclier était formé de bois léger garni de peaux ou de lames de métal.

Les armes de main furent la pique, le glaive, qui n'excédait pas la longueur du bras, et un couteau-poignard. Les armes de jet furent l'arc et la fronde, la première qui rendit les Crétois si redoutables, la seconde en usage chez les Achéens. La paye des troupes y fut presque toujours un usage général. Elle était à Athènes de deux oboles, ou trente centimes pour un fantassin, et de trois oboles pour un cavalier; sans doute qu'ils devaient fournir à la majeure partie de leurs besoins; ils portaient du reste des vivres pour un nombre de jours déterminé. Les troupes spéciales étaient payées bien plus cher ; tels étaient les archers crétois, les cavaliers thessaliens.

Les châtiments et les récompenses étaient laissés à la discrétion des chefs.

A Rome, tout citoyen était soldat de vingt à quarante ans. Les tribuns militaires tiraient les tribus au sort et désignaient les hommes. L'enrôlement était fait par eux avec un soin extraordinaire. Végèce (1) nous trace toutes les qualités physiques qu'ils recherchaient dans un soldat; en outre, il fallait être libre et jouir d'un revenu suffisant. Il faut aller jusqu'à la bataille de Cannes pour voir enrôler des esclaves. Le choix fait, le nouveau soldat était marqué à la main et la cérémonie du serment le liait à ses chefs et à son drapeau. Dans le camp commençait pour lui la série des exercices militaires : ceux du javelot, du demi-javelot, du glaive, du bouclier; il s'escrimait avec des armes d'un poids de plus en plus considérable contre un pieu planté en terre; il s'exerçait à nager, à sauter, à porter des fardeaux, puis on l'em-

(1) Végèce, *De re militari*.

menait dans la campagne faire dans les rangs des marches de cinq à six heures à pas simples ou accélérés; enfin, on l'exerçait aux travaux divers que le campement réclame, et il prenait rang dans la légion.

La légion, cette organisation remarquable à laquelle tant d'auteurs, et surtout Polybe et Végèce, attribuent la supériorité militaire des Romains, était un corps composé de toutes les armes alors en usage, muni de machines, d'ouvriers, et destiné à se suffire lui-même en campagne. Ce mélange des armes dont elle nous offre le premier exemple, est un principe dont on a cherché souvent depuis la complète réalisation. La légion romaine, composée d'environ six mille six cents hommes, présentait trois lignes de troupes pesantes, armées de boucliers, de cuirasses complètes, de casques, du javelot et du demi-javelot, de l'épée et de la lance. La première et la seconde ligne, sous le nom de princes et de hastaires, ne quittaient jamais leurs rangs, même quand il fallait poursuivre l'ennemi; la troisième ligne, formée de triaires, un genou en terre pendant l'action, formait une sorte de réserve qui rétablissait le combat si les premières étaient enfoncées; en avant de la légion, et dans l'intervalle des hastaires et des triaires, des troupes légères quittaient leur rang pour charger l'ennemi et trouvaient une retraite dans l'espace des lignes; des compagnies d'ouvriers, des machines de guerre servies par chaque cohorte, une cavalerie d'abord mauvaise, puis entremêlée de vélites ou soldats légers, et rangée sur les ailes en échiquier et par pelotons de huit de front sur huit de profondeur, complétaient l'organisation de la légion romaine, qui était ainsi une forteresse ambulante. Chaque soldat portait en outre pour quinze jours de vivres, consistant en farine, fromage, chair salée et vinaigre. D'abord on campait en plein air. Au siége de Veïes, on prit l'usage des tentes et l'on commença à payer l'infanterie qu'on avait arrachée aux travaux des champs; quant à la cavalerie, elle était toute patricienne.

L'arrivée de Pyrrhus en Italie mit en présence la phalange et la légion; cette seconde l'emporta à Bénévent dès que la terreur des éléphants fut passée, et les Romains, en apprenant dans le camp du vaincu l'art des campements qu'ils ne connaissaient pas, conçurent la possibilité d'expéditions lointaines, et imposèrent dès lors à leurs milices toutes les nouvelles conditions hygiéniques qui résultent de la vie prolongée dans les camps. Ce nouvel art, dans lequel ils ne connaissaient pas de maîtres, les conduisit à employer les soldats à des travaux multipliés; après chaque marche, le préfet du camp en déterminait l'emplacement et les limites, et chaque cohorte venait à son tour creuser la portion de terrain qui lui était assignée pour compléter l'étendue des retranchements.

Ainsi, ce qui distingue les Romains, c'est la sévérité du recrutement, la force et la continuité des exercices militaires, l'obéissance aux chefs et la fidélité au drapeau, la science des marches, celle des campements, les travaux imposés au soldat, la durée des expéditions devenues lointaines, et surtout l'organisation d'un corps qui, formé d'armes mêlées, pouvait toujours se suffire à lui-même sur les champs de bataille ou dans les camps. Que de réflexions à faire sur ces données pour le médecin hygiéniste et à combien de nouvelles influences le soldat romain ne se trouvait-il pas exposé! L'on ne peut trop admirer par combien de science ce peuple était parvenu à rendre ses armées permanentes et à éviter les épidémies et la mortalité qui signalèrent les expéditions les plus fameuses de la Grèce, telles que la guerre de Troie, le siége d'Ithôme, la guerre médique et la destruction des millions d'hommes envoyés par Xerxès, la guerre du Péloponnèse et la peste d'Athènes dont elle fut cause, etc... Il serait donc bien intéressant de connaître précisément l'état hygiénique des armées romaines; mais, en l'absence de documents précis, on a tout lieu de soupçonner, par l'étude de leurs expéditions, qu'il était peut-être aussi bon que celui des citoyens mêmes; s'il en était ainsi, ce peuple singulier aurait donc perfectionné non-seulement la discipline, mais encore l'hygiène du soldat.

Sous la féodalité, il n'y avait peut-être pas de corps militaire distinct, si ce n'est la chevalerie, ou mieux la noblesse, qui seule formait une milice à cheval obligée de suivre son suzerain; les premiers Francs, armés même en paix, combattaient à pied avec l'arc, l'épée, le javelot et la francisque; mais la noblesse féodale adopta le cheval, la lance, la hache et la massue, et se barda de fer. Quant à l'infanterie, elle était ramassée au hasard parmi les malheureux serfs qu'on forçait à marcher pour être piétinés sous les chevaux. Sous Charlemagne même et jusqu'à Charles VII, le prince se bornait à convoquer les vassaux, et à marcher à l'ennemi; le service militaire se trouvait en général limité à quarante jours, puis chacun rentrait chez soi faute de subsistances. Il n'y avait là aucune classe distincte dont l'hygiène puisse étudier les conditions d'existence: mais aussi quels désordres un pareil état de choses n'amena-t-il pas dans l'État!

On manquait de règles certaines pour le recrutement des troupes et la composition des armées. Comme on avait vendu l'affranchissement (1127) aux habitants des villes, on les assujettit à fournir un certain nombre de gens de guerre; ce fut l'origine des milices communales qui marchaient sous la bannière de leur saint. Philippe-Auguste tenta les premiers essais d'une armée permanente en prenant à sa solde, sous le nom de soudoyers ou soldats, tous les bandits qui voulurent s'enrôler. Mais cela ne donnait pas à la France l'infanterie qui lui manquait. Sa noblesse seule lui fournissait une cavalerie d'élite, mais qui s'obstina longtemps, comme à Poitiers et à Crécy, etc., à n'opposer que sa lance aux archers anglais et génois et aux arquebusiers, dont les troupes étrangères étaient remplies; aussi nos rois soudoyèrent-ils bientôt l'infanterie d'Allemagne et de Suisse. Passons ce temps des Croisades, où l'hygiène n'a à constater qu'une chose, c'est que toutes les immenses réunions d'hommes qui manquent de discipline, d'ordre et de science, périssent infailliblement par les épidémies, les fièvres, la peste, ou par l'excès de leurs propres vices. Passons aussi ces temps de désorganisation sociale, où les troupes soldées pendant la guerre et licenciées pendant la paix firent en grand, et sous le nom de malandrins et de grandes compagnies, la guerre de brigandage pour leur compte, et où les princes mêmes donnaient des lettres par lesquelles il était permis aux gens d'armes, archers et arbalétriers de vivre sur le peuple (1444).

Charles VII enfin donna à la France des troupes régulières, qui, sous le nom de compagnies d'ordonnance, composaient quinze corps de cent lances ou hommes d'armes, chaque homme d'armes ayant sous lui trois archers, un écuyer, et un page. Elles veillèrent enfin à la sécurité de l'agriculteur en proie à tant de brigandages et qui préféra se soumettre à une taille perpétuelle; bientôt, le même roi forma un corps de francs archers, en appelant chaque commune à fournir un soldat armé. Il y eut dès lors des corps de cavalerie et d'infanterie permanents. Mais cette dernière ne suffisait pas : Louis XI soudoya des Suisses et des Écossais, et jusqu'à Henri IV on paya des bandes allemandes connues sous le nom de reîtres et de lansquenets.

François Ier voulut à son tour former une infanterie nationale et créa, sur le modèle des Romains, sept légions de six mille hommes, divisées chacune en six compagnies; il les composa de piquiers et d'arquebusiers; cette organisation fut modifiée sous Henri II.

D'autres troupes réglées, soudoyées par les provinces mêmes, donnèrent naissance aux premiers régiments français, dits de *Picardie*, de *Champagne*, etc.

Le recrutement des diverses troupes réglées était abandonné au hasard. Les capitaines, propriétaires de leurs compagnies, étaient chargés de les tenir au complet et les exploitaient comme un fermier fait de sa métairie; ils recevaient la paye commune et en distribuaient le moins possible. Cette administration leur fut ôtée sous Louis XV.

Déjà Louis XIV, après avoir réalisé l'institution des Invalides, commencée par Henri IV, avait imaginé, pour suppléer à l'enrôlement volontaire, d'appeler sous les drapeaux un jeune garçon de chaque paroisse. Cette redevance, que Louis XV rendit permanente, fut l'origine de la milice, et donna aux gens de guerre une relation précise avec les autres parties de la population, relation qui fut définitivement arrêtée quand le général Jourdan, en 1798, eut fait décréter que tout Français devait servir la patrie.

Sous la régence, le casernement des troupes avait été dévolu aux soins du gouvernement, et ainsi se trouvait accomplie la révolution qui permettait de donner aux gens de guerre l'uniformité de règlements que ne réclament pas moins l'intérêt de la discipline que celui de l'hygiène.

Les armes avaient changé souvent et entraîné chaque fois de graves modifications dans la tenue des troupes, dans la proportion de la cavalerie et de l'infanterie, dans les exercices, les manœuvres, etc.; à la lance du cavalier succéda la pique du fantassin, l'arc, l'arbalète, et enfin cette arquebuse que la noblesse française méprisa à tort si longtemps comme étant l'arme des poltrons.

La poudre à canon était inventée, le mousquet devint

bientôt, sous Condé et Turenne, une arme formidable, et surtout en l'appuyant par des compagnies de piquiers; enfin, vers 1700, le fusil armé de la baïonnette donna à l'infanterie l'avantage sur toutes les autres armes, avantage qu'elle ne devait plus perdre.

C'en était fait, l'hygiène du soldat ne consistait plus seulement à dompter son ennemi corps à corps, à savoir camper, porter des fardeaux, remuer des terres; il fallait encore pouvoir supporter les exercices de la manœuvre militaire, des marches forcées, etc. Nos guerres modernes ont agrandi le cercle de ces nouvelles exigences et doivent faire porter plus que jamais l'attention des médecins sur les détails du recrutement, de l'instruction, des marches, des climats, du campement, du cantonnement, du casernement, de la concentration des troupes, de l'alimentation, de l'uniforme, de l'armement divers, du service individuel exigé, des garnisons, des moyens d'approvisionnement, du service de santé, etc. Cela revient à dire que, tant que les troupes ne sont pas sur le champ de bataille, elles appartiennent moins au général qu'au médecin qui doit plutôt que lui désigner ceux qui sont propres au service, déterminer les rations de vivres, les lieux de concentration, la durée et le temps des exercices, etc., afin de livrer au premier des armées capables de se prêter avec le moins de mortalité et de maladivité possible aux mouvements rapides et variés pratiqués souvent sur de grandes étendues de contrées, et qui, plus que la force musculaire, sont devenus la base de l'art militaire actuel.

Ces détails rapides étaient indispensables pour rechercher les genres divers d'influences morbifiques qui menacent les militaires. Maintenant que nous avons énoncé les conditions générales de leur existence, passons à l'étude hygiénique de cette profession si noble et si salubre, quand elle est disciplinée et protectrice, mais si méprisable et si tristement décimée par les maladies, quand elle est désordonnée et qu'elle s'abandonne à tous les excès du vice et du brigandage ainsi que nous en avons vu trop d'exemples dans ce rapide résumé.

§ II. — INFLUENCE SUR L'HOMME.

Recherchons les causes de maladies qui peuvent influer sur la santé du soldat; occupons-nous de la nature même et de la gravité de ces maladies ; confirmons enfin cette étiologie et les conséquences destructives qui en résultent, au moyen de quelques exemples et de quelques données statistiques.

1° Causes pathogéniques.

La composition actuelle d'une armée, au point où les phases diverses que nous venons de parcourir l'ont amenée, comprend donc : 1° des fantassins soumis tantôt à une oisiveté absolue, tantôt à de rudes travaux; coûtant moins cher à l'État, moins ménagés en général que les soldats des autres armes, et recevant dans leurs rangs les épurations de celles-ci ; 2° des cavaliers livrés à des travaux plus constants et moins rudes, mieux payés et mieux vêtus; 3° les corps de l'artillerie et du génie formés en général de soldats d'élite ; 4° des administrateurs militaires, participant à la vie civile et militaire; 5° le personnel du service de santé, formé des infirmiers qui courent surtout les chances de la vie d'hôpital, puis des officiers de santé, médecins, chirurgiens, pharmaciens, qui assument souvent sur leur tête la triple mortalité de l'hôpital, du camp et du champ de bataille.

Parmi les causes de maladies qui menacent cette population ainsi divisée, il faut en reconnaître un grand nombre dont l'intensité sera variable avec mille circonstances, et par suite plus ou moins délétère ; ce sont les suivantes surtout qui devront appeler l'attention de l'hygiéniste.

Le recrutement fournira une population militaire saine ou maladive, selon la sagesse qui aura présidé à son exécution. Nous avons vu que, sous ce rapport, l'usage a partout varié. Ainsi, les colonies militaires, telles qu'elles existèrent en Égypte et à Rome au temps de Sylla, ne donnèrent que des sujets impropres à l'agriculture et à la guerre. L'enrôlement volontaire remplira l'armée de l'écume des cités, et en fera la sentine de tous les vices et de toutes les misères. Le pitoyable état de l'infanterie française, jusqu'à l'époque d'un recrutement plus régulier, nous en offre la preuve. Les recruteurs privilégiés savaient remplir les régiments des plus beaux hommes de l'État, mais l'immoralité de leurs moyens les a fait proscrire avec raison. Le recrutement par le sort est sans aucun doute le meilleur, car il atteint partout les hommes les plus propres à la guerre; mais il lui faut l'aide d'une révision habile et consciencieuse pour ne donner à l'armée que des soldats convenables au service. La difficulté de choisir des hommes robustes et capables de résister aux maladies plutôt que des sujets vigoureux, le privilége aussi injuste qu'impolitique du remplacement militaire, font souvent perdre à ce mode de recrutement une grande partie de sa valeur. Il y a donc encore dans les armées actuelles de mauvaises recrues. Quant aux levées en masse, qui n'ont jamais eu lieu qu'aux époques de désastres ou de folie, elles ont été fatales à l'État qui les faisait, autant que les pestes les plus cruelles.

L'âge et la durée du service sont des causes de maladies. Avant vingt ans, et dans certaines localités avant vingt-deux ou vingt-quatre, l'homme ne peut fournir le service militaire sans passer bientôt du régiment à l'hôpital. L'uniformité des prescriptions de la loi ferait supposer l'uniformité du développement de l'homme, ce qui est une erreur dans les limites mêmes d'un climat aussi tempéré et aussi peu accidenté que l'est celui de la France. L'égalité de contingent pour les diverses localités est encore une cause efficiente de maladies et d'injustices. C'est supposer à tort que certaines communes du département de l'Ain, par exemple, ou de la Bresse, soumises aux ravages d'un climat marécageux, ont, de vingt à trente ans, autant de population proportionnelle que telles autres communes situées dans un climat sans reproche. Il faut donc encore que le recrutement enlève des citoyens débiles qu'il aurait dû laisser au pays.

La durée du service est à considérer : trop courte, la mortalité des nouvelles recrues pèse trop dans la balance; trop longue, celle des soldats épuisés l'emporte à son tour.

Si dans la répartition des recrues dans les divers corps on n'a pas respecté les rapports qui existent entre la nature des populations et la nature des armes, si l'on fait un cavalier d'un montagnard, si l'on charge du sac d'un fantassin le citadin débile, on augmentera encore la mortalité de l'armée : la répartition des recrues ne doit pas être livrée au hasard.

Si l'on répartit dans les divers cadres les recrues des mêmes localités, on les expose à la nostalgie; si on les rassemble, on s'expose à épuiser un canton et à n'y plus trouver que de mauvaises recrues, dans le cas possible de l'anéantissement d'un régiment presque entier.

La nostalgie elle-même, excitée parfois par la sévérité de la discipline ou des chefs, fait de grands ravages dans les jeunes recrues.

La nécessité de faire émigrer les jeunes soldats de leurs communes pour les rassembler en d'autres lieux, les soumet à toutes les chances d'un acclimatement souvent fort destructeur.

Mais l'alimentation vient bientôt compliquer ces causes

déjà si nombreuses. La nature des aliments solides ne peut pas être toujours sans reproche, surtout en campagne. La proportion des nourritures végétale et animale, selon les saisons, n'est pas observée ; la quantité même de l'alimentation n'est pas toujours, par accident ou par les règlements mêmes, suffisante, soit pour les fatigues qui sont supportées, soit même pour la nourriture habituelle.

L'excès d'alimentation, quoique plus rare, peut aussi avoir lieu surtout parmi les troupes indisciplinées et dans les cantonnements. L'égalité des rations est déjà un vice radical. Leur monotonie en est un autre.

La boisson, formée d'eau plus ou moins saine, ou de bière, plus salubre, ou de spiritueux, parfois pris en excès, d'eau soit vinaigrée, soit alcoolisée, est souvent une cause évidente de maladies pour le soldat.

Quant aux condiments, comme ail, sel, citron, spiritueux étendus, tabac, il faut regarder leur insuffisance comme fâcheuse pour lui. Quand les munitions de bouche manquent entièrement, quand il faut les conserver à l'état de biscuits, de viandes fumées ou salées, les conséquences sont encore plus à craindre.

D'autres exigences pèsent bientôt sur le jeune soldat rendu sous les drapeaux, c'est l'uniforme du vêtement, l'équipement, l'armement. Laissons l'incommodité et les étreintes du vêtement, ne parlons que de son insuffisance et de la difficulté de changer des habits mouillés, de celle d'avoir toujours une chaussure sèche, des ceintures ou des camisoles de laine, des gants, un manteau approprié ou une couverture de laine pour la tente ; car tout cela coûte à l'État et tout cela augmente le poids de son bagage, mais tout cela aussi enlèverait à la mortalité des camps des milliers de victimes. Les cavaliers sont de beaucoup les mieux partagés sous ce rapport. Le poids du bagage, celui des armes, du fusil, de la cuirasse, des casques de métal, tout cela doit être pris en considération, surtout dans les marches.

Que dirons-nous de l'habitation du soldat ? Tantôt des casernes humides, basses, malsaines, encombrées; des garnisons variables, tantôt saines, tantôt délétères ; des villes de guerre avec des casemates humides, des fossés pleins d'eaux stagnantes; des quartiers de cavalerie encombrés d'hommes, de chevaux et de fumiers ; le mélange des hommes sains, des blessés et des malades, etc. Combien de causes de maladies ! Le cantonnement, chez le bourgeois, les lui évite parfois, mais alors l'indiscipline et les excès lui en font contracter d'autres.

Le jeune soldat, qui a quitté le toit paternel, se trouve soumis aux exercices quotidiens, aux manœuvres, aux gardes de jour et de nuit; il apprend enfin son métier. La discipline peut sans doute devenir pour lui un moyen de santé très-puissant; mais ce moyen, souvent mal appliqué, produit tout le contraire. Que de fois, après les trop longues manœuvres, les exercices intempestifs, les hôpitaux ne se remplissent-ils pas de malades !

Enfin vient l'entrée en campagne, c'est un passage brusque de la vie de garnison à la vie des camps, et, quel que soit le bon choix de la saison qui ait été fait, ce passage est toujours marqué par une bien plus grande maladivité, double au moins de ce qu'elle est en garnison. Qu'est-ce donc quand le temps est mal choisi par le général ?

Les marches qui, d'après notre système actuel de faire la guerre, sont la plus rude nécessité peut-être qui soit imposée au soldat, se font en plein soleil, ou par d'affreux chemins, ou par de longues pluies. Le fantassin surtout, chargé de son bagage, de ses armes, a tout à souffrir, si ces marches sont mal ordonnées.

C'est alors qu'il porte le poids du jour, des saisons des

climats, qu'il contracte les maladies de chaque saison, les fièvres de marais, etc.

Le campement a lieu : il faut au soldat des tentes où le soleil le dévore, des baraques où l'humidité et le mauvais air le poursuivent, de la paille qui se pourrit et infecte le camp de maladies, s'il ne la renouvelle pas ; du bois pour se chauffer et se sécher. S'il n'a pas considéré, avant d'établir son camp, le sol, l'eau, l'air, les vents, la position, et, s'il ne surveille pas les latrines, les fumiers, les immondices, il se trouve exposé à des épidémies dont il ne peut prévoir le ravage.

Mais ce n'est pas tout, dans les bivouacs il doit se passer de baraques et de tente, rester exposé au refroidissement des nuits presque toujours suivi de maladies dans les saisons et les climats chauds.

Après tant de travaux, viendra peut-être le jour de bataille dont la mortalité portant sur un seul jour est bien loin d'être comparable à celle que toutes les causes de maladies qui assiégent le soldat ont déjà produite dans son camp. Mais alors la non-inhumation des morts, l'encombrement des blesssés, et surtout la démoralisation qui suit une défaite sont là, s'il n'y prend garde, pour faire encore dans ses rangs de bien plus grands ravages que n'en a pu produire le fer de l'ennemi.

Si, au milieu de tant de souffrances à soulager, le service nosocomial n'a pu être convenablement organisé, si les hôpitaux sont mal tenus, mal pourvus, encombrés, trop éloignés, insuffisants, on n'ose dire les désastres qui peuvent survenir.

Si le général s'est montré insouciant de toutes ces choses, qu'il se hâte au plus tôt de terminer une campagne dans laquelle il perdrait bientôt toute son armée sans combattre, car dans les troupes même qui sont le mieux organisées, la maladivité et la mortalité sont en rapport avec la durée des opérations.

Quelques causes moins importantes, peut-être, de maladivité doivent être signalées pour le soldat, c'est l'excès d'exercice et l'excès de repos qui se suivent parfois brusquement, surtout pour le fantassin ; c'est la malpropreté qui règne souvent au-dessous de son uniforme sur lequel la discipline porte une si sévère investigation ; la gale, les insectes et les dartres en sont le fruit. Enfin, la vie militaire entraîne quelques habitudes qui ne sont pas sans influences pathogéniques, les querelles, les rixes, les duels, l'ivrognerie et surtout le célibat qui a tant le privilége d'accourcir la vie humaine et de disposer aux excès de tous les genres.

Nous compléterons ce sujet en citant textuellement l'excellent tableau que M. Michel Lévy a fait de la condition actuelle du soldat français (1).

« Quand le soldat a rejoint son corps, voici ce que les rè-
« glements lui allouent pour son entretien et sa subsistance :
« 16 mètres cubes d'air à la caserne; 20 mètres cubes à
« l'hôpital, s'il est fiévreux ou blessé ; 18, s'il est atteint de
« syphilis. 750 grammes de pain par jour ; 125 grammes
« de viande, matin et soir,... point de vin, si ce n'est 1/4 de
« litre par extraordinaire ; $\frac{1}{32}$ de litre d'eau-de-vie pendant
« les chaleurs de l'été à mêler avec de l'eau. En hiver, point
« de bains tièdes, en été, des bains de rivière. Le vêtement
« et le couchage sont la meilleure partie de son hygiène. Il
« est couché seul dans un lit de fer pourvu d'un sommier,
« d'un matelas, d'une couverture, avec des draps en toile
« renouvelés tous les 15 jours. Il a du linge, des caleçons,
« des habits chauds, appropriés à la taille. Les buffleteries
« qui compriment le thorax sont remplacées heureusement
« dans le mode d'équipement actuel de la ligne. Il reste à
« supprimer le bonnet à poil auquel on revient, le casque

(1) Michel Lévy, *Traité d'hygiène publique et privée*, 4e édition. Paris, 1862, t. II, p. 880.

« en métal qui surcharge la tête, et y concentre une atmo-
« sphère chaude et humide, la cuirasse, qui échauffe, retient
« la respiration, gêne les mouvements d'ampliation thora-
« cique et de flexion du tronc. La charge actuelle du fantas-
« sin sur pied de guerre, en grande tenue, est de 23 kil. 70.

« Telles sont les conditions hygiéniques du soldat, voici
« maintenant la dépense de forces qu'on lui demande.

« *En temps de paix :* Exercices de recrues et de garnison;
« il y est appelé de grand matin, en été, à jeun, et subit la
« fatigue d'attitudes trop prolongées, au soleil, au vent, à la
« poussière. Marches et promenades militaires ; revues, pa-
« rades, évolutions, combats simulés, gymnastique. Gardes,
« factions, piquets, patrouilles, qui l'exposent aux intempé-
« ries nocturnes ; les changements de garnison, exécutés à
« pied.

« *En temps de guerre :* Il franchit de grandes distances ;
« passe dans des climats lointains ; s'embarque sur des vais-
« seaux encombrés ; combat le jour ; bivaque la nuit ; campe
« sous la tente ou dans des baraques qui l'abritent mal de la
« pluie, du froid, de la chaleur ; endure la faim et la soif ;
« subit dans les ambulances et les hôpitaux temporaires l'in-
« fluence de l'encombrement.

« Les principales maladies qu'on remarque dans les hô-
« pitaux militaires sont : fièvres éruptives ; affections aph-
« theuses et diphthériques ; gonflement des ganglions ;
« phthisies galopantes ; méningite tuberculeuse ; bronchite
« capillaire. Les maladies qui dominent dans l'armée et
« contribuent le plus à ses déchets périodiques sont : les
« fièvres d'impaludation, l'affection typhoïde, la phthisie et
« la pleurésie chronique. En Afrique, la diarrhée et la dy-
« senterie s'ajoutent aux maladies palustres. »

Ce rapide examen de toutes les causes pathogéniques qui pèsent sur la vie du soldat nous fait entrevoir l'existence, pour lui, d'une foule de maladies plus ou moins cruelles dont quelques-unes pourtant devront lui être en quelque sorte spéciales; entrons donc dans quelques détails à cet égard, et rendons-nous compte d'abord de l'état sanitaire du soldat.

2° État sanitaire du soldat en paix.

Mortalité. — L'ignorance la plus regrettable a longtemps couvert d'un voile l'importance de la mortalité militaire, et la proportion de cette mortalité par maladies. On n'avait que de vagues indications. En 1835, H. Marshall a coordonné les premiers documents positifs pour l'armée anglaise. A. Tulloch et le docteur Balfour ont continué ce travail qui fournit tous les jours des données statistiques du plus grand prix (1). En France, le ministre de la guerre est venu en aide aux efforts partiels d'un grand nombre de savants médecins (2), et la statistique médicale de l'armée, commencée en 1862, a pris rang parmi les ouvrages les plus utiles et les mieux contrôlés.

Rendons-nous compte de la nature et de la léthalité des principales maladies.

Mais il faut remarquer qu'il y a trois modes bien différent de les apprécier. On peut en effet rapporter la mortalité de chaque maladie à la mortalité totale, ou au nombre des malades entrés, ou bien à l'effectif total.

E. Parkes (3) a emprunté aux rapports du docteur Balfour

(1) *Army medical Reports.*

(2) Voyez Benoiston de Châteauneuf, *Mortalité de l'infanterie française* de 1820 à 1826 (*Annales d'hygiène*, t. X, p. 239). — Voyez Boudin, *Statistique de l'état sanitaire et de la mortalité des armées de terre et de mer*. Paris, 1846. — Le même, *Études sur l'état sanitaire et la mortalité de l'armée* (*Annales d'hygiène*, t. XLII, p. 319. 1849). — Tholozan, *De l'excès de mortalité dû à la profession militaire* (*Gazette médicale*, 1859).

(3) E. Parkes, *Ouvrage cité*, p. 510.

la table suivante qui est la moyenne de mortalité de cinq années (1859-63).

LÉTHALITÉ DES MALADIES.	SUR 1,000 DÉCÈS.
Maladies tuberculeuses ; phthisie, etc.	357,7
Maladies du cœur et des vaisseaux	72,8
Morts violentes	65,6
Maladies du système nerveux	60,9
Pneumonies	58,8
Fièvre typhoïde, etc	55,2
Bronchite aiguë	32,8
Suicides	26,4
Bronchite chronique	25,9
Delirium tremens	9,8
Ensemble, tous les autres cas	234,1
	1000,0

Le docteur Laveran, s'appuyant sur des documents officiels, a recherché aussi la part qui revient à chaque maladie, dans la mortalité générale.

LÉTHALITÉ DES MALADIES.	SUR 1,000 DÉCÈS.
Maladies tuberculeuses; phthisie	245
Fièvre typhoïde; épidémies	259
Variole ; épidémies	39
Pneumonies	39
Rougeole; épidémies	25
Dysenterie	24
Maladies des centres nerveux	21
Diphthérite	15
Entérites, hépatites	16
Bronchites	8,4
Scarlatine	9
Maladies organiques du cœur	8,3
Pleurite	6,6
Érysipèle	5,3
Rhumatisme articulaire	5
Organes urinaires	4
Causes diverses	270,4
	1000,0

Ce travail embrasse une dizaine de nos principales garnisons; il résume l'analyse d'environ dix mille décès et comprend un intervalle de dix-huit ans (1840-59) (1).

M. le docteur Lacger a fait, sur les mêmes bases de proportionnalité, un travail important sur les hôpitaux de l'Algérie en (1847-48). La *statistique médicale* a fait la comparaison suivante qui est très-instructive. Les maladies miasmatiques de l'Algérie y reprennent leur rang. La diminution de la phthisie n'est qu'apparente; les évacuations de malades sur la France ont sans doute diminué sa mortalité ordinaire.

MORTALITÉ PAR MALADIES dans les hôpitaux de l'Algérie.	SUR 1000 DÉCÈS 1847-1848.	SUR 1000 DÉCÈS 1863.
Dysenterie	224	92
Diarrhée	185	19
Fièvre pernicieuse	121	153
Fièvre typhoïde	82	180
Pneumonie	62	68
Fièvres diverses	44	42
Phthisie	30	93
Méningite cérébro-spinale	28	2
Variole	24	32
Hépatite	20	21
Bronchite	14	38
Péritonite	12	19
Anasarque	12	13
Fièvre rémittente	11	21
Scorbut	9	2

Il devient encore plus intéressant de consulter les statistiques qui ont pris pour base de leurs calculs le rapport de la mortalité et de la maladivité à l'effectif réel.

Les documents publiés par le ministère de la guerre (2) fournissent les proportions suivantes :

(1) Laveran, *Sur les causes de la mortalité de l'armée servant à l'intérieur* (*Annales d'hygiène*, 1860, t. XIII, p. 233).

(2) *Statistiques médicales de l'armée*, 1864, 1865, 1866, 1867 (Imprimerie impériale).

MORTALITÉ PROPORTIONNELLE A 1,000 HOMMES DE L'EFFECTIF RÉEL.

ANNÉES.	EN FRANCE.	EN ALGÉRIE.	EN ITALIE.	MOYENNE GÉNÉRALE.
1862	9,42	12,21	10,69	10,14
1863	9,22	12,29	17,92	10
1864	9,01	21,25 (2)	13,05	11,31
1865 (1)	11,78	16,32	9,30	12,65

En Angleterre, après que les maladies eurent en partie détruit l'armée anglaise rassemblée en Crimée, on introduisit, par les soins surtout de Lord Herbert, les réformes sanitaires indispensables ; les bons résultats ne se firent pas attendre, et la réduction de la mortalité totale, comparée à l'effectif de l'armée anglaise, est consignée comme il suit dans les statistiques officielles.

MORTALITÉ GÉNÉRALE DE L'ARMÉE ANGLAISE DANS LE ROYAUME-UNI.

1856-59	10,12
1859	9,96
1860	9,95
1861	9,24
1862	8,72
1863	8,86
1864	9
1865	11,40

Si l'on compare les chiffres de cette mortalité militaire, chiffres résultant de documents officiels français et anglais, avec les chiffres de mortalité que l'on accusait autrefois, on est frappé des heureux résultats qui ont été obtenus par les réformes nouvelles.

(1) Année de choléra.

(2) En déduisant 415 hommes tués par l'ennemi, il reste encore 14,48 pour 1,000. L'excès de mortalité, qui apparaît encore, correspond aux maladies qui résultent de l'état de guerre.

		p. 1,000
France	(1820-26)	19,4
	1846	17,9
Algérie	1842	79
	1846	62,5
Autriche		18,6
Angleterre	(1846-58)	16
Prusse	(1829-38)	13,96
Russie	(1841-52)	37,0
	(1857-61)	18,7

L'initiative des réformes, il faut le proclamer, a été prise par l'administration française ; la mortalité des troupes stationnées en Algérie a été réduite par ses soins de 60 et même de 140 pour 1000 à la proportion de 12 ou 14 ; ce sont surtout les améliorations introduites dans l'alimentation, le vêtement, le choix des localités qui ont produit ces heureux résultats ; peut-être un système de congés plus sévère y a-t-il contribué.

Mais cette mortalité générale se résout en des chiffres différents pour les différentes armes, et pour les divers grades.

Déjà Benoiston de Châteauneuf signalait pour la période 1820-1826 les différences suivantes :

MORTALITÉ POUR 1,000.	LIGNE.	GARDE.
Sous-officiers	10,8	9
Soldats	25,3	16,7

Il en concluait avec raison que l'état sanitaire pour le militaire est avant tout une question de bien-être.

La *Statistique médicale* de l'armée a donné les chiffres suivants pour la mortalité de 1865.

Officiers	8,68	p. 1000
Sous-officiers	8,91	—
Caporaux et soldats	11,28	—

En Angleterre on a publié la statistique suivante (1).

MORTALITÉ POUR 1,000.

Cavalerie de la garde	11
Cavalerie de la ligne	13,3
Infanterie de la ligne	18,7
Infanterie de la garde	20,4
Policemen	8,92
Population civile de 19 ans	9,2
Agriculteurs de même âge	7,7

Les précieux documents de la *Statistique médicale de l'armée* vont nous éclairer davantage. En les réunissant d'une manière synoptique, on peut dresser le tableau suivant.

PROPORTION DE LA MORTALITÉ POUR 1,000 HOMMES D'EFFECTIF, DANS L'ARMÉE FRANÇAISE.

MILITAIRES.	1863	1864	1865 (2)	MOYENNE de 3 années.	NUMÉROS de mortalité.
Garde impériale	7,14	8,30	11,28	8,91	4
Infanterie de ligne	9,51	9,21	12,12	10,28	7
Infanterie légère	7,79	8,43	8,48	8,23	2
Cavalerie et remontes	9,70	9,25	11,90	10,28	7
Artillerie et train d'artillerie.	8,30	8,22	11,03	9,18	5
Génie (troupes)	8,31	5,42	8,24	7,32	1
Gendarmerie de la Seine.... Gardes de Paris, pompiers..	8,93	7,10	11,86	9,30	6
Vétérans	41,01	38,00	35,68	38,23	10
Train des équipages (troupes).	14,39	17,12	14,57	15,36	9
Ouvriers	9,70	7,15	9,50	8,75	3
Infirmiers	11,74	10,86	18,43	13,70	8
Moyennes annuelles	9,22	9,01	11,78	10,00	» »

Les corps les plus favorisés sont ceux du génie, de l'infanterie légère, des ouvriers, de la garde impériale. Pour cette dernière, l'année cholérique 1865 a dû abaisser son rang. L'influence des grandes garnisons se fait sentir dans ce cas

(1) F. Kolb, *Ouvrage cité*, p. 511.
(2) Année de choléra.

d'une manière fâcheuse. C'est la même cause qui a abaissé le numéro de la gendarmerie et des corps résidant à Paris.

Mais les corps les plus nombreux de l'armée, et qui n'ont pas une situation privilégiée, l'infanterie de ligne et la cavalerie n'ont plus que le n° 7 avec 10,28 pour 1000, de mortalité. Ce sont eux surtout qui traduisent par cette mortalité l'influence du casernement, des exercices, des marches, des fardeaux à porter, de la discipline sévère, de l'alimentation réglementaire. Ces conditions de la vie militaire développent surtout les affections typhoïdes et tuberculeuses.

La mortalité 13,7 pour 1000 qui atteint les infirmiers fait comprendre la terrible influence du séjour dans les hôpitaux, et celle des contagions zymotiques.

Le corps le plus éprouvé est celui des vétérans ; l'influence de l'âge et celle du nombre des années de service est devenue fatale.

Ces deux dernières conditions méritent d'être examinées à part. La *Statistique médicale* nous fournit les résultats suivants qui se rapportent à la durée du service.

MORTALITÉ, PAR ANNÉES DE SERVICE, PROVENANT DE MALADIES SEULES, POUR 1,000 HOMMES D'EFFECTIF.

DURÉE du SERVICE MILITAIRE.	1862	1863	1864	1865	MOYENNE de 4 ans.
Moins d'un an...	11,45	13,26	12,85	14,28	12,96
De 1 à 3 ans..	13,38	12,81	13,17	14,57	13,48
De 3 à 5 ans..	9,30	9,77	11,53	13,74	11,80
De 5 à 7 ans..	7,40	6,62	8,76	8,54	7,83
De 7 à 10 ans..	4,99	6,14	7,57	10,70	7,35
De 10 à 14 ans..	5,72	6,12	7,46	7,97	6,82
Au-dessus.......	7,11	7,82	10,48	9,81	8,80

Il devient évident que le passage de la condition civile à la condition militaire est meurtrier dans les premières années de ce changement de vie, malgré le soin que prennent les autorités qui président au recrutement de ne choisir que les plus valides, et de rejeter tous ceux qui ont des états maladifs ou des prédispositions maladives; et malgré les réformes successives qui se font dans l'armée. Que serait-ce donc si les conseils de révision avaient à compléter des contingents exagérés, ou si l'on faisait des levées en masse?

Dans la vie civile la proportion de mortalité va croissant avec l'âge; dans la vie militaire la série est renversée : les premières années ont moissonné prématurément les générations avant l'âge normal. La grande mortalité des vétérans redevient sensible après un service de quinze ans.

Quant à la marche croissante de la mortalité dans la population civile, elle ne fait pas de doute pour nous. La moyenne de dix ans (1845-54) a donné en Angleterre pour la population mâle :

POUR LA POPULATION MALE EN GÉNÉRAL.		POUR LA POPULATION MALE AGRICOLE.	
AGES.	MORTALITÉ p. 1,000.	AGES.	p. 1,000 VIVANTS.
De 0 à 4 ans....	73,56	De 10 ans.........	3,84
De 5 à 9 ans....	9,16	De 15 ans.........	6,91
De 10 à 14 ans....	5,23	De 25 ans.........	8,18
De 15 à 24 ans....	8,33	De 35 ans.........	9,28
De 25 à 34 ans....	10,15	De 45 ans.........	12,73
De 35 à 44 ans....	13,09		
De 45 à 54 ans....	18,95		
De 55 à 64 ans....	32,26		
De 65 à 74 ans....	67,55		
De 75 à 84 ans....	149,91		

(PARKES.)

La statistique médicale de l'armée 1866, page 58, s'appuie sur le premier recensement général de la population qui donne en 1861 la proportion des décès par âges dans la population, d'où il résulte :

Mortalité de 20 à 25 ans.......... 10,40 p. 1,000
— de 25 à 30 ans.......... 8,10 —

Son savant rédacteur en conclut que la mortalité décroît de la même manière dans l'armée et dans la population civile. Nous croyons cette conclusion anticipée, en présence de l'unique résultat obtenu en 1861 et qui a besoin d'être continué et interprété, par mortalité annuelle. Le résultat annuel tiré de la table de M. Quetelet, en Belgique (Voyez tome Ier, page 375), lui est parfaitement opposé. Cette table donne :

MORTALITÉ P. 1,000 MALES VIVANTS A CHAQUE AGE (1856).

A 20 ans	10,09
A 21 ans	11,04
A 22 ans	12,77
A 23 ans	11,32
A 24 ans	11,45
A 25 ans	11,59
A 26 ans	13,40
A 27 ans	13,58

Il y a loin de cette mortalité générale, régulièrement croissante, à la mortalité militaire que nous avons donnée et qui décroît de 13,48 à 6,82.

La maladivité s'accroît parallèlement avec l'âge selon la mortalité dans la vie civile, pour la population mâle ; nous renvoyons aux tables de Neison et à notre tableau 16, chap. *Agriculture*.

Le tableau 18 nous indique quelles sont les principales maladies qui ont causé la mortalité militaire en Angleterre. Les renseignements puisés dans la *Statistique médicale de l'armée française* permettent d'étudier cet intéressant sujet d'une manière bien plus complète. On peut réunir ces renseignements dans le tableau suivant :

PRINCIPALES MALADIES QUI ONT CAUSÉ LES DÉCÈS MILITAIRES.

	1863	1864	1865
Totalité des décès	3,620	3,935	4,417
DÉCÈS PAR :			
Fièvres (1)	1,089	926	1,099
Maladies de la poitrine (2)	1,088	1,103	1,184
Du tube digestif (3)	450	431	1,025
Du système, et centres nerveux (4)	168	200	187
Du cœur et des vaisseaux (5)	840	100	96
Fièvres éruptives (6)	100	118	92
Maladies des os et annexes (7)	32	82	67

Il convient de citer ici l'aliénation mentale, puis la nostalgie et sans aucun doute les suicides.

L'aliénation mentale fait parmi les militaires de grands ravages, bien qu'ils ne soient pas soumis à un excès de travaux intellectuels. On est forcé d'en accuser la discipline, la nostalgie, l'oisiveté, le célibat, l'alcool, etc. La statistique de la France (1853) établit comme il suit le nombre des aliénés à la population par catégories de professions.

(1) Parmi les fièvres, c'est la fièvre typhoïde qui a fait le plus de ravages; elle a enlevé, en 1863, 1,87 pour 1,000 de l'effectif; en 1864, 1,70; en 1865, 2,1 ; après elle, les intermittentes ont fait le plus de mortalité.

(2) Parmi les maladies des organes respiratoires, c'est la phthisie qui est la plus meurtrière ; elle a enlevé, en 1863, 1,59 pour 1,000 de l'effectif; en 1864, 1,56; en 1865, 1,78. Après elle vient la bronchite et la pneumonie.

(3) Parmi les maladies du tube digestif, la dysenterie et les flux intestinaux se distinguent par leur léthalité. De ce chef on a perdu, en 1863, 0,78 pour 1,000 de l'effectif ; en 1864, 0,79 ; en 1865, 1,78.

(4) Parmi les maladies du système et des centres nerveux, la méningite cérébro-spinale fait, dans les garnisons, ses apparitions épidémiques; puis l'encéphalite et l'apoplexie deviennent des causes importantes de mortalité.

(5) Les maladies organiques du cœur ont enlevé, en 1863, 0,12 pour 1,000 de l'effectif; en 1864, 0,19; en 1865, 0,16.

(6) Les fièvres éruptives ont été fatales dans l'ordre suivant : variole, rougeole, scarlatine.

(7) Enfin, parmi les maladies des os et de leurs annexes, c'est la carie et le rhumatisme articulaire qui dominent.

POUR 1,000 HABITANTS.

Professions libérales	3,10
Militaires et marins	1,99
Domestiques et journaliers	1,53
Rentiers et propriétaires	1,01
Ouvriers industriels et agricoles	0,66
Commerçants et négociants	0,42

La *Statistique militaire* donne, pour le nombre des suicides, des chiffres affligeants : ils représentent :

MORTALITÉ PAR SUICIDES POUR 1,000 HOMMES D'EFFECTIF.

Durée du service	1862	1863	1864	1865
Moins d'un an	0,16	0,39	0,21	0,31
De 1 à 3 ans	0,32	0,28	0,35	0,32
De 3 à 5 ans	0,42	0,35	0,47	0,40
De 5 à 7 ans	0,86	0,54	0,41	0,47
De 7 à 10 ans	0,98	0,68	0,65	0,90
De 10 à 14 ans	1,12	0,61	0,79	0,72
Au-dessus	1,25	0,65	1,02	0,83

L'augmentation du chiffre des suicides dans l'armée, avec la durée du service, quelle qu'en soit la cause, est un fait évident.

Maladivité. — Elle correspond à plusieurs faits bien distincts : 1° la fréquence des entrées à l'hôpital ; 2° la variabilité de cette fréquence avec les différentes armes ; 3° la fréquence des maladies qui ont motivé ces admissions. Nous éliminerons toutes les indispositions qui n'ont pas motivé l'admission dans les hôpitaux militaires. En nous bornant ainsi, la *Statistique médicale de l'armée française* donne les chiffres suivants.

MALADIVITÉ GÉNÉRALE A L'HÔPITAL, SUR 1,000 HOMMES PRÉSENTS.

(Chiffres d'admissions.)

	1863	1864	1865
Intérieur	308	299	332
Algérie	570	629	602
Italie	458	477	436
Moyennes	362	372	401

Les corps qui ont le plus contribué à ces admissions sont les pénitenciers, en moyenne 1070 pour 1000. Celui qui a le moins souffert après la gendarmerie, c'est la garde impériale, en moyenne 171 pour 1000; soit 8 fois moins. Les autres corps suivent à peu près, pour la maladivité, l'ordre de mortalité.

La fréquence des principales maladies qui ont motivé ces admissions se présente ainsi à l'intérieur.

MALADIES PRINCIPALES.	1863	1864	1865
Syphilis primitive	143	146	107
Bronchite aiguë	64	79	89
Fièvre intermittente	68	63	88
Syphilis constitutionnelle	47	50	30
Bronchite chronique	24	29	26
Diarrhée aiguë	38	29	44
Rhumatisme articulaire	27	27	30
Angine inflammatoire	24	26	23
Dysenterie aiguë	28	26	28
Fièvre typhoïde	27	20	33
Adénite	20	19	15
Pleurésie aiguë	14	17	17
Phthisie pulmonaire	16	15	15
Pneumonie aiguë	14	15	14

Dans l'armée anglaise, les cas légers qui sont traités en France à l'infirmerie, et que nous avons rejetés des calculs précédents, comptent pour les admissions à l'hôpital. Cela entendu, les admissions à l'hôpital ont été.

POUR 1,000 HOMMES D'EFFECTIF.	Admis.
En 1859	1,066
En 1860	1,053
En 1861	1,025
En 1862	989
En 1863	960

La maladivité a varié de 500 à 1400, suivant les différentes armes.

Quand on réfléchit sur l'ensemble des chiffres qui précèdent, il est impossible de ne pas être convaincu que la profession militaire, même exempte des influences mauvaises qui résultent de l'état de guerre et de l'acclimatement dans des pays étrangers, est soumise à un plus grand nombre de causes de mortalité et de maladivité que la population civile de même âge. Parmi les statistiques qui peuvent servir de point de comparaison, et que nous avons souvent citées, il nous suffit de rappeler les tableaux que nous avons donnés pour la population civile.

En outre il faut se rappeler que les jeunes soldats sont soumis à des épurations successives et destinées à ne conserver que les plus aptes, les plus robustes, les moins valétudinaires. Il faut se rappeler aussi que la mortalité des quatre années (1862-65) que donne la *Statistique médicale de l'armée*, correspond à une époque où la loi de dotation avait rempli l'armée de militaires éprouvés déjà, et qui n'avaient plus à supporter l'excès de mortalité, qu'imposent aux jeunes recrues les deux premières années de service.

Quant aux soins prévoyants dont une administration de plus en plus paternelle les entoure, on peut se demander ceci : si la population agricole de nos campagnes, si généralement privée de bien-être, recevait de l'État pour pourvoir à ses principaux besoins, les secours qui sont prodigués au soldat, combien ne verrait-on pas encore diminuer, parmi elle, la mortalité et la maladivité. Portons donc notre attention sur les principales maladies militaires.

3° **Maladies militaires.**

Parmi les maladies des organes respiratoires, la pleuropneumonie et les affections catarrhales aiguës ou chroniques exercent de grands ravages, lors de l'incorporation, et lors de l'entrée en campagne. Le plus souvent ces affections restent simplement inflammatoires, mais elles se combinent aussi, dans de certaines circonstances, avec l'état bilieux ou typhoïde.

Telles sont les maladies observées par Huxham en 1741, ou bien les bronchites purulentes, observées à Nantes par MM. Mahot et Malherbe.

Quant aux maladies tuberculeuses, on a beaucoup discuté pour savoir si elles étaient plus fréquentes dans l'armée que dans la population civile. Mais les moyens de comparaison n'existent pas. Les malades de cette catégorie ne sont pas admis lors du recrutement ; ceux dont la maladie apparaît sont largement réformés. MM. Laveran (1), Godelier (2), Jules Arnould (3) ont donné des chiffres qui laissent la question indécise. Mais la *Statistique médicale de l'armée* 1867, réunissant avec raison la bronchite chronique avec la phthisie, donne les proportions réelles de tuberculisation pulmonaire, à savoir : 2,41 pour 1000 hommes au total ; 1,36 pour 1000 dans la première année de service ; 2,41 de 1 à 3 ans ; 2,65 de 3 à 5 ans ; 2,13 de 5 à 7 ans ; 3,31 de 7 à 10 ans ; 2,76 de 10 à 14 ans ; 2,55 au-dessus de 14 ans. Le rédacteur ajoute : « Bien que ces proportions ne suivent pas absolument la marche constatée en 1864, il en ressort cependant que la première année de service présente une proportion inférieure de décès phthisiques, et que cette maladie se développe de préférence parmi les hommes qui sont depuis un certain temps sous les drapeaux. »

Les rapports anglais du docteur Balfour, extraits par E. Parkes (4) donnent au sujet de la phthisie les chiffres suivants qui, quoique supérieurs, diffèrent peu des chiffres de la *Statistique médicale*.

(1) Laveran, *Ann. d'hygiène*, 1860, t. XIII, p. 233.
(2) Godelier, *Recueil des mémoires de médecine militaire*, t. LIX.
(3) Jules Arnould, *Gazette médicale*, 1868, p. 133.
(4) E. Parkes, *A Manual of practical Hygiène*, 1866, p. 511.

Armée anglaise.	Décès par phthisie et hémoptysie.	Population mâle civile.	Décès par phthisie (1).
	P. 1,000.		P. 1,000.
1859	3,70	De 20 à 25 ans....	3,5
1860	3,86	De 25 à 30 ans....	4,0
1861	3,38	De 30 à 35 ans....	4,1
1862	3,19	De 35 à 40 ans....	4,1
1863	2,53		

La disposition aux affections tuberculeuses dans les différents corps d'une armée n'est pas la même, et le tableau suivant, qui contient aussi les réformés sous le nom d'invalides, est d'un grand enseignement.

DÉCÈS ET RÉFORMES PAR MALADIES TUBERCULEUSES, MOYENNE DE 3 ANS (1860-62) P. 1,000.

	Décès.	Invalides.	Totaux (1).
Cavalerie sédentaire.......	3,55	3,55	7,10
Dragons de la garde........	2,34	6,85	9,19
Artillerie.................	2,65	6,44	9,09
Train militaire............	2,55	7,43	9,98
Garde à pied...............	4,33	13,56	17,89
Infanterie de ligne.........	2,69	5,22	7,91
Dépôts de cavalerie.........	3,54	5,15	8,69
Dépôts d'artillerie..........	6,94	6,44	13,38
Dépôts de bataillons........	5,14	9,15	14,29

La question de savoir si la phthisie est une maladie zymotique ou non reste entière; on ne peut encore décider si le développement de la phthisie est lié à la nature des exercices subis, ou à la concentration dans les casernes.

Les maladies organiques du cœur ont paru produites au contraire par l'excès de fatigue et par la nécessité de porter dans les marches et dans les exercices des poids considérables.

L'adénite, qui est une maladie militaire si fréquente, doit aussi être rapportée aux mêmes causes.

(1) E. Parkes, ouvrage cité, *Armée anglaise*.

Parmi les maladies de l'encéphale et du système nerveux les inflammations cérébrales sont ordinairement la conséquence de l'action directe des rayons solaires, action éprouvée dans le camp ou pendant les marches ; la simple congestion s'accompagne souvent d'une monomanie soudaine et qui porte au suicide, de sorte que, pendant les marches prolongées sous un soleil ardent, il n'est pas rare de perdre plusieurs soldats par un suicide non autrement motivé.

M. Guyon (1) a signalé avec beaucoup de force les accidents produits par la chaleur dans l'infanterie en marche. Il rappelle les remarques et l'ordre du jour du maréchal Bugeaud en Algérie (17 juillet 1846) concernant les haltes. Ces mêmes accidents se sont renouvelés, dit-il, à notre armée d'Italie, en 1859, où, dans la journée du 4 juillet, plus de 2,000 hommes tombèrent dans les rangs ; il en mourut 26.

La température solaire à laquelle le fantassin est exposé dans les marches est singulièrement accrue par le poids considérable qu'il porte alors, et que M. Guyon évalue à $47^{\text{kilog}},70$.

Au moment des haltes l'aggravation des accidents se manifeste par la position couchée. La chaleur réfléchie par le sol est un nouvel élément morbifique, qui contribue à porter la chaleur du sang au delà des limites de température qu'il peut supporter. Chez l'homme debout ou chez le cavalier, les accidents sont moins prompts et moins intenses.

Le délire des ivrognes s'aggrave d'une manière étonnante chez les militaires exposés aux ardeurs des saisons brûlantes ou des climats équatoriaux. La mortalité qui en résulte est des plus considérables, surtout si l'on tient compte des maladies de foie, etc., et des hydropisies qui succèdent presque constamment quand la mort ne survient pas d'une manière

(1) *Comptes rendus de l'Académie des sciences*, t. LXV, p. 487.

directe. L'abus des spiritueux, moins redoutable dans les contrées froides, enlève néanmoins beaucoup de soldats que le froid surprend en état d'ivresse soit en faction, soit en service de nuit. L'innervation, déjà atteinte par l'action de l'alcool, est promptement suspendue par le froid; la circulation et la chaleur baissent, l'asphyxie, le coma et la mort surviennent bientôt. La garnison de Québec en offre tous les ans d'assez fréquents exemples.

La nostalgie est encore plus redoutable; c'est la maladie des jeunes conscrits arrachés aux douceurs du pays natal, et soumis brusquement aux rigueurs de la discipline. Le regret du passé, l'ennui du présent, le désespoir de l'avenir s'emparent de ces jeunes âmes; leur pensée erre sans cesse autour des lieux chéris qu'ils ont perdus. Le souvenir grave en traits poignants l'image des vieux parents, de la sœur orpheline, de l'amie délaissée, des sites de la campagne. L'oreille entend les chants de la patrie, la mémoire compte, pour y assister encore, les heures qui, au village, sont consacrées à la prière, au plaisir, au travail même. Les mêmes idées reviennent sans cesse et s'irritent toujours. Toutes les facultés cérébrales se tendent, se fatiguent, s'enflamment; le sang obéit à leur appel avec une continuité qui devient bientôt maladive, les autres fonctions languissent, l'appétit se perd, la respiration est suspirieuse, le jeu de la circulation et du cœur s'altère, le corps maigrit, l'œil ne voit plus que les mêmes images, l'oreille n'entend plus que les mêmes sons, la bouche reste muette et ne répond plus même aux paroles de consolation, les larmes coulent souvent, les yeux rougissent et se cavent, toute la physionomie prend un aspect caractéristique, les méninges et le cerveau s'enflamment, la fièvre s'allume, et une consomption rapidement mortelle s'empare bientôt, en dépit des consolations, des médicaments et des soins les mieux administrés, des soldats même dont l'âge, la vigueur et la santé faisaient l'orgueil des régiments. Les recrues de certaines contrées, celles de la Bretagne, de la Suisse entre autres, y sont surtout sujettes, et l'exemple devient un mal contagieux, à tel point que la nostalgie peuple parfois les hôpitaux comme le ferait une véritable maladie épidémique, surtout après les revers de l'armée. Un seul remède est à employer, c'est le retour momentané dans la patrie; la promesse seule ou la liberté de s'y rendre suffisent dans bien des cas à la cure. Cette maladie militaire est liée sans aucun doute à la fréquence de l'aliénation mentale et du suicide.

Parmi les *maladies de l'abdomen*, les coliques et les diarrhées sont fréquentes après les refroidissements. Ces maladies sont bien légères sans doute, mais elles viennent trop souvent à se compliquer de l'affection la plus cruelle qui puisse atteindre une armée, je veux parler de la dysenterie, cette redoutable calamité qui a si souvent semé la mort parmi les populations encombrées d'hommes et d'immondices, par laquelle tant d'armées ont disparu en quelques mois, dont les terribles apparitions ont, à de nombreuses époques, été conservées par l'histoire et ont été décrites surtout par Pringle, Sydenham, Monro, Degner, Zimmerman, Lind, Stoll, Richter, etc. La dysenterie, dis-je, est souvent plus meurtrière que le typhus et la peste, et se trouve souvent associée à ces fléaux dépopulateurs.

Parmi les troupes mal vêtues, mal campées, malpropres, mal pourvues de souliers, soumises à l'action des pluies après un temps chaud, aux intempéries du bivouac, de la tranchée, aux rosées nocturnes des saisons et des climats chauds, il est bien rare que la dysenterie n'apparaisse pas. L'automne, qui engendre presque toutes les maladies miasmatiques, produit d'une manière en quelque sorte caractéristique le développement de la dysenterie épidémique. Tous les climats la connaissent, mais les climats les plus chauds sont ravagés avec une bien funeste préférence.

Les rhumatismes, soit qu'ils aient été liés à cette maladie, soit qu'ils aient été générés par les vicissitudes atmosphériques, le mauvais coucher, etc., occupent une assez grande part dans la pathologie militaire ; le climat est sans doute pour beaucoup dans leur production, car ce ne sont pas seulement les contrées marécageuses ou les saisons humides, si fécondes en fièvres et en dysenteries, qui compliquent fréquemment leurs maladies spéciales des douleurs du rhumatisme, mais les localités simplement et constamment humides offrent la prédominance de celui-ci d'une manière qui affecte bien plus encore les troupes que les habitants.

Le rhumatisme se présente donc comme une affection qui, bien qu'existant dans des climats infectieux, semble être, le plus souvent du moins, généré par l'humidité.

L'*ophthalmie* jouit aussi du privilége d'attaquer les soldats exposés aux climats à la fois humides et infectieux; mais l'importance du second élément joue sans doute le plus grand rôle dans son étiologie. Sans parler des ophthalmies causées par les veilles, par la durée, l'intensité ou la qualité de la lumière réfléchie sur la neige, le sable, etc., par les poussières mécaniques, les armées sont aussi atteintes par des ophthalmies qui se lient à des constitutions rhumatismales, ou catarrhales, ou miasmatiques de la saison ou de la contrée ; cette dernière sorte, qui se trouve en rapport avec la nature infectieuse du climat, affecte parfois le caractère épidémique et produit des ravages difficiles à arrêter. Presque tous les climats marécageux sont le siége d'ophthalmies de cette nature, mais l'Égypte, cette patrie de la peste, a aussi produit dans les armées les plus redoutables ophthalmies épidémiques. Il serait de même possible que le règne des épidémies de typhus puisse amener dans les armées une ophthalmie particulière, du moins si l'on considère, qu'après la campagne de 1814, une ophthalmie épidémique spéciale, dont la description a été si bien faite par M. Caffe, n'a pas cessé de régner et de se propager, même par contagion, dans l'armée belge, au point d'atteindre dans plusieurs régiments jusqu'à un huitième des militaires.

Depuis cette époque, les ophthalmies épidémiques soit à forme granuleuse, soit à forme purulente, mais évidemment contagieuses, ont ravagé toutes les armées de l'Europe. Quelques médecins ont supposé qu'elles avaient repris spontanément en 1851 dans l'armée danoise (1) sous l'influence seule de l'encombrement. Ses ravages sont tels que pendant six années finissant en décembre 1860, 16,654 soldats dans l'armée anglaise ont été réformés pour cette cause. Dans l'armée française les ophthalmies aiguës et chroniques atteignent le chiffre de 10 pour 1000 malades.

Maladies zymotiques. — Nous avons exposé au chapitre III du livre II les conditions insalubres de l'air confiné dans les habitations. Nous renvoyons surtout aux pages 550-570 au sujet de la propagation des dysenteries, de la fièvre typhoïde, des fièvres éruptives, etc. Les casernes, les garnisons, les camps, les latrines, les égouts, les productions d'immondices, rendent ces maladies fréquentes dans la vie militaire. Laveran (2) dans ses calculs sur la mortalité des principales garnisons (1832-59) est arrivé à ce résultat, que la mortalité par variole compte pour 39 par 1,000 décès; c'était, dit-il, le chiffre de mortalité dans la population générale, mais ce dernier chiffre représente aussi les enfants, qui sont si fortement décimés.

Le même auteur a porté les ravages de la rougeole au chiffre de 25 par 1,000 décès, pendant que Marc d'Espine

(1) Dr Frank, *Army medical Reports*, 1860, p. 406, cité par E. Parkes.
(2) Laveran, ouvrage cité.

évaluait la mortalité à 1 pour 1,000 parmi les hommes civils de 20 à 30 ans. Il en est de même de la scarlatine qui comptait pour 9 par 1,000 décès dans les principales garnisons, trois fois plus que dans la population civile.

Dans les rapports de la *Statistique médicale* (1864), les décès par fièvres éruptives sont de 118 sur 3,835 décès, soit 30 pour 1000. Les infirmiers sont surtout ravagés.

Méningite cérébro-spinale. — Cette maladie présente les plus grands rapports avec le typhus : Céphalalgie, vertiges, injection des conjonctives, perte de sommeil, délire, stupeur. Mais sa marche est rapide et devient fatale en quelques jours. On l'a appelée : *Typhus siderans.*

Elle diffère aussi du typhus par son peu de puissance épidémique ; elle reste confinée dans de petits encombrements, sans prendre l'extension d'une véritable épidémie. Elle paraît due à un germe infectieux spécial. Cette affection épidémique sévit parfois dans les petites garnisons, pendant les épidémies de fièvres éruptives ; elle reste latente l'été pour éclater de nouveau l'hiver. Les premières observations qu'on en a faites sont récentes. Les médecins français J.-B. Comte, Corbin (1), Broussais, Boudin (2), Guyon (3), Lévy (4), Forget (5), Tourdes (6), etc., ont surtout contribué à faire connaître cette maladie. On compte déjà 40 à 50 épidémies qui ont surtout ravagé la population militaire. La léthalité est extrême ; on peut citer les épidémies suivantes :

(1) Corbin, *Gazette médicale*, 1848.
(2) Boudin, *Traité de géographie et de statistique médicales*, t. II, p. 568.
(3) Guyon, *Gazette médicale*, 1842.
(4) Lévy, *Gazette médicale*, 1849.
(5) Forget, *Gazette médicale*, 1842.
(6) Tourdes, *Histoire de l'épidémie de méningite cérébro-spinale.* Strasbourg, 1843.

		Malades.	Décès.
1839	Versailles...........	154	41 p. 100
1840	Strasbourg..........	190	59 —
1841	Aigues-Mortes.......	160	75 —
1841	Naples..............	218	50 —

Elle n'a pas cessé jusqu'à ce jour de faire des apparitions en France, en Suède (1), en Norwége, en Angleterre (1865). La *Statistique médicale* enregistre, dans ces dernières années, une dizaine de décès par la méningite épidémique, et une cinquantaine par méningite sporadique.

Mais la fièvre typhoïde apparaît avec une redoutable énergie sous le rapport de la léthalité et sous celui des admissions. Laveran a remarqué que les épidémies se répandent par corps et par casernes; que les ravages s'accroissent avec la force des garnisons, et que les infirmiers militaires sont surtout décimés. Nous avons déjà noté qu'en 1865, elle a enlevé 2,1 pour 1,000 de l'effectif de l'armée française; mortalité produite par 729 décès; ce qui, sur la totalité de 4,417, donne la proportion de 154 sur 1,000 décès.

Fièvres paludéennes. — Après ce que nous avons dit des causes et de la nature de ces fièvres au chapitre des eaux stagnantes, on ne sera pas surpris si des agglomérations d'hommes réunis dans les compagnies militaires, dans les casernes, dans les garnisons, sont souvent décimées par ces fièvres.

Les fièvres intermittentes et rémittentes ont produit, en 1864, une mortalité moyenne de 0,98 pour 1,000 de l'effectif, soit 79 sur 1,000 décès. Cette proportion moyenne est triplée pour l'Algérie et l'Italie.

Maladies contagieuses. — La principale de ces maladies qui mérite de fixer toute l'attention du médecin et de l'homme d'État, c'est la syphilis. A considérer son extension parmi les militaires, on peut presque dire qu'elle est générale. Les

(1) Wistrand, *Hygiea*. Stockholm, 1863.

chiffres suivants vont le démontrer : nous avons déjà signalé dans le tableau 27 que le chiffre des admissions à l'hôpital seulement, en réunissant les cas de syphilis primitive et de syphilis constitutionnelle, avait été de 190, 196 et 137 pour 1,000 hommes de l'effectif en 1863, 1864 et 1865.

En outre, pour 10,000 journées de maladie dans toute l'armée, il y a eu, en 1863, 2,000 journées de vénériens; en 1864, 1850, et en 1865, 1,660 journées de vénériens. Ces chiffres équivalent au service de l'armée entière pendant trois jours. Dans l'armée anglaise du Royaume-Uni, ces chiffres équivalent à sept jours de service. Dans cette armée, les admissions à l'hôpital varient annuellement de 300 à 400 pour 1,000 hommes de l'effectif.

Parmi les tristes conséquences qu'entraînent les armées permanentes, et dont il faut gémir comme d'une plaie sociale, l'une des plus déplorables est le maintien et la propagation de la syphilis qui imprime ses stigmates sur toutes nos jeunes générations. Nous avons déjà, page 384, tome Ier, exprimé nos amers regrets de voir le jeune paysan enlevé à son village, à l'âge des unions pures et légitimes, pour le soumettre pendant de longues années à l'interdiction du mariage et pour le promener de garnison en garnison. Après la nécessité d'alimentation, de logement, de vêtement dont l'État doit se charger pour ces vastes attroupements d'oisifs, il y a aussi la *nécessité des femmes*. Les anciennes armées, réunies pour une expédition de ravages, avaient pour elles le pillage et le viol. Nos armées civilisées ont reçu en échange la solde et la prostitution. Dans les principales monarchies militaires, cette institution fut établie, réglementée, surveillée pour le service des garnisons. En Prusse (1), en Belgique (2), ces règlements insuffisants sont constamment re-

(1) Voyez J. Prager, *Militair-medicinal-Wesen*, 1864, p. 1113.
(2) Voy. *Circulaire* du 21 décembre 1842, du ministre de la guerre.

nouvelés. En Angleterre, il a paru, en 1864 : « *An act for the prevention of contagious Diseases.* » On réclame partout la surveillance et la visite des prostituées inscrites, beaucoup de médecins réclament aussi, sous le nom d'*Extinction de la prostitution clandestine*, des mesures beaucoup plus générales(1); nous le concevons de la part des médecins militaires qui sont en présence d'un *objectif spécial :* la santé militaire. Nous le concevons moins de la part des médecins civils. Ces tendances conduiraient à diviser nos jeunes populations en jeunes hommes soumis au service militaire et au célibat, et en jeunes femmes, visitées, pour leur usage.

La population civile n'a pas besoin de l'institution réglementée de la prostitution. Elle se guérirait de cette plaie, elle échapperait à la promiscuité des sexes, et verrait décroître les maladies à source inconnue qui en sont la conséquence, si les garnisons n'entretenaient pas auprès d'elle un foyer constant d'immoralité et de maladies; triste conséquence du célibat qu'on leur impose. Nous traiterons dans un chapitre spécial la question si grave de la syphilis et de sa prophylaxie; nous nous bornerons à répéter ici ce que nous avons dit au tome Ier, page 385. Nous reconnaissons qu'une armée solide et instruite est une nécessité de premier ordre et pour laquelle il faut se soumettre à certains maux ; mais nous demandons pour tous les réservistes et les hommes en congé la liberté du mariage.

Nous demandons que les soldats de l'armée active, après trois années d'instruction passées sous les drapeaux, soient incorporés dans la réserve.

Nous demandons que la garde nationale ou mobile reçoive

(1) Voyez Jeannel. De la prostitution dans les grandes ville au XIXe siècle et de l'extinction des maladies vénériennes; questions générales d'hygiène, de moralité publique et de légalité, mesures prophylactiques internationales, réformes à opérer dans le service sanitaire, discussion des règlements exécutés dans les principales villes de l'Europe. Paris, 1868.

une première instruction militaire, afin de permettre la réduction de l'armée permanente.

Nous admettons que l'état de guerre puisse faire suspendre ces facilités pendant toute la durée de la guerre.

Le plus important renseignement qui résulte de l'examen que nous venons de faire de l'état sanitaire de l'armée en temps de paix, c'est que les efforts constants et intelligents de l'administration et des médecins militaires ont singulièrement amélioré les conditions hygiéniques du soldat. Ces progrès ont surtout porté sur l'alimentation, le vêtement, le casernement, le couchage, le service hospitalier, l'éducation morale, la paternité de la discipline. M. Michel Lévy (1) a fait ressortir avec une grande force ces améliorations introduites dans l'hygiène du soldat. Tous les membres de l'armée doivent être reconnaissants envers l'administration française qui a su obtenir d'aussi grands résultats, surtout en Algérie (2).

Avant de passer à l'examen de l'état sanitaire des armées en campagne, il nous faut rappeler quelques maladies qui, dans ces nouvelles conditions, déciment les blessés du champ de bataille. Nous avons parlé des typhus, tome Ier, page 562, mais nous devons signaler la pourriture d'hôpital.

La *pourriture d'hôpital*, ou typhus traumatique, — *hospital gangrene* — est cette dégénérescence putride des plaies qui sévit d'une manière si redoutable quand les blessés sont encombrés. Ses ravages ont été tels que l'on accusait autrefois l'ennemi d'avoir empoisonné les armes. C'est Ambroise Paré qui signala d'abord les principaux symptômes de cette gangrène qui, au siége de Rouen, enlevait les blessés par centaines. Pouteau l'étudia ensuite. De nos jours, Percy, Delpech, Boyer, Bégin complétèrent son histoire.

(1) *Rapport sur les progrès de l'hygiène militaire*, 1867, imprimerie impériale.

(2) Martin et Folley ont évalué la mortalité militaire en Algérie (pour 1830-41) à 81 ; (pour 1842-49) à 46 ; (pour 1856-61) à 35 pour 1000.

Elle se présente sous deux formes, ulcérée ou pulpeuse. Il est évident aujourd'hui qu'elle doit sa cause à une intoxication produite par un miasme de nature septique ou végétative. Cet élément morbide est généré dans les conditions d'encombrement, surtout d'encombrement des plaies suppurantes, et sa propagation se fait sous les mêmes conditions que celle des affections typhoïdes et réclame la même prophylaxie.

Quand il est communiqué, on voit sur une plaie suppurante, vermeille, marchant vers la cicatrisation, se produire une excavation que remplit bientôt une matière ichoreuse, grisâtre, tenace; c'est la dégénérescence putride; l'ulcère à bords élevés et rougeâtres produit des ardeurs et des élancements, qui manquent rarement. Il envahit les bourgeons charnus déjà formés; bientôt la plaie tout entière, le tissu cellulaire, les muscles même sont successivement détruits. Une odeur repoussante et caractéristique s'échappe des parties ulcérées. Des symptômes généraux, de nature gastrique et typhoïde, accompagnent en général les progrès de la dégénérescence putride. Des chirurgiens pensent que parfois ces symptômes généraux servent de prodromes à la maladie et décèlent un empoisonnement général. Le printemps, l'automne, l'obscurité, l'humidité, favorisent les fâcheux effets de l'encombrement pour la production de ce poison septique. L'air confiné des salles s'en charge et le communique aux plaies. Il s'inocule par les objets de pansement, par les piqûres, etc.; il s'attache aux murs, aux meubles, aux parquets. L'évacuation et la désinfection des salles est l'unique remède. La ventilation est si efficace que beaucoup de chirurgiens recommandent le traitement des blessés sous les tentes : tels sont entre autres, Hammond (1), aux États-Unis; Kraus (2),

(1) Hammond, *A Manual of practical Hygiène*, 1863.

(2) Kraus, *Das Kranken, und Zerstreungs Systeme*, 1861.

en Autriche; E. Parkes (1), en Angleterre; Larrey, Michel Lévy, etc., en France.

4° État sanitaire des armées en campagne.

Quoique les médecins anciens aient fort peu parlé des maladies des armées, la mortalité de celles-ci a été constatée par le souvenir de grands événements historiques que nous ne retracerons pas. Nous noterons seulement que, dans les villes assiégées, cette mortalité a été parfois si terrible que l'historien s'est mépris sur la source de tant de ravages et a souvent attribué à la famine seule ou à l'empoisonnement des eaux et des fontaines, la dépopulation qu'il convient de rapporter plutôt à des maladies du genre de celles que nous venons de passer en revue; telle fut, entre autres, la maladie qui détruisit, dans l'ancienne Grèce, les malheureux défenseurs de Crissa, lors de la première guerre dite Sacrée.

Athènes fut de même plusieurs fois ravagée. Après la révolution qui suivit la publication des lois de Dracon, une partie du peuple fut assiégée par l'autre dans la citadelle et même dans le temple de Minerve ; une peste terrible ne tarda pas à dépeupler la ville. Mais la plus cruelle épidémie fut celle qui eut lieu la deuxième année de la guerre du Péloponnèse, quand la population de l'Attique se fut encombrée dans la ville pour échapper aux ravages de l'armée ennemie ; cette peste a tous les caractères d'un typhus.

Les Romains changeaient souvent de camp à cause des émanations marécageuses. Vegèce en donne positivement le précepte : *Si autumnali æstivoque tempore, diutius in iisdem locis militum multitudo consistat, ex contagione aquarum et odoris ipsius fœditate, vitiatis haustibus et*

(1) E. Parkes, *Effects of Tents on Erisypelas and Hospital gangrene* (*Army medical Reports*, 1862).

aëre corrupto, perniciosissimus nascitur morbus, qui prohiberi aliter non potest nisi frequenti mutatione castrorum. D'ailleurs, leur ville malsaine et mal bâtie dans les premiers temps devait être souvent ravagée par les fièvres, puisque Tite-Live signale une quinzaine d'épidémies pendant les cinq premiers siècles de Rome. Le soin que les Romains consacrèrent depuis à la construction des égouts et des aqueducs s'explique ainsi, et l'attention non moins scrupuleuse qu'ils donnèrent à la discipline et aux campements de leurs armées ne prouvent pas moins leur profonde sagesse. Néanmoins, les terres marécageuses de la Sicile, au rapport de Tite-Live, et celles de la Germanie, selon Pline le naturaliste, leur devinrent meurtrières. Le siége de Syracuse ut entre autres l'occasion d'une maladie dysentérique qui affligea leur camp. Mais, dans les guerres plus modernes, les exemples fourmillent.

L'un des plus remarquables est, sans aucun doute, cette fièvre dite de Hongrie et décrite par Sennert qui, en 1566, porta le ravage dans les troupes allemandes rassemblées contre les Turcs ; la dépopulation fut telle qu'on cessa d'enterrer les morts et que l'épidémie se conserva plusieurs années en portant ses ravages dans une grande partie de l'Europe. Pringle à Dettingen, 1742; Sydenham à Londres, 1764; Molitor, Rœderer, Monro, Currie, Cullen, Willis, Coste et Percy, Desgenettes, Annesley, Clarcke, Marshall, ont tous fourni et étudié de nombreux exemples des maladies qui sont susceptibles de désoler les camps. L'une des descriptions où les relations de cause à effet sont le mieux présentées est celle que Pringle, médecin en chef des armées anglaises, a fait des campagnes en Allemagne et en Flandre qui ont eu lieu à l'occasion de la succession de l'empereur Charles VI. Nous demandons la permission d'en extraire quelques tableaux. Ils sont pleins d'enseignements utiles et saisissants de vérité, on les croirait tracés de nos jours (1).

« En 1742, les troupes anglaises logées à Gand et à Bruges furent décimées par les fièvres dans les parties basses de ces villes, surtout à Bruges, et respectées dans les hauteurs. A Courtray, deux bataillons avaient, l'un des logements secs, l'autre des casernes humides ; le second eut le double de malades. A Oudenarde, on souffrit autant qu'à Bruges, tandis qu'à Alost, en haute Flandre, un régiment de dragons, logé chez le bourgeois, n'eut pas un seul malade. Bientôt les maladies épidémiques de l'automne, *fièvres rémittentes*, *intermittentes*, *flux de ventre*, cessèrent et firent place à celles de l'hiver, *toux sèches*, *rhumatismes*, *points de côté*, *pneumonies ;* maladies amenées par les exercices militaires en plein air, les quartiers froids, les mauvais vêtements. La gale se communiqua rapidement dans les troupes, elle venait d'un petit nombre de soldats atteints et qui avaient été embarqués avec les autres. Dans l'hôpital, il se manifesta une fièvre particulière, lente dans son cours, avec un pouls profond, une stupeur constante, qui parut dans les salles encombrées et ne sortit point de l'hôpital ; on l'appela depuis fièvre d'hôpital ou de prison (2).

« (1743.) Les troupes entrèrent en Allemagne et tous les malades furent concentrés à Bruxelles ; l'*influenza*, qui avait fait le tour de l'Europe, parut et passa ; le *froid* ramena des rhumes, des *pleurésies*. Vers la fin de mars, il tomba de la neige durant 17 jours, pendant le temps que les troupes abandonnèrent leurs quartiers et firent une longue marche par de mauvais chemins ; mais comme les soldats couchaient dans des *maisons chaudes* et avaient de *bonnes provisions*,

(1) Pringle, *Maladies des armées*, 1793.

(2) En 1750, la même fièvre se manifesta à Londres dans la prison de Newgate, et les prisonniers jugés aux assises communiquèrent la maladie et la mort à une partie de l'assemblée et aux juges eux-mêmes.

il n'y eut que *peu de malades*, et jusqu'à Mayence, une armée de 16,000 hommes n'en perdit pas vingt.

« Au commencement de mai, on campa à Hochst ; les nuits étaient *froides* et les jours *chauds*, il y eut *beaucoup* de maladies *inflammatoires ;* sur 220 malades réunis en trois semaines à l'hôpital volant, on constata 71 pleuropneumonies, 51 rhumatismes, 25 fièvres inflammatoires, 30 intermittentes, 9 catarrhes, 7 phthisies, le reste se composait de flux de ventre, etc. La cavalerie, ayant des *manteaux* pour se garantir le jour et se couvrir la nuit, eut très-peu de malades, il en fut de même des officiers. On laissa 500 hommes à l'hôpital, environ 3 pour 100, et l'on alla camper près d'Aschaffenbourg, dans un lieu *sec* et *élevé*, les maladies *diminuèrent*. Le 26 au soir on plia les tentes et le lendemain se donna la bataille de Dettingen. Après l'action, les troupes couchèrent *sans tentes sur le champ de bataille*, exposées à une *grande pluie ;* le lendemain, elles se retirèrent sur Hanau, où elles campèrent sur un terrain *mouillé*, *sans paille*, les deux premières nuits. C'est alors que la *dysenterie* parut tout à coup pour ne plus quitter l'armée ; en huit jours, on compta 500 dysentériques, et, en quelques semaines, plus de la moitié des troupes avaient eu la maladie ; les officiers en furent aussi sévèrement atteints que les autres ; elle envahit *d'abord* ceux qui couchèrent *tout mouillés à Dettingen*, les autres l'eurent par contagion, elle commença donc *avant l'automne*, *avant les fruits*, et finit lors de la maturité de ceux-ci.

« Trois compagnies du régiment d'Howard, qui n'avaient pas joint l'armée, campèrent à Hanau, deux nuits avant la bataille, à une petite distance du terrain qu'occupa depuis l'armée. Elles n'avaient pas été exposées à la pluie, eurent toujours des lignes séparées, et avec le même climat, la même nourriture, n'eurent qu'un seul malade pendant six semaines. Après ce temps, ces soldats entrèrent dans les lignes de l'armée et *contractèrent la maladie.*

« La dysentérie continua en juillet et août ; la *mauvaise paille* et les *privés* servirent surtout à *entretenir* le mal ; les symptômes s'aggravèrent avec le nombre des malades.

« On avait établi un hôpital dans le village de Feckenheim ; les dysenteriques communiquèrent leur maladie aux blessés, aux pharmaciens, aux infirmiers, aux habitants. La fièvre d'hôpital s'y joignit bientôt et fit de grands ravages. Au camp, la dysenterie seule régna et fut bien plus bénigne. On *décampa* de Hanau et la maladie *diminua* : un mois après, elle était presque nulle. En septembre, l'armée était à Worms, quand on vit paraître une fièvre rémittente bilieuse, avec paroxysmes, chaleur, soif, céphalalgie, délire, nausées, vomissements, ictère, qui, dès que le froid parut, s'accompagna de toux et de sang couenneux ; les officiers et les cavaliers garnis de manteaux en furent à peine atteints. Le 12 octobre, il y eut une *marche* rétrograde de Spire à Worms ; une *pluie froide* embarrassa la marche, la *fièvre bilieuse* s'aggrava au point qu'à l'arrivée on envoya 800 hommes à l'hôpital. Trois jours après, on rompit le camp : l'armée retourna dans les Pays-Bas, en divisions séparées ; avec de bons logements la nuit, et cette marche vers les garnisons eut lieu sans perdre un seul homme, mais on avait laissé 3,000 malades tant à Feckenheim que près de Worms.

« La fièvre d'hôpital et la dysenterie continuèrent toujours à Feckenheim avec une telle fureur, la première maladie surtout, que peu de monde échappa. Cette fièvre se montrait avec des taches pétéchiales, des pustules, des parotides, de fréquentes mortifications ; sa qualité contagieuse et la grande mortalité firent voir qu'elle était de la nature de la peste. Les habitants du village périrent presque entièrement.

« A Worms, on était mieux ; mais la réunion de tous les

malades ayant eu lieu à Newied, ceux de Feckenheim, *d'abord soulagés*, infectèrent les autres, et leur transport à Gand, par eau, dans des barques étroites, rendit le typhus si cruel, qu'un paquet de vieilles tentes, qui leur servait de couvertures, ayant été mis, pour être réparé, entre les mains de 23 ouvriers de Gand, ces derniers gagnèrent la maladie et 17 périrent. Les fièvres rémittentes continuèrent à Gand et à Bruges, et la fièvre d'hôpital à Gand ; les hommes envoyés à l'hôpital furent à ceux qui rentrèrent sains en garnison comme 3 à 13.

« 25,000 hommes rentrèrent en campagne en mai ; le temps *était sain*, et pendant dix semaines que l'on campa, on n'envoya que 600 hommes à l'hôpital, 1 sur 43, malades surtout *d'inflammations*, de *rhumatismes* et de quelques *intermittentes*.

L'armée étant près de Lille, il tomba beaucoup *de pluie* pendant le mois de septembre, et l'hôpital de Tournay contenait au 1er octobre plus de 450 *dysentériques ;* la fièvre rémittente parut aussi, mais peu grave. Le beau temps succéda aux pluies, et le 26 octobre on prit les quartiers d'hiver. On n'avait envoyé aux hôpitaux qu'environ 1500 malades, 1 sur 17, et l'on n'en perdit que 300. La douceur de la saison, les campements dans un pays sec, l'exercice fréquent, les quartiers d'hiver pris de bonne heure, furent la cause du bon état des troupes; celles-ci étaient pour la plupart recrutées depuis *deux ans* et les nouveaux régiments eurent le plus à souffrir de la fièvre rémittente.

« L'armée se remet en marche le 25 avril ; temps doux, maladies modérées, inflammations, intermittentes. Le 11 mai, eut lieu la bataille de Fontenoi, il fit beau, la nuit suivante fut *sèche et douce*, on *campa à l'air*, il n'y eut *pas de maladies*.

« Du 16 mai au 30 juin, on campa à Lessines : *temps sec et doux*, *pas de malades*, les blessés *guéris*. Juin fut *froid* et *pluvieux*, les *intermittentes* et les *dysenteries* parurent et s'attachèrent aux *nouvelles recrues*. On campa à Dieghem, puis à Vilvorde, dans des plaines sèches et avec un *beau temps;* santé des troupes *superbe*. Dans le même temps, la garnison d'Ostende, composée de 5 bataillons anglais, conduite à Mons et logée dans des casernes humides, eut 250 malades en 3 semaines; et le régiment de Handyside, laissé à Anvers dans de mauvais logements, eut à lui seul 163 malades, 6 fois plus que les régiments du camp.

(1745.) « Cette campagne eut lieu en Angleterre contre les Écossais insurgés; les troupes *encombrées* pendant la traversée contractèrent de nouveau *la fièvre des camps;* le temps froid pendant cette campagne la fit disparaître, mais elle éclata de nouveau, avec la dysenterie, après la bataille de Culloden.

(1746.) « La campagne eut lieu dans le Brabant hollandais et fut très-longue; un été fort chaud, des marches fatigantes, des pluies considérables en automne amenèrent les maladies habituelles. Près de 1,500 malades ou le quart de l'effectif remplissaient les hôpitaux lors de la bataille de Raucoux, et encore sans compter les blessés.

« Après la bataille de Laufeld, l'armée anglaise eut à subir un été *très-chaud*, un automne *malsain;* la *dysenterie* parut et atteignit plus de la moitié de l'armée, mais on évita sagement l'encombrement des hôpitaux. Quatre bataillons stationnés à Walcheren furent ravagés par les fièvres d'accès et envoyèrent à l'hôpital les 4/5es de leur effectif.

« L'année suivante les troupes, stationnées près de Bréda et de Bois-le-Duc, éprouvèrent une cruelle épidémie de fièvres de marais. »

Ces tableaux fournis par Pringle n'ont pas besoin de commentaires; nous ajouterons seulement que, dans notre siècle, les mêmes épidémies se présentent à notre observation.

En outre, les mêmes mortalités ont eu lieu par le fait des maladies quand les opérations militaires se sont prolongées. Ces mortalités échappent jusqu'ici à toute prévision de la statistique, à tout contrôle de l'art médical. On peut, selon les cas, leur donner le nom de mortalité doublée, triplée, ou bien celui de ravages et d'anéantissement. Laveran (1) évalue, pour les guerres de l'Empire, la mortalité par l'ennemi à 1/5e des effectifs, tout le reste a été dévoré par les maladies. Hodge (2) évalue à plus des 4/5es les effets des maladies sur les pertes de la flotte anglaise dans les guerres de 1792 à 1815.

L'armée anglaise a perdu, pendant 41 mois de la guerre d'Espagne, 24,900 soldats par maladies, et 9,000 par blessures ; l'armée française en Espagne, forte de 275,000 hommes, avait, au mois de juillet 1809, 61,000 malades, soit 225 pour 1000.

En 4 mois de l'expédition de Walcheren (1809), un effectif anglais de 39,219 hommes eut 4,175 décès et 26,846 malades.

Oserons-nous rappeler les désastres de l'armée française en 1812, armée vaincue seulement par le climat, et détruite ensuite par les maladies? La dysenterie, les fièvres gastriques, le scorbut, commencèrent en Russie et remplirent les hôpitaux de plus de 80,000 malades, le typhus enleva presque tous les prisonniers, et poursuivit les malheureux débris de notre armée à Wilna, à Torgau, à Dresde, à Mayence, à Strasbourg et jusqu'à Paris.

Après tant d'exemples funestes, la campagne de Crimée a renouvelé ces tableaux (3). Ainsi l'armée anglaise, sur un

(1) Laveran, *Mortalité des armées en campagne* (*Annales d'hygiène*, 1863, t. XIX, p. 244).

(2) Hodge, in *Report on the Mortality arising from naval operations*.

(3) *Mortality of the british Army*, from the *Report of royal Commission*.

effectif général de 79,273 hommes, en a perdu 18,057 par les maladies, soit 22,78 pour 100, les principales maladies ont présenté :

	Entrées à l'hôpital.	Décès.
Typhus..................	25,841	3,075
Grippe..................	9,506	144
Dysenterie..............	8,278	2,259
Diarrhées...............	44,164	3,651
Choléra.................	6,970	4,512

Dans cette guerre de Crimée, le typhus commença pendant l'hiver (1854-55) parmi les troupes françaises entassées dans des baraques. Les bâtiments, chargés de ramener les troupes en France (1856), reçurent la contagion et la communiquèrent. Marseille, Avignon, Paris, eurent des cas de typhus (1).

Il paraît probable que la mortalité moyenne annuelle, pour l'armée française, aurait été de 300 pour 1,000 de l'effectif présent.

On a calculé que cette guerre avait coûté à la Russie un demi-million d'hommes.

La guerre américaine, dite de la Sécession, nous offre de nouveaux exemples de la mortalité des troupes en campagne dans leur propre pays, malgré les soins de la philanthropie la plus active. Une commission sanitaire s'était formée, qui envoyait aux divers corps de troupes des médicaments et des objets de pansement, des vêtements, des aliments ; elle créait des hôpitaux temporaires, et cependant la mortalité de l'effectif, par les maladies seules, a été plus de cinq fois aussi considérable que dans l'état ordinaire de paix.

Cette mortalité moyenne annuelle par maladies aurait été, pendant la première année de la guerre, de 48,7, et, pendant la seconde année, de 65,2 pour 1,000 ; dans la région du

(1) Voyez *Rapport au conseil de santé des armées sur le résultat du service médico-chirurgical, pendant la campagne d'Orient*, par le Dr Chenu. — Scrive, *Relation médico-chirurgicale de la campagne d'Orient*, 1858.

centre, elle a atteint 90 pour 1,000 de l'effectif. On n'a eu pourtant à déplorer aucune grande épidémie.

Le typhus, la fièvre typhoïde, la méningite cérébro-spinale, la dysenterie, les diarrhées, les fièvres paludéennes, sont les maladies qui ont fait le plus de malades et le plus de victimes.

La maladivité a atteint le chiffre de 2,000 pour 1,000 (1).

5° État sanitaire. — Paix et climats lointains.

Ici la condition de la mortalité dans la vie militaire se complique de celle de la mortalité du climat; mais, comme c'est une des nécessités de l'armée d'affronter les climats étrangers, les documents à ranger sous ce chef deviennent d'un grand prix.

En 1816, sir James Mac Gregor, directeur du service médical de l'armée anglaise, stationnée dans les divers points du globe, introduisit l'usage de rapports périodiques sur l'état sanitaire; ces documents indigestes formèrent en 20 ans plus de 160 volumes in-folio. La mission difficile d'en extraire des renseignements faciles à interpréter fut confiée à sir H. Marshall et au capitaine A. Tulloch; c'est le résultat de leur travail que nous analysons ici (*Voy.* tabl. 30, A, B, C, D).

Dans les Antilles, la force moyenne observée a été annuellement de 4,333 hommes, sur lesquels il y a eu 8,247 entrées à l'hôpital, c'est-à-dire 1,903 pour 1,000; les militaires ont donc demandé les secours de la médecine environ une fois tous les 6 mois et demi. Quelle effroyable maladivité! La mortalité a été de 78,5 pour 1,000. Mais, en comprenant plusieurs causes d'erreur signalées, elle atteindrait 93,5. On

(1) Dr Merlin, *Histoire médico-chirurgicale de la rébellion aux États-Unis.* Analyse et traduction, 1866. — (*Archives de médecine navale*, t. VI, p. 23.)

Tableau XXX. MALADIES ET MORTALITÉ DES TROUPES DANS DIFFÉRENTS CLIMATS.

A. **Mortalité de l'armée anglaise de 1806 à 1836. Voyez : Lancette anglaise, octobre 1838, etc., 1839, etc.**

NOMS DES MALADIES qui déterminent la proportion ci-jointe d'entrées à l'hôpital et de mortalité sur 1,000 hommes.	(1)			(2)			(3)	(4)	(5)	
	Entrées à l'hôpital.	Mortalité.	Proportion de la mortalité aux entrées.	Entrées à l'hôpital.	Mortalité.	Proportion de la mortalité aux entrées.	Mortalité.	Mortalité.	Entrées à l'hospice.	Mortalité.
Fièvres..................	717	36,9	1/20	910	101,9	1/9	7,1	»	216	2
Maladies du poumon.....	115	10,4	1/11	85	7,5	1/11	16.5	8,5	148	6
Maladies du foie.........	22	1,8	1/12	»	1	»	0,9	»	8	0
Maladies du canal digestif.	421	20,7	1/20	238	5,1	1/48	7,4	0,5	155	1
Maladies du cerveau.....	13	1,7	1/8	10,4	1,8	1/6	2,0	0,9	14	1,6
Délire des ivrognes......	15	2,0	1/7,5	3,6	0,8	1/45	0,2	»	2	0
Hydropisies............		2,1		1,2	1,2		2,1	»	551	
Maladies autres.........	600	2,9	1/120	562	2,0	1/180	3,8	4,1		
Total.................	1903	78,5 (*a*)	»»	1811 (*a*)	121	»»	40	14,0	1097	21,6

(*a*) La mortalité ne comprend ici ni les morts en route, ni les morts soudaines, ni la fausse appréciation de la force totale, avec la correction de ces divers éléments ; elle s'élève à 935 pour les îles sous le vent et à 143 pour la Jamaïque.

(1) Troupes blanches aux Antilles. (2) Troupes blanches et noires à la Jamaïque. (3) Troupes noires aux Antilles. (4) Troupes en Angleterre. (5) Troupes anglaises au Canada, de 1817 à 1826.

voit dans le tableau quels sont les chefs de maladies qui ont amené cette maladivité et cette mortalité. Passons-en quelques-uns en revue. Les fièvres d'abord ont conduit à l'hôpital 717 soldats sur 1,000, et en ont enlevé 36,9. Pour la maladivité, les fièvres d'accès ont eu la plus grande part, puis les rémittentes, sorte de fièvres que M. H. Marshall déclare ne différer de la fièvre jaune que par l'intensité des symptômes. Enfin, une fièvre dite continue et mal définie; la fièvre jaune et le typhus ne sont signalés que dans un petit nombre de

B. Proportion annuelle des maladies et des morts pendant 1827-28-29, dans toute l'armée de la Compagnie des Indes, montant à 11,877 Européens, et 77,442 indigènes. (Voy. *Lancette anglaise*, juin 1838.)

MALADIES.	POUR 100 EUROPÉENS VIVANTS.			POUR 100 INDIGÈNES VIVANTS.			MORTS SUR 100 CAS.		DURÉE MOYENNE des cas en jour.	
	CAS EN UN AN.	CONSTAMM. MALADES.	MORTS EN UN AN.	CAS EN UN AN.	CONSTAMM. MALADES.	MORTS EN UN AN.	EUROPÉENS.	NATURELS.	EUROPÉENS.	NATURELS.
Maladies graves.										
Fièvres.......	37,05	1,61	0,75	15,97	0,62	0,27	2,01	1,70	15,9	14,1
Dysenterie (1)..	49,78	2,55	2,75	2,69	0,10	0,18	5,53	6,66	18,7	13,0
Choléra.......	2,62	0,01	0,72	0,81	0,01	0,37	27,49	45,96	1,8	6,0
Asthme, hyd. (2)	6,75	0,33	0,45	0,80	0,07	0,16	6,70	20,56	17,9	30,9
Maladies légères.										
Rhumatismes..	9,65	0,67	0,11	5,67	0,52	0,08	1,13	1,40	25,5	33,8
Ophthalmies...	9,71	0,68	0,01	0,80	0,04	0,00	0,09	0,22	25,6	18,7
Ulcères, tum...	18,31	0,88	0,06	10,27	0,78	0,10	0,32	1,01	17,5	27,8
Syphilis.......	12,16	0,92	0,04	3,18	0,31	0,02	0,35	0,61	27,5	36,0
Blessures, accid.	14,24	0,60	0,05	3,83	0,17	0,02	0,36	0,44	15,3	16,2
Résumé.										
Maladies graves.	96,20	4,50	4,67	20,27	0,80	0,98	4,86	4,87	17,1	14,3
— moindres.	64,07	3,74	0,27	23,75	1,82	0,22	0,42	0,93	21,3	28,2
— non désign.	26,31	0,96	0,39	10,60	0,60	0,23	1,49	2,14	13,3	20,8
Total de toutes.	186,56	9,20	5,30	54,62	3,22	1,43	2,26	2,63	18,0	21,6

(1) Diarrhées, coliques, inflammations abdominales.

(2) Asthmes, hydropisies, apoplexie, folie, inflammations céphaliques et thoraciques.

C. Mortalité moyenne annuelle par âges parmi les Européens séjournant au Bengale.

Ages.	(1) Employ. civ. dans les trois Présidences Bengale, Madras, Bombay.	(2) Service civ. au Bengale (H. Prinsep).	(3) Employ. civ. à Madras.	(4) Militaires de Madras.
De 18 à 25 ans......	2,07	1,99	1,03	3,29
De 25 à 35 ans......	1,83	1,91	1,55	4,38
De 35 à 45 ans......	2,47	2,81	2,87	5,51
De 45 à 55 ans......	4,51	4,1	4,16	5,54
Au delà de 55 ans...	6,65	»»	7,33	5,61
De tout âge.........	2,57	»»	2,38	4,32
Nomb. moy. des viv.	792	»»	227	1736

D. Influence de l'âge et de la résidence prolongée.

Mortalité sur 1,000 correspondant à	De 18 à 25 ans.	De 25 à 33 ans.	De 33 à 40 ans.	De 40 50 ans.
1° La vie civile en Angleterre.....	7	8,9	10,7	14,1
2° La vie des troupes aux Antilles.	50	74,0	97,0	123,0
3° La vie des troupes à la Jamaïque.	70	107,0	131,0	128,0

cas. Ces maladies se sont montrées fatales dans le rapport de 1 sur 2 1/3 des attaqués pour la fièvre jaune; dans celui de 1 sur 9 pour les rémittentes; les intermittentes l'ont été bien moins; de sorte que la plus grande mortalité absolue correspond aux rémittentes.

Les maladies du canal digestif se sont ensuite montrées le plus fatales, puisqu'elles ont atteint 421, et enlevé 20,7 sur 1,000. Ici nous voyons paraître pour l'immense majorité des cas de maladie et de mort la dysenterie aiguë et chronique, et des diarrhées au moins très-graves puisqu'elles ont

(1) Mortalité des employés civils pendant 20 ans, finissant en 1828.

(2) La même, au Bengale, pendant 36 ans, d'après H.-T. Prinsep.

(3) La même, à Madras, seul.

(4) La même, parmi les militaires.

enlevé 1 sur 42 de ceux qu'elles atteignaient. Parmi ceux que saisit la dysenterie aiguë, il en périt 1 sur 23; mais la dysenterie chronique enlevait 1 sur 5, nouvelle preuve des ravages que nous avons attribués déjà à cette consomption dysentérique.

Parmi les maladies pulmonaires, le catarrhe aigu et chronique, la pleuropneumonie et la phthisie, ont le plus contribué à peupler les hôpitaux; mais la phthisie compte pour les 2/3 de la mortalité et pour plus des 3/4 si l'on y joint celle attribuée au catarrhe chronique. La proportion des maladies pulmonaires dans les troupes stationnées en Angleterre est plus considérable, 148 au lieu de 115; mais la mortalité 8,5 au lieu de 10,4 est moins grande; ce qui ne milite pas en faveur de l'opinion que la phthisie se trouve amendée par l'habitation des pays chauds, et encore moins si l'on considère que le catarrhe chronique y est bien deux fois aussi fréquent et aussi fatal qu'en Angleterre.

Les maladies du cerveau ne paraissent occuper que les derniers rangs; mais ce qui les rend importantes, c'est l'immense proportion de délire des ivrognes que l'on y trouve, proportion à laquelle il convient d'adjoindre une grande partie des cas d'apoplexie, de paralysie et de démence qui sont signalés.

Le délire lui-même s'est du reste montré fatal dans la proportion de 1 sur 8 de ceux qu'il attaquait; mais ce qui doit rabaisser l'orgueil européen, c'est que, pendant que le délire furieux par suite d'ivrognerie a atteint 15 Européens sur 1,000, il n'a saisi que 1,3, parmi les noirs.

Les troupes noires aux Antilles n'ont présenté du reste que 40 pour 1,000 de mortalité au lieu de 78,5; cette différence est due à la différence d'action du climat sur les deux races, car les troupes noires ne sont certainement pas plus ménagées que les blanches. Transportés du reste dans les

Indes orientales, les noirs payent alors une plus large part à la mortalité que les Européens mêmes.

Aux Antilles, d'ailleurs, les travaux militaires ne laissent pas que d'agir sur eux dans une forte proportion ; car la mortalité de la population esclave de tout âge est de 30 pour 1,000.

La Jamaïque présente des conditions bien plus graves encore de maladivité et de mortalité. Cependant les affections du canal digestif y sont devenues moins graves, mais les fièvres y contractent une intensité bien remarquable : les trois quarts de ces fièvres et la presque totalité de leur mortalité y sont attribuées à la fièvre rémittente ; pendant que, malgré l'existence de quatre épidémies de fièvre jaune, on ne signale que 20 cas de cette sorte de fièvre. Les 20 hommes qui les présentèrent furent transportés du poste avancé de Lacoria où ils furent atteints d'une fièvre d'un caractère si violent que 15 d'entre eux moururent dès leur arrivée au fort Augusta. Les rapports du reste signalent le vomissement noir dans un assez grand nombre de cas attribués à la fièvre rémittente. Ces observations tendraient à établir que la forme la plus intense de la fièvre jaune peut être générée sans importation, dans divers points de la Jamaïque. Nous reprendrons du reste ce sujet dans le livre suivant.

Les catarrhes et les dysenteries ont eu, après les fièvres, le plus de part aux maladies de la Jamaïque, et plus du quart des maladies cérébrales y sont dues au délire des ivrognes.

La Jamaïque a du reste été toujours signalée à cause de son insalubrité pour les Européens transplantés ; en 1665, un effectif de 7,000 soldats se réduisit bientôt à 2,000 ; sur un corps de 800 hommes récemment débarqué, les 2/3 périrent en 15 jours ; sur un autre corps de 7,000 hommes envoyés de 1780 à 1783, 3,500 hommes périrent de la fièvre et furent mis hors de service par diverses maladies ; le ravage s'éleva alors à 140 ou 150 pour 1,000 annuellement.

Les documents qui ont été pris sur l'armée de la Compagnie des Indes confirment les données précédentes et sont importants, surtout parce qu'ils se rapportent à une force militaire de 77,000 indigènes et 12,000 Européens.

La mortalité s'est trouvée de 53 pour 100 Européens, et de 14,3 pour 100 indigènes; le minimum pour les Européens fut de 46 et le maximum de 192.

Mais revenons à cette mortalité de 53 et de 14 pour les Européens et les indigènes. Pour les premiers, la dysenterie a figuré pour 27, c'est-à-dire pour moitié (*Voy.* tabl. 30, B), et les fièvres seulement pour 7, 5...

Les entrées à l'hôpital se sont élevées à un nombre effrayant, et à peu près comme aux Antilles; elles ont été de 865 pour 1,000, parmi lesquelles les dysenteries 497, et les fièvres 370, tout près de la moitié des cas observés. Mais ce qui doit être surtout remarqué, c'est que pour les mêmes maladies les indigènes n'ont eu que 159 cas de fièvres et seulement 26 de dysenterie, et que les entrées totales de ceux-ci à l'hôpital n'ont été portées qu'à 546. En résumé, on voit que la mortalité et le nombre des cas ont été bien moindres pour les naturels que pour les Européens; mais la durée des cas et la gravité a été plus grande pour les premiers.

Le tableau 30, B, donne la maladivité proportionnelle par le nombre des individus constamment malades, sur 100 ou sur 1,000; elle est pour les Européens de 92 pour 1,000, ou de près d'un dixième de l'effectif, et seulement de 32 pour les naturels. Pour les militaires stationnés en Angleterre, on ne la déclare que de 45, et que de 50 pour l'infanterie française, à cette époque. Voyons comment, de nos jours, ces conditions hygiéniques se sont améliorées.

MORTALITÉ DES TROUPES ANGLAISES STATIONNÉES EN PAIX, POUR 1,000 HOMMES D'EFFECTIF.

1° A LA JAMAÏQUE.

Années.	Mortalité.	Entrées à l'hôpital.
1859...............	14,42	1,335
1860...............	20,02	816
1861...............	9,43	819
1862...............	12,81	644
1863...............	9,02	947
1864...............	13,09	

2° EN CHINE.

1863...............	69,73
1864...............	45,30

3° DANS L'INDE, POUR LES TROIS PRÉSIDENCES, MORTALITÉ P. 1,000 HOMMES DE TROUPES EUROPÉENNES.

	BENGALE.	BOMBAY.	MADRAS.
1860..............	39,37	31,70	22,63
1861..............	45,57	24,72	15,83
1862..............	27,55	24,60	20,83
1863..............	26,26	16,14	22,11
1864..............	Ensemble..........		19,00

La mortalité est la plus forte dans la première année d'acclimatation, puis elle décline lentement pendant quelques années (1).

Les améliorations introduites dans l'hygiène des troupes stationnées en Algérie ont été bien plus remarquables encore, grâce aux soins vigilants de l'administration française : la mortalité, qui était excessive, s'est abaissée pour ces troupes aux chiffres suivants pour 1,000.

1862.........................	12,21
1863.........................	12,29
1864.........................	14,48 (guerre).
1865.........................	16,32 (choléra).

(1) E. Parkes, *Ouvrage cité*, p. 585.

6° État sanitaire : Guerres lointaines.

Pendant la guerre, les fatigues de la campagne s'ajoutent à l'influence du climat, et la mortalité est influencée par le travail additionnel, les fatigues et les privations spéciales que l'on demande aux troupes. Pour ne considérer qu'un climat européen, examinons la position de l'armée anglaise pendant trois années (1811, 1812, 1813) de la guerre d'Espagne.

Pendant ces trois années, l'effectif moyen de cette armée fut de 61,500 soldats et de 2,716 officiers ; la mortalité des premiers a été de 161 pour 1,000, et celle des seconds de 101. La mortalité ayant été pendant 41 mois de 33,829 soldats et 940 officiers, on peut voir que les ravages causés par les maladies seules ont été pour les soldats près de 3 fois aussi importants que ceux du champ de bataille, malgré les combats meurtriers qui ont signalé ces trois campagnes. La mortalité des officiers seuls a été inverse, dépendant sans doute de ce qu'ils sont moins sujets aux maladies et plus exposés sur le champ de bataille. Mais la maladivité de cette armée s'est élevée à une proportion effrayante, puisque sur 60,000 hommes environ près de 14,000 ont été constamment malades; c'est 225 pour 1,000. On constata encore que les officiers, les cavaliers et les artilleurs furent ceux qui comptèrent le moins de malades.

La guerre, dans le Bengale, est une cause bien plus puissante encore de mortalité pour les Européens. Celle faite en 1828 contre les Birmans a coûté annuellement aux troupes anglaises, aventurées pendant 2 ans dans le royaume d'Ava, 252 pour 1,000 de l'effectif des soldats, et 122 de celui des officiers; c'est dire que les maladies enlevèrent la moitié de l'armée.

Pendant la durée de l'expédition française en Égypte, les

résultats ont été meilleurs; la perte par maladies n'a été que de 69 pour 1,000.

Les deux guerres de Chine (1840-42) et (1857-59) ont de même donné pour l'armée anglaise des résultats effrayants, la mortalité moyenne annuelle a atteint 60 pour 1,000, et les entrées à l'hôpital 2,500 pour 1,000 (1).

Les troupes françaises, en Chine, ont payé un semblable tribut.

Du reste, dans les guerres malheureuses, dans les retraites imprudemment conduites, quand le soldat se trouve profondément démoralisé, la mortalité peut être telle qu'elle échappe à tous les calculs.

La résidence prolongée des troupes dans les climats étrangers ne les acclimate qu'imparfaitement. La première année est la plus fatale, mais bientôt la mortalité reprend une marche croissante avec la durée du séjour. Cependant, pendant la paix, et sur le sol de la patrie, ou sous des conditions de guerre et de climat d'où l'on fait éloigner les conditions pathogéniques ci-dessus relatées, la longévité du soldat peut être fort grande; quelques-uns des grands exemples signalés ont eu lieu dans ses rangs. Rien ne s'oppose du reste, il faut le répéter bien haut, à ce que les conditions du travail en plein air, si salubre par lui-même, ne soient réalisées pour le soldat avec des données hygiéniques, telles que la mortalité et la longévité ne redeviennent analogues à celles de l'agriculteur. Que cette différence à combler n'effraye pas l'esprit; une bien plus grande encore a été comblée à l'occasion de la vie maritime.

7° État moral du soldat.

L'homme intellectuel ou moral n'échappe pas plus aux

(1) Nelson, *Résultats médicaux des dernières guerres de Chine* (*Archives de médecine navale*, t. 1, p. 128 et 283).

conséquences de l'éducation qu'il reçoit que l'homme physique aux influences de l'atmosphère qu'il respire. La vie militaire est assez exceptionnelle pour imprimer, à ceux qui la pratiquent, un caractère spécial. L'art de la guerre, qui a successivement parcouru les phases diverses que nous avons essayé de peindre dans le paragraphe 1er de ce chapitre, a aussi fait varier d'une manière correspondante la portée et l'harmonie des facultés morales du soldat. Autrefois, la force et l'adresse physique, entretenues par les exercices de la palestre et du camp, faisaient seules la force des armées, aussi le caractère militaire offrait-il alors un mélange dégoûtant de la stupidité de l'athlète, et de la férocité de la bête fauve. Des combats de gladiateurs donnés aux légions pour les accoutumer à la vue du sang, un carnage effroyable pendant le combat, le massacre des vaincus et des prisonniers, la cruauté lâche après la victoire, déshonoraient alors le plus noble des arts. Les peuples, qui n'eurent d'éclat que par la gnerre, éprouvaient vivement le plaisir de la destruction; les Thébains, les Macédoniens furent dans la Grèce même d'affreux dévastateurs. Les princes, dont l'histoire signale les triomphes, se ressentaient de cette brutale éducation des camps. Le roi de Macédoine, Philippe, malgré sa haute capacité politique, se promenait couronné de fleurs sur le champ de bataille de Chéronée pour contempler les ennemis morts dans le combat; son fils Alexandre, après les horreurs de la prise de Thèbes, de Tyr et de Gaza, peut-il mériter le nom de Grand. Quel devait donc être sous de tels princes le caractère des soldats? A Rome, les soldats n'étaient ni moins stupides ni moins féroces; mais les Patriciens par bonheur s'étaient réservé le commandement des armées, et quand des Plébéiens, tels que Marius, y parvinrent, on eut les premiers spectacles des stupides cruautés qui déshonorèrent l'empire romain abandonné aux séditions du prétoire. Rendons grâces à notre siècle qui, en perfectionnant l'art de la guerre, a cessé de faire de l'homme qui l'exerce un sanguinaire athlète comme chez les anciens, ou un brigand sans conscience comme sous nos premières races de rois. Cet art qui réclame à présent de profondes méditations, de solides études de la part des officiers, qui exige du soldat les qualités les plus nobles de l'homme, le respect de la discipline, la fidélité au drapeau et à la patrie, la résignation aux plus rudes travaux, la fraternité du camp, le sentiment de la gloire, le sacrifice de ses jours pour le salut de l'armée et même l'orgueil de son importance sociale fondée sur la protection que ses concitoyens reçoivent des opérations militaires auxquelles il prend part, cet art ne demande plus un développement abrutissant des forces physiques ; il veut seulement des hommes dont les organes soient sains, et qui empruntent au contraire de leur système nerveux une robusticité capable de réagir contre les causes pathogéniques du métier. Ces conditions se prêtent en même temps au développement des plus belles facultés de l'âme. Aussi, depuis que les Frédéric, les Turenne ont réformé leur art, depuis que le droit des gens a civilisé la guerre comme la politique, que les mercenaires ont été écartés des rangs de l'armée, que le recrutement est devenu plus juste, que l'honneur et la sûreté du pays ont été mis en dépôt aux mains de ses enfants les plus robustes et les plus capables, quoi de plus beau que le métier de soldat? le caractère moral de celui-ci a donc complétement changé. Pénétré profondément des devoirs que le pays lui impose, rompu à la displine, exact dans sa vie, affranchi des liens dont les mauvaises passions de la vie sociale étreignent le cœur, le soldat est en général franc, loyal, insouciant, passionné, fidèle à ses amis et à sa parole comme à son drapeau. Au lieu de la famille qu'il laissa au village, il s'en fait bientôt une autre dans les rangs et dans la chambrée; et celle-là n'est souvent pas moins chère à son cœur. On ne peut imaginer tout ce qu'il éprouve souvent de douceur et de bien-être à trouver un frère dans chaque compagnon d'armes, un père dans chacun de ses officiers. Ceux-ci, dont la parole doit être si impérieuse sous les armes, peuvent devenir par les soins qu'ils donnent à tous les détails de cette sorte de ménage régimentaire, de véritables pères de famille : habillement, logement, nourriture, exercices, punitions, encouragements, consolations, récompenses, bien-être physique et moral, tout dépend d'eux, et quand ces devoirs si précieux sont remplis, il faut voir avec quelle reconnaissance le soldat s'attache à ces hommes généreux qui lui donnent en outre l'exemple du courage, comme ils les nourrissent dans les disettes, les défendent dans les combats, les regrettent et les pleurent quand ils ne sont plus. L'espèce humaine a souvent mérité sans doute les accusations de ses détracteurs; mais pour la réhabiliter aux yeux des philosophes les plus moroses, il faut lui montrer ce qu'est devenue la vie des casernes et des camps de nos jours, alors que cette vie, comme il arrive le plus souvent, est conforme aux devoirs et à l'honneur du métier.

Mais il faut reconnaître aussi que la vie militaire prédispose à des vices qu'il faut signaler.

L'habitude du célibat, celle de l'oisiveté dans les garnisons et pendant les intervalles obligés du service militaire, amènent la paresse, l'ivrognerie, le jeu, les rixes, les querelles, les duels. Ces habitudes impriment profondément l'horreur du travail à tel point que le même individu que le recrutement a enlevé aux campagnes, alors qu'il était heureux de se livrer sans relâche aux travaux pénibles de l'agriculture, leur est souvent rendu, incapable de nourrir sa famille ou lui-même, habitué qu'il est d'employer les longs jours à des exercices commandés, à l'oisiveté, aux causeries ou aux jeux du corps-de-garde. C'est ainsi qu'il a oublié ce que c'est que le travail volontaire, et il devient souvent à charge à ses vieux parents dont il était autrefois le soutien.

Les punitions militaires ne peuvent plus être ces châtiments corporels empreints de cruauté qu'on pouvait infliger à des mercenaires sans foi; si l'armée a été recrutée parmi le plus pur des populations, il vaudra mieux imprimer le sceau du déshonneur sur le front du soldat que les traces du fouet sur ses épaules.

La confiance dans les généraux, l'espérance de la victoire, ou bien le désespoir qui suit les mauvais succès, agissent profondément sur le moral du soldat, et donnent ou retirent à son système nerveux cette puissance d'innervation qui surtout communique aux organes la robusticité convenable pour triompher des causes pathogéniques qui les assiégent; une armée en marche de triomphes est presque toujours saine, celle qui se laisse démoraliser après une défaite, et cela n'est que trop fréquent, encombre les hôpitaux, et se trouve bientôt décimée per les épidémies et surtout par les typhus.

§ III. — ORGANISATION MILITAIRE.

Les développements que nous avons donnés dans les deux paragraphes qui précèdent, et le point où nous sommes arrivés dans l'étude de l'hygiène générale nous éviteront d'entrer dans ces mille détails que comporte la tenue hygiénique des militaires. Ce n'est pas une monographie que nous souhaitons de faire, et les éléments d'ailleurs en seraient pour la plupart contenus dans tout ce que nous avons exposé jusqu'à présent. Nous nous contenterons de mettre en évidence quelques-uns des préceptes qui nous paraissent mériter le plus d'attention.

Que le *recrutement* reste donc confié au sort, en se gardant des enrôlements volontaires, de ceux par voie de recruteurs privilégiés, et surtout des enrôlements en masse ; qu'il soit équitable par les garanties dont on l'entoure et surtout par la suppression du remplacement militaire. La mortalité militaire fait malheureusement du recrutement un impôt de sang. L'argent ne doit pas le racheter. La composition, la moralité, et par suite la salubrité des armées y gagneront.

L'âge du service et la proportion des enrôlés aux acquittés doivent varier dans les localités diverses ; on doit partout attendre le développement complet du corps, de la taille et de la puberté.

En Angleterre, on prend les hommes dès l'âge de 17 à 18 ans ; mais comme on a reconnu qu'avant l'âge de 21 ans, le développement n'est pas complet, on ne les soumet qu'à une sorte d'apprentissage militaire qui comprend surtout des exercices gymnastiques et des exercices de tir. En effet, les principales épiphyses des os n'ont pas complété leur croissance avant l'âge de 21-24 ans.

En Prusse, on doit le service dans l'armée permanente et dans la *landwehr* de 20 ans jusqu'à 39, quoique la *landsturm* prenne les hommes depuis 17 ans jusqu'à 49.

La taille est réglée et varie de 5 pieds à 5 pieds 5 pouces (1) selon les corps.

En France, le service, comme on sait, commence en moyenne à 20 ans et demi ; le système anglais, qui consiste à consacrer les premières années à un apprentissage militaire, en abaissant l'âge, pourrait recevoir d'utiles applications. C'est aussi le système qui a longtemps régné en Prusse, où l'armée permanente était réduite, et où les volontaires et la landwehr ne recevaient qu'une instruction peu fatigante.

Ainsi donc, les recrues, s'il est possible, n'entreront ja-

(1) Prager, *Militar-medicinal Wesen*. Berlin, 1864.

mais en campagne avant une année d'apprentissage militaire et hygiénique. La durée du service sera aussi courte que les besoins de l'instruction militaire et ceux de l'État le réclameront; les soldats, promptement libérés, resteront plus sains, reprendront plus gaiement les travaux de l'agriculture et formeront d'ailleurs de solides réserves.

La révision médicale, sévère sans doute contre la mauvaise volonté, repoussera non-seulement les infirmités avouées par les règlements, mais encore tous les êtres à expression lâche et à constitution qui, bien que volumineuse, semblerait incapable de réaction. Ce service est l'un des plus importants dans une armée. Il doit surtout comprendre l'examen de l'état mental, l'examen des organes des sens; le développement du corps, celui de la poitrine; le bon état des membres et des articulations des pieds; il doit constater l'absence de hernies, de varicocèle, d'hémorrhoïdes. Le soldat d'infanterie a besoin d'être le plus robuste, il doit pouvoir faire des marches avec un poids de 60 à 80 livres. Après lui vient l'artilleur. Le cavalier n'a plus un poids écrasant à porter, ni des marches à faire, il lui faut surtout de bons bras (1). M. Balfour recommande de tenir compte de l'amplitude, de la cavité thoracique, et ce conseil est bon à suivre; ce chirurgien militaire, qui a mesuré sous ce rapport près de 1,500 recrues, a vu la circonférence du thorax, d'une étendue moyenne de 32 pouces 1/2, varier de 28 pouces à 37. Marshall voulait qu'on refusât toutes les recrues dont le thorax n'a pas 31 pouces de circonférence.

Aujourd'hui les règlements prescrivent en Angleterre

(1) Voyez, pour l'armée française, la liste des infirmités qui motivent la réforme des recrues, *Annales d'hygiène publique* 1854, et Rossignol, *Hygiène militaire* 1857. — Voyez les 100 paragraphes qui classent ces infirmités pour l'armée prussienne. J. Prager, *Militar-medicinal Wesen*. Berlin, 1864, p. 377. — Voyez, pour l'armée anglaise, Dr Crawford, *in the army medical Reports for* 1862.

pour chaque corps de troupes (1) des limites dans les rapports de la taille et de la circonférence de la poitrine.

Pour les tailles de :		Minimum de circonférence thoracique.
63 pouces.	Trains militaires..........	34 pouces.
66 —	Cavalerie légère...........	33 —
66 —	Infanterie.................	34 —
68 —	Cavalerie..................	34 —
70 —	Grosse cavalerie...........	35 —

Après la révision médicale, la proportion du nombre des exemptés avec celui des admis varie avec les départements et les cantons. En France les classes ont fourni

	Inscrits.	Examinés.	Réformés.	P. taille.	P. infirmités.
1860	312,204	204,216	104,255	12,148	54,177
1861	321,455	205,093	104,992	11,710	56,524
1862	323,070	204,047	103,994	11,428	56,885

Cette proportion générale est tellement altérée quand il s'agit de la répartition, qu'il y a eu, en 1861, douze départements où certains cantons n'ont pas pu fournir leur contingent. Cette inégalité se renouvelle à chaque recrutement. L'intérêt de la population et celui de l'armée exigent des réformes dans le mode de répartition. Quant aux infirmités qui ont motivé ces réformes, Boudin (2) les a classées comme il suit pour année moyenne (1831-1849).

9,375	exemptions	pour faiblesse de constitution.
7,693	—	pour défaut de taille.
2,192	—	pour hernies.
998	—	pour scrofules.
785	—	pour pertes de dents.
712	—	pour goîtres.
507	—	pour claudication.

(1) *Medical Regulations; or Regulations for the Duties of Inspectors and for the Duties of Staff and Regimental medical officers.* London, 1859.

(2) Boudin, *Traité de géographie et statistique médicale*, 1857, t. II, p. 226.

394	—	pour myopie.
328	—	pour sourds-muets.
297	—	pour maladies de poitrine.
170	—	pour épilepsie.

La loi de 1868 a sagement abaissé la taille afin de pouvoir remplacer par des hommes petits, mais robustes, les valétudinaires de certains cantons ; outre les réformes du conseil de révision, les visites de l'officier de santé ne cesseront, jour par jour, de surveiller les soldats, et d'épurer les cadres.

La paternité des officiers, des congés accordés à propos feront disparaître la nostalgie, ce fléau des jeunes recrues. Si, du reste, vous établissez, non pas seulement des écoles militaires destinées à l'officier, mais encore des écoles primaires destinées au soldat, cette maladie disparaîtra mieux encore, ainsi que l'ivrognerie et le désœuvrement moral bien plus funestes encore. L'administration française s'efforce de réaliser ces utiles réformes.

Quant à l'*alimentation*, on sait tout ce qu'il faudrait faire : l'économie seule retient ; mais qu'on n'oublie pas qu'il vaut encore mieux avoir une bonne armée, qu'une armée nombreuse, et que, sans approvisionnements convenables ou suffisants, une armée se fond aux premières fatigues de la campagne. La quantité des aliments doit sans doute varier avec la grandeur des fatigues subies ; leur nature devrait être modifiée avec les saisons. Les spiritueux et les condiments devraient être d'un emploi plus ordinaire ; ce serait en outre le moyen d'éviter leur excès momentané. La quantité totale d'aliments accordés au soldat devrait être modifiée individuellement sur l'avis du médecin ou de l'officier. Une demi-livre de viande, ou une ration de bière, de vin, ou d'eau alcoolisée, éviteraient souvent un grand mal, si on les distribuait à propos. Les approvisionnements d'eau doivent toujours rester sous la surveillance du service de santé. L'ivrognerie doit être extirpée à tout prix ; tout ce qui n'est pas compris dans l'alimentation commune ou privilégiée, par décision sanitaire, doit être proscrit ; les cantonnements, où la vie du soldat n'est plus surveillée, doivent être évités. La vie oisive des garnisons est la source de tous les excès.

La ration en paix peut paraître suffisante, surtout en réfléchissant que beaucoup de militaires reçoivent des secours en argent de leur famille ; mais la ration de guerre, surtout pour la quantité de viande, de bière ou de vin, de café, de condiments antiscorbutiques doit être mise en rapport avec la somme de fatigues que l'on exige du soldat.

Le pain du soldat a été amélioré, les tarifs de blutage et de rendement ont été l'objet de nombreux règlements (1). Ainsi, en 1788, le pain de munition se faisait encore avec de la farine non blutée, en 1792 et 1823, cet abus fut réformé ; en 1846, on prescrivit de fournir 156 rations (1/2 livre de pain) par 85 kilogrammes de farine de blé tendre, blutée à 15 p. 100, ou bien 186 rations par 95 kilogrammes de farine de blé dur blutée à 5 p. 100.

L'influence du son laissé dans la farine est très-importante, le son devient une véritable éponge, dont le pouvoir absorbant pour l'eau est considérable; plus la farine en contient, plus la puissance de rendement est considérable au détriment de l'alimentation. En 1853, un décret a prescrit le blutage à 20 p. 100. Cette amélioration est importante, et doit signaler un grand progrès dans l'hygiène du soldat.

L'*habillement* est pour la vie militaire un élément hygiénique du premier ordre. Son influence morale que nous avons exposée tome II, page 72, est si puissante que sans l'uniformité de l'habillement, il n'y a plus d'armée ; c'est-à-dire

(1) N. V. Haussmann, *Des Subsistances de la France* (*Annales d'hygiène* 1847, t. XXXIX et tirage à part).

qu'il n'y a plus uniformité de la discipline et des conditions de la vie militaire.

L'habillement des différents corps de troupes, selon les différentes armes, pour le service de paix, pour le service de guerre, pour chaque saison, pour chaque climat, pour la caserne, les exercices, les marches, le campement, le bivouac ne peut pas être le même, et cependant il faut qu'il soit soumis à l'uniforme, aux réductions de poids indispensables, et à l'économie administrative. Ces difficultés opposent des obstacles renaissants aux sévères prescriptions de l'hygiène. Nous avons parcouru le cercle des maladies militaires. Combien d'entre elles sont la conséquence d'un vêtement mal approprié! depuis les coups de soleil, que M. Guyon attribue à des vêtements trop chauds, trop étroits, trop serrés, et au poids du sac (1), jusqu'aux diarrhées et aux dysenteries qui font souvent la moitié de la maladivité. Les réformes ont été incessantes, mais elles ont besoin d'être poursuivies avec le même zèle.

Comme vêtements de dessous, la flanelle sur la peau a été longtemps recommandée par de grandes autorités médicales, mais son action irritante, la difficulté de la tenir propre, sa facilité à s'imprégner de miasmes, l'ont fait rejeter ; des chemises de coton et des ceintures de flanelle qui seront fréquemment changées et lavées, satisfont le mieux aux principales indications.

Parmi les coiffures de tête, le casque, le bonnet à poil, le lourd schako, ont été longtemps des causes de maladies pour les organes cérébraux, en y joignant surtout la rigidité des cravates et du col de l'habit. Les réformes ont introduit le képi, ont réduit le volume et le poids du schako qui ne pèse plus que 5 à 600 grammes, il protége bien le derrière de la tête ; c'est un grand progrès.

(1) Guyon, *Comptes rendus de l'Académie des sciences*, t. LXV, p. 487.

Les médecins anglais (1) vantent leur schako actuel, il est fait de 2 pièces d'étoffes imperméables, cousues à la machine, sa forme est conique, sa hauteur est de 4 pouces sur le devant et de 6 1/2 pouces sur le derrière, il pèse 9 3/4 onces avec les plaques et accessoires qui pèsent 1 3/4 onces. Ces médecins blâment avec raison les espèces de bonnets à poil, en usage dans la garde anglaise. Ces coiffures ne protégent ni de la pluie ni du soleil; elles sont très-élevées, donnent beaucoup de prise aux vents, sont très-chaudes et pèsent 37 onces; toutes les coiffures analogues qui existent encore dans l'armée française devront être supprimées.

Dans les pays chauds, la tête doit être soigneusement protégée des rayons du soleil, et la coiffure doit rester légère.

Nos troupes en Algérie ont reçu des coiffures appropriées, quelques-unes le turban de coton. L'infanterie anglaise dans l'Inde a longtemps porté le simple bonnet de police. Lord Hardinge, en 1842, prescrivit que toutes les coiffures fussent recouvertes d'une pièce de coton blanc, le résultat fut de réduire la température que supporte la tête, de 4 à 7 degrés Fahrenheit. La cavalerie porte des casques ; le poids, la hauteur, le volume, le centre de gravité bien placé, la protection efficace contre le soleil, la pluie, les coups de sabre sont les qualités qu'il faut considérer dans cette coiffure ; il faut avouer qu'on n'est pas encore parvenu à bien résoudre tous ces problèmes. C'est surtout dans la grosse cavalerie, que cette coiffure qui doit être en métal présente de graves inconvénients : un casque de dragon avec plumet et crinière pèse environ 1 kilogramme 800 grammes. Dans la cavalerie légère, les casques, qui ne pèsent plus que 900 grammes environ, ont été l'objet de salutaires modifications. La visière des coiffures doit être relevée dans le midi et abaissée dans le nord suivant la hauteur du soleil dans ces climats.

(1) E. Parkes, *Ouvrage cité*, p. 374.

Pour les vêtements de corps, M. Lévy résume ainsi les améliorations introduites dans l'armée française (1); « la « substitution du pantalon de drap au pantalon de toile d'a-« bord en Afrique, puis à l'intérieur (mai 1860), et l'usage « de la ceinture de laine ont certainement contribué à la di-« minution des maladies du ventre. L'habit a fait justement « place à la tunique. La capote du fantassin, le manteau du « cavalier, le caban de l'officier, la grosse capote à capu-« chon, dont le factionnaire s'enveloppe pendant la nuit, « protégent efficacement les organes respiratoires; la cravate « bleue de coton, qui entoure mollement le cou, a fait cesser « les compressions cervicales qui n'étaient pas étrangères à « la production des ophthalmies, des adénites chez les jeunes « soldats. »

L'introduction de légers manteaux en caoutchouc, ou bien en étoffes imperméables, a été essayée dans l'armée anglaise et a été repoussée en France. Nous pensons cependant, que dans la saison d'hiver, froide et pluvieuse, quand le corps est couvert de bon linge et de vêtements de laine, un vêtement protecteur de cette nature, façonné en capuchon ou en pèlerine flottante, pourrait rendre de grands services aux troupes en marche.

L'importance des chaussures pour le soldat n'a échappé ni aux médecin ni même aux grands généraux. Plusieurs d'entre eux se sont plu à répéter que le premier besoin du soldat était d'avoir de bonnes paires de souliers, ils doivent être plutôt larges qu'étroits et plutôt longs que courts. On a remarqué que dans la marche le pied s'allonge et s'élargit d'une quantité assez importante. Il faut de bonnes guêtres pour protéger la jambe et recouvrir le soulier, fortes en hi-

(1) Michel Lévy, *Rapport sur les progrès de l'hygiène militaire*, 1867 (Imprimerie impériale).

ver, légères en été. Des chaussures de rechange sont indispensables, quand le pied est mouillé.

L'équipement et l'armement peuvent être regardés comme une addition au vêtement; addition nuisible par son poids, mais indispensable pour la profession militaire. Rossignol (1) établit ainsi la charge du soldat :

Habillement................	7k,025	24k,179
Grand équipement..........	1k,690	
Armement....	7k,206	
Munitions..................	1k,450	
Linge et chaussures.........	6k,808	

en ajoutant 6 kilogrammes de vivres, on a le poids de 30 kg, 179, pour le poids que supporte l'infanterie en campagne. M. Guyon (2) donne les chiffres suivants :

Sac complet............................	40k,000
Casserole de campement.................	00k,500
Fusil Chassepot et sabre................	5k,000
1 paquet de cartouches........	2k,160
	47k,660

C'est là le poids qui écrase le soldat en campagne ; c'est là une cause importante de maladies militaires. C'est une nécessité de réformer cet état de choses, au point de vue de l'hygiène militaire, au point de vue de la rapidité des marches.

E. Parkes (3) donne le détail des objets portés par le soldat anglais; le poids total est de :

Habits, équipement...........	32 livres	3 onces.
Armement..................	17 —	5 —
Articles de campagne.........	13 —	» —
	62 —	8 —

(1) Rossignol, *Ouvrage cité*, p. 266.
(2) *Comptes rendus de l'Académie des sciences*, t. LXV, p. 488.
(3) E. Parkes, *Ouvrage cité*, p. 387.

C'est environ le poids donné par Rossignol.

Non-seulement l'importance de ce poids en lui-même, mais la manière la plus saine de lui trouver des points d'appui sur le squelette, doit être prise en considération. Ce poids et ses attaches produisent sur le thorax une compression fâcheuse et sont une cause puissante des maladies de poitrine.

En Angleterre, un comité spécial présidé par le général Eyre (1) vient de faire un rapport sur cet important sujet; il propose de remplacer le sac rigide par une simple valise. Son poids se trouverait réparti autour du corps, de façon à conserver autant que possible, la position du centre de gravité, dans l'homme chargé, au même point où il se trouve dans l'homme non chargé; le sacrum et les deux scapulum supporteraient le poids principal.

En résumé, rappelons que le bagage du fantassin doit être réduit, à cause de son poids, au simple nécessaire, mais que les vêtements de laine en toute saison, le manteau surtout, pour toutes les troupes, la bonté et la sécheresse des chaussures, de bons gants, du linge propre et sec, un gilet ou une ceinture de laine y doivent figurer en première ligne; que les objets de parure cèdent la place à ceux de nécessité. Le soldat moderne ne doit plus, comme l'ancien, porter des armes nombreuses et pesantes; qu'on cherche sous ce rapport, et à cause même des marches qu'on lui impose, à diminuer sa tâche; qu'on allége, si l'on peut, le poids du casque, de la cuirasse, du fusil, du canon même. Qu'on n'oublie pas que la mortalité est double chez le fantassin que chez le cavalier.

Les logements comportent à eux seuls tout un vaste développement de préceptes, les casernes, les camps, la garnison, les cantonnements, les places de guerre et les localités, etc...

Mais nous insisterons sur les préceptes suivants :

(1) *The Lancet*, 1868, p. 416.

Les casernes seront construites dans un lieu salubre, elles seront dégagées de toutes rues étroites, de tout bâtiment voisin, de tout obstacle qui s'opposerait à l'insolation et à la ventilation. Autrefois l'on a trop souvent caserné les troupes dans des casemates, dans des couvents, dans des bâtiments municipaux mal disposés. Les ravages de la phthisie et des affections typhoïdes ont été la conséquence de ces déplorables pratiques. La disposition en bâtiments placés autour d'une vaste cour carrée, ou bien placés en lignes, sera adoptée; dans le premier cas, les angles de la cour seront ouverts, pour permettre le renouvellement de l'air.

Les chambres seront construites pour 12 hommes (jamais plus de 24). La surface carrée par homme variera avec la hauteur des chambres; elle ne sera pas moins de 5 mètres carrés, ponr une hauteur de chambres de 4 mètres. Ce qui donnerait un minimum de 20 mètres cubes d'air par homme. Le chiffre réglementaire du nombre des hommes sera inscrit sur la porte de chaque chambre. Chaque homme aura son lit éloigné du mur d'au moins 15 centimètres et du lit voisin autant que possible. Pendant le jour l'aération par les fenêtres sera complète. Pendant la nuit, des moyens de ventilation autant que possible naturelle, seront maintenus. Les lieux d'aisances seront placés au dehors à une distance convenable, et bien surveillés. Des lavoirs spéciaux pour pratiquer les soins de propreté seront établis; il y aura une salle de bains (1).

Ayez pour faire pratiquer les exercices d'instruction des champs bien disposés ou des bâtiments d'abri, selon chaque saison. Que les exercices soient fréquents, mais courts, que

(1) Voyez Rossignol, *Ouvrage cité*, p. 223. — *Ministère de la guerre :* Règlement du 30 juin 1856. — *General Report of the Commission appointed for improving the sanitary condition of Barracks and Hospitals.* London, 1861. — J. Prager, *Ouvrage cité*, p. 238.

l'oisiveté dans les intervalles soit évitée, que les excès de fatigue dans les manœuvres le soient aussi, à moins d'une nécessité militaire. Quand des manœuvres durent plus de six heures, les hôpitaux reçoivent bien plus de malades qu'à l'ordinaire.

Tâchez surtout de chasser le désœuvrement durant la vie de garnison ; que l'instruction morale succède à l'instruction physique : si l'on épargne au soldat les fatigues corporelles, épargnez-lui avec autant de soin l'oisiveté absolue.

Convient-il à ce propos d'employer les troupes à l'exécution des grands travaux publics? Sans aucun doute. Leur vie et leur hygiène sont calculées pour la discipline, pour les travaux en plein air, pour braver l'intempérie des saisons. Rendez donc leur oisiveté utile au pays : leur dévouement pour lui leur en fait un nouveau devoir; mais que l'officier commande, que la discipline préside, que le drapeau soit là; c'est pour lui, car c'est pour le pays que les travaux seront exécutés. En vain parlera-t-on des grandes calamités qui ont signalé de pareilles entreprises ; si elles sont inutiles, ne les faites pas; si elles sont utiles, réunissez pour leur entreprise tous les moyens de salubrité que l'hygiène vous apprend, et les soldats par leur discipline, par leur habitude de braver les éléments, par leur serment de se dévouer pour le pays, vous permettront de réaliser, d'une manière en quelque sorte miraculeuse, et sans de grands dangers pour eux, les travaux les plus difficiles et les plus meurtriers pour d'autres hommes. On ne peut mieux faire à ce sujet que de renvoyer aux remarquables écrits du maréchal Oudinot.

Les marches, les campements, les manœuvres en campagne, dépendent de la volonté directrice du général. Mais si, en même temps que celui-ci est pénétré des principes de son art, son cœur est plein de la responsabilité qui pèse sur l'homme qui tient dans sa main la vie de tant d'autres hommes, il saura bien combiner ses opérations de manière à ménager ses troupes, à camper sur des plaines sèches, à suivre des routes praticables, à diviser ses marches de manière à céder à des intempéries momentanées pour profiter des moments salubres du jour ou de la saison; à laisser les intervalles de repos nécessaires, à pourvoir les troupes de vivres plus abondants pour des fatigues extraordinaires; et si par humanité il a laissé l'ennemi lui dérober une marche pendant des temps affreux, il en sera récompensé par l'avantage qu'il aura d'opposer des troupes saines et bien tenues à une armée affaiblie par les conditions hygiéniques les plus redoutables et peut-être décimée déjà par les maladies et le découragement qu'elles amènent.

Il en sera de même de la durée des campements, des campagnes, de la nécessité des bivouacs, de l'époque des expéditions importantes, de la prolongation des siéges. Le général doit toujours se rappeler que les maladies sont pour son armée un ennemi plus à craindre que celui qu'il poursuit de ses armes. Pour mettre en lumière, sous ce rapport, les bienfaits de la médecine militaire, il pourrait suffire de renvoyer aux conseils formulés dans les ouvrages de ces illustres médecins militaires, les Percy, les Larrey, les Desgenettes, les Vaidy, les Bégin (1), les Lévy, etc., qui, non moins que nos grands généraux, ont fait la gloire et le succès de nos armes et dont l'exemple trouve, aujourd'hui, de si ardents imitateurs. Nous dirons cependant quelques mots du service médical et des ambulances.

La France, sous ce rapport, a depuis longtemps réalisé les bienfaits d'une organisation puissante et dévouée. Le service de santé est fourni par des médecins militaires qui se divisent ainsi : médecins inspecteurs du conseil de santé des armées;

(1) Bégin, *Études sur le service de santé militaire en France; son passé, son présent et son avenir*. Paris, 1849.

médecins principaux de 1re et de 2e classe ; médecins aides-majors de 1re et de 2e classe, et médecins sous aides-majors.

Longtemps la médecine militaire s'est recrutée parmi les aptitudes de la médecine civile; on ne peut nier que dans ces conditions elle n'ait jeté un grand éclat et qu'elle n'ait toujours fourni dans les besoins urgents de généreux volontaires. La création d'une école spéciale de service de santé militaire à Strasbourg (1856) est appelée à faire reposer les études médicales pour l'armée sur une base différente, et à resserrer les liens de la discipline. L'avenir nous apprendra si cette institution donnera à l'armée des médecins plus instruits, plus dévoués et plus indépendants encore au point de vue de leur art et de leur conscience que leurs illustres devanciers.

Les médecins militaires se dévouent pour soigner le soldat à la caserne, à l'hôpital, sur le champ de bataille. Il entre dans leur mission salutaire, d'éclairer les opérations du recrutement, celles des réformes dans les corps, de faire les visites sanitaires, de porter une attention spéciale aux vaccinations, aux maladies contagieuses : gale, syphilis, ophthalmies, etc.; de surveiller pendant la paix le régime hygiénique du soldat; de porter son attention pendant la durée des campagnes sur les résultats des marches, des campements, des encombrements, des épidémies qui en sont la conséquence; de faire une étude approfondie des localités, de l'eau, etc. Mais avant tout ils ont comme médecins un devoir imprescriptible à remplir, c'est de signaler tout ce qui est mal et de recommander tout ce qui est bien.

Après une bataille leur mission prend un caractère de sainteté. Leur dévouement est demandé jusqu'aux limites des forces humaines. Nous ne reviendrons pas sur ce que nous avons dit (tome Ier, page 604), sur la tenue des hôpitaux, nous y renvoyons spécialement. Mais si le traitement à domicile peut souvent remplacer pour les indigents la charité de l'hôpital, les hôpitaux militaires, au contraire, sont une dette sacrée de la patrie; ils doivent exister, et être soumis aux meilleures conditions hygiéniques qu'il est possible de réaliser. Ils réclament plus que tous les autres l'air, la propreté, les grands espaces. Ce sont eux qui par l'encombrement des blessés sont le plus exposés à la dysenterie, au typhus, à la pourriture d'hôpital, à l'infection purulente. miss Florence Nightingale (1) s'est rendue célèbre par le bon sens et l'utilité des améliorations qu'elle a conseillées en Angleterre. Les médecins français ont publié sur ce sujet un grand nombre d'ouvrages dont nous avons cité les principaux. Le résultat de leurs investigations peut se traduire par les préceptes suivants :

1° Pour des hôpitaux militaires, il faut des pavillons détachés avec le plus d'air et de lumière possible;

2° La dissémination des malades doit être telle que chaque malade dispose de 10 mètres en surface du sol, et d'un cube d'air de 70 mètres;

3° Les plus petits hôpitaux sont les meilleurs; un seul étage est préférable;

4° La ventilation sera obtenue par des moyens naturels, ce sont les meilleurs et les moins coûteux;

5° Les déjections de toute sorte, linge de corps et de pansement, seront enlevés au fur et à mesure;

6° Les planchers seront sans interstices, pouvant être lavés ou cirés complétement;

7° Le mobilier se réduira au strict nécessaire, autant que possible construit en fer;

8° Les matelas en crin, les couvertures, seront souvent aérés et lavés;

(1) *Notes on Hospitals*, 3e édition, 1863.

9° Il faut disposer d'une quantité d'eau suffisante pour

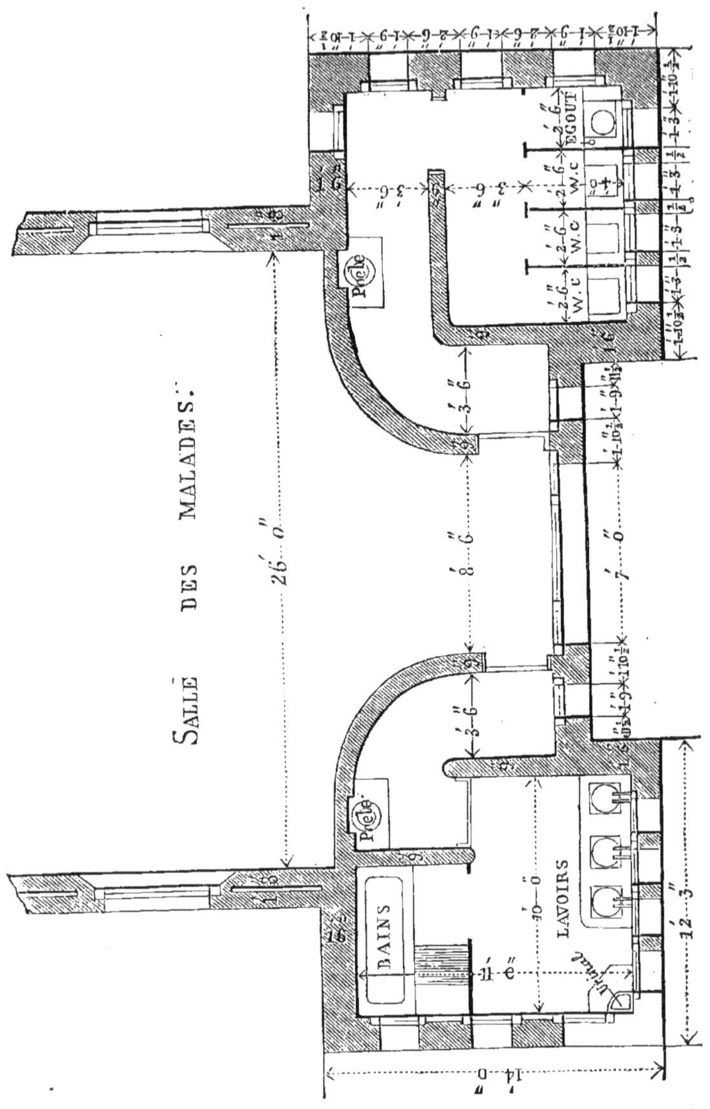

Fig. 15. — Partie de la salle réservée pour lavoirs, waters-closets, urinaux en usage dans les hôpitaux militaires.

tous les besoins et pour les bains;

10° Les latrines, les urinaux, les lavoirs de propreté réclament des soins minutieux.

L'importance de ce dernier précepte nous engage à donner les plans de miss Nightingale pour cette partie du service hospitalier (fig. 15). Mais toutes ces précautions deviennent souvent insuffisantes, et le traitement sous la tente si fortement recommandé par les médecins français, autrichiens et anglais devient souvent une nécessité indispensable. Le mode de construction de ces tentes a été souvent remanié. Nous empruntons à Prager (1) la description suivante qui, en 1862, fut en Prusse l'objet d'un règlement spécial. La tente doit avoir 62 pieds de long sur 24 pieds de large (1488 pieds carrés), le milieu, soit 1248 pieds carrés, est réservé pour les malades; les deux bouts pour les infirmiers et le matériel. La traverse du milieu est soutenue par des pieux de 16 pieds de haut, éloignés l'un de l'autre de 17 pieds. Toute solidité doit être garantie par les détails de fixation sur le sol. La salle des malades peut contenir 10 à 11 lits au plus de chaque côté, de façon qu'il y ait un passage de quatre pieds au milieu. Le sol de la tente doit reposer sur une couche de sable.

Des essais faits à Posen, en 1862, sur des malades du typhus traités dans cette tente ont donné les meilleurs résultats. Dans la guerre du Danemark en 1864, les essais renouvelés pour le traitement des blessés ont de même été couronnés de succès.

Ambulances. — Les ambulances de division donnent aux blessés les premiers soins; elles ont un dépôt et un détachement à cheval pour transporter les blessés; ceux-ci sont évacués sur l'ambulance du corps. Mais l'enlèvement des blessés du champ de bataille et leur transport à l'ambulance est encore la partie la plus défectueuse du service de santé

(1) J. Prager, *Ouvrage cité*, p. 679.

en campagne (1), il faut des soldats-aides instruits pour leur service à l'ambulance, et pour le transport des blessés. Ils devront selon les cas porter au lieu de cartouches une giberne contenant des médicaments, des bandages, de la charpie et des tourniquets (2). Les règlements militaires en Prusse veulent que les compagnies instituées pour le transport des blessés reçoivent une instruction spéciale qui a surtout pour but : le placement des tourniquets, le chargement, le transport et le déchargement des blessés, la connaissance des premiers secours à donner, les signes de la mort réelle, etc. Il faut que

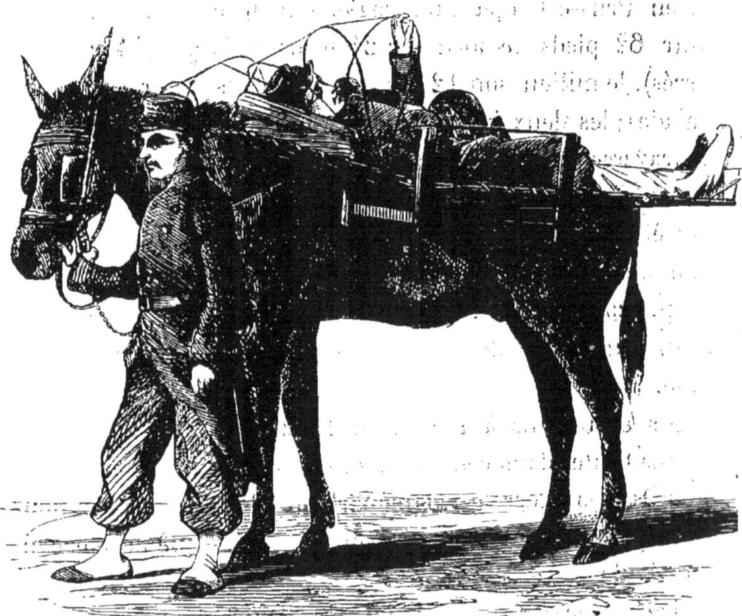

Fig. 16. — Mulet chargé de litières et conduit par un imfirmier militaire (3).

l'ambulance puisse disposer, selon les besoins, de mulets, de cacolets et de brancards ; il lui faut aussi des litières. Nous

(1) L. Legouest, *Traité de chirurgie d'armée*, 1863, p. 984.
(2) Prager, *Ouvrage cité*, p. 667 et 1086.
(3) Voy. Legouest, p. 966, *fig*. 126.

donnons ici d'après le Dr Legouest les figures (16) et (17) qui représentent les détails de ce service.

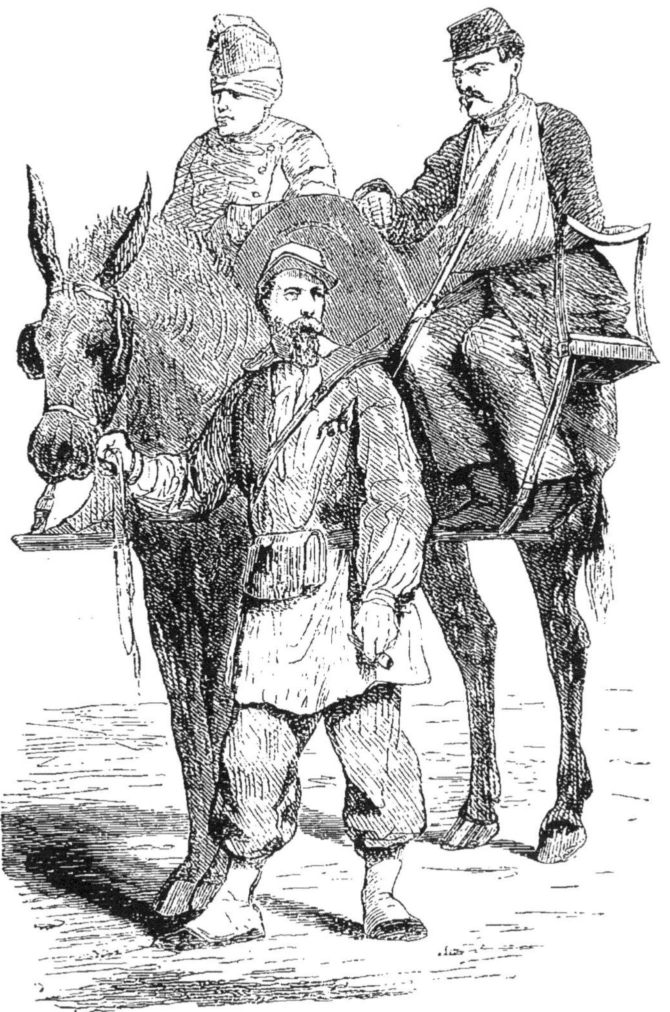

Fig. 17. — Mulet de cacolet, chargé et conduit en main par un soldat du train des équipages (1).

(1) Consulter pour les ambulances les ouvrages suivants : L. Legouest, déjà cité ; Michel Levy, *Dictionnaire encyclopédique des sciences médicales*, 1865, art. AMBULANCES ; Ch. Sarazin, *Nouveau Dictionnaire de médecine et*

Les *hôpitaux temporaires* sont une conséquence de l'établissement des ambulances. Celles-ci doivent évacuer leurs blessés sur cette sorte d'hôpitaux avec le plus d'ordre et le plus de célérité possible.

M. Bourel-Roncière (1) décrit ainsi un hôpital temporaire qu'il a visité aux États-Unis. C'est une vaste accumulation de baraquements en planches. Les salles en bois ne sont que des pavillons isolés, alternant en deux series. Les salles, longues, larges, très-élevées, contiennent de 50 à 60 lits, et sont aérées par des portes placées aux deux bouts. Les fenêtres sont peu nombreuses, mais le toit est mobile ; et, quand le temps le permet, on en déplace des segments roulants. Les malades sont alors à ciel ouvert. De longues manches à vent, en bois, servent en outre de ventilateurs, quand cela devient nécessaire, au moyen de fourneaux d'appel. Une machine à vapeur fait le service du chauffage par des calorifères, celui de la cuisine pour la cuisson des aliments, celui des bains pour l'eau chaude, celui de la blanchisserie pour le lavage et le séchage. L'hôpital est installé pour trois mille blessés.

CHAPITRE TROISIÈME

COMMERCE ET NAVIGATION.

§ 1er. — DESCRIPTION GÉNÉRALE.

L'art de la navigation est celui qui fait peut-être le plus

de chirurgie pratiques, 1864 art. AMBULANCES ; le même, *Matériel d'ambulances* (*Annales d'hygiène*, 1868, p. 237) ; O. Dumesnil, *Ann. d'hygiène*, 1868, p. 232 ; Prager, *Ouvrage cité*, p. 941 à 1085.

(1) Bourel-Roncière, *Archives de médecine navale*, 1866, p. 151.

d'honneur à l'esprit humain et qui a été la source des plus merveilleuses découvertes ; toutes les sciences, l'histoire naturelle et l'astronomie en tête, ont réglé leur essor sur le progrès même de cet art. Entraîné par l'avide appât du gain, par le brûlant désir des découvertes, par la nécessité de maintenir, sous sa domination, des conquêtes lointaines, l'homme a fait preuve de la plus admirable patience pour vaincre les obstacles renaissants que lui opposait la mer, et pour se racheter de la mort qui, sous mille formes, est devenue si souvent, dans cette lutte, le prix de son audace. Une atmosphère nouvelle à respirer ; une humidité constante, des climats lointains et variés, des plages malsaines à affronter ; le balancement souvent orageux des flots, le roulis d'une nacelle instable à supporter au prix des convulsions du mal de mer ; des nuits sans sommeil ; des jours à passer dans l'oisiveté ou dans les travaux excessifs ; tantôt brûlé par le soleil des tropiques, tantôt engourdi par le froid des mers polaires, souvent inondé par la vague, n'avoir d'abri que dans un trou flottant où l'homme est entassé avec l'homme ; pour aliments que des provisions de six mois, sèches, salées ou avariées, qu'il faut encore disputer à l'eau de la mer ou aux insectes ; pour boisson, que de l'eau corrompue; parfois même la faim et la soif à endurer ; la nostalgie et ses regrets, l'ennui et ses dégoûts, le désespoir et ses fantômes; puis des maladies hideuses : le typhus, la dysenterie, le scorbut : telle est la vie qui attend le marin, telles sont les chances de cette existence toute exceptionnelle ; et cependant, comme si l'art de la navigation devait montrer en tout le triomphe de la science sur la mort, cette profession, qui fut si longtemps l'une des plus délétères, peut presque devenir la plus salutaire de toutes. Pour mieux le prouver, jetons un coup d'œil sur la marche que la navigation a suivie et sur les moyens qu'elle s'est créés successivement avant d'atteindre les conditions hygiéniques actuelles, conditions dont nous avons surtout à rechercher les influences sur l'homme.

La navigation, en changeant souvent de but, n'a jamais cessé pourtant de perfectionner ses moyens, et c'est peut-être l'unique exemple d'un art dont la marche, considérée en général, n'a jamais été entraînée à des pas rétrogrades. Nous allons ranger ses perfectionnements les plus remarquables en une série d'époques qui toutes lui ont imprimé un caractère nouveau ; époques qui ont chacune leur part dans l'ensemble des conditions hygiéniques qui gouvernent aujourd'hui l'art du navigateur.

La première mission de cet art entre les mains des Phéniciens et de leurs nombreuses colonies fut de fonder le commerce international. La navigation de ces peuples, bornée aux côtes, relia bientôt entre eux tous les ports de la Méditerranée, et leur procura des richesses presque inépuisables ; des barques à rames et à voiles paraissent avoir été le seul élément d'un commerce si prodigieux. Carthage, maîtresse de la côte d'Afrique et qui devait, au moins par terre, avoir connaissance des immenses déserts maritimes de l'Occident, eut l'étrange audace de tenter et peut-être d'accomplir la circumnavigation de l'Afrique. L'expédition d'Hannon n'est-elle qu'une fable ? Tout au moins la vague connaissance que les anciens conservaient d'une île atlantique située dans l'Océan ; l'existence, sur un des îlots du Cap Vert, d'une statue représentant un cavalier avec le bras gauche et la main déployés vers la terre d'Amérique, font soupçonner que la marine carthaginoise avait atteint déjà un grand degré de perfection ; mais la vengeance des Romains nous a privés de tous les monuments de ce peuple.

A une deuxième époque on peut rattacher la prospérité de la marine grecque, développée surtout par le nombre prodigieux de colonies qu'elle porta sur toutes les côtes et en particulier sur celles de Sicile, d'Italie et de France; par ses guerres avec la Perse, et par la rivalité de Sparte et d'Athènes. Cette dernière ville fut celle dont les établissements maritimes furent les plus admirables et nous peindront le mieux cette époque. Ses vaisseaux, du temps de Périclès, couvraient la mer Égée et faisaient le commerce avec les côtes les plus éloignées ; le Pirée était un établissement colossal rempli de magasins et de matériaux de construction, d'armement, de commerce ; mais le caractère de la marine athénienne était devenu surtout militaire.

Les parties maritimes de l'Attique, la côte *Paralie* entre autres, nourrissaient des hommes à demi civilisés, habitués dès l'enfance à la pêche et aux orages de la côte, et fournissaient des marins de choix ; les bâtiments grecs étaient des barques rondes ou longues, manœuvrées à la voile et servant de transports, et des navires à rames, ou à voiles et à rames, nommés galères. Les rangs ou les bancs de rameurs varièrent en nombre. Le bâtiment le plus extraordinaire de cette sorte fut la galère monstre de Ptolémée-Philopator, chargée de 40 rangs de rameurs, et d'un nombre de soldats et de matelots qu'on n'ose redire, 7400 environ. Une galère ne comptait le plus souvent que deux à quatre rangs de rameurs ; elle présentait déjà la poupe, la proue, la quille, la sentine ; elle était garnie du gouvernail, de voiles en ailes d'hirondelle attribuées à Dédale, de crocs, d'éperons et de ponts pour l'abordage. Un prêtre, au départ, purifiait les vaisseaux avec du soufre ; les expéditions étaient courtes, les marins avaient déjà une réputation de rudesse ; avant le combat on pliait les voiles, et l'habileté à conduire les rames, maniées souvent par des malfaiteurs, décidait de la victoire. Sur de pareils navires on n'avait guère à craindre que l'intempérie des saisons, le naufrage et la disette. Sous Périclès, Athènes possédait une marine militaire de 300 galères à trois rangs de rames; ses flottes expéditionnaires étaient de 50 à 200 voiles.

La rivalité de Rome et de Carthage fit apprendre à la première l'art de la navigation, qu'elle ignorait. Après la victoire du consul Duillius, due surtout à l'invention des grappins, après la fondation de quelques ports militaires, tels que celui de Lilybée, d'où partit l'expédition qui détruisit Carthage, après le combat d'Actium, où l'on vit Agrippa vaincre une flotte de 500 galères dont plusieurs à cinq rangs de rames, Rome fut maîtresse de la mer; le caractère de sa domination, devenue universelle, dut soumettre sa marine à de nouvelles nécessités : celles de transporter ses armées au loin, et d'approvisionner l'Italie. Les nouvelles influences hygiéniques qui en résultèrent nous sont assez mal connues.

Après la chute de Rome, la marine ne cessa pas de se développer, mais ce fut la marine des barbares; les peuples du Nord, sur des milliers de barques, ravagèrent les côtes de l'Europe, et remontèrent les fleuves.

La légèreté et l'adresse devinrent le caractère de cette marine de pirates, qui fit naître, par une réaction nécessaire, les établissements maritimes d'Alfred le Grand et de Charlemagne; le premier fit explorer les côtes de la Laponie et de la Norvége, et garda les siennes avec des milliers de barques. Le second entretenait des stations navales à l'embouchure des grands fleuves de son vaste empire. Cette époque est importante, en ce qu'on abandonna pour toujours les anciens modèles de construction. Déjà les bâtiments qui conduisirent en Angleterre Guillaume le Conquérant avaient 60 pieds de long, 16 de large et 8 de profondeur; et ce prince fonda sa puissance maritime sur l'établissement de cinq ports privilégiés qui devaient fournir chacun cinquante navires.

Une autre époque succède, elle est marquée par la puissance maritime de Gênes et de Venise, et par l'émigration des Croisés. Engagés à transporter au loin des troupes nombreuses, à les approvisionner, etc..., les Vénitiens perfectionnèrent l'art de la construction navale sous le rapport de la capacité et de la stabilité du bâtiment ; mais ce qu'il faut remarquer, c'est qu'ils répandirent l'usage des navires pontés. Saint Louis, dans sa croisade, fit usage de cette nouvelle sorte de bâtiments, encore bien imparfaits sans doute, et recevant le jour d'en haut ; c'est sur sa flotte (1246), que parut le premier exemple authentique du scorbut à bord des vaisseaux. Cette coïncidence est à noter.

Deux événements donnèrent bientôt à la navigation une impulsion nouvelle ; l'invention de la boussole et la rivalité de la France et de l'Angleterre. Les navigateurs provençaux avaient déjà, dans un instrument grossier, nommé la marinette, utilisé le jeu d'une pierre d'aimant, quand un pilote de Naples, Flavo de Gioia, rendit cette découverte applicable à des navigations aventureuses ; par son secours, les Génois avaient déjà, en 1341, découvert les Canaries. Cependant les armements maritimes ne cessaient pas entre la France et l'Angleterre durant leur terrible guerre de Cent ans : les batailles navales de l'Écluse (1346), de la Rochelle (1371), se livrèrent. Au siége de Calais, Édouard III avait amené 730 vaisseaux chargés de 15,000 hommes.

Mais l'art et l'audace des constructions navales fit bientôt des progrès immenses ; l'invention de la poudre à canon l'exigeait ; les Vénitiens firent les premiers usage de l'artillerie à bord ; on couvrit de canons le pont des navires, on y éleva des sortes de châteaux ; les vaisseaux devinrent des citadelles flottantes.

Henri VIII, en Angleterre, fonda une marine nouvelle : d'immenses chantiers de construction à Deptford, Woolwich, Portsmouth ; des ordonnances fondamentales sur le service à la mer ; l'entretien de nombreux vaisseaux dont quelques-uns étaient de 1,000 tonneaux, doivent prendre place parmi les événements importants de ce règne célèbre. Le *Henri-grâce-de-Dieu*, de 1,500 tonneaux, à deux ponts, portant 72 canons, 800 soldats et matelots, mais difficile à manœuvrer, fit à cette époque l'admiration de la marine.

Élisabeth révisa les ordonnances maritimes, envoya 176 vaisseaux, montés de 15,000 hommes, contre la flotte invincible de l'Espagne, et dut au génie de Phinéas Pelt un vaisseau de 128 pieds de quille et de 48 pieds de large.

Cependant la France ne restait pas en arrière de son ancienne rivale, et même lui donnait des leçons dans l'art des constructions navales. Anne de Bretagne avait fait construire à Morlaix le premier vaisseau à batterie couverte avec des sabords, et pouvant porter 1,200 hommes. Plus tard, le génie de Richelieu conduisit au siége de la Rochelle des vaisseaux à deux batteries; cependant un vaisseau français *le Superbe*, de 74 canons, mouillé à Spithead, avait frappé les Anglais d'admiration, en leur présentant des formes nouvelles qu'ils s'empressèrent d'imiter; ils construisirent sur ses dimensions le *Harwich* (1664). Sur le nouveau plan de ce vaisseau toute la marine anglaise fut réorganisée par les soins du duc d'York, sous le règne de Charles II ; la largeur des navires était dès lors portée à 45 pieds, et l'on pouvait les charger de six mois de vivres. Pendant que la rivalité de la France et de l'Angleterre apportait à la marine militaire des perfectionnements qui changeaient entièrement les conditions hygiéniques du navigateur, un fait immense lui préparait encore de plus terribles épreuves : Colomb avait touché le nouveau-monde (1492,) Améric Vespuce, le continent américain (1499). Gama avait passé le cap des Tempêtes (1497), Magellan le détroit de son nom (1519); le délire des découvertes précipitait les navigateurs dans toutes les directions ; Almagro, Bermudès,

Drake, Davis, Behring, Schouten, s'immortalisaient dans cette voie. Une ère nouvelle avait commencé ; les marins n'étaient plus embarqués pour quelques semaines, mais les navigations duraient six mois, ou même une ou plusieurs années ; en même temps un nouveau fléau vint assaillir les navigateurs, c'est le scorbut, qui ravageait déjà les équipages de Gama.

Depuis cette époque, cette maladie ne cessa pas de suivre, sur les mers éloignées, tous les navigateurs qui s'y risquèrent ; quelques expéditions ont eu le privilége d'en être plus particulièrement infectées ; telles sont celles de Lancaster et de l'amiral Anson ; jusqu'à la fin du dix-huitième siècle les terribles épidémies du scorbut répandirent un effroi général, et les médecins crièrent à l'existence d'une nouvelle diathèse pathologique, d'autant plus que ce fléau parut s'éteindre peu à peu de lui-même et a cessé aujourd'hui de renouveler les mêmes désastres ; mais il renouvelle ses ravages, aussitôt que le navigateur modifie son hygiène dans un sens vicieux.

Ce n'était pas assez que les imitateurs de Colomb et de Gama eussent recueilli sur leurs pas la syphilis et le scorbut, l'insalubrité des côtes équatoriales de l'Afrique et de l'Amérique leur prodiguèrent encore les principes infectieux et semèrent la mort dans leurs équipages ; à tel point que Vieyra déclare que, si tous les marins qui ont péri de maladies depuis les côtes de Guinée jusqu'au Cap avaient été inhumés sur le rivage, toute la côte n'offrirait aux yeux qu'un vaste et continuel cimetière.

L'extension donnée à la navigation révéla pour les marins une autre sorte de danger. Quand ils trouvèrent la fièvre jaune établie dans les parages de l'Amérique, ils ne purent pas toujours, comme pour d'autres fièvres, échapper à ses coups en fuyant le rivage, mais le mal s'attacha à leurs vaisseaux, et il devint évident que ceux-ci pouvaient devenir des moyens d'importation pour certaines maladies. Telle est l'image que nous présente la navigation pendant cette grande époque qui s'étend du quinzième au dix-huitième siècle ; le triple génie des découvertes, du commerce et de la guerre s'unit pour donner à cet art la physionomie sous laquelle l'hygiène est appelée à le considérer.

Le dix-huitième siècle a vu réaliser dans les constructions navales plusieurs grandes améliorations, qu'il convient de signaler; l'art du charpentier, par l'emploi des procédés dus à Seppings, a fait disparaître de la cale les cavités qui se remplissaient à l'ordinaire d'immondices ; le doublage des vaisseaux a eu lieu, d'abord en fer, puis en cuivre; les coutures du navire ont cessé d'amener autant d'eau, on a ouvert un robinet dans la cale pour laver celle-ci, on a appliqué les caisses de fer à la conservation de l'eau. A ces nombreuses améliorations il faut joindre l'application de divers procédés de ventilation dans l'intérieur des vaisseaux ; la manche à vent, les ventilateurs de Hales, de Samuel Sutton, etc., le fourneau de Wettig, l'entretien des feux comme moyens de séchage, etc... ; durant ce siècle, un navigateur célèbre fait à la fois l'admiration du géographe et de l'hygiéniste, c'est le capitaine Cook, qui, grâce à des précautions nouvelles, fait impunément le tour du monde et ramène un équipage brillant de santé. Vers 1795, l'Angleterre approvisionne toute sa marine de jus de citron. Mais le dix-neuvième siècle a déjà doté la navigation d'une découverte qui efface toutes les précédentes, je veux parler de la vapeur appliquée à la marine. La rapidité des traversées, l'augmentation du nombre de voyageurs maritimes par les lignes de bateaux à vapeur, la plus grande facilité donnée à l'importation des maladies, sont déjà des conséquences bonnes et mauvaises dont l'hygiène est appelée à faire l'appréciation.

Il semble que cette brillante découverte ait donné au génie humain une nouvelle impulsion. On est à la fois surpris et effrayé, quand on contemple le spectacle que nous présente depuis un demi-siècle l'art des constructions navales. Après que le *Fulton* eut traversé les mers, que le *Sphinx* armé en guerre eût paru sur les côtes d'Alger, la force du vent et celle de la vapeur s'unirent ou se remplacèrent pour diriger le marin, et toutes les conditions de son existence à bord furent changées. Il fallut successivement modifier ou supprimer la voilure, diriger la vapeur d'abord sur des roues à aubes, enfin sur l'hélice. Cette dernière assura le triomphe définitif de la vapeur. Il fallut donc loger des machines à vapeur dans la place réservée jusque-là à l'habitation du marin, y entasser du charbon. Cette révolution est aussi importante au point de vue de l'hygiène que celle qui, du temps de saint Louis, remplaça les anciens navires par des vaisseaux pontés. Ce n'est pas tout, le vaisseau de guerre fut cuirassé. La *Gloire*, le *Solferino*, partaient des ports de France. Les anciennes batteries disparaissaient pour faire place à des espèces de places d'armes.

Cette fièvre de constructions en blindages de murailles de bois, en grosse artillerie, en vaisseaux de transports d'une capacité immense, ne s'arrête pas. Elle va, elle va toujours. L'hygiène, cette science de conserver les hommes, peut à peine suivre cet art inépuisable en découvertes qui a pour but de les détruire.

§ 2. — INFLUENCE SUR L'HOMME.

A. MODIFICATIONS INDIVIDUELLES.

L'influence de la navigation sur l'homme a dû varier aux diverses époques selon l'état des moyens dont la marine pouvait disposer. Au point de vue actuel, celle-ci réclame les conditions les plus compliquées qu'elle ait jamais offertes. Établissons d'abord la série des causes pathogéniques qu'i convient de signaler, nous ferons connaître ensuite les maladies observées et leurs rapports avec les causes que nous signalons ici.

1° Causes pathogéniques.

Atmosphère maritime. — Le navigateur, sans changer de latitude, change de climat par cela même qu'il habite la mer au lieu de la terre. Là, plus de ces émanations, tantôt peu saisissables aux sens, et pourtant délétères, comme celles des marais, des ports, des rades, des côtes à demi mouillées; plus de ces particules odorantes que la végétation et la vie animale prodiguent sur les continents. Non-seulement l'atmosphère d'une ville, d'une campagne, d'une forêt, a des caractères spéciaux, mais celle d'une île et d'un continent tout entier est de même imprégnée d'aromes divers, à tel point que Colomb sentait en mer le parfum des Florides, et que le navigateur qui voyage dans les parages des Moluques est saisi de l'atmosphère balsamique qui enveloppe ces îles. Chaque continent a, sous ce rapport, un caractère propre, et l'atmosphère de la mer, comparée à celle des diverses terres, est d'une pureté bien remarquable. L'humidité complète, les brumes, les orages se montrent plus fréquemment dans le voisinage des côtes, là où les deux atmosphères terrestre et maritime se rencontrent. Au sein des mers, il règne plus d'égalité ; dans leurs espaces immenses, tous les corps étrangers, poussières, germes, miasmes empruntés à la terre, à ses émanations, à ses végétaux, à ses animaux, se sont déposés, et sont inondés par les flots. Rouppe (1) affirmait que la santé générale des équipages est meilleure à la mer que dans un

(1) Rouppe, *De morbis navigantium*, 1764.

port quelconque. Plus un navire, dit-il, est mouillé loin de terre, mieux s'en trouvent les hommes.

Ce n'est pas seulement la pureté de l'air qui est modifiée, sa composition et sa densité le sont peut-être davantage encore. Sur les continents, la proportion d'acide carbonique s'élève souvent à 5 dix-millièmes ; mais sur les mers, cette quantité, qui ne dépasse certainement jamais 3 dix-millièmes, doit, dans bien des cas, disparaître presque entièrement ; la production de ce gaz a lieu surtout sur les continents, et sa destruction doit au contraire être très-rapide dans l'atmosphère maritime à cause de sa dissolubilité dans l'eau. La température suit sur la mer des accroissements plus réguliers que sur la terre. Le marin jouit presque d'un climat astronomique.

La vapeur d'eau, cet élément de l'air si important dans le jeu des phénomènes de la vie et en particulier dans celui de la respiration, se trouve presque toujours, dans l'atmosphère maritime, portée à une proportion telle que l'air a acquis son plus grand degré d'humidité ; il y a néanmoins une légère différence, et l'hygromètre s'y tient le plus souvent à quelques degrés au-dessous du point de saturation. Mais les pluies, les orages, les vents du nord ou du midi amènent des perturbations subites. Les zones d'humidité, de brumes et de sécheresse, les courants marins chauds ou froids manifestent leurs influences en toute liberté. La plus remarquable est celle qui se résume par ces deux états de l'atmosphère, beau ou mauvais temps. Dans le premier état du ciel, le marin vit à l'air, ventile son navire, ses vêtements, sa personne ; il jouit de l'atmosphère maritime. Dans le second état, il est enfermé dans l'habitation flottante qu'il s'est faite et reste exposé aux qualités bien différentes de l'atmosphère confinée, qu'il y trouve. Plus cet état se prolonge, plus il s'expose aux maladies. Quand cet état cesse, il respire de nouveau la santé avec l'air marin.

On a prétendu que l'atmosphère maritime contenait quelques principes étrangers à sa composition normale, et entre autres des traces de gaz acide chlorhydrique ; ces prétentions n'ont pas été prouvées ; néanmoins, vu la proportion de sel marin qui entre dans l'eau marine, l'existence d'un pareil gaz dans l'atmosphère ne serait pas impossible ; les méthodes d'analyse qui ont été appliquées n'ont pas été assez rigoureuses pour affirmer sa non-existence ; mais ce qui est hors de doute, c'est que le marin se trouve environné souvent d'une vapeur vésiculaire d'eau de mer, qui laisse déposer sur tous ses organes des quantités appréciables de sel marin.

Sur les continents, l'homme habite toujours à un certain nombre de mètres au-dessus du niveau des mers, à tel point qu'il a souvent son habitation sur des plateaux élevés où la colonne du baromètre est réduite de plusieurs pouces ; le marin respire au contraire dans une atmosphère portée au plus haut degré de densité.

Mais ce n'est pas tout, les vents sur les continents terrestres sont embarrassés dans leur marche ; sur mer, ils soufflent avec une liberté entière. Au voisinage des côtes ils présentent seulement les phénomènes successifs du vent de mer et du vent de terre, phénomènes bien intéressants à suivre sur les plages marécageuses ; là, ils portent avec eux des fièvres pernicieuses.

Telle est l'atmosphère maritime, considérée dans son ensemble ; mais elle est bien loin de ressembler partout à elle-même. Le long des côtes, par exemple, dans les ports, les rades, là où les phénomènes du flux et du reflux laissent des eaux stagnantes, ou découvrent des plages immenses, l'impureté de l'atmosphère devient souvent égale à ce qu'elle est sur les continents les plus malsains. C'est dans le port en effet que les maladies du marin ont le plus de gravité ; c'est à l'approche des côtes que les scorbutiques meurent, que les épidémies redoublent, etc.

L. Rouppe fait cette remarque que la flotte de l'amiral Mitchell (1747), mouillée au large à l'embouchure de l'Escaut, jouissait d'une santé parfaite pendant qu'à terre une épidémie sévissait sur les troupes. Combien de fois n'a-t-on pas remarqué sur la côte d'Afrique que des navires mouillés à quelques lieues au large étaient exempts des terribles maladies qui ravageaient les équipages ancrés sous le vent de terre.

Cet exposé général que nous venons de faire des qualités dominantes de l'atmosphère maritime nous autorise à dire qu'il y a certainement pour l'air marin une hygiène spéciale qui pourrait être étudiée parallèlement à l'hygiène qui comprend l'air des continents et qui aurait comme cette dernière ses zones de climats, de pluies, de vents, de lumière, etc., et qui serait modifiée par la nature des côtes voisines. Il y a là une magnifique carrière à parcourir. Des essais heureux ont été tentés dans cette direction, ils méritent d'être encouragés, et en effet ils ont été couronnés par l'Académie de médecine. Nous renvoyons à ces travaux qui donneront une idée des effets physiologiques de l'air marin (1).

Changement de climat. — L'homme qui voyage sur un continent ne change jamais brusquement de climat ; le navigateur au contraire passe souvent en quelques semaines des contrées les plus froides à la chaleur des régions intertropicales ; il visite en quelques jours les continents les plus divers par leurs qualités, et se trouve soumis ainsi sans gradation aucune aux chances les plus redoutables de l'acclimatement.

Rouppe signale la bonne influence que produit sur les

(1) Rochard (Jules), *De l'influence de la navigation et des pays chauds, sur la marche de la phthisie pulmonaire.* Ouvrage couronné par l'Académie impériale de médecine. Paris, 1856 ; le même, art. AIR MARIN, *Nouveau Dictionnaire de médecine et de chirurgie pratiques*, 1864.

équipages le passage d'un pays froid vers un pays tempéré. D'une autre part, il est d'observation constante qu'au retour d'un climat chaud vers les parages de notre Europe septentrionale, les scorbutiques et les phthisiques meurent en grand nombre ; nous avons déjà décrit au livre des Climats le malaise particulier qu'éprouve le navigateur en traversant là ceinture nuageuse de la zone équatoriale.

Ces conditions ont été les mêmes dans tous les temps pour le navigateur, et parmi elles la pureté de l'atmosphère maritime a toujours avantageusement balancé toutes les autres ; celles qui sont devenues particulières à la marine de nos jours dépendent de la durée de la traversée, de la destination et de la construction du navire.

Les expéditions lointaines, rendues possibles par la boussole, et nécessaires par les intérêts du commerce, laissent peser souvent pendant plusieurs années, sur un même équipage, toutes les conditions pathogéniques de l'art du navigateur. Au lieu de stationner, comme autrefois, sur les côtes salubres de la Méditerranée, elles ont permis à l'homme d'aller visiter les atterrissements destructifs de l'Afrique et de l'Asie; elles ont rendu plus difficiles les approvisionnements d'eau et de vivres, prolongé pour les mêmes hommes l'alimentation au moyen des salaisons, des biscuits, des légumes secs et de l'eau fétide ; elles ont nécessité des vaisseaux à flancs creux et larges, et presque hermétiquement pontés ; elles ont enfin amené l'encombrement, et par suite les fièvres épidémiques que nous avons signalées en parlant de l'encombrement des militaires.

La destination du navire est une donnée hygiénique qui ne mérite pas une moindre attention. Si la navigation a lieu dans un but commercial, alors les émanations et l'encombrement des marchandises se joignent à l'encombrement des passagers ; l'avidité mercantile économise bientôt le prix même que coûteraient les précautions hygiéniques les plus vulgaires; il y a plus, dès que la cargaison se trouve assurée, la solidité du navire, calculée souvent d'après son âge seul, même au *Lloyd anglais*, devient l'objet dont on s'occupe le moins, et l'on a judicieusement observé, à propos des nombreux émigrants qui quittèrent l'Europe pour les États-Unis, que la manière dont on les y transportait autrefois leur laissait autant de chances de finir leur voyage au fond de l'Atlantique qu'à la côte américaine.

La marine militaire offre, au contraire, pour garanties, ses solides constructions, les ordonnances qui en règlent le service, telles que le Code de 1681 dû à Colbert, l'ordonnance de 1785 due aux soins du ministre de Castries et au concours consultatif de la société de médecine, le Code maritime de 1790 qui régla la matière, le règlement de 1798 qui organisa le service de santé à bord, et dans les hôpitaux de marine, réduits à ceux de Brest, Toulon, Rochefort et Lorient, et enfin les dernières ordonnances de 1819 et 1853. Elle a aussi pour elle la surveillance des comités de salubrité changés en 1794 en conseils de santé, elle a son service médical savamment organisé, elle a ses médecins de la marine, dont le dévouement ne connaît pas de bornes. Voilà pour la France; les garanties en Angleterre sont la charge et les attributions du lord grand amiral dont l'institution remonte à Henri VIII, l'acte spécial de la vingt-deuxième année du règne de Georges II, modifié depuis par un grand nombre de règlements, et quant au service de santé, outre plus de mille chirurgiens de marine répartis sur les vaisseaux et dans une cinquantaine de ports de la Grande-Bretagne, les grands hôpitaux de marine dits : *l'Hôpital royal*, *Haslar*, *l'Hôpital de Plymouth*, etc., enfin l'établissement des invalides de Greenwich organisé par Georges III. Les diverses prescriptions législatives s'étendent parfois à la *marine marchande ;* mais le manque de discipline en entrave l'observation, si ce n'est pour les questions de quarantaine. C'est sur les bâtiments marchands que les plus grandes négligences ont été signalées, surtout en Angleterre. Trop souvent, dans ce pays, le matelot marchand devient la proie de l'avidité mercantile de l'armateur ou du capitaine. Les aliments, les logements, les antiscorbutiques font défaut, le service médical manque absolument; les relâches indispensables n'ont pas lieu pour épargner le temps de retour. Aussi l'état sanitaire de la marine marchande est devenu de plus en plus mauvais; le scorbut, ce fléau de l'ancienne marine, a reparu sur les navires et dans les ports anglais. Le docteur Barnes (1) a constaté ce fait, inouï depuis tant d'années : Une société « the seamen Hospital Society » s'est chargée de déférer tous les cas de scorbut au bureau du commerce « Board of trade. » Des enquêtes ont constaté l'excès de travail, l'encombrement, le manque absolu ou la sophistication du jus de citron (lime juice) à bord de ces navires dont les matelots ont souvent loué leur liberté au prix de quelques jours d'ivresse et de débauches.

Le rapport de M. Dickson (2) établit que la proportion des scorbutiques à bord atteignait souvent 20 p. 100 parmi ces malheureux. A la suite de tous ces faits qui constataient l'insuffisance ou l'inobservation du *merchant Shipping act de* 1854, un nouvel acte, dit du duc de Richmond, a paru en 1867, il établit des inspecteurs pour surveiller la qualité du lime-juice embarqué, il établit des inspections médicales dans les principaux ports, il établit la responsabilité de l'armateur et du capitaine, etc. Rien de grave ne s'est manifesté à bord de la marine française marchande ; les prescrip-

(1) *Anual Report of the medical officer of the privy Council.* For 1863.
(2) *The Lancet*, 1866, p. 719, 2e semestre.

tions sont mieux observées; les rations sont meilleures; beaucoup d'armateurs logent leurs équipages sous un *spar-deck* situé à l'avant : on y trouve plus d'air et de lumière que dans les anciennes cabines. Mais il n'en est pas toujours ainsi. La concurrence et l'avidité mercantiles disputent trop souvent à l'hygiène le nombre de bras nécessaires au travail nautique, ou le cube d'air respiratoire qu'envahit la cargaison ; le chirurgien du bord, qu'il faudrait payer, est remplacé trop souvent par le chirurgien de papier, etc. Ce sujet a besoin d'être réglementé. En opposition avec ses avantages, la marine militaire offre des inconvénients attachés à son essence même : la place des batteries, le nombre des canonniers et des soldats de marine, l'importance obligée des approvisionnements y augmentent l'encombrement, les transports de troupes et le service médical rendu souvent indispensable à bord en temps de guerre, y multiplient encore la difficulté de remplir les prescriptions de l'hygiène.

Les voyages de découvertes, tels qu'ils étaient entrepris par une foule d'aventuriers, au risque des privations et des chances de maladies les plus graves, ont à peu près cessé; ils nous ramèneraient probablement de nouveaux et de cruels exemples de scorbut.

Les *voyages scientifiques* les ont au contraire remplacés. Ceux-ci se trouvent défrayés et organisés aux frais d'un gouvernement ami des sciences, et les équipages peu nombreux, pourvus abondamment de tout ce que l'hygiène peut imaginer de plus protecteur pour des hommes qui, par amour de la science, se dévouent souvent à la mort, présentent, grâce à tant de soins, une rare immunité contre les maladies. Si Cook, Lapeyrouse, et tant d'autres sont devenus les martyrs de la science, ils ne l'ont pas été de l'art du navigateur; bien au contraire, ils ont prouvé, ainsi que les

Freycinet (1), Duperrey (2), Dumont-d'Urville (3), que cet art pouvait devenir, pour ceux qui s'y vouent, aussi salubre qu'aucun autre, et que l'hygiène seule suffisait à ce magnifique résultat.

Après les causes pathogéniques qui résident dans l'atmosphère maritime et dans la destination du voyage, signalons celles qui dépendent de la *construction* même du navire.

Une construction neuve ou ancienne, un navire déjà infecté de miasmes ou souillé par le transport de denrées volatiles, le mercure entre autres ; l'emploi de bois de construction humides ou secs, la conservation ou la suppression des intervalles dans l'assemblage des bois, intervalles qui s'infectaient de vermine et d'immondices, les proportions correspondantes de la cale, du faux pont et des batteries, eu égard surtout à la ligne d'eau, le nombre et la disposition des sabords, des hublots, des écoutilles, tout cela n'est pas indifférent ; à tel point que, de deux bâtiments soumis, dans le même voyage, à des conditions pareilles, mais de construction différente, l'un conservera ses équipages sains, et le second les laissera dévorer par les maladies. Les bois anciens ont un avantage inappréciable sur les bois qui n'ont pas été séchés. M. Leroy de Mericourt signale (4) la durée des premiers, et leur résistance à la putréfaction. Cette qualité est évidemment liée à la salubrité du navire. Quand la sécheresse complète n'est pas obtenue par une lente construction, la carbonisation des sur-

(1) Freycinet, *Voyage de l'Uranie*.

(2) Duperrey, *Voyage de la Coquille*.

(3) Dumont d'Urville, *Voyage autour du monde*. — Voyez aussi W. Scoresby, *Voyage to the Northern Whale-Fischery ; including Researches on the eastern Coast of Greenland*, 1823. — E. Kent Kane, *Arctic Explorations*. Philadelphia, 1856. — J. Ross. —
E. Parry, *Narrative of an attempt to reach the North Pole*, 1828.

(4) Leroy de Méricourt, *Rapport sur les progrès de l'hygiène navale*, 1867. Imprimerie impériale, p. 12.

faces par le *procédé au gaz forcé* de M. Lapparent est alors à recommander (1).

Le bois des navires est en outre exposé à la lente destruction des animaux nuisibles. Le taret, le lime-bois, le termite, produisent les plus grands ravages. Un navire qu'ils ont envahi présente bientôt toutes les causes d'insalubrité qui résident dans la porosité et la putréfaction spontanée du bois.

La *cale* est à la fois la partie la plus obscure, la plus basse, la plus humide et la plus étouffée du navire ; là, l'eau et l'air à la fois stagnants concourent à faire de la plupart des vaisseaux de véritables marais flottants (2). L'eau suinte plus ou moins à travers les coutures de la charpente, réagit sur le bois, sur le lest, sur le cadavre des rats et des insectes qui s'y sont noyés, et se réunit dans la sentine avec des qualités telles que l'odorat en est parfois vivement affecté ; l'air de la cale se charge de miasmes et surtout d'acide carbonique en quantité souvent très-considérable, c'est ce qui motive les blanchiments réguliers à la chaux que les ordonnances prescrivent.

C'est une question fort grave en hygiène navale de savoir si l'insalubrité des eaux de la cale, telle que nous venons de la décrire, en y ajoutant l'action nuisible du mélange des eaux douces et des eaux salées, pouvait par elle-même donner naissance à des fièvres de nature paludéenne. Un certain nombre de faits pourraient autoriser à répondre par l'affirmative. En effet, c'est presque toujours lorsque l'eau de la cale est remuée soit pour un désarrimage, soit par le gros temps et les oscillations du navire, que les fièvres intermittentes et rémittentes éclatent en grand nombre. Il n'est pas toujours facile de séparer cette cause morbide de celle qui

(1) De Lapparent, *Du dépérissement des coques de navire et des moyens de le prévenir*, 1862.

(2) Voy. Forget, *Médecine navale*, 1832.

résulte de l'atmosphère des côtes marécageuses. Ainsi M. Franquet, chirurgien major de la corvette-hôpital, *l'Adour*, stationnée au Gabon, a observé un fait de ce genre. Le désarrimage du navire opéré, pour faciliter l'aveuglement d'une voie d'eau, devint l'occasion du développement de fièvres d'accès, même pernicieuses, chez plusieurs hommes employés à ce travail. M. Mairet, chirurgien major de la frégate *la Jeanne-d'Arc,* a fait une semblable observation. Parti de Bourbon, ce navire relâche aux Séchelles, où n'existait aucune endémie paludéenne. A peine a-t-il repris la mer qu'une épidémie de dysenterie éclate à son bord. Du reste, les observations sont nombreuses, qui établissent qu'au moment du départ les équipages voient éclater des endémies à bord. Faut-il les attribuer à l'agitation des eaux de la cale ?

L'air stagnant dans la cale s'échauffe en outre au point de présenter en général 3° ou 4° de chaleur de plus que l'atmosphère des autres parties du vaisseau, et il atteint en même temps le degré de saturation correspondant par l'humidité de la cale. Mais ces conditions de température et d'humidité, qui étaient déjà mauvaises pour les navires à voiles, se sont empirées encore, depuis que les fourneaux et les machines à vapeur ont dû être, surtout dans les vaisseaux à hélice, placés dans les profondeurs de la cale. Des températures de 45° et de 60° ont été observées dans la cale de ces navires (1). Joignez à ces conditions la présence du lest, qui, s'il n'est pas en fer, contribue à l'infection par sa porosité ou par sa nature ; celle des objets d'arrimage, les soutes, les provisions. Trois changements importants ont beaucoup contribué à assainir cette partie du vaisseau, c'est l'ouverture d'un robinet qui laisse, à volonté, accès à l'eau de la mer, et

(1) Le Roy de Méricourt, *Ouvrage cité*, p. 10.

permet d'opérer des lavages complets. Cette innovation hardie a été prescrite par l'ordonnance de 1765, ainsi que des lavages réguliers. Le second changement a consisté à établir en fer les caisses d'arrimage et ne contribue pas moins à la salubrité de l'eau embarquée qu'à celle de l'atmosphère même de la cale. Le troisième progrès est la conséquence du système d'arrimage du capitaine Lugeol (1), qui a remplacé le règlement de 1839. Des coursives et des cloisons à claire-voie ont permis la libre circulation de l'air, dans cette cave autrefois séparée en cloaques par des cloisons transversales. M. Le Roy de Mericourt (2) fait entrevoir la possibilité d'un nouveau progrès qui consisterait à établir dans les cales un système d'asséchement absolu, au moyen de pompes spéciales et d'une ventilation appropriée.

Diverses parties de la cale doivent être surtout rangées parmi les causes pathogéniques les plus actives ; ce sont la cambuse où se fait le maniement des vivres ; les soutes qui servent de magasins ; les prisons qui ne peuvent être que fort insalubres (3). La cale communique avec les parties supérieures, surtout avec le grand panneau.

Le *faux pont* vient immédiatement après la cale pour les conditions d'insalubrité que l'humidité, la stagnation de l'air, la chaleur étouffée, le défaut de lumière y réunissent ; c'est, du reste, le lieu ordinaire où couche l'équipage, où il mange, où il s'abrite, et quand la nuit, la sûreté du navire réclame la fermeture de toutes les issues, la chaleur et les mauvaises qualités de l'air au milieu de tant de hamacs pressés les uns contre les autres deviennent extrêmes ; on cite souvent la description que Rouppe a faite d'un faux pont

(1) G. Lugeol, *Nouveau système d'arrimage des bâtiments de guerre français*, 1847.

(2) *Ouvrage cité*, p. 17.

(3) J. B. Fonssagrives, *Traité d'Hygiène navale*. Paris, 1856, p. 64.

hermétiquement clos, et encombré la nuit de 180 hommes d'équipage ; et véritablement l'atmosphère d'un pareil lieu devait être irrespirable. C'est souvent aussi dans le faux pont que l'on place les cuisines, le four, la cambuse, l'hôpital, les parcs à volailles, etc., tous objets que l'on a mille fois changés de place sans savoir précisément où il convient le mieux de les garder.

Les *batteries* dans les vaisseaux de guerre remplissent le même usage que le faux pont, mais leur atmosphère est bien moins insalubre. M. Fonssagrives compare avec raison le faux pont au rez-de-chaussée d'une maison, et les batteries à ses différents étages. Mais comme l'air et la lumière viennent surtout d'en haut, les différences de salubrité sont encore plus tranchées. Comme l'avant du faux pont fut longtemps réservé aux malades, les conditions insalubres de cette partie du bâtiment s'aggravaient encore ; on comprend ce qu'elles ont pu devenir en temps d'épidémie. Depuis 1825 on a transporté l'hôpital à l'avant de la batterie, et même, sur les bâtiments cuirassés, l'hôpital est placé à l'avant du pont, sous un *spardeck*. Cette amélioration est considérable pour l'équipage et pour les malades.

Dans ces différents étages d'un vaisseau, qui sont habités par différentes classes de marins et de passagers, il faudra tenir compte de la stagnation des couches d'air, de la proportion des couches de vapeur et des couches d'émanations qui viennent s'y mêler ; du cube d'air réservé à la respiration humaine, à ces différentes hauteurs, et enfin de l'accès plus ou moins fréquent, plus ou moins facile, de l'air frais et de la lumière.

Sous tous ces rapports le type des navires est à considérer et présente de grandes différences. M. Fonssagrives, dans son excellent Traité d'hygiène navale (1), a précisé comme il suit

(1) J. B. Fonssagrives, *Traité d'Hygiène navale*, 1856.

le nombre réglementaire des hommes à bord des vaisseaux de guerre, et le cube d'air qui leur est réservé.

	PIED DE PAIX. hommes.	PIED DE GUERRE. hommes.
Vaisseaux de 120 canons............	851	1,087
Vaisseaux de 100 canons............	758	915
Vaisseaux de 90 canons............	671	810
Vaisseaux de 74 canons............	562	677
Frégates de 1er rang................	444	513
Frégates de 2e rang................	379	440
Frégates de 3e rang................	269	326
Corvettes de 1er rang..............	230	283
Corvettes de charge (800 tonneaux)...	138	154
Brig de 20 canons..................	101	113
Brig de 18 et 16...................	98	108
Brig de 14 (aviso).................	86	92
Brig de 10.........................	66	74

En divisant la capacité intérieure des parties habitables par le nombre d'hommes, M. Fonssagrives a déterminé le cube réservé à chacun, qu'il appelle cube d'encombrement, ainsi :

Vaisseaux de 1er rang donnent........	4m,545	par homme.
Vaisseaux de 3e rang................	4m,055	—
Frégate à vapeur de 650 chev. (*Isly*)..	4m,510	—
Vaisseau de 2e rang.................	4m,015	—
Frégates de 3e rang.................	3m,204	—
Frégates de 2e rang.................	3m,050	—
Corvette de 1er rang................	2m,980	—
Frégate de 1er rang.................	2m,838	—
Frégate à vapeur de 450 chev. (*Darien*).	2m,689	—
Corvette de 400 chevaux (*Primauguet*).	2m,286	—
Brig de 1re classe..................	1m,670	—
Corvettes à vapeur (*Tanger*, *Archimède*).	1m,467	—
Brig, aviso.........................	1m,198	—

Ces cubes d'air ne sont pas la dernière limite de l'encombrement à bord des navires de guerre. Il faut en retrancher l'espace occupé par les canons, le mobilier, les hommes eux-mêmes.

On comprend que de pareilles conditions d'habitation seraient promptement délétères si elles existaient de jour et de nuit, et si des moyens d'aération et de ventilation ne venaient pas fréquemment renouveler ce cube d'air. Certaines ouvertures permettent une aération verticale, et par suite un remplacement rapide des couches d'air inférieures, par la différence des températures. Mais il faut des prises d'air inférieures, pour assurer cet effet, autrement la ventilation se fait lentement. Ce sont les écoutilles ; les principales de ces ouvertures sont la claire-voie de la dunette ; celle du gaillard d'arrière ; le panneau du dôme ; le panneau de l'échelle arrière ; le grand panneau ; le panneau de l'échelle avant ; les deux panneaux des cuisines. Pour servir de prise d'air inférieure à la colonne d'air qui passe par ces panneaux, il y a d'autres ouvertures qui permettent une aération latérale, moins efficace, mais encore très-puissante ; ce sont les sabords des navires de guerre, ce sont les hublots qui, garnis de verres lenticulaires, assurent en outre le passage de la lumière dans tous les temps. Mais ces ouvertures doivent être souvent fermées. Les moyens de ventilation prennent alors dans l'hygiène navale une importance incalculable. Nous signalons ici leur insuffisance comme une grave cause pathogénique ; nous étudierons bientôt d'une manière spéciale les diverses méthodes que l'hygiène recommande pour assurer en tout temps une bonne ventilation. Quant aux ouvertures d'aération, M. Fonssagrives a calculé leur surface en mètres carrés. C'est ce chiffre qu'il appelle : *carré d'aération des différents navires.* Voici son tableau :

	Écoutilles. mc	Sabords. mc	Total. mc
Vaisseau de 120 canons.....	28,43	85,20	113,63
— de 100 canons.....	24,23	60,72	101,19
— de 90 canons.....	23,57	57,04	80,61
— de 74 canons.....	21,99	53,36	75,35

	Écoutilles. mc	Sabords. mc	Total. mc
Frégate de 60 canons.........	19,64	27,60	37,24
— 50 canons.........	18,58	14,50	33,08
— 44 canons.........	16,90	16,56	33,46
Corvette de 30 canons........	13,09	»	»
— 24 canons........	10,80	»	10,90
— 18 canons........	8,31	»	8,31
Brig de 20 canons...........	8,22	»	8,22
— 10 canons...........	6,48	»	6,48

Enfin, le pont du vaisseau se trouve exposé à toutes les intempéries du climat; c'est là que la plupart des manœuvres s'exécutent, et que l'eau de la pluie, de la mer, ou de la rosée viennent assaillir les équipages qui font leur quart. Malgré tant de causes pathogéniques, le pont est peut-être la partie la plus salubre d'un navire.

Parlons maintenant des causes pathogéniques qui résident dans les navigateurs eux-mêmes. Ils sont formés par les *équipages*, par les soldats de marine, ou par les passagers (1).

Les uns sont voués par goût ou par habitude de jeunesse au métier de marins; les autres sont conduits sur mer par les modes divers de la presse des matelots, de l'inscription ou de la conscription maritimes; mais l'hygiéniste doit seulement s'informer si les marins sont choisis avec encore plus de soin que celui que l'on apporte à la révision militaire; s'ils sont formés dès le jeune âge, ou par une étude convenable dans les vaisseaux d'instruction aux fatigues de la mer, si l'on a eu soin d'écarter les malades, et ceux qui porteraient quelque germe redoutable : c'est pour avoir reçu des malades de l'hôpital de Brest que la flotte de Dubois de la Mothe vit une cruelle épidémie de typhus ravager ses vaisseaux en 1758 (2).

(1) Voyez Forget, *Médecine navale*.

(2) Voy. Fonssagrives, *Recherches historiques sur l'épidémie qui, en* 1758, *ravagea l'escadre de l'amiral Dubois de la Mothe et la ville de Brest* (*Ann. d'hygiène publique*, 1859, 2e série, t. XII, p. 241 et suiv).

C'est surtout pour le service des vaisseaux qu'il convient de distinguer la nature des populations et de préférer celles des côtes maritimes à celles de l'intérieur ; l'oubli de ces conditions entraîne pour le marin de profession des causes graves de maladies. Mais si on les remplit à son égard, on ne peut plus les remplir quand il s'agit de transporter des troupes ou des passagers, et l'on remarque que c'est parmi ces deux classes de navigateurs que les maladies épidémiques débutent ordinairement.

Les matelots ont en outre des attributions diverses, et, sous ce rapport, on distingue les caliers affectés au service de la cale, les cambusiers, à celui de la cambuse, les gabiers qui séjournent dans les hunes et s'occupent du gréement, les timoniers, les canotiers dont le nom indique la spécialité ; le reste de l'équipage prend le nom de *matelots sur le pont*. Les conditions hygiéniques de ces diverses classes varient, on le conçoit, avec la nature de leur travail et surtout avec le lieu où il s'exerce. Les caliers ont une habitation humide, obscure ; on les reconnaît à leur visage pâle, étiolé ; les gabiers, au contraire, ont un air de santé : les jeunes mousses réclament la même protection que les enfants dans les manufactures.

Les marins sont en outre obligés à un genre de travail et d'alimentation qu'il convient d'examiner sous le point de vue des causes pathogéniques qui les assiégent.

La *nature du travail* qu'exige la manœuvre navale développe les parties supérieures du tronc de préférence aux autres et cause de nombreux accidents. La sécurité du navire exige le travail de jour et de nuit, et l'équipage est ordinairement divisé en deux parts pour faire ce service. Keraudren a proposé avec raison l'établissement de trois quarts au lieu

(1) Voy. Fonssagrives, *Hygiène navale*, livre V ; *Bromatologie nautique*, p. 580.

de deux, et ce désir a été souvent renouvelé, le temps de sommeil réservé à l'équipage est alors plus salutaire ; le matelot qui a fini son quart et dont les habits sont mouillés n'a pas toujours la facilité ou la commodité d'en prendre de plus secs, et c'est avec raison qu'on a préconisé l'entretien de la lumière ou même du feu pour aider à cette précaution hygiénique ; mais c'est l'*alimentation* qui fait peser sur les marins les plus désastreuses influences (1).

La nécessité d'être approvisionné pour plusieurs mois rend souvent impossible à bord l'usage des aliments frais. Aussi, les provisions sont-elles formées à l'aide du biscuit de mer, sorte de pain à demi levé et desséché par une cuisson prolongée, ainsi qu'au moyen des salaisons et des légumes secs. On conçoit tout ce que la digestibilité des aliments les plus sains doit perdre à être administrés sous de pareilles formes ; le peu de variétés des aliments est déjà pour le marin une circonstance fâcheuse.

Les condiments, sous de pareilles conditions, auraient dû plutôt attirer l'attention des navigateurs, et c'est en effet depuis leur introduction sous diverses formes, vinaigre, alcool, acide citrique, grog, choucroute, etc., que l'état hygiénique du navigateur s'est beaucoup amélioré.

Les *boissons* même, et surtout la plus simple de toutes, l'eau, manque souvent au marin, obligé qu'il est d'en faire provision au départ ou dans les divers ports où il relâche ; cette eau n'a pu jusqu'à ces derniers temps être conservée sans présenter le phénomène des putréfactions intermittentes. De sorte que le marin n'avait souvent qu'une eau putréfiée, non aérée, et insalubre ; l'introduction des caisses en fer pour la conservation de l'eau a remédié aux causes qui la putréfient, mais non pas à celles qui la privent d'oxygène.

(1) Voy. Fonssagrives, *Hygiène navale*. Paris, 1856, liv. VI, art. 1, § II ; *Maladies passionnelles*, p. 715.

L'eau distillée ne remplace qu'imparfaitement l'eau salubre des sources. Ses bienfaits ont été souvent achetés au prix de graves désordres.

Le navigateur, enfin, par l'effet de sa profession, est soumis à des *affections morales* qui doivent tenir leur place dans les conditions hygiéniques qui pèsent sur son existence.

L'ennui d'abord assiége et attriste ses loisirs dans les longues navigations, puis la nostalgie vient comme pour les jeunes conscrits décimer les nouveaux embarqués ; la vue des orages et du tumulte des éléments, la peur de la mort, commencent d'abord par leur inspirer l'effroi et bientôt l'apathie et l'insouciance pour le spectacle ordinaire de la vie ; l'état précaire de l'existence du marin, l'impossibilité du secours dans les désastres à la mer, la vue des morts et des mourants dans les temps d'épidémie, finissent souvent par porter le désespoir et le découragement dans son âme, surtout dans celle des passagers, et sous ces conditions la mortalité prend un degré d'accroissement pareil à celui qui s'observe dans les villes assiégées ou dans les armées en déroute.

Constructions nouvelles. A toutes ces causes pathogéniques qui pèsent sur l'hygiène des gens de mer, les progrès récemment accomplis pour perfectionner le vaisseau de guerre comme machine de combat ont ajouté des influences nouvelles. L'une des plus importantes, c'est la température élevée, entretenue dans la cale des navires qui marchent à la vapeur. Des marins de professions spéciales, les mécaniciens et les chauffeurs, sont venus affronter cette excessive température (1) qui a souvent dépassé 60° centigr. Ce n'est pas tout : le blindage des navires a empiré les conditions déjà si

(1) Rey, *Les mécaniciens et les chauffeurs à bord des navires de l'État.* Thèse, Montpellier, 1862.

Bourel Roncière, *Considérations sur les conditions hygiéniques des mécaniciens et des chauffeurs à bord des navires de l'État.* Thèse, Montpellier, 1864.

mauvaises de l'habitation du marin à bord des navires, où le cube d'air était déjà insuffisant. La suppression des hublots, qui fut la conséquence du blindage, a fermé les prises d'air latérales dont nous avons signalé l'importance ; cette suppression a eu pour conséquence la stagnation de l'air dans les étages inférieurs du navire, et une obscurité presque absolue. Cette suppression des hublots a fait jeter un cri d'alarme à tous les médecins hygiénistes. *The Lancet* (1) signale avec force les inconvénients sanitaires d'une aération de plus en plus restreinte, quand l'atmosphère des parties basses de la construction, dans les navires en bois les mieux installés, était déjà une source si évidente de maladivité pour le marin. On commença par appeler cette sorte de navires, des navires pestilentiels. Mais des progrès incessants ont amélioré les premiers types de construction des navires cuirassés, et leur hygiène a bénéficié de deux circonstances remarquables : la modification de l'ancienne artillerie ; la diminution des hommes à bord. Le cube d'air a été doublé pour chaque marin ; le carré d'aérage a été augmenté ; mais la suppression des hublots rend toujours les parties basses très-insalubres. Le docteur Quémar, dans un travail intéressant (2), a résumé comme il suit ces conditions nouvelles.

CUIRASSÉS.	CARRÉ TOTAL d'aération.	CUBE TOTAL d'air disponible.	NOMBRE d'hommes.	CARRÉ INDIVIDUEL d'aération.	CUBE individuel.
	mcar.	mcub.	mcar.	mcub.	mcub.
Gloire..........	703,30	2533	535	0,131	4,36
Couronne........	55,81	2637	614	0,090	4,29
Solférino........	116,63	3747	734	0,148	4,78
Provence........	75,49	2714	545	0,138	4,48

Nous remarquerons que, sur les cuirassés, l'aération du navire a fait des progrès, mais que la ventilation naturelle a

(1) *The Lancet*, 1864, 24 décembre.

(2) C. Quémar, *Conditions hygiéniques des bâtiments cuirassés* (*Archives de médecine navale*, t. V, p. 449).

été entravée. Ainsi que nous l'avons dit plus haut, cette question de la ventilation domine toute l'hygiène navale. Nous la traiterons plus loin, disons seulement ici que les constructeurs de cuirassés seront forcés de rétablir ou de remplacer les hublots.

2° Maladies maritimes.

Nous venons de passer en revue les principales influences hygiéniques auxquelles se trouve soumis le navigateur ; il en est une, dans leur nombre, qui échappe au pouvoir de l'homme et qu'il ne peut changer, c'est l'atmosphère maritime ; mais, par une consolante exception, c'est celle-là surtout qui apporte au marin, soustrait à l'action des côtes, les plus salutaires conditions. Toutes les autres sont placées sous sa main, en quelque sorte, et il dépend à la fois de la science et de l'humanité d'en corriger l'action délétère, au point de ne rien ôter au matelot de cette brillante santé qu'un air vivifiant et pur, que la régularité de travaux bien entendus, que l'insouciance même de sa vie doivent conspirer à lui faire. De si heureux résultats dont la possibilité a été démontrée, pour la première fois, par les voyages de Cook, sont loin pourtant d'avoir été toujours également atteints, et les causes pathogéniques que nous venons d'énoncer ont souvent acquis une telle prédominence que la mortalité du marin a varié depuis la santé complète de l'équipage jusqu'à un point tel que des vaisseaux, dont la manœuvre était devenue trop pénible pour des malades encombrés, ou même qui ne comptaient plus un seul homme vivant à bord, sont restés le jouet de la mer et des vents. Parmi les maladies qui attendent le marin à bord, il en est un grand nombre dont nous avons déjà exposé l'étiologie et la nature, telle est la dysenterie qui ne ravage pas moins les équipages que les armées, surtout quand ceux-ci bravent les vicissitudes équatoriales, quand ils dorment sur le pont, portent trop longtemps sans en prendre d'autres les vêtements que la mer et surtout la pluie ont mouillés, sont mêlés pêle-mêle avec des dysentériques ou restent exposés à leurs miasmes, ou qu'ils transportent enfin cette abominable denrée humaine qui fait l'objet de la traite des nègres. Nous avons parlé même de cette fièvre épidémique qui, sous le nom de fièvre continue, de fièvre des camps et des vaisseaux, de *typhus*, ravage avec tant de fureur les populations encombrées. Quand les équipages sont mal tenus et mal dirigés, quand le vaisseau est encombré de soldats, de passagers, de prisonniers, d'esclaves, quand la mer est grosse, que les orages se succèdent et que le vaisseau est longtemps resté clos de toutes parts, alors ce fléau se déclare. Inconnu presque avant que les bâtiments fussent creux et pontés, il a ravagé plus encore que le scorbut les premiers équipages qui se sont entassés dans les vaisseaux modernes, et, pour le prouver, citons ce qui s'est passé sur la flotte anglaise du Channel, en 1780. En peu de temps, elle envoya à l'hôpital *Haslar* 11732 cas de maladies, et, dans ce nombre, il y avait 1457 cas de scorbut, 240 de flux dysentérique et l'énorme proportion de 5539 cas de fièvre continue. Sir James Saumarès, cité par G. Blane dans ses Dissertations, affirme que, même à la fin du dix-huitième siècle, aucun vaisseau de ligne ne pouvait garder la mer plus de deux mois, sans avoir la fièvre continue à son bord. Nous avons vu dans le récit que Pringle fait du retour des troupes anglaises dans la Grande-Bretagne pour gagner en Écosse la bataille de Culloden, que les vaisseaux de transport furent ravagés par la même fièvre et que tous les points de débarquement furent infectés. Au rapport de Lind, un capitaine hollandais, transportant 200 hommes à la Nouvelle-Écosse, voulut les empêcher de monter sur le tillac, il en périt moitié ; le vaisseau *le Dragon* perdit de même les 4/5es de son équipage. Le peu d'emplacement dont on dispose à bord, l'impossibilité de disperser les équipages et les malades expliquent la fréquence et la malignité de ce fléau.

Nous avons de même, à propos des nouvelles recrues, parlé de la nostalgie qui les décime ; les nouveaux embarqués y sont peut-être encore plus exposés, d'autant que souvent, comme en Angleterre, à cause du régime de la presse des matelots, ils sont voués par force à ce métier nouveau ; que, d'ailleurs, le remède héroïque, le retour momentané dans la patrie est devenu impossible et que la rigueur de la discipline navale a pris trop souvent le caractère d'une despotique et stupide barbarie.

La syphilis n'est certainement pas une maladie propre au marin, mais, comme elle se range en première ligne parmi cette classe de maladies qui se prête à l'importation, la navigation a eu sur celle-ci une influence telle, qu'on l'accuse de l'avoir fait connaître à l'Europe, et que tous les ports fréquentés ont été par cela même le siége des principaux ravages de la syphilis. Tous les équipages en portent, d'ailleurs, plus ou moins le germe avec eux, germe qui, malgré la sévérité des règlements, est trop souvent encore directement communiqué de l'un à l'autre. Il en est de même de la gale, dont l'extirpation serait, du reste, plus facile. Mais il est d'autres maladies dont nous n'avons point encore parlé et qui sont plus spéciales à la vie maritime.

Telle est cette singulière et douloureuse affection connue sous le nom de *mal de mer* et qui atteint les nouveaux embarqués presque inévitablement et même les vieux marins dans les temps d'orage et sur les côtes difficiles. Le balancement du navire, sujet au double mouvement de tangage et de roulis, en est la cause évidente. Quant au mécanisme de sa production sur l'homme, les uns l'ont attribué à l'impression que produit sur la vue le vacillement des objets, d'autres avec plus de raison peut-être à la perturbation que le sang éprouve dans sa marche; voilà pour l'explication mécanique (1). Quant à dire comment il se fait que le mal de mer soit une conséquence des chocs successifs qui résultent de l'inertie des colonnes sanguines sur le cerveau, sur le plexus solaire, ou même sur les parois artérielles si artistement enveloppées par les divisions du grand sympathique, les physiologistes ne nous ont encore rien appris de satisfaisant. Il nous suffira de noter que ce mal passager, qui entraîne bien rarement une maladie de quelque importance, se calme tout aussi bien par la position horizontale et par l'attention de tenir l'estomac rempli, que par la ceinture dite de Vasse ; et que son unique remède ne peut être trouvé encore que dans l'habitude de le braver, ou de marcher à bord, habitude connue sous le nom d'*amarinement*.

La constipation est chez le marin un état trop constant pour qu'on ne doive pas l'attribuer aux influences mêmes de la mer. De même que tous les exercices passifs, etc., la navigation rendrait-elle la nutrition plus active?

Tous les marins qui s'embarquent pour quelque temps reviennent au port avec un état de bouffissure qui a fait dire que la *mer engraissait;* mais, en se reportant à l'influence que l'humidité constante produit sur l'homme, à l'étiolement, à la faiblesse, à l'engorgement lymphatique que produit l'habitation des lieux sombres et humides, des prisons, des mines, etc., on est porté à attribuer cet état à l'obscurité et à l'humidité du vaisseau, et à reconnaître qu'il existe *une anémie spéciale* pour le marin, comme il en existe une pour le mineur.

Cet état bien constaté nous servira de transition pour passer à l'examen d'une maladie qui s'attaque tout aussi bien à

(1) Voyez, pour l'appréciation de ces théories, Fonssagrives, *Traité d'hyg. navale*. Paris, 1856, p. 176 et suiv.

l'habitant des prisons humides et sombres qu'au navigateur enfermé sous le pont d'un vaisseau : je veux parler du *scorbut*, affection qui pourtant n'a pris qu'à bord des navires ce caractère constant et meurtrier qui a causé un effroi si général dans le cours du seizième et du dix-septième siècle.

C'est une question de savoir si quelque maladie analogue au scorbut a été connue d'Hippocrate ; Jean Echtius, 1541 (1), Ronsseus, 1564 ; Jean Wierus, 1567 ; Kramer Horstius ; Dodonœus, 1581 ; et surtout Lind, 1756 (2), sont les auteurs qui firent le mieux connaître cette affection.

Ronsseus pense que la maladie qui décima les troupes romaines commandées par Germanicus était déjà le scorbut. Les médecins du Nord se sont toujours accordés pour décrire des affections analogues, établies d'une manière endémique sur toutes les côtes maritimes du 60e degré et au delà. Les bords de la mer Baltique, l'Islande, le Groënland, toutes les côtes ensevelies dans les brumes du nord paraissent en être presque constamment infestées. Le nom même de scorbut, tiré de la langue danoise, indique une origine septentrionale. Dans des contrées plus tempérées, en Angleterre, en Hollande, en Allemagne, le scorbut sporadique n'a pas été rare ; on l'a vu même, dans le cours de ces deux siècles, où les navigateurs l'ont tant redouté, ravager des contrées entières d'une manière en quelque sorte épidémique ; telle fut la maladie de la garnison de Thorn (Bachtrom) ; l'épidémie du Brabant, en 1556, de la Hollande, en 1562, celle qui régna parmi les troupes impériales, 1720 (Kramer). Dans certains monastères, dans des prisons humides, le scorbut a fait bien souvent de sinistres apparitions. A des époques plus rapprochées de nous, des villes à rues étroites et tortueuses, situées le long des fleuves ou dans des vallées hu-

(1) J. Echtius, *De Scorbuto epitome*. Wittenb. 1585.

(2) Lind, *Treatise on Scurvy*. Edinburgh, 1752.

mides, l'ont vu régner dans leurs murs. Ainsi Strasbourg l'a fréquemment présenté; l'ancien Paris de 1692 a subi une épidémie qui s'est, il est vrai, plus spécialement localisée sur la bouche. Suivant Gilbert Blane (1), Londres, au XVIIe siècle, donnait par an de 60 à 90 décès par cause scorbutique. Dans les années de disette, à la suite des accidents qui se déclarent par insuffisance d'alimentation, le scorbut a été souvent signalé ; ex. : En Allemagne, 1771-72 ; en France, 1816 ; les pays de marais, dans le Nord, comptent de même le scorbut parmi les maladies qu'engendre leur humidité miasmatique; pendant les guerres de la révolution française, ce fléau a quelquefois surpris nos armées réduites à manquer de tout. Les prisons de Strasbourg 1838; de Clairvaux 1840 ; de Leipzig 1842; de Perth 1846; d'Irlande, 1847; de Breslau 1854 ; etc., ont présenté des épidémies de scorbut. Les bagnes en sont souvent ravagés.

Ce coup d'œil peut déjà servir à nous convaincre que cette cruelle affection n'est point exclusivement propre à l'habitation sur mer, et que les causes pathologiques qui résident dans l'air stagnant, l'humidité froide, la privation de lumière et la mauvaise alimentation sont à elles seules suffisantes pour la produire, indépendamment de toute autre complication. Mais depuis l'usage des navires modernes et l'habitude des longues navigations, circonstances si capables de réunir et d'aggraver sur le marin les tristes influences qui engendrent le scorbut sur la terre, ce fléau s'est emparé avec fureur d'un grand nombre d'équipages et est devenu en quelque sorte la maladie du navigateur.

Joinville, en rapportant la maladie qui fit tant de ravages lors de l'expédition de saint Louis en Égypte, met au nombre des symptômes qu'offraient les malheureuses victimes, les

(1) G. Blane, *On the Diseases incident to Seamen*, 1799.

taches sanguinolentes, les gencives fongueuses, et surtout cet état d'indolence et de découragement qui caractérise si bien les affections scorbutiques. La première expédition qui doubla le Cap sous Vasco de Gama, présente sur mer, le second ravage historique dû à cette maladie, qui enleva plus de 100 marins. Leurs gencives, disent les premiers historiens, étaient devenues si enflées, qu'elles sortaient de la bouche, et la corruption était telle, qu'on n'en pouvait supporter l'odeur. Il fallut couper les parties gangrenées deux fois, dans la traversée d'aller et dans celle de retour.

Le voyage de Jacques Cartier à la côte du Canada (1535), en donna un exemple d'autant plus remarquable, que les indigènes lui apprirent à guérir son équipage avec des bourgeons de sapin. Depuis ce moment, toutes les expéditions navales un peu prolongées furent ravagées par le scorbut à tel point, qu'un amiral anglais, R. Hawkins, rapporte que, durant l'espace de dix ans, il vit plus de 10,000 marins succomber à cette maladie.

Rappelons les caractères principaux du scorbut, tels qu'ils résultent de l'ensemble d'un si grand nombre d'observations.

Après les symptômes précurseurs de l'anémie maritime dont nous avons parlé plus haut, les prodromes de la maladie même se dessinent; la bouffissure du visage s'accompagne d'une teinte jaune et livide, son étiolement se complique d'abattement et de tristesse; l'infiltration des membres s'unit à une aversion insurmontable pour l'exercice, et à un amour de la solitude comparable à celui qui poursuit les nostalgiques.

Une faiblesse presque caractéristique dans les genoux et les lombes, une respiration courte et que le moindre effort rend haletante, le gonflement des gencives qui se tuméfient et saignent pour la moindre cause, une haleine fétide, une somnolence continuelle, un découragement profond, annoncent que le mal existe déjà.

La peau devient rude ou luisante, mais toujours décolorée, sèche, et privée de transpiration ; une série de taches irrégulières, plutôt qu'une véritable éruption, la couvrent de plus en plus, et se retrouvent même lors des autopsies sur les membranes muqueuses et séreuses des principaux organes. Ce caractère a reçu le nom de peau ansérine. Ces taches, quand on enlève l'épiderme, ainsi que l'a fait Rouppe (1), semblent dues surtout à de la sanie sanguinolente et extravasée ; si la maladie s'amende, elles s'enveloppent d'un cercle violacé, puis jaunâtre ; dans le cas contraire, elles s'étendent et forment de larges plaques. Les anciennes cicatrices se rouvrent, de nouveaux ulcères se forment et revêtent parfois le caractère gangréneux ; la putridité de l'haleine et des gencives devient horrible.

Mais le mal atteint bientôt toute sa gravité ; l'enflure des jambes gagne ; des hémorrhagies passives du nez, des gencives, du poumon, de l'intestin, des divers ulcères de la peau, se déclarent ; les douleurs envahissent les jointures, les os ; ceux-ci se carient, s'exfolient, s'exostosent, les dents tombent ; à la constriction du thorax, qui a débuté avec la maladie, succèdent des syncopes effrayantes, et la mort arrive souvent pendant leur durée ou durant le transport du malade d'un lieu à un autre.

Au milieu de ce tableau qui présente l'image d'une putrescence générale, il est important de noter que les sens et l'intelligence restent libres, que l'appétit se conserve surtout à l'égard des végétaux frais, et que le pouls, à moins de complications, ne devient jamais fébrile : il acquiert seulement plus de lenteur et de faiblesse. Ces caractères excluent

(1) Rouppe, *De morbis navigantium*, 1764. Lugd. Batav.

l'idée de l'introduction étrangère d'un miasme quelconque, introduction qui, ainsi que cela a lieu dans les fièvres d'accès, les fièvres continues et les fièvres éruptives, se traduit toujours par le trouble de la circulation et des centres nerveux. Cette maladie se complique très-souvent avec la dysenterie, le typhus, etc., et revêt alors un caractère nouveau dû à cette complication même, et qui lui a valu le nom de scorbut aigu.

L'usage des plantes antiscorbutiques et surtout des végétaux frais, celui des condiments divers, comme la choucroute, les fruits acides, entre autres le suc de citron et l'acide citrique, le malt de bière, les liqueurs fermentées, etc..., et surtout le dépôt des malades sur une côte saine, qui ne soit ni marécageuse ni même humide, font disparaître souvent avec une étonnante rapidité les plus formidables symptômes du scorbut. Mais, de tous ces spécifiques, l'acide citrique est celui qui a acquis la plus grande célébrité, depuis que Woodall et Lind l'eurent recommandé et que les distributions de suc de citron et d'acide citrique ont été rendues générales dans la marine anglaise vers 1796. C'est effectivement du moment que l'usage en a été répandu, que le scorbut a presque disparu des vaisseaux. Avant de s'y décider, le gouvernement britannique avait fait l'expérience suivante : le *Suffolk* de 74 canons fit sa traversée d'Europe jusqu'à Madras sans toucher à aucune relâche ; pendant ce temps, on distribua à chaque marin, tous les jours, deux onces de suc de citron ; le navire, sous l'influence de ce régime, ne perdit pas un seul homme, chose en quelque sorte inouïe, et le scorbut, qui se montra sur quelques matelots, disparut dès qu'on eut pour ceux-ci augmenté la dose de suc de citron. Ainsi le *Suffolk*, mis au régime de l'acide citrique, ne perdit pas un seul malade pendant cent quarante-trois jours de traversée, tandis que le *Centurion*, monté par l'amiral Anson, avait, en cent soixante-deux jours, perdu la moitié de son monde. En 1780, la flotte du *Channel* avait eu tant de scorbut à bord, qu'après dix semaines de croisière, elle ne pouvait plus tenir la mer ; et en 1800, sous le régime de l'acide citrique, la flotte du comte de Saint-Vincent, retenue en croisière devant Brest, n'envoya à l'hôpital, sur 16,000 hommes, qu'un nombre insignifiant de malades. Gilbert Blane (1) dit qu'il a trouvé ce spécifique aussi bon pour prévenir que pour guérir le scorbut, et que, parmi des centaines de rapports dus à des chirurgiens de marine et dont il a pris connaissance, il n'a trouvé que deux cas douteux pour le succès de cet agent hygiénique.

Depuis l'emploi de ce prophylactique du scorbut, le suc de citron (le *lime-juice* des Anglais), le scorbut avait disparu dans les équipages de la marine. Il ne s'est montré que pendant les longs voyages de recherches de Parry, de Maclure, etc., dans les mers du Nord, où des privations insolites étaient inévitables, ou bien sur des vaisseaux transportant des *convicts* dans l'autre hémisphère. Nous avons dit, page 306, comment l'attention s'est trouvée de nouveau excitée par la réapparition de ce fléau dans les équipages de la marine marchande de l'Angleterre ; et comment le *merchant shipping act de* 1867, renforçant celui de 1854, a réglementé l'inspection du *lime-juice,* dont la fabrication était l'objet de fraudes et de sophistications. Les analyses faites par le docteur Dickson (2) avaient trouvé la plupart des jus de citron, mis en usage, affaiblis par l'eau, ou falsifiés par l'acide sulfurique et l'acide acétique. Le plus souvent ils manquaient totalement à bord des navires marchands, voyageant au long cours.

(1) G. Blane, *Select Dissertations,* p. 27.

(2) *The Lancet*, 1867, p. 463 ; et *Scurvy in Merchantships*, *Return to an Order of Commons of Juny* 1865. *Board of Trade*.

Quelques navires de guerre ont vu aussi reparaître le scorbut parmi leurs équipages, après de longues navigations. On peut citer : la *Belle-Poule* en 1846 ; la flottille qui bloquait Alger en 1828 ; la frégate *la Vengeance* en 1859.

La réapparition du scorbut s'est faite de même d'une manière inattendue sur les flottes alliées pendant la campagne de Crimée. Ses ravages furent terribles dans l'armée turque ; l'armée anglaise eut plus de 2000 cas ; mais l'armée française plus nombreuse en eut jusqu'à 23,000. La cause de ces désastres a été la privation de végétaux frais, ou, à leur défaut, d'un peu de jus de citron. M. Gallerand (1) a constaté de nouveau l'efficacité de ce prophylactique, et son emploi est de même adopté en France pour les expéditions de quelque durée. D'une manière corrélative au rapport de M. Gallerand, nous citerons celui que le docteur Armstrong de la marine anglaise a fait en 1863 sur le voyage de l'*Investigator*. Le *lime-juice* embarqué sur ce navire était préparé avec l'addition d'un dixième d'eau-de-vie, ou préparé par l'ébullition, et recouvert d'huile. Il s'est parfaitement conservé ; on le donnait aux hommes à la dose d'une once par jour et l'immunité contre le scorbut a été absolue pendant plusieurs années passées dans les mers polaires. Le voyage précédent de l'*Investigator* retenu par les glaces dans les mers polaires avait signalé de nombreux cas de scorbut (2). Mais on conçoit quelle importance il faut attacher à sa bonne préparation. Aussi une dépêche ministérielle a prescrit, en 1856, d'examiner le *lime-juice* au point de vue : 1° de sa préparation ; 2° de sa conservation ; 3° de ses qualités. MM. Rouchas (3), C. Fontaine, F. Hétet, ont fait le rapport demandé.

(1) Gallerand, *Rapport sur la croisière de la* Cléopâtre *dans la mer Blanche*, 1856.

(2) Armstrong, *Observations on naval Hygiene and Scurvy*. London, 1858.

(3) Rouchas, C. Fontaine et F. Hetet, *De la préparation et de la conservation du suc de citron* (*Archives de médecine navale*, 1864, t. I, p. 245).

Ils ont conclu qu'un jus de citron, pour être de bonne qualité, doit provenir de fruits mûrs, contenir 4 pour 100, au moins, d'acide citrique; nous croyons ce chiffre trop faible; nous pensons que le bon jus de citrons peut contenir de 6 à 7 pour 100 d'acide réel. On le falsifie avec l'acide sulfurique, l'acide lactique, le sel marin; etc. Il faut rechercher ces diverses falsifications par les moyens chimiques connus. Un bon réactif, pour constater sûrement l'acide citrique lui-même, est encore à trouver. Le meilleur procédé de conservation est l'addition de 10 pour 100 d'alcool, comme cela se pratique en Angleterre; la simple ébullition, le procédé Appert, le mutage du suc le conservent souvent assez bien.

On a assigné à la production du scorbut des causes bien diverses. L'usage du sel marin, des viandes salées et séchées, la privation des végétaux frais, les eaux corrompues, l'ennui et les affections tristes de l'âme, l'humidité, les miasmes, l'encombrement, une diathèse spéciale, ont été tour à tour invoqués pour expliquer son invasion.

Mais toutes ces causes pathogéniques ne peuvent pas avoir une importance égale, tâchons d'en apprécier la portée.

Ainsi, on a de nombreux exemples d'abus du sel marin sans production de scorbut. Lind a même préconisé l'eau de mer comme un médicament utile dans son traitement. Des navigateurs ont, du reste, conservé leur équipage en bonne santé, même avec l'usage des salaisons, tel est le capitaine Cook et plusieurs autres. On doit cependant reconnaître que la nécessité de saler les viandes communique à leurs fibres une sécheresse qui les rend fort peu digestibles, et qui peut amener des phénomènes analogues à ceux que produit l'alimentation insuffisante, mais l'alimentation insuffisante produit d'autres désordres que le scorbut. La privation d'aliments frais : voilà la cause générale, presque indispensable pour la production du scorbut, si l'on réunit les faits les mieux observés pour en tirer une conséquence générale. Monro (1) déclarait déjà que la cause pour laquelle les pays du Nord sont ravagés par le scorbut, c'est que les végétaux frais y manquent et que les habitants sont réduits l'hiver aux aliments salés; Hardy (2) déclare, au sujet du scorbut qui parut à bord du *Palinurus* en 1855, qu'aucune cause de scorbut n'a pu être signalée, si ce n'est le manque de végétaux frais, car l'équipage avait abondance de bons aliments secs, de viande fraîche et de bonne eau. Le docteur Léon a constaté (3), en 1866, l'apparition du scorbut à bord du *Castiglione*, dans les meilleures conditions d'alimentation abondante, de beau temps, de température élevée, de sécheresse, mais sous l'unique condition de la privation absolue de légumes frais, pendant un mois. Nos médecins Scrive, Jacquot, Baudens, sont arrivés aux mêmes conclusions; et leur opinion confirme les milliers d'observations recueillies depuis l'apparition du scorbut.

Cette étiologie étant admise, les conditions qui favorisent le plus évidemment le scorbut sont l'action constante de l'humidité froide, celle de l'air stagnant et de la privation de lumière ; cette dernière cause, peut-être, n'a pas été suffisamment signalée, cependant elle se réunit évidemment avec les deux premières dans toutes les conditions de la vie humaine où le scorbut ne manque pas de se déclarer, comme dans les prisons, les casemates ou les casernes des villes assiégées, l'entre-pont des vaisseaux, etc. Sous l'influence de l'humidité, la transpiration se supprime, les vaisseaux s'engorgent de sucs blancs ; sous celle du froid et de la privation de lumière, ce mécanisme vital, cette chimie

(1) Monro, cité par Aug. Hirsch, *Handbuch der geogr.* Pathologie, p. 549.
(2) *Bombay Medic. trans.*, cité par Hirsch, p. 547.
(3) A. Léon, *Archives de médecine navale*, 1868, p. 291.

physiologique qui s'accomplit dans nos organes, dont le sang est l'élément principal, dont la chaleur et les rayons solaires sont les plus énergiques agents, languit et s'arrête à tel point, que la décomposition scorbutique des humeurs se produit au lieu des réactions normales que l'entretien de la vie réclame.

Nous avons exposé, tome Ier page 144, comment on pouvait concevoir que les liquides azotés du sang se transformaient les uns dans les autres pour l'entretien de la vie; mais il leur faut une alimentation regulière. Si celle-ci est entravée, le moindre abaissement de température accélère le moment où la chimie physiologique du sang va cesser de fonctionner. Si, à de pareilles causes, le travail forcé, l'insuffisance de l'alimentation, les affections tristes de l'âme viennent unir leur destructive influence, alors la suspension des phénomènes de la vie au sein des humeurs se fait d'une manière plus rapide, et la maladie éclate avec une activité redoutable. Ces idées n'admettent pas, comme on le voit, l'existence d'un miasme scorbutique particulier, et s'accordent, sous ce point de vue, avec le caractère apyrétique de la maladie. Nous ajouterons que, si les moyens de ventilation peuvent être utiles, c'est dans le but d'éviter la complication miasmatique et de remplacer un air saturé d'humidité par un air plus sec; et que, si le scorbut a paru enfin reculer devant la civilisation de notre époque, il faut en accorder l'honneur aux moyens de ventilation et de chauffage, ainsi qu'à l'usage des liqueurs fermentées, du thé, du café, des vêtements salutaires qui ont été, depuis un siècle surtout, mis à la portée d'un plus grand nombre d'individus parmi les navigateurs et les classes pauvres de la société.

Mais nous répétons que la cause efficiente du scorbut, c'est la privation absolue de végétaux frais pendant un laps de temps qui peut varier de 30 à 60 jours. Tous les légumes frais se sont montrés efficacés pour le combattre;

racines, herbes, fruits, et après eux le suc de citron. Il serait intéressant d'examiner chimiquement les altérations du sang dans cette maladie, pendant la période d'action, et après la guérison par l'alimentation réparatrice. Quels sont les rapports qui peuvent exister, entre l'acide lactique du sang qui, combiné à la soude, va porter l'aliment non azoté dans les voies respiratoires, et l'acide citrique, qui jouit de la propriété remarquable d'entraver l'apparition du scorbut? Ces questions intéressantes n'ont pas été résolues.

Parmi les maladies du marin, il faut compter cette fréquence extrême des inflammations ou même des ulcères des extrémités. Il faut sans doute la rapporter aux travaux sur le pont qui exposent constamment le matelot à l'action de l'humidité et même de l'eau salée.

Le catarrhe pulmonaire est fréquent chez les marins. Les nécessités du service qui forcent de diviser l'équipage en plusieurs quarts, de veiller la nuit sur le pont, de rentrer avec des vêtements mouillés, expliquent suffisamment sa fréquence et celle des rhumatismes. La chaleur insolite développée par la machine sur les bâtiments à vapeur en est une cause nouvelle.

Parmi les maladies sujettes à importation, il faudrait signaler le choléra, et la fièvre jaune qui fait souvent des ravages sur les navires stationnés dans les parages de l'Amérique; mais nous renvoyons cette étude au livre consacré à l'examen des maladies de ce genre.

En parlant des maladies maritimes, nous ne pouvons point passer sous silence une affection singulière qui a redoublé d'intensité et qui a pris de grandes proportions sur la flotte française, depuis le moment où la vapeur y fut introduite comme moteur, et les appareils distillatoires comme pourvoyeurs d'eau potable : nous voulons parler des *coliques sèches*, ou, pour leur donner leur vrai nom, des coliques saturnines. Nous avons déjà signalé, tome Ier, pages 512-13, l'étiologie de ces coliques; nous ajouterons ici quelques mots.

La colique est un symptôme, c'est la douleur abdominale. Mais ce symptôme peut appartenir à plusieurs états morbides; de là une confusion entre toutes les maladies chez lesquelles ce symptôme a prédominé. Lind parle d'une maladie existant à la côte d'Afrique et qu'il désigne sous le nom de mal de ventre sec. Fermin, médecin hollandais à Surinam (1765), parle d'une maladie qu'il désigne ainsi : *morbus epidemicus, seu colica nervosa et convulsiva.* Segond (1) donne à ces affections le nom de colique végétale, et de névralgie du grand sympathique.

Mais c'est en Europe que les maladies de cette nature ont pris dès longtemps une grande importance. La colique de Poitou a eu le caractère d'une endémie pendant le seizième et le dix-septième siècle. Si l'on étudie les relations qui en sont faites, on peut fort bien admettre que les vins chargés de litharge, d'après une pratique longtemps employée pour les adoucir, ne sont pas étrangers à cette endémie (2). Elle s'est étendue dans les pays vignobles; dans la basse Normandie, où le cidre était souvent lythargiré. Tous les anciens auteurs font remarquer qu'elle se déclarait surtout parmi les grands buveurs. La colique de Madrid est un autre exemple d'une endémie pareille; signalée d'abord par Hernandès (3), les médecins de Madrid se sont presque tous accordés pour la rapporter à une intoxication saturnine, provenant tantôt des mauvais vins, tantôt des vaisseaux culinaires à couverte plombeuse, tantôt enfin des tuyaux de plomb qui conduisent les eaux. Celles-ci, dans les sécheresses, deviennent louches et blanchâtres. Voici bien des causes, en effet, pour attribuer

(1) Segond, *Essai sur les névralgies du grand sympathique.* Paris, 1837.
(2) Aug. Hirsch, *Ouvrage cité*, p. 263.
(3) *Del dolor colico.* Madrid, 1737.

à la colique de Madrid, qui du reste a presque entièrement disparu, une origine saturnine. Dutroulau (1) signale ainsi l'apparition de la colique endémique sur la flotte française. « Après « l'année 1840, le premier fait de cette nature est celui de la « frégate *l'Africaine* faisant campagne à Cayenne et aux An- « tilles. La maladie atteignit plus des trois quarts de l'équi- « page. M. Catel l'attribua aux variations de l'atmosphère. « M. Cornuel, ayant appris qu'il existait à bord des charniers « garnis de siphons de plomb, dans lesquels on mettait l'eau « acidulée qui servait de boisson à l'équipage, accusa cette « dernière cause. Le premier navire qui eut une cuisine dis- « tillatoire, la corvette *l'Aube*, de 1840 à 1843, compta « 17 cas de colique dont deux morts; de 1840 à 1844, dans les « mers de l'Indo-Chine, la frégate *l'Erigone* compta 407 cas « ou récidives, et 20 morts de colique sèche sur 333 hommes « d'équipage ; — à la côte occidentale d'Afrique, c'est en 1846, « lorsqu'on augmenta considérablement le nombre des na- « vires de la station que la colique sèche prit un développe- « ment inconnu jusque-là. — M. Raoul, chirurgien cen- « tralisant le service, constata l'aptitude des chauffeurs et « mécaniciens, des coqs, cuisiniers, boulangers, forgerons « à contracter la maladie. » Cela revient à désigner tous les ouvriers qui, exposés à la chaleur, buvaient beaucoup d'eau acidulée.

Depuis ce temps la marine française a été plus ou moins ravagée, c'est la *Sirène*, le *Gassendi*, le *Cocyte*, l'*Embuscade*, la *Sibylle*, l'*Achéron*, l'*Eldorado*, etc., qui eurent à bord des endémies, qui comme les précédentes présentèrent exactement, mais plus ou moins, les symptômes de l'intoxication saturnine : douleurs abdominales souvent atroces, constipation opiniâtre, convulsions épileptiformes, tremblements

(1) Dutroulau, *Traité des maladies des Européens dans les pays chauds*, 2e édition. Paris, 1868, p. 651.

des extrémités, paralysies, amaurose, aliénation mentale, etc. Mais l'origine saturnine de cette colique a été longtemps et est encore controversée. Elle fut attribuée aux influences du climat des tropiques, aux localités marécageuses ou humides, à des miasmes concomitants de ceux qui produisent la fièvre paludéenne ou la dysenterie ; maladies qui compliquaient souvent la colique nerveuse. Enfin M. Lefèvre, directeur du service de santé à Brest, jeta un jour éclatant sur l'étiologie saturnine de la colique dite nerveuse (1). Il rechercha avec une persévérance digne d'éloges toutes les substances capables de développer sur les vaisseaux à vapeur, puisqu'eux seuls, ou à peu près, se trouvaient atteints, la cause d'une intoxication saturnine. Il signala les composés de plomb employés à la fabrication des peintures, des enduits, des mastics des joints de chaudière, il trouva que les caisses, tonneaux, charniers destinés à contenir les boissons, même acidulées, étaient garnis de siphons plombifères ; il vit que les appareils distillatoires — et c'est depuis leur introduction que la colique a étendu ses ravages — étaient tous garnis de serpentins ou d'*éjecteurs* plombifères ; il constata que les vases dits *d'étain* en usage dans la marine française contenaient 50 pour 100 de plomb. Ceux de la marine anglaise sont en général en cuivre ou en bronze. Il fit voir la soudure de plomb dans les conserves alimentaires qui ont si souvent produit des accidents de colique, il calcula enfin que, pour enduire la machine et les chaudières d'un bâtiment en fer de 200 chevaux, il est consommé environ 138 kilogr. d'oxyde de plomb, et 800 kilogr. pour faire les joints d'une machine de 800 chevaux. Après cette démonstration, il n'était plus nécessaire d'imaginer une maladie nouvelle, et le ministre de la marine prescrivit, en 1858 et 1860, les ré-

(1) Lefèvre, *Recherches sur les causes de la colique sèche*. Paris, 1859. — *Nouveaux documents concernant l'étiologie saturnine de la colique sèche*, 1864.

formes indispensables. MM. Villette (1), Nielly (2), ont apporté depuis quelques observations nouvelles, et M. Le Roy de Méricourt (3) a fait ressortir avec force les raisons qui lui font adopter la démonstration de M. Lefèvre. Malgré les assertions opposantes de MM. Coste (4), Vidal (5), nous adoptons l'opinion que dans l'immense majorité des cas les coliques signalées à bord des navires à vapeur étaient d'origine saturnine, et que, s'il existe des névroses du grand sympathique capables de simuler ces coliques, les signes différentiels indiqués pour les diagnostiquer n'ont pas jusqu'à présent une valeur suffisante et que surtout leur origine distincte n'est pas démontrée d'une manière irréfutable ; c'est peut-être dans les professions à feu, où l'action de la chaleur s'exerce directement sur l'abdomen, qu'il y aurait possibilité de rencontrer des névroses du grand sympathique.

Mortalité. — Maladivité. — La mortalité parmi les populations de marins a été, on le conçoit déjà par ce qui précède, infiniment variable, et se prête bien peu, par cela même, à des résultats précis. Mais les énormes différences mêmes qui résultent, sous ce rapport, de la comparaison de deux expéditions maritimes soumises à des régimes différents, démontrent mieux que tout le reste le triomphe de l'hygiène, et c'est pour mettre ces différences en plein jour que nous réunissons quelques faits remarquables.

Le séjour à bord peut être pour l'homme plus meurtrier qu'aucun autre ; nous allons démontrer cette fatale consé-

(1) E. Villette, *Identité de la colique de plomb et de la colique sèche* (*Arch. de médec. navale*, 1866, p. 81 ; et 1867, p. 181).

(2) *Archives de médec. navale*, 1867, p. 153.

(3) Le Roy de Méricourt, *Rapport sur les progrès de l'hygiène navale*, 1867, p. 57.

(4) B. Coste, *Sur la colique sèche des pays chauds* (*Archives de médecine navale*, 1867, t. VIII, p. 299).

(5) Vidal, *De la colique sèche à la Guyane, et de son étiologie.* Thèse de Montpellier, 1863.

quence par quelques exemples historiques, puisés aux sources les plus authentiques.

Christophe Colomb partit de Palos le 3 août 1492, le 12 octobre il aperçut le nouveau monde ; il eut le bonheur de naviguer pendant l'hiver et d'aborder aux îles les plus saines de toutes les Antilles, aussi sa mortalité dut être faible ; cependant, de 10 Indiens qu'il ramenait, 6 périrent durant la traversée du retour.

Cinq vaisseaux quittèrent l'Espagne le 10 août 1519, sous les ordres de Magellan ; ce capitaine et presque tout son équipage périrent ; un seul vaisseau ramena en Europe, après trois ans d'absence, le triste débris d'une si nombreuse expédition : il ne se composait que de 13 hommes, mais c'étaient les premiers qui avaient fait le tour du monde. Dracke, parti avec les équipages de cinq vaisseaux, ramena l'équipage d'un seul.

Dans le malheureux voyage de Candish, sur 76 embarqués, 16 hommes revinrent au port après 15 mois et demi ; 5 seulement pouvaient se remuer.

Dans le premier voyage des Hollandais aux Indes, sous la direction de Houteman (1595), à peine avait-on passé la ligne, que l'on comptait plus de 50 malades sur chaque vaisseau ; il fallut relâcher à Madagascar, faute d'hommes pour manœuvrer.

Stephens, le premier Anglais qui se rendit aux Indes par la voie du Cap, rapporte qu'à la hauteur de celui-ci la flotte qui le portait comptait plus de 150 hommes attaqués de scorbut et de diverses maladies.

Le premier voyage des Français, sous François Pyrard, ne fut pas moins funeste ; dans une seule relâche, ils perdirent 41 malades. Nous avons parlé de celui de Cartier en Amérique.

De Wert, 1598, partit de Gorée avec cinq vaisseaux pour

la mer du Sud ; après deux ans, le vaisseau amiral avait perdu 69 hommes sur 105 d'équipage. C'est 49 pour 100 de mortalité.

La flotte de l'amiral Lancastre (1601), fut tellement ravagée du scorbut, qu'à la hauteur du Cap il fut obligé d'envoyer l'équipage de son vaisseau pour manœuvrer les autres ; car, dit Purchas, ses matelots avaient été conservés en bonne santé par la distribution de plusieurs bouteilles de jus de citron que l'amiral avait emportées d'Europe. Cette flotte perdit 105 hommes, ou 33 pour 100, annuellement.

Mais le plus cruel exemple de mortalité a été observé sur la flotte de l'amiral Anson. Celui-ci resta en mer avec trois vaisseaux et 961 hommes à bord ; il en perdit en dix mois 626, de fièvres, de dysenteries, de scorbut, d'ulcères, avant d'atteindre l'île de Jean-Fernandès. Le scorbut reparut dans la mer Pacifique, et, quand il fallut se réduire à ne conserver que le vaisseau amiral, *le Centurion*, il périt 4 malades par les fatigues seules du transport ; ce vaisseau, arrivé à Tuzian, ne portait plus que 199 hommes dont il débarqua 126 malades. La mortalité atteignit donc le chiffre effrayant de 96 pour 100, annuellement. (Voy. Tabl. suivant.)

Mortalité de quelques voyages à la mer.

ANNÉES DE DÉPART.	Nomb. d'hom. au départ.	Ann. de durée du voyage.	Total des ann. de vie.	Nomb. des morts.	Mortal. moy. ann. p. 100.
1598 de Wert......	105	2,02	141	69	49,1
1601 Lancaster......	528	0,67	319	105	33,0
1615 Schouten......	87	2,05	182	3	1,7
1627 Nassau Flotte..	1637 (1)	1,76	2521	337	14,9
1740 Anson........	961	0,83	648	626	116,0
1772 Cook.........	112	3,05	335	5	1,2
1778 Cook.........	192	4,63	869	11	1,3
1819 Parry,........	94	1,50	140	1	0,7
1821 Parry.........	118	2,04	336	5	2,1
1824 Parry.........	122	1,50	182	1	0,5

(1) 32 déserteurs et 27 morts violentes à retrancher. Voy. *Lancette anglaise* 12 mai 1838.

Après les ravages éprouvés par les équipages embarqués pour des expéditions lointaines, ceux qui décimèrent nos flottes militaires ne furent pas moindres.

En 1745, la flotte du comte de Roquefeuille, formée de 19 vaisseaux, rentre à Brest après une croisière de quelques mois et dépose 900 malades. Celle du chevalier de Piosins dépose à l'îsle d'Aix 1200 malades, c'était le scorbut et le typhus qui régnaient à bord.

La dévastation que ces deux maladies causèrent sur l'escadre de Dubois de la Mothe, en 1758, est restée avec un souvenir funèbre dans les Annales de la marine (1), et s'est renouvelée sur les flottes combinées de France et d'Espagne, qui rentrèrent en 1779 au port de Brest encombrées de malades et de mourants.

A côté de ces déplorables résultats, on doit en citer d'autres plus consolants. Les Hollandais, les premiers, réussirent à diminuer la mortalité à la mer : la flotte de Nassau de 11 voiles, envoyée contre les établissements espagnols en Amérique, fit le tour du monde ; sur 1637 hommes présents au départ de Gorée, il en restait encore 1228 après 21 mois de navigation.

Deux marchands hollandais, Lemaire et Schouten, obtinrent les premiers des résultats merveilleux ; Schouten, parti du Texel avec 2 vaisseaux et 88 hommes (1615), doubla le Cap et arriva à Batavia ; après deux années de mer, il n'avait perdu que 3 hommes : la mortalité fut donc réduite à 1,7 pour 100 ; mais on vante les soins minutieux qu'il donna à la tenue de son vaisseau, à l'abondance des provisions, à l'usage des antiscorbutiques : chaque homme à bord avait par jour un pot de bière et reçut d'ailleurs à Sierra-Léone 150 citrons.

(1) Voy. Fonssagrives, *Recherches historiques sur l'épidémie qui, en 1758, ravagea l'escadre de l'amiral Dubois de la Mothe et la ville de Brest* (*Ann. d'hygiène publique et de médecine légale*, t. XII, p. 241).

Après le désastre de l'amiral Anson, Cook partit avec l'intention de réformer l'hygiène du navigateur, et fit usage des conseils publiés par Poissonnier Desperrières (1). La *Résolution*, que montait le célèbre capitaine Cook, quitta Deptford le 9 avril 1772 avec 112 hommes ; durant une traversée de 3 ans elle ne perdit que 4 hommes, dont 3 par accident et un seul par maladie. Cook a décrit les précautions qui lui valurent ce magnifique résultat, le soin qu'il apporta à bien choisir, bien sécher, bien ventiler son vaisseau, à ne laisser manquer ni les vivres ni l'eau fraîche et à entretenir la gaieté à son bord. Il avait emporté du malt de bière, des sucs de citrons et d'oranges, de la choucroute, du sucre, etc... Son dernier voyage, quoique fatal à lui-même, réussit également sous le point de vue de l'hygiène.

Le voyage de l'infortuné Lapeyrouse promettait d'aussi beaux exemples... Ses rapports, datés du Pacifique, en fournissent la preuve. Le soin qu'il prenait de ses équipages était si grand, que, dans les mauvais temps, il établissait des danses, pour s'opposer par la gymnastique à l'invasion du scorbut.

Quant à ceux des capitaines Parris et Duperrey, les résultats furent encore plus satisfaisants; et ces résultats sont tels, si on les compare à la mortalité moyenne des hommes choisis de 20 à 30 ans, qu'on devrait en conclure que l'habitation sur mer, loin d'être pour l'homme une cause de mortalité, est au contraire l'une des plus salubres pour son existence, si l'on a eu le soin de la mettre à l'abri des nombreuses causes pathologiques qui la menacent sans doute, mais qui ne sont point néanmoins au-dessus des moyens préventifs que l'hygiène conseille.

Statistique. — Il est à peu près impossible à la statistique

(1) Poissonnier Desperrières, *Traité sur les maladies des gens de mer*, 1re édition, 1767 ; 2e édition, 1780.

d'établir des relations exactes entre la mortalité maritime et la mortalité civile, ou même avec la mortalité militaire. Malgré les efforts prodigieux qui ont permis à l'hygiène de réaliser les conditions de salubrité qui existent en général sur nos flottes, leur station obligée dans des climats divers ; la grandeur et le rang de leurs vaisseaux ; leurs constructions diverses ; leur emploi dans des expéditions variables sous le rapport de la durée, de la saison, des relâches, du nombre des hommes à bord, toutes ces circonstances rendent le problème insoluble d'une manière générale. Il faut se borner à faire quelques comparaisons particulières.

Les premiers chiffres authentiques qui permettent d'apprécier la mortalité maritime telle qu'elle a été réduite dans ces derniers temps remontent à 1830.

Des rapports statistiques sur la santé de la marine anglaise pendant 7 années (1830-36), dans les diverses stations, ont été recueillis par le docteur Wilson qui en a puisé les matériaux dans les tableaux nosologiques envoyés à l'amirauté par les chirurgiens de service (1).

MORTALITÉ DANS LES DIVERSES STATIONS DE LA MARINE ANGLAISE

STATIONS.	1830	1831	1832	1833	1834	1835	1836	Moyen : brute.	Accidents déduits.
Mer et Amérique du Sud..	9,5	9,1	6,2	8,1	9,5	5,3	7,4	9,9	7,6
Antilles et Amér. du Nord.	»	»	»	»	»	»	»	19,6	18,1
Méditerranée.	»	»	»	»	»	»	»	11,1	9,3
Indes Orientales..	17,9	15,8	14,1	22,7	21,1	12,9	8,9	17,3	15,1
Côte d'Afrique; le Cap....	36,1	20,5	25,2	25,1	27,6	16,0	14,8	25,2	22,5
Angleterre; services divers.	6,4	18,5	14,9	16,9	16,8	10,0	7,9	13,8	10,3
— service intérieur.	»	»	»	»	»	»	»	10,7	8,8

Pour la maladivité, le nombre des malades annuels sur 1000 hommes a varié de 984, dans la station d'Angleterre,

(1) Voy. *Gazette médicale de Paris*, 1841, t. IX, p. 625; 1844, t. XII, p. 377, 441, 457.

à 1280. Dans la station des Antilles pour les principales maladies, la maladivité a donné les chiffres suivants.

NOMBRE DE MALADES POUR 1,000 HOMMES D'EFFECTIF.

STATIONS.	Fièvres diverses.	Inflammation de poitrine.	Catarrhes.	Phthisie hémoptysie.	Diarrhée dysenterie.
Mer et Amérique du Sud....	115	28	167	9	102
Antilles ; Amérique du Nord..	209	21	182	7	122
Méditerranée...............	84	31	202	8	91
Indes orientales............	178	16	174	4	167
Côte d'Afrique; le Cap.......	150	20	181	5	134
Angleterre ; services divers...	60	30	233	8	64
— service intérieur.	51	35	233	8	56

On est conduit à remarquer la grande salubrité des stations de la mer du Sud ; l'Angleterre et la Méditerranée viennent après. Les Antilles et la côte d'Afrique sont meurtrières, mais la mortalité varie du simple au double avec les années plus ou moins épidémiques. Ce sont les fièvres et la dysenterie qui prédominent dans ces stations. Les catarrhes prédominent au contraire dans les stations d'Europe. Mais la singulière immunité des marins pour la phthisie et l'hémoptysie est surtout frappante. Si en présence de ces mortalités des stations maritimes, on place celles des corps de troupes de terre stationnés dans les mêmes points du globe (voyez nos tableaux, tome Ier, pages 290, 299, 301, 310), on doit faire cette réflexion : c'est que la vie du marin, placé dans les conditions sanitaires de l'atmosphère maritime, est bien plus salubre que celle du soldat placé dans les conditions sanitaires des climats terrestres.

Pour rendre la comparaison plus facile et plus frappante encore, nous donnons ici, en regard de la mortalité dans les diverses stations de la marine anglaise, exprimée plus haut, le tableau suivant (1) qui exprime pour 1864, la :

(1) *The Lancet*, février 1867, p. 207.

MORTALITÉ DANS LES DIVERSES STATIONS DE L'ARMÉE ANGLAISE.

	P. 1,000.
En Chine et au Japon	45,3
A Ceylan	34,6
Amérique anglaise	23,1
Australie	22,7
Bengale	19
Antilles	13,9
Maurice	11,7
Royaume-Uni, intérieur	10
Cap de Bonne-Espérance	8,7
Sainte-Hélène	7,5
Méditerranée	6,9
Côte d'Afrique	(*a*)

Les résultats statistiques les plus récents ont été publiés par le docteur Mackay dans son Rapport sur la santé de la marine de la Grande-Bretagne, 1866-67 (1).

Ce travail embrasse une population de 50,275 marins; si on le compare aux rapports des années précédentes, on est conduit aux chiffres qui suivent :

Moyenne de 10 ans.	Mortalité p. 1,000.	Invalides p. 1,000.
De 1855-66	15,1	34,6
De 1863	11,3	35,1
De 1864	14	35,4
De 1866-67	10,4	28,7

Comme on doit s'y attendre, les épidémies et les climats ont eu des parts diverses dans la mortalité.

Ainsi, en 1864 (2), la fièvre jaune a sévi sur le *Terror*, aux Bermudes, la variole a régné à Portsmouth. Elle a paru de

(*a*) Lagos et la côte d'Or ont été abandonnés; en 1863, la mortalité s'y était élevée à 102 pour 1,000, après avoir employé les troupes à tracer des routes dans les bois.

(1) *The Lancet*, 1868, p. 143.

(2) *Statistical Report for the year* 1864, in *Lancet*, 1867, novemb., p. 613 et 644.

même dans les stations de Chine et du Japon. La fièvre paludéenne s'est diversement partagée ; elle compte pour 67,9 pour 1000 de la maladivité sur la côte d'Afrique ; elle n'est plus que de 21,1, dans l'Amérique du Nord.

Dans cette même année 1864 la mortalité de toute l'armée anglaise a été de 17,30 pour 1000, c'est 3,30, de plus que pour la marine. On est conduit à remarquer que les maladies sont les mêmes dans les deux services ; que la dispersion des hommes a lieu dans les mêmes climats, et que par conséquent ils sont exposés aux mêmes vicissitudes, mais le matelot jouit d'un air plus pur à la mer, il est mieux surveillé à bord, il a moins d'occasion que le soldat anglais de se livrer à l'ivrognerie et à la débauche.

Il est à remarquer que les navires cuirassés ont vu diminuer leur maladivité même au-dessous de la moyenne de la flotte.

La plus grande mortalité a eu lieu sur les côtes du Brésil 83,2, pour 1000 ; la plus faible (7,8 pour 1000) a eu lieu sur les stations d'Angleterre et de la Méditerranée.

Pendant cette même année, la marine marchande, sur un effectif de 195,756 marins, a perdu 19,90 pour 1000. Son état sanitaire est donc inférieur à celui de la marine militaire.

Mais le marin est exposé par sa profession à une foule de blessures et d'accidents(1), qui, aussi bien que la submersion, occasionnent beaucoup de morts violentes. Si l'on veut réduire la mortalité maritime à celle causée par maladies, la statistique anglaise donne :

Moyenne.	Mortalité p. 1,000.
De 1854-64	11,5
De 1864-65	8,7
De 1865-66	8

(1) Barthélemy, *Études sur la nature et les causes des lésions à bord de bâtiments de guerre* (*Archiv. de médec. navale*, t. III, 1865).

En 1866, 1er semestre, — la mortalité des navires cuirassés stationnés en Angleterre a surpassé seulement de 1,6 pour 1000, celle des autres vaisseaux de la même station. Il est à noter que les maladies catarrhales y ont été très-fréquentes.

En France la mortalité moyenne du matelot, avec les accidents sans doute, atteint 14 pour 1000.

M. le docteur Quemar, dans ses études sur nos bâtiments cuirassés, a constaté qu'en 1865 le *Solferino* sur 824 hommes en a perdu 5 ; la *Couronne* sur 650 en a perdu 7. Il se loue de même des perfectionnements hygiéniques que reçoit chaque année ce genre de bâtiments. Ils en réclament encore.

L'administration française, dont la sollicitude est si grande pour la santé du marin, accomplira les réformes qui sont encore possibles. Elle a fait voir que les opérations les plus gigantesques peuvent réussir même sous le rapport hygiénique, en transportant 12,000 hommes en Chine à 6,000 lieues du port, et en transportant 200,000 hommes en Crimée ; heureuse si le séjour prolongé de l'armée, sur une plage inhospitalière, n'avait pas compromis les conditions sanitaires du retour.

Longévité. — Après les preuves de salubrité possible à bord des vaisseaux que nous venons d'exposer, il nous suffira de rappeler que, parmi les mémorables exemples de longévité, les matelots figurent au premier rang aussi bien que les soldats. La respiration de l'atmosphère maritime n'enlève donc point à l'homme l'espoir d'atteindre une vieillesse avancée ; au contraire, cette atmosphère, aussi pure que celle des hautes montagnes, semble capable comme celle-ci de lui réserver de longs jours.

Influence sur le moral. — Sous le point de vue de l'hygiène, la profession de marin, en tant qu'elle peut influencer le moral de l'homme, offre surtout une considération importante à reconnaître. Des hommes voués par goût ou par hasard à la vie aventureuse, étrangers pendant la plus grande partie de leur carrière à la délicatesse mais aussi à l'hypocrisie des villes, dégagés de tout respect humain, car celui-ci se réduit pour eux à l'observation ponctuelle d'une inflexible discipline, mais, par contre, pénétrés de ce respect de Dieu, de cette religion simple, de cette foi sauvage qu'imprime la vue des mers sans bornes, des éléments en courroux, des orages renaissants ; habitués à voir la mort sans la craindre, la vie sans la comprendre, le passé sans s'en souvenir, l'avenir sans y compter, les privations sans s'en plaindre, les richesses sans les ménager, ces hommes, sans aucun doute, n'offriront pas au médecin hygiéniste des éléments pareils à ceux qu'il rencontrera dans le citadin, tout imprégné au contraire de l'artifice des cités, et fasciné par tous les fantômes d'ambition, d'espoir, de crainte et de fausse grandeur qu'il y trouve.

Les maladies miasmatiques, si faciles à se propager sous l'empire des circonstances qui dépriment la réaction vitale, et surtout sous celui de la pusillanimité, ne s'attaqueront pas d'une manière égale à ces deux classes de populations ; et, de fait, on a remarqué que les épidémies à bord ravageaient les soldats et les passagers longtemps avant d'atteindre le véritable marin. Celui-ci, du reste, par l'habitude qu'il a prise de ne pas compter sur une vie abandonnée à la merci des éléments, en devient prodigue, tantôt par avidité de jouir, quand il se livre, à terre, à tous les excès réunis ; tantôt par générosité, quand pour le salut de ses frères, pour l'honneur de son pavillon, pour l'intérêt de sa patrie, il n'hésite pas à accomplir les plus héroïques dévouements. La rudesse, l'insouciance, les appétits grossiers, la prodigalité, la hauteur, sont les défauts du marin ; mais la cordialité, la franchise, la sincérité d'affection, le courage, la générosité, la piété, sont les brillantes qualités qu'il faut lui reconnaître, et qui font de lui le meilleur ami, le meilleur citoyen, le meilleur soldat, et peut-être enfin, malgré sa grossière façon, l'homme le meilleur que l'on puisse signaler.

M. Fonssagrives (1) se plaît à citer des traits d'héroïsme que le marin accomplit comme de simples devoirs.

§ III. — PRÉCEPTES HYGIÉNIQUES.

Pendant que Pringle et d'autres grands réformateurs s'efforçaient de préserver la santé des armées en campagne, Lind (2), G. Blane (3), Poissonnier Desperrières (4), faisaient de l'hygiène militaire le but de leurs études et obtenaient des résultats merveilleux. A cette époque la mortalité à bord des vaisseaux était énorme. Rouppe (5) énumère les conditions fâcheuses qu'il fallait réformer. Elles sont encore instructives à connaître, les voici : — Hauteur insuffisante, et encombrement de la batterie — les écoutilles trop étroites — le navire embarque de l'eau trop facilement — les sabords sont trop bas sur l'eau — le navire est neuf et son bois n'est pas assez sec — les hamacs sont trop rapprochés, — des hommes sont obligés de coucher au-dessous des panneaux — les matelots sont malpropres, couverts de vermine, manquent de couvertures et de vêtements — ils sont soumis à des travaux excessifs — tout l'équipage est sous la pluie, lorsqu'il y suffirait de quelques hommes. — On néglige d'ouvrir les sabords lorsqu'on peut le faire sans inconvénient —

(1) Fonssagrives, *Hygiène navale*. Paris, 1856, p. 114.
(2) Lind, *Treatise on Scurvy*. Edinburg, 1752.
(3) G. Blane, *On the Diseases incident to Seamen*, 1799.
(4) Poissonnier Desperrières, *Traité sur les maladies des gens de mer*, 1767 et 1780.
(5) Rouppe, *De morbis navigantium*, 1764.

les hamacs sont constamment en place au lieu d'être montés et aérés sur le pont les jours de soleil, etc. (1).

Les mêmes infractions à l'hygiène régnaient sur les navires français. M. Lefèvre (2) fait le tableau suivant de notre marine en 1745. « Les matelots se trouvaient à bord « dans des conditions fâcheuses ; presque tous supportaient « avec peine une position dans laquelle ils étaient mal « payés, mal vêtus, mal nourris, et souvent traités avec une « rigueur extrême par leurs officiers. Quoique l'ordonnance « de 1689 eût pourvu à l'observation de quelques règles « hygiéniques concernant la propreté des navires, celle des « parcs à bestiaux, l'aération des batteries ; cette partie du « service était toujours très-négligée. Les hamacs qu'on ne « dépendait que rarement étaient toujours humides et in- « fects, l'usage était de n'en délivrer qu'un pour deux hom- « mes — il arrivait souvent que le biscuit et la farine étaient « de la plus mauvaise qualité, les salaisons médiocres, les « légumes gâtés, etc. »

Le docteur Wilson établit de même que c'est à partir de 1797 seulement, que l'amirauté anglaise réforma le régime alimentaire de la marine. La ration fut augmentée d'environ un tiers. La qualité des viandes et du biscuit qui était détestable fut améliorée. Le thé ou le café fut adjoint à l'eau-de-vie qu'on distribuait trop largement ; à dater de cette époque la santé des équipages fut tout autre.

Formulons donc les principales précautions que l'expérience a sanctionnées.

L'*acclimatement.* — L'attention de ne mettre à la voile qu'à des époques calculées pour diminuer les chances meurtrières de l'acclimatement ; des relâches bien entendues pour

(1) Rey, *Études sur Rouppe* (*Archiv. de médec. navale,* t. III, p. 230).

(2) Lefèvre, *Histoire du service de santé de la marine* (*Archiv. de médec. navale,* t. III, p. 632).

en graduer l'effet. Ainsi on a remarqué que les équipages qui séjournaient au cap Vert, pendant quelques semaines, échappaient, par cela seul, au scorbut qui menace les marins dans les parages du cap de Bonne-Espérance. Pour l'emploi des précautions diverses que réclame chaque sorte d'acclimatement, voir t. Ier, p. 415.

La *vapeur*. — Son application à l'art du navigateur signale une ère de salubrité hygiénique qui doit se développer de plus en plus. Par suite de cette application, le nombre de jours de la traversée, le nombre des hommes d'équipage, la quantité des provisions en vivres et en eau potable peuvent être très-réduits. La vapeur peut être appliquée à la manœuvre des pompes et rendre les lavages du pont et ceux de la cale plus fréquents, plus complets, moins pénibles. Elle peut permettre de simplifier les travaux de l'équipage sur le pont en aidant à un certain nombre de manœuvres ; d'assainir et de sécher le navire par des tuyaux de vapeur destinés au chauffage ; de sécher facilement le linge et les vêtements de l'équipage ; d'établir de puissants moyens de ventilation, soit par la voie du tirage, soit par le moyen de la force appliquée à des appareils mécaniques ; elle peut chauffer pour l'équipage des bailles de lavage, des bains.

La *construction*. — Choisir des vaisseaux de capacité moyenne, construits en bois bien séché, soit à l'air, soit à l'aide des procédés de la mécanique ou de la chimie. C'est le bon choix des essences et le long dessèchement en chantier, qui assurent le mieux leur conservation. On a essayé de les injecter avec des solutions salines, ou de les imprégner de ces solutions : sulfate de cuivre, sulfate de fer, même oxyde arsénieux. La difficulté de ces méthodes exclut jusqu'ici leur emploi général. Soumettre leur construction aux diverses conditions d'un système de ventilation naturelle rendu facile indépendamment de tout autre, au moyen seulement des ouvertures du vaisseau, tels que sabords, hublots, écoutilles, etc... Disposer les divers lieux qu'habite l'équipage, et surtout le faux pont, aussi haut que possible par rapport à la ligne d'eau ; y ménager l'entrée à la plus grande quantité possible de rayons de lumière. Ne laisser pénétrer que le moins d'eau que l'on pourra à travers les coutures du navire ; ne laisser subsister aucune cavité inutile dans les murailles du navire. Blanchir fréquemment la cale à l'eau de chaux ; ne se servir que de lest en fonte, et de caisses d'arrimage en fer. Disposer la construction des cales de navire pour qu'elles se prêtent facilement au système d'arrimage Lugeol (1) ; y ménager sous le chargement une chambre à air qui permette d'en visiter toutes les parties, et d'assurer la libre circulation de l'eau et de l'air dans cette cave du navire (2), disposer tout pour que la ventilation des cales au moyen d'un appel ou d'un moteur approprié soit prévue à l'avance. Au moyen d'un robinet ouvert dans la cale, pratiquer dans celle-ci des lavages assez fréquents pour éviter la putréfaction de l'eau qui séjourne. Ne jamais laver les autres parties du navire; mais y entretenir, au moyen de grattages réguliers, une propreté absolue. La raison et l'expérience ont fait abandonner l'habitude de laver souvent les différents ponts. On a compris qu'il fallait tenir aussi sèches que possibles les parties habitées d'un navire déjà si exposé à l'humidité. On peut laver à grande eau le premier pont, mais partout ailleurs on ne doit employer que la pierre sèche et le sable. On est forcé de laver souvent la cale pour la débarrasser de la boue noirâtre, des cryptogames, etc., qui s'y accumulent. Son assèchement complet est

(1) G. Lugeol, *Nouveau système d'arrimage des bâtiments de guerre français*, 1847, Paris. Imprimerie royale.

(2) Voy. Le Roy de Méricourt, *Rapports sur les progrès de l'hygiène navale*, 1867. Imprimerie impériale. — Le même, *Influence des transformations des constructions navales*, etc. *Bulletin de l'Académie impériale de médecine*, 1866.

jusqu'ici un problème insoluble. Ne souffrir ni bétail ni volailles dans l'entre-pont. Disperser ou évacuer les malades, et d'ailleurs n'établir l'hôpital que dans les lieux les plus secs et les plus éclairés. C'est un grand progrès pour les navires cuirassés d'avoir placé l'hôpital en avant du pont sous un spardeck. Les malades y trouvent de l'air, de la lumière, du repos, qui leur manquaient jusqu'ici ; une tente mobile pour isoler certains malades a été conseillée. On cherche avec raison à réaliser ce conseil (1). Ce moyen d'isolement pourrait permettre d'entraver le développement d'une grande épidémie. Ne pas craindre la chaleur causée par la présence de la machine, mais la disseminer disposer au contraire celle-ci de sorte qu'elle devienne un puissant moyen de dessiccation pour l'intérieur ;

Les logements. — Ils seront disposés suivant les besoins des trois marines principales : marine militaire, marine de transport, marine de commerce ; de façon à laisser pendant la nuit un cube d'air, pour chaque homme, non pas égal à ce qu'il devrait être s'il n'y avait pas d'aération et de ventilation, mais supérieur à un minimum prescrit. Ce minimum est fixé en vue de l'aération possible, et des travaux sur le pont qui prennent des hommes de quart après une limite de sommeil accordé. Nous renvoyons aux mesures de cubage et d'aération que M. Fonssagrives a données dans son hygiène et que nous avons citées plus haut. Mais nous insisterons sur une nouvelle considération ; c'est de reporter autant que possible les logements dans les étages élevés du bâtiment.

Cette règle s'applique de plus en plus sur les bâtiments cuirassés : une partie des chambres d'officiers dans les faux ponts a été reportée dans les batteries. Dans la marine de commerce, les matelots sont parfois logés sous un spardeck à l'avant et y sont mieux que dans les anciennes cabines privées

(1) Voir, pour la description et le plan, *the Lancet*, 1868, p. 470.

d'air et de lumière, il faut encourager les armateurs à généraliser cette mesure. Les grands bateaux transatlantiques qui transportent des voyageurs ont modifié leur construction dans le même but (1). La construction en spardeck y est adoptée généralement. Des portes mobiles établissent à volonté une fermeture qui n'est complète que dans les plus mauvais temps. En bas du spardeck tout le long du navire règne un espace vide, interrompu seulement au milieu par la machine. Chaque cabine a des ouvertures sur cet espace. Ces longs tuyaux peuvent servir facilement d'aspirateurs.

La ventilation nautique. — L'air est la vie de l'homme; la ventilation est la vie du navire. Il doit pouvoir respirer par lui-même. Nous avons décrit, page 314, les principales ouvertures, les écoutilles, les hublots, les sabords; quand la mer est belle et qu'on peut les tenir ouvertes, le navire respire à l'aise ; mais, quand la mer est grosse, il faut fermer ces prises d'air en commençant par le bas, et souvent jusqu'en haut; alors le navire étouffe, et le navigateur, dans cette atmosphère confinée et voyageuse, trouve bientôt les plus mauvaises conditions d'une prison encombrée : prison flottante à la vérité, mais qui n'en est que plus délétère par les conditions d'humidité, et par les miasmes échappés de la cale qui se mêlent à ceux développés par les corps vivants. Si un navire est forcé par le mauvais temps de naviguer quelques semaines dans ces conditions, il est presque impossible que l'équipage échappe à une épidémie. Il n'y a qu'un remède, c'est la ventilation. Nous avons exposé, t. Ier, p. 645, les principes de la ventilation appliquée aux habitations terrestres. Mais pour la ventilation d'un navire les conditions ne sont plus les mêmes, les prises d'air par le bas sont impossibles dans les gros temps. C'est la force du vent qui doit

(1) A. Foucaut, *La navigation transatlantique dans ses rapports avec l'hygiène navale* (*Archives de médecine navale*, 1867, p. 180).

faire pénétrer l'air, et dans ces conditions le problème a toujours présenté une difficulté extrême. L'installation à bord des machines à vapeur, en mettent à la disposition du navigateur, la chaleur ou la force mécanique, doit rendre cette solution beaucoup plus facile. Aujourd'hui toute perte de chaleur, toute perte de vapeur, est à déplorer sur un navire, tant que sa ventilation parfaite dans tous les temps n'a pas été assurée. M. Fonssagrives (1) a décrit avec beaucoup de soin les divers ventilateurs essayés jusqu'à ces derniers temps. Les tarares, les ventilateurs mécaniques à ailes ou à palettes, les soufflets, particulièrement ceux de Hales, de M. Simon, n'ont donné des résultats qu'en employant les bras de l'équipage à produire un résultat médiocre. C'est depuis qu'on dispose de la force de la vapeur que l'on pourra reprendre l'étude de ces inventions incomplètes, et cette étude n'est pas à négliger. Deux genres d'invention ont eu seulement une utilité pratique, parce qu'elles ne réclamaient que la force du vent, ou l'action de la chaleur. Ce sont les manches à vent ou bien le fourneau de Wettig et ses analogues.

Ce dernier appareil est, comme on sait, composé d'une sphère métallique munie de tuyaux aspirateurs mobiles qui pénètrent jusque dans la cale, et d'un tuyau supérieur de dégagement ; la sphère creuse étant chauffée au moyen d'un fourneau spécial, l'ascension et le renouvellement de l'air inférieur se font par les tuyaux d'aspiration, celui de dégagement souffle au contraire avec beaucoup de violence. Cet appareil, commode parce qu'il se démonte, ne saurait être trop souvent employé, et la sphère métallique devrait avoir toujours sa place fixe dans le fourneau des cuisines. A bord des bâtiments à vapeur, cet appareil se fixerait aussi très-com-

(1) Fonssagrives, *Traité d'hygiène navale*, p. 244 à 270

modément ; des feux entretenus et disposés d'une manière intelligente produiraient le même effet que le fourneau de Wettig (*fig.* 18). C'est dire que nous recommandons par-

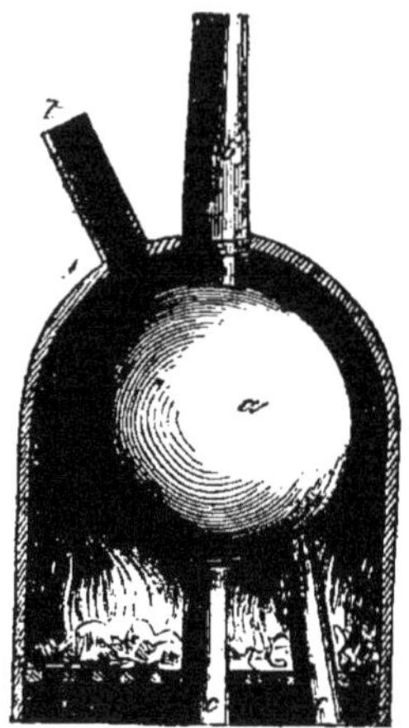

Fig. 18. — Thermomètre ventilateur de Wettig.
a, sphère en cuivre laminé. — *b*, douille expiratrice. — *cc*, douilles qui appellent l'air, traversant le cendrier. — *kk*, fourneau. — *t*, tuyau.

dessus tout de veiller exactement au séchage de tous les lieux du vaisseau, non-seulement au moyen de la ventilation, mais bien mieux encore au moyen du feu. Le capitaine Cook insiste sur le soin qu'il prenait de faire sécher son vaisseau une ou deux fois par semaine, au moyen de feux portés dans ses diverses parties, et même jusque dans la cale. Ce hardi navigateur recommandait de placer la cuisine dans l'entre-pont, aussi bien que Lind, la plus grande autorité à produire, quand il s'agit de questions relatives au scorbut.

Les manches à vent sont les appareils qui jusqu'ici sont généralement employés pour ventiler les navires. C'est une trompe qui s'ouvre d'un côté aux impulsions du vent, et qui par l'autre bout le fait souffler dans les diverses parties du navire. Aujourd'hui on les exécute en tôle. Sur les navires cuirassés, on place des manches en tôle sur le gaillard d'avant. L'entonnoir de l'appareil est continué par un cylindre creux de $0^m,90$ de diamètre qui passe par l'hôpital, les batteries, le faux pont où il se divise en trois branches. Les deux premières, placées sur les flancs du premier faux pont, s'allongent jusqu'à l'arrière du bâtiment et par des ouvertures latérales distribuent une quantité variable d'air pur. La troisième branche arrive dans les profondeurs du navire jusque dessous les chaudières. Quand le vent souffle, ce qui est le cas le plus ordinaire, la ventilation nautique s'éxecute assez bien par cet appareil; dans les temps de calme, il est utile de lui adjoindre un propulseur mécanique mis en mouvement par la machine même. Quels que soient les défauts que l'on reproche à la manche à vent qui est d'un usage très-ancien, elle a l'immense avantage d'agir sous la seule impulsion du vent et d'être placée ou multipliée à volonté. Mais il faut reconnaître qu'elle est insuffisante, en présence de l'immense capacité des navires; les essais se poursuivent activement pour la pouvoir remplacer. M. Poiseuille a fourni un projet pour établir un tube d'aspiration qui agirait au moyen d'un foyer disposé sur le pont. Ce tube aurait deux branches inférieures, dirigées à bâbord et à tribord pour cheminer dans les espaces des chambres et de la cale, en se courbant selon les flancs du navire. Mais ce système exige que le mode d'arrimage de la cale soit entièrement changé.

Des inventions nombreuses ont été produites dans le but d'opérer la ventilation du navire au moyen de cheminées ou de tuyaux d'appel, agissant sous l'influence de la chaleur. Les plus importantes sont celles dont le but était d'établir des tubes plongeant dans la cale et qui se réunissaient en un ou deux tubes principaux. Ceux-ci venaient s'ouvrir dans le cendrier des fourneaux de cuisine. Si la fermeture est exacte, si l'on évite, pour alimenter le feu, tous les contre-courants d'air, l'appareil aspirateur fonctionne; et dans des moments urgents, une organisation semblable est encore appelée à rendre de grands services.

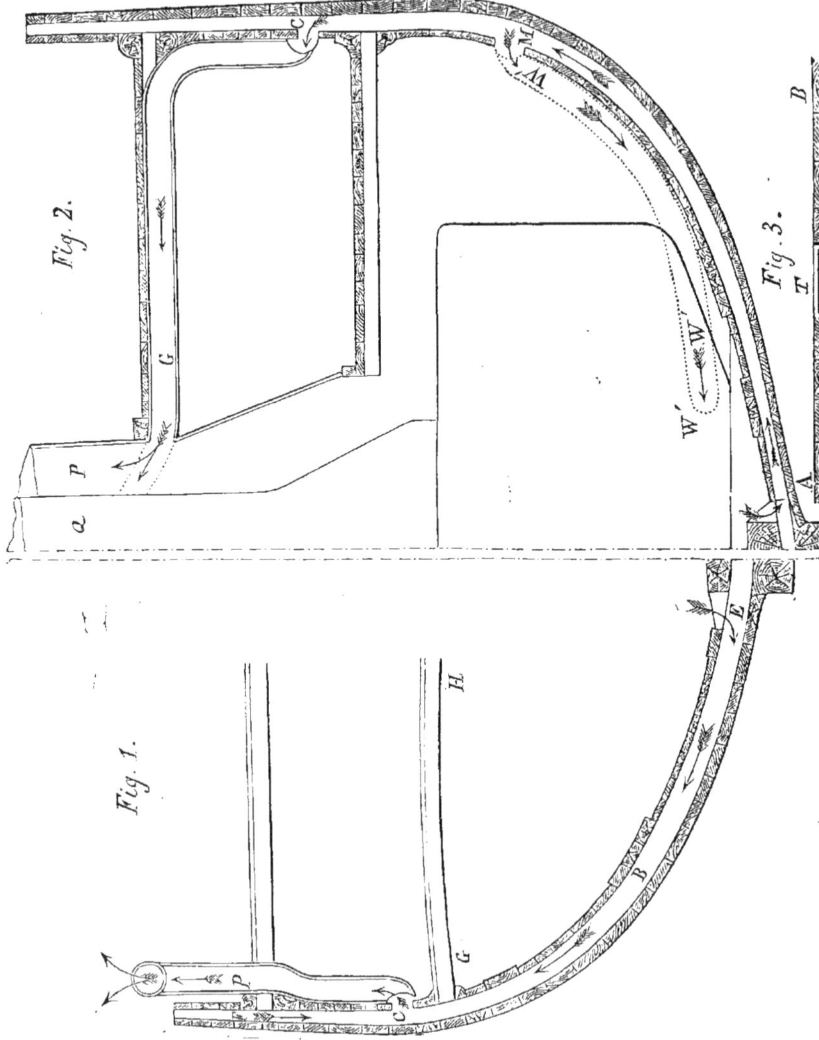

Fig. 19. — Système de ventilation nautique du Dr Edmond.

Le plus intéressant des essais de ventilation qu'on a récemment tentés est celui du docteur Edmond, appliqué déjà sur plusieurs vaisseaux de la marine anglaise et qui en France est l'objet d'expériences suivies. La figure 19 représente la construction particulière qu'exige ce nouveau système.

L'importance de ce procédé de ventilation nautique nous engage à en emprunter la description textuelle à M. Le Roy de Méricourt, si bon juge en cette matière (1).

« Dans les constructions ordinaires en bois, il existe entre « deux couples d'une part, le bordage et le vaigage de l'autre, « des espaces libres qu'on appelle *mailles*. Les miasmes de « la cale montent lentement par ces espaces, se répandent dans « les faux ponts, et y séjournent faute d'un tirage suffisant ; « d'ou la viciation de l'air respirable des parties habitées. Le « docteur Edmond a eu la pensée d'utiliser justement cette « disposition de la construction des navires à leur assainisse- « ment, en faisant circuler un courant d'air rapide de bas en « haut, à travers les mailles ; il assure ainsi du même coup « l'assèchement des cales et le renouvellement de leur at- « mosphère. Pour atteindre ce but à bord des navires à « mailles libres, l'inventeur met les mailles en communica- « tion directe avec un grand tuyau longitudinal qui fait le « tour du bâtiment, en à bord, et qui communique lui-même, « par des tuyaux verticaux, soit avec la cheminée, soit, à « bord des navires à voiles, avec l'intérieur des mâts en fer « creux, ou avec des tubes de dégagement disposés *ad hoc* « sur le pont.

« Pour les bâtiments en fer et pour les bâtiments de guerre « qui sont à mailles pleines, il suffit de placer de distance en « distance, entre les membres du navire et de chaque bord,

(1) Le Roy de Méricourt, *Système de ventilation* du Dr Edmund (*Archives de médecine navale*, t. VI, p. 211).

« un tube métallique très-résistant qui tient lieu de maille et « prend sa part dans la solidité de la constrution.

« La section 1 de la figure 19 permet de saisir facilement « cette disposition sur un navire à voiles. C représente la sec- « tion transversale du grand tuyau longitudinal placé au-des- « sus du pont GH de l'entre-pont. CP est un des tuyaux ver- « ticaux échelonnés sur la longueur du pont supérieur du « navire et relié avec le tuyau horizontal C. Le nombre de ces « tubes de dégagement est variable, suivant la dimension des « bâtiments ; les flèches indiquent la direction du courant « d'air. L'air vicié de la cale pénètre par l'ouverture E, qui est « munie d'un treillage de fil métallique à mailles serrées ; il « circule dans le conduit EBF, et dans le tuyau principal C, « d'où il est évacué à l'extérieur, soit par les cheminées « d'appel que forment les mâts creux des bâtiments qui en « sont pourvus, soit par les tuyaux de dégagement P.

« A bord d'un bâtiment à vapeur, section 2 de la fi- « gure 19, le tuyau longitudinal C communique de la « même manière avec l'extérieur ; seulement le tuyau G se « courbe, sous les barrots pour aller rejoindre soit la chemi- « née centrale Q, soit son enveloppe P. On peut aussi com- « plèter le système par un autre tuyau auxiliaire M, qui, « par des tuyaux WW, portera l'air vicié de la cale sous le « foyer même des chaudières. Pour assurer la ventilation de « l'entre-pont, on y établit une série de tuyaux d'appel. Dans « ce but on substitue à un ou plusieurs bordages du pont « supérieur AB (section 3 de la figure 19), de chaque bord « et de bout en bout, un tuyau T à section rectangulaire. Des « ouvertures OO donnent accès à l'air vicié, qui vient se dé- « gager à l'extérieur, comme celui qui provient de la cale.

« Le tirage déterminé par le courant d'air chaud qui tra- « verse la cheminée d'un bâtiment à vapeur qui a ses feux « allumés assure le renouvellement de l'air dans toutes les

« parties du navire muni de ce système. A mesure que les « couches d'air intérieur s'échauffent et se vicient, elles s'é- « chappent au dehors, et une quantité égale d'air frais et pur « pénètre dans les entre-ponts et dans la cale par les pan- « neaux des sabords, etc. Bien que la ventilation soit puis- « sante, le tirage néanmoins est peu sensible et ne peut « offrir d'inconvénients pour la santé des hommes.

« Pendant les calmes, il faut nécessairement recourir à « un mode artificiel de tirage ; le plus simple et le plus effi- « cace, sur un navire à vapeur qui ne se sert pas de sa ma- « chine, consiste à allumer un fourneau. Sur un navire à « voiles, on fait arriver dans le grand tuyau longitudinal un « jet de vapeur emprunté à l'appareil distillatoire. Dans ce « cas, il est vrai, on obtient très-peu d'eau de l'appareil... « Il faut donc compter sur une dépense supplémentaire de « charbon. Le jet de vapeur s'échappe par les tuyaux verti- « caux ; seulement, pour ne pas neutraliser le couran d'appel « qu'il détermine, il faut avoir soin d'orienter les capuchons « de manière que le vent ne s'y engouffre pas.

Les travaux à bord. — On peut distinguer les travaux du pont, les travaux de la machine, et par suite deux classes de travailleurs. Les premiers sont exposés le jour et la nuit à toutes les intempéries des climats divers, et surtout à l'humidité et à l'action de l'eau sous toutes les formes : eau salée, eau de pluie, neiges, brumes, bourrasques. Le travail des manœuvres est souvent très-rude ; il s'agit surtout de l'exécuter avec vigueur et ensemble ; la moindre faute est suivie d'accidents qui entraînent ces nombreuses blessures qui dans la marine sont une cause importante de maladivité et de mortalité. Chaque réforme dans cette partie du service épargne un certain nombre de marins. La vapeur a déjà rendu et rendra encore d'immenses services pour soulager le marin dans les travaux souvent excessifs de sa périlleuse profession.

On l'utilise déjà pour aider à la manœuvre des voiles, à la manœuvre des ancres, aux déchargements, etc. Il y a là une carrière ouverte au génie des mécaniciens ; chaque progrès qu'ils feront faire diminuera le nombre des accidents, par blessures, et le nombre des catarrhes par refroidissement.

La seconde espèce de travailleurs à bord, sont les chauffeurs, mécaniciens, soutiers ; c'est là aujourd'hui sur des navires à vapeur le travail le plus épuisant que l'on connaisse. Nous avons déjà dit que l'on a trouvé dans la chambre réservée à ce genre de travail des températures de 45, 60°, et même, dit-on, de 75° centigrades. C'est à rafraîchir cette atmosphère, où l'homme ne peut plus vivre, qu'il faut s'efforcer d'appliquer les moyens de ventilation les plus efficaces. Les progrès à accomplir dans cette direction sont urgents. En attendant, on donne avec raison aux ouvriers de la machine une ration plus forte ; ils ont pour étancher leur soif de l'eau acidulée ou alcoolisée, ou bien un mélange de bouillie de farine et d'eau ; le café très-léger est aussi à recommander. L'usage abondant d'une liqueur acidulée prise en boisson, dans des chambres, où tant de poussières de plomb peuvent exister,fera toujours soupçonner une étiologie saturnine aux coliques dont ces travailleurs ont été si souvent les victimes. Il serait très-important que le minium, la lytharge ou la céruse n'existassent jamais à bord à l'état pulvérulent, mais à l'état de mastics préparés à l'avance et conservés sous l'eau. Ils pourraient être ramollis dans l'huile et mélangés au moment du besoin, ou dans des cas nécessaires, préparés de toutes pièces au moyen de machines closes qui feraient le broiement dont les hommes sont en général chargés. Il est de même très-utile de protéger l'abdomen contre la chaleur directe du foyer : des baignoires placées dans le voisinage leur sont nécessaires pour s'y plonger après leur travail.

C'est le mode de division du temps consacré au travail pour les marins, ce qu'on appelle le *quart*, qui a soulevé le plus de difficultés. L'hygiène conseillera de laisser au marin un temps de sommeil suffisamment réparateur et parfois un nombre suffisant d'heures consécutives. La règle de diviser le service en trois *quarts* paraît répondre à cette nécessité.

Les aliments. — Les approvisionnements devront permettre de fournir une ration ordinaire suffisante, et de la proportionner à la quantité de travail fourni. Le biscuit sera sec, sonore, garanti avec soin de l'humidité et des insectes; on le trempera avant d'en faire usage. Les salaisons seront d'une bonne conservation; on y joindra, selon les cas, autant de viande fraîche, bœuf, volaille, poisson, tortues, et surtout de végétaux frais et de fruits, qu'il sera possible ; on trouvera un immense avantage hygiénique à y mêler des aliments conservés d'après le procédé Appert; des légumes desséchés par les procédés de MM. Chollet et Masson; des viandes conservées par le procédé de M. Fastier. L'association de ces aliments divers, et surtout de ceux qui peuvent retenir encore de l'eau de végétation, avec la fibre sèche des viandes salées, produira pour la nutrition générale les plus heureux résultats. Si le malt et la bière ont paru à beaucoup de navigateurs de si excellents préservatifs du scorbut, il ne faut pas oublier qu'ils contiennent un aliment très-assimilable.

Mais les condiments devront faire la base de l'hygiène alimentaire du marin; le rôle immense qu'ils jouent dans la nutrition (voy. le chapitre *Condiments*), et la nécessité où se trouve le navigateur de n'user que d'aliments peu digestibles ou peu nutritifs, leur assignent cette place ; c'est ce que l'expérience a depuis longtemps prouvé en imposant à une classe d'entre eux le nom d'*antiscorbutiques*, et surtout en faisant adopter l'acide citrique comme un spécifique absolu et infaillible du scorbut. Cet acide entrera donc dans l'alimentation du marin. Mais les autres condiments peuvent lui venir en aide, surtout les alliacés, les spiritueux, le vin, la bière, le grog. L'étrange propension du marin pour l'ivrognerie ne serait-elle donc qu'un instinct utile, dont sans doute il est fort tenté d'abuser? Néanmoins accordez-lui des spiritueux. Son alimentation doit se rapprocher de celle qui convient à l'habitant des marais.

Il faut reconnaître que l'alimentation du marin a été l'objet d'une sollicitude toute particulière, et que, dans les navires où elle a été réglementée, les sévères prescriptions de l'hygiène ont été en très-grande partie satisfaites. A bord des Transatlantiques, la ration du matelot fixée par le décret du 20 juillet 1860 consiste en soupes et en pain frais, quand il y a des fours à bord, en bœuf bouilli ou rôti, en légumes secs, fromages, salades, en une ration de beurre, un et quart de litre de vin ; les viandes salées sont données quand manque la viande fraîche. M. Le Roy de Mericourt (1) décrit ainsi la ration du marin, dans la marine militaire :

Le déjeuner se compose de pain ou biscuit; café, eau-de-vie.

Le dîner se compose de :

	gr.	
Biscuit....................	183	tous les jours, moins le vendredi.
Ou pain frais...............	250	
Conserves de bœuf..........	200	
Ou lard salé................	225	
Fayols et pois..............	60	
Ou légumes desséchés.......	18	

Le souper se compose de :

	gr.
Biscuit....................	183
Ou pain frais...............	250
Vin de campagne............	23 centilitres.

(1) Le Roy de Méricourt, *Rapport sur les progrès de l'hygiène navale*, 1867, p. 84.

	gr.	
Fayols	120	3 jours par semaine.
Pois	120	2 jours par semaine.
Fèves décortiquées	100	1 jour par semaine.
Ou pommes de terre desséchées	100	
Riz	80	1 jour par semaine.
Choucroute	20	pour chaque repas du soir.
Ou oseille confite	10	

(Les chauffeurs ont un supplément.)

Aujourd'hui dans la marine anglaise (1) le matelot fait trois repas : le déjeuner à sept heures ; le dîner à midi, le thé à cinq heures, il reste ensuite quatorze heures sans nourriture avec six ou huit heures de service de nuit. On réclame avec raison une meilleure distribution de l'heure des repas.

La marine marchande anglaise exploitée par l'avidité commerciale n'a pas toujours rempli les règles hygiéniques que réclame l'alimentation du marin. Cet exemple prouve que des règlements pareils à ceux qui régissent les marines militaires doivent être maintenus à bord de tous les vaisseaux marchands.

Nous avons parlé, tome 1er, p. 514, des méthodes de purification de l'eau douce, et des appareils distillatoires qui sont établis à bord des vaisseaux. Nous recommanderons ici de multiplier les relâches aussi souvent que possible pour s'approvisionner de l'eau des sources les plus pures ; nous rappellerons que l'eau distillée possède un grand pouvoir dissolvant pour les oxydes métalliques, que l'eau chargée de traces de sels étrangers cesse au contraire d'attaquer. Nous rappellerons les règlements intervenus à la suite des observations de M. Lefèvre sur l'étiologie des coliques à bord des vaisseaux. Le soin le plus rigide devra donc être apporté pour que l'eau distillée, destinée à la boisson, ne soit jamais en contact avec des substances plombifères, condensateurs, tuyaux de char-

(1) *The Lancet*, 1867, p. 370.

niers, gobelets, etc. Nous émettons le vœu que l'aluminium puisse être fabriqué à un prix assez réduit pour être appliqué à ces divers usages. M. Le Roy de Méricourt recommande l'appareil de M. l'ingénieur Perroy dans le but d'obtenir l'eau douce à l'aide d'un condensateur adapté aux machines motrices. C'est un progrès très-important (1).

Enfin nous répéterons de nouveau que le jus de citron doit être ajouté à la ration du marin, à la dose d'une demi-once à une once par jour, pour peu que la traversée se prolonge.

Quant aux *vêtements*, comme il s'agit de populations vivant dans un air humide et stagnant, et exposées à l'eau de la mer et du ciel, ceux-ci seront formés particulièrement de laine, et l'on prendra les plus grandes précautions pour les changer et les sécher souvent. Tout marin qui cessera un travail quelconque, et dont les vêtements sont humides, en changera immédiatement soit le jour, soit la nuit. A cet effet, la lumière et le feu seront mis à sa disposition, et son paquet de hardes, placé plus commodément encore dans une caisse mobile ou dans une vitrine que dans un sac que l'on entasse au hasard, devra s'offrir aisément à la première investigation. Mais l'eau de mer imprégnée de sel laisse un résidu hygrométrique sur les vêtements qu'elle a mouillés; il faut donc les laver à l'eau douce. C'est là une des plus grandes difficultés qui se rencontrent à bord, et pourtant aussi l'une des plus sévères prescriptions de l'hygiène; c'est donc avec raison que le règlement de 1785 prescrit l'établissement de *bailles* pour laver le linge de l'équipage à l'eau douce; mais la rareté de celle-ci rendait la prescription difficile à suivre. Les appareils distillatoires ont comblé cette lacune. Cependant le lavage peut se faire à l'eau de mer; le rinçage seul à l'eau douce est de rigueur; celui-ci alors, on

(1) Système Perroy, *Le condensateur à eau douce*, 4e livraison du *Mémorial du génie maritime*, 1866, p. 270.

le conçoit, doit être exécuté avec un grand soin. Ne pourrait-on pas appliquer à cette opération quelque procédé mécanique qui réunirait l'exactitude de l'opération et l'économie du liquide, tel que le filtre-presse, par exemple? C'est ici le cas de prescrire l'usage des bains fréquents et des frictions pour tous les hommes de l'équipage ; on aura l'attention d'exposer à l'air et au soleil, quand cela est nécessaire et que cela se peut, les vêtements, le linge, les hamacs, etc.

La forme et la nature des vêtements remplissent dans l'hygiène du marin un rôle capital. Sa profession l'expose à être souvent mouillé pendant ses durs travaux, et le séchage a rencontré jusqu'ici de grandes difficultés : les vêtements de laine et les chapeaux imperméables lui ont été particulièrement attribués pour le mauvais temps, les chemises de coton et les chapeaux de paille pour le beau temps. Il faut faire les coiffures aussi légères que possible. Les chemises de coton sont indispensables ; faciles à changer et à sécher, elles doivent être accordées en nombre suffisant pour qu'après son travail le matelot ait du linge sec. Les bateaux transatlantiques ont réalisé un grand progrès en établissant les premiers des vitrines à claire-voie qui reçoivent les vêtements mouillés que les hommes quittent après le quart. Une rigole reçoit l'eau qui s'écoule. L'emploi de la vapeur pourra permettre un séchage plus fréquent.

L'usage pour le marin de vêtements imperméables devrait être recommandé, à ce qu'il semble, mais nous hésitons à le faire. On se plaint qu'étant ouverts autour du poignet et autour du cou, ces vêtements laissent pénétrer l'eau dans les manœuvres verticales, et deviennent alors très-incommodes. Si on songe à les fermer entièrement, ils retiendront davantage encore la transpiration pendant les rudes travaux du matelot. Nous nous bornons à regarder comme utiles le pantalon et le manteau ciré pour le service des embarcations.

M. Foucaut (1) a fait des tentatives pour composer un vêtement imperméable qui enveloppe le marin, et lui conserve les moyens de respiration ; nous doutons que cet agencement puisse devenir très-pratique.

Le sac du marin contient en général : 4 chemises de toiles ; — 2 gilets de flanelle ; — 1 pantalon de drap ; — 1 paletot ; — 1 ceinture de laine ; — 1 caban en molleton ; — 2 vareuses de laine bleue ; — 2 paires de bas de laine ; — 2 paires de souliers ; — 2 chapeaux : 1 de toile cirée, l'autre de paille tressée.

Nous ne voyons pas qu'on puisse beaucoup le modifier, si ce n'est pour y ajouter le pantalon et le manteau ciré.

Le départ et le retour. — C'est au départ que les règles administratives basées sur une saine hygiène doivent être observées.

Quels que soient les modes de recrutement du personnel marin qui sont : en Angleterre, la presse des matelots ; en France : 1° les engagements volontaires ; 2° une part dans la conscription ; 3° les levées de l'inscription maritime ; modes divers dont nous n'avons à examiner ni la moralité, ni la justice, ni l'importance politique, le résultat doit être de faire entrer dans la flotte les hommes aptes à cette profession. C'est toujours la population des côtes, c'est toujours la marine marchande qui les fournira. C'est la pépinière de la marine. Les règlements qui la concernent sont d'une si haute importance que leur inobservation entraîne les plus grands maux. En Angleterre le *Merchant shipping Act* vient d'être renforcé en 1867, ainsi que nous l'avons dit plus haut ; nous rappelons ici ses principales prescriptions 1° : Des inspecteurs médicaux visiteront les navires. 2° Un espace de 9 à 12 pieds de superficie sera réservé pour chaque homme dans le local où

(1) A. Foucaut, *Les vêtements imperméables autopneumatiques à l'usage des gens de mer* (*Arch. de méd. nav.*, t. VII, p. 129).

couchent les marins, avec un cube de 54 à 72 pieds d'air, au minimum. 3° Les médicaments, le jus de citron seront visités. 4° Les contraventions donneront lieu à des amendes.

Il est bon que la *marine marchande* française soit soumise à des règlements analogues; que des médecins inspecteurs soient chargés d'examiner, dans les principaux ports, le bâtiment et l'équipage au départ et au retour. On constatera au départ le nombre et l'état sanitaire des matelots et des passagers quand il y en a, le cube d'air proportionnel, les qualités des vivres embarqués, les moyens de ventilation. Au retour, l'état sanitaire de l'équipage sera de nouveau inspecté, non-seulement au point de vue des maladies à épidémies illimitées, qui tombent sous le règlement des lois de quarantaine; mais encore on recherchera les maladies zymotiques à épidémies limitées, telles que la variole, la scarlatine, l'ophthalmie, l'angine diphthérique, la fièvre typhoïde, la méningite cérébro-spinale, la dysenterie, et il sera pris à l'égard de ces maladies les mesures de dissémination nécessaires pour obtenir leur guérison et leur extinction.

Les maladies contagieuses, parmi l'équipage, et en particulier la syphilis, la gale, seront surveillées et exclues au départ. Au retour, leur présence sera constatée parmi les matelots, et leur guérison surveillée.

Les médecins inspecteurs seront rétribués et placés sous une autorité centrale qui les nommera et les révoquera, mais qui les laissera armés d'un grand pouvoir en face des armateurs, des capitaines et des équipages.

Dans le cas où des maladies graves auraient décimé un équipage par suite d'un cas de négligence impardonnable, la responsabilité pourra s'étendre jusqu'à l'armateur, et même, s'il y a lieu, jusqu'au médecin inspecteur.

Dans la *marine militaire*, la nécessité devenue fréquente d'embarquer des troupes à bord doit exciter de plus en plus la surveillance des médecins militaires et des médecins de marine. C'est dire que leur zèle et leur dévouement doivent s'étendre sur les plus minutieux détails. Ils en seront récompensés par la satisfaction d'avoir préservé tant d'existences précieuses au pays. Il suffit de leur rappeler avec quel soin ils doivent éliminer, au départ, les malades qui communiqueraient des épidémies à de grands encombrements ; examiner les vaisseaux de transport, sous le point de vue de leur état salubre, de leur capacité. En Angleterre on demande 270 tonnes de capacité pour 100 hommes embarqués. Ils constateront les moyens de la ventilation. Ce dernier point est aujourd'hui le plus important.

Dans les gros temps, un vaisseau de transport devient par la force des choses un foyer d'air vicié. Outre tous les moyens de ventilation que nous venons de préconiser, nous conseillons de faire usage, dans ces cas extrêmes, de ventilateurs et de soufflets mécaniques, pouvant fonctionner à bras d'hommes qui ne manquent pas dans ce cas. La nourriture saine, les soins de propreté, le lavage des vêtements, la bonne tenue des latrines, l'isolement des premiers malades deviennent des prescriptions hygiéniques de premier ordre. Le pharmacien examinera la qualité du jus de citron, celle des médicaments, celle de l'eau embarquée, de l'eau distillée, ou bien de l'eau à prendre dans les relâches. A cet effet, il sera muni d'un microscope, de permanganate de potasse et de filtres convenables ; il surveillera l'emploi du sulfate de fer, ou du chlorure de zinc, ou des autres désinfectants applicables à la désinfection des eaux de la cale, des latrines.

L'assainissement au retour. — Souvent un navire revient au pays, après qu'il a eu des épidémies à son bord, ou bien après qu'il a puisé dans des ports de relâche des maladies importables. Il faut donc assainir les équipages, les marchandises, le navire.

S'il s'agit de maladies à épidémies illimitées, comme le choléra, la fièvre jaune, la peste, on le soumettra aux lois rigoureuses des quarantaines et des lazarets, dont nous parlerons au livre des Épidémies. Les marchandises seront débarquées au moyen des précautions indiquées par M. Le Roy de Méricourt (1). Si cela n'est pas possible, les hommes ne travailleront qu'un temps limité ; ils seront chaque fois baignés et savonnés, et leurs vêtements chaque fois seront désinfectés par l'air ou la vapeur surchauffés. Le déchargement opéré, les vêtements seront brûlés, et les hommes soumis à la quarantaine. Le navire, selon la gravité des cas, sera désinfecté par la ventilation, par des fumigations au chlore, à l'acide sulfureux, à l'acide nitreux ; ou bien il sera charbonné par l'appareil Lapparent (2). Dans des cas extrêmes il sera sabordé, ou même brûlé avec sa cargaison.

S'il est contaminé par des maladies zymotiques, on se contentera de la ventilation prolongée et des fumigations acides.

CHAPITRE QUATRIÈME

PROFESSIONS INDUSTRIELLES.

---

§ Ier. — DESCRIPTION GÉNÉRALE.

A côté de l'agriculture et du commerce, il y a pour

(1) Le Roy de Méricourt, *Note sur les perfectionnements susceptibles d'être apportés aux procédés de déchargement sanitaire et d'assainissement des cales de navires contaminées* (*Bulletin de l'Académie de médecine*, 10 janvier 1859).

(2) De Lapparent, *Assainissement et désinfection des cales de navire par une carbonisation au moyen du gaz forcé*. 1863.

l'homme un troisième élément producteur qui lui impose une nouvelle sorte de travail : c'est l'industrie. Celle-ci est intéressante, non pas seulement parce qu'elle devient tantôt un élément puissant de prospérité publique, tantôt une cause grave de commotions intérieures, ou bien parce qu'elle produit la richesse et le luxe, la pauvreté et le dénûment, mais plus encore peut-être parce que d'un côté elle dote à bas prix nos populations les plus misérables des choses les plus immédiatement nécessaires à la vie, et que de l'autre elle fait peser sur la classe travailleuse, qui s'y livre exclusivement, mille causes frappantes ou imperceptibles de mortalité, de maladivité, et de dégradation physique ou morale.

A. PHASES DIVERSES.

C'est surtout pour l'exercice des arts de l'industrie que l'on peut reconnaître la diversité du génie des nations. Nés dans la Chine et dans l'Inde, les premiers arts y sont restés à peu près stationnaires ; les monuments qui nous restent de l'ancienne Égypte nous prouvent que son industrie dut atteindre un haut degré de développement. Les arts métallurgiques ne pouvaient pas s'exercer sur son sol ; mais l'exploitation des carrières, le transport des fardeaux, la construction des temples, l'érection des monolithes y durent porter les arts mécaniques à une perfection surprenante. La fabrication des étoffes, surtout celles de coton et de lin, paraît aussi y avoir été l'objet d'un travail très-soigné, si l'on s'en rapporte aux échantillons conservés depuis tant de siècles et aux images que les tombeaux égyptiens nous présentent. Ce qui constituait le génie de l'Égypte dans ses œuvres, ce n'était point la grâce, mais bien la majesté religieuse des grandes masses. Aussi les travaux publics furent-ils ses œuvres de choix, et, pour exécuter ses canaux, ses temples, son lac Mœris, etc., il fallait bien que la majeure partie du peuple, réduite à la servitude du travail, prêtât ses bras pour élever les monuments de l'orgueil des Pharaons ; il paraît certain que les Hébreux furent surtout employés à la construction de quelques-unes des pyramides. Nous ignorons ce que de pareils travaux exécutés sur le sol tantôt brûlé, tantôt inondé de l'Égypte, ont dû causer de mortalité parmi les bâtisseurs de ces inutiles merveilles.

La Grèce eut toujours une prédilection particulière pour le travail des esclaves ; la déconsidération de l'industrie en fut la conséquence. Du reste, quoiqu'elle eût des mines assez riches, surtout dans l'Attique, quoique sa situation lui fît sentir les avantages du commerce, dans les courts intervalles où la guerre la laissait respirer, néanmoins son génie, qui la portait vers l'imitation des beaux types de la nature, lui fit de préférence cultiver les arts de l'architecture, de la peinture, de la sculpture, et le travail industriel fut d'autant plus prisé qu'il servait mieux à la décoration des chefs-d'œuvre qu'elle admirait.

Il exista cependant aux mêmes époques quelques peuples commerçants, tels que les Tyriens et les Carthaginois, qui développèrent leur industrie en proportion de leur commerce et de leur marine ; aussi leurs produits fabriqués, particulièrement leurs étoffes et leurs teintures, devinrent-ils un élément de leur richesse et de leur puissance. Carthage trouva au sein de l'Espagne, sa conquête, un aliment de plus à son industrie ; elle exploita longtemps les mines de cette contrée, et légua cette science aux Romains.

Ceux-ci, très-peu industriels, tournèrent cependant leur génie vers les grands travaux d'utilité publique dès le temps de leurs rois ; les aqueducs portèrent un peu de salubrité au sein de leur ville, qui, malgré tous leurs soins, ne fut longtemps qu'un cloaque. Le travail public fut depuis avantageusement exécuté par les troupes, et les aqueducs, les thermes, les cirques, les camps, ainsi que les immenses voies romaines qui rayonnèrent de l'Occident à l'Orient nous donnent l'idée de travaux qui nous frappent d'étonnement. Les Romains, en outre, imposèrent le travail aux esclaves et aux peuples vaincus, et particulièrement le travail des mines qui abondaient dans leur vaste empire, surtout en Espagne, dans la Grande-Bretagne, dans la Germanie, etc. Quant aux professions urbaines, elles étaient placées sous la surveillance des édiles, qui soumirent à des règlements spéciaux les professions les plus insalubres. Du reste, on attribue déjà à Numa l'idée d'avoir séparé les artisans en corps de métiers, et sans doute d'avoir cantonné plusieurs de ces métiers dans des localités distinctes.

Après la dévastation des siècles de barbarie et l'abrutissement des rares populations qui lui échappèrent, après l'abandon de l'agriculture, les étreintes du régime féodal, et cet état de servitude universelle qui, selon l'énergique expression de l'historien Mably, frappe de stérilité les hommes et les terres ; quand les derniers germes des sciences, précieusement conservés dans les monastères, sous la tutelle de la religion, eurent commencé à se faire jour au dehors ; quand tout ce monde d'esclaves s'agita sous ce nouvel élément de vie et peut-être d'émancipation ; quand les croisades et l'affranchissement des communes lui eurent donné une part dans la propriété ; que les Arabes, ramenant vers nous les lumières de l'Orient, eurent scellé en Europe, sous le patronage même de la papauté, l'alliance féconde de la science conservée et de la science retrouvée, ce fut alors sans doute une magnifique époque que celle où l'on vit les arts refleurir sur le sol de l'Europe et y porter des fruits jusqu'alors inconnus, où l'on vit l'alchimie, au moyen de ses patientes élucubrations, scruter les secrets de la nature, et jeter les bases de la plus belle science des temps modernes; où la mécanique, fondée sur le travail perfectionné des mines, arma la main de l'homme d'une puissance irrésistible; où enfin les plus merveilleuses découvertes de l'esprit humain s'empressèrent d'éclore. Ce fut alors que l'imprimerie propagea sans fin les procédés utiles et les sauva de l'oubli à tout jamais, que les boussoles et les instruments de l'optique ouvrirent de nouveaux mondes pour servir de débouchés aux produits de l'industrie. Portugais, Espagnols, Hollandais, Anglais, etc., se livrèrent avec fureur à l'importation des produits indiens, et à l'exportation de ceux de l'ancien monde. L'industrie de la laine acquit un développement colossal pour suivre le mouvement d'exportation, celle du coton s'acclimata par importation, celle de la soie fut créée par transplantation. Ce fut le règne des compagnies commerçantes; et bientôt prit place dans la balance de l'industrie un nouvel élément, le système colonial, sorte de contrat, industriel pour la métropole, agricole pour la colonie, qui devait enfanter des deux parts tous les maux qu'entraînent une exagération sans contre-poids et la séparation de deux éléments de prospérité destinés à marcher d'accord. Ces maux furent d'un côté l'invasion du sol par une même culture, l'immigration et la traite des noirs.

De l'autre part les maux ne sont pas moindres, car le mouvement disproportionné de l'industrie a créé une population spéciale: ce sont les classes ouvrières, agent immense de prospérité nationale, mais élément nouveau et imposant de population, qui reçoit les premières secousses quand la machine industrielle qu'il manie vient à s'arrêter, et qui traduit alors ses souffrances par le désordre, la sédition et l'anarchie sociale.

Ces populations, en outre, par l'exercice même du travail industriel auquel elles se livrent, et par l'action des causes destructives ou dégradantes qu'elles ne savent pas éviter, offrent, sur plusieurs points où elles sont accumulées, des types étiolés ou abâtardis, et un spectacle digne de commisération. Examinons comment cet état de choses s'est constitué peu à peu dans les principaux États industriels.

Les appareils grossiers de l'Inde étaient en usage en Europe, et la fabrication des fils se faisait dans des localités éparses, surtout dans les villages et les fermes, quand John Wyatt, pauvre ouvrier de Lichtfield, obtint en 1735 le premier écheveau de fil de coton fabriqué par machines, et s'acquit l'honneur de la première invention des métiers mécaniques. Il communiqua sa découverte à Paul Lewis, qui inventa en 1748 une machine à carder. Enfin un pauvre perruquier, dont le nom est devenu à jamais célèbre, Arkwright, imagina et obtint en 1769 cette machine qu'on nomme *water-frame* ou *banc à broches*. Quinze ans après il obtenait une nouvelle machine pour le cardage et l'étirage. Un autre nom qui semblait aussi destiné à rester obscur, celui de J. Hargreaves, pauvre ouvrier tisserand près de Blackbury, vint se placer à côté de celui de Arkwright par l'invention de la *spinning-jenny* qui filait la trame comme le water-frame filait la chaîne. Un troisième nom vint compléter bientôt (1770) ce triumvirat remarquable de la misère et du génie; Samuel Crompton réunit les deux systèmes précédents, en fit disparaître les inconvénients, parvint à filer les numéros fins, et dota sa patrie de la *mull-jenny*. Quant à celui-là, on ne se contenta pas de l'abandonner à ses premiers efforts, on lui prodigua les railleries, et il mourut dans la pauvreté; l'Angleterre pourtant comptait en 1829 sept millions de fuseaux mis en activité d'après les principes du ridicule et misérable Samuel Crompton. D'autres inventions attendaient les arts mécaniques, et chaque année constate de nouveaux progrès.

La France avait devancé l'Angleterre dans la carrière de

l'industrie. Henri IV avait eu la sagesse de la développer sur son sol, à l'ombre de la paix qu'il lui avait donnée; mais la stupide révocation de l'édit de Nantes transplanta ses sciences et ses arts sur presque tous les points de l'Europe ; cette mesure, si impolitique pour la France, fut pour l'Angleterre et pour l'Allemagne une cause puissante de développement industriel. Le nombre des métiers, qui était à Lyon de 1800 avant 1690, tomba bientôt à 400; mais une foule de découvertes rendirent bientôt à cette ville et à l'industrie de la soie son antique splendeur : nous ne citerons que celle de Jacquart et le métier qui porte son nom. Cette industrie s'étendit bientôt à Nîmes, à Saint-Étienne, etc. En 1731 le moulin à tisser la soie, employé en Italie, fut introduit en Angleterre; Manchester et Macclesfield devinrent le centre de cette industrie. Les premières conséquences de l'invention des métiers furent la destruction de la fabrication éparse qui avait lieu dans les villages, et la concentration de la population industrielle au sein des villes, et surtout dans certaines provinces où des eaux rapides permettaient l'établissement économique des manufactures : tels furent surtout les comtés de Derby, de Nottingham et de Lancastre.

L'invention des machines à vapeur, et, grâce aux efforts persévérants de Watt, leur application rendue possible au travail des manufactures, donna à celles-ci une impulsion nouvelle, diminua l'importance des cours d'eau, entassa au sein des villes mêmes l'industrie éparse encore dans certains districts, et contribua à former ces immenses centres manufacturiers qui ne réclament pas moins l'attention de la politique que de l'hygiène : tels sont Birmingham, Liége, Sheffield, pour le travail des métaux ; Manchester, Saint-Quentin, Rouen, Tarare, Mulhouse, Prague, etc., pour l'industrie cotonnière ; Glasgow, Verviers, Sedan, Louviers, Elbeuf, etc., pour celle de la laine ; Macclesfield, Lyon, Nîmes, etc., pour celle de la soie. Dans ces diverses localités, la population ouvrière présente des masses imposantes. En Angleterre, le seul comté de Lancastre présentait, en 1831, cent trente sept mille ouvriers, dont cent vingt-trois mille pour travailler le coton seulement ; en 1760, la proportion des agriculteurs aux manufacturiers était, dans la Grande-Bretagne, de 6 à 1 ; elle n'est plus aujourd'hui que de 2 à 1.

En France on suppose que les professions purement industrielles font vivre onze millions de personnes. Les industries textiles du lin, du chanvre, du coton, de la soie, occuperaient 825,000 ouvriers. En comptant les familles, femmes et enfants, elles feraient vivre plus de trois millions de personnes. Ces industries posséderaient une force motrice de 40 à 50,000 chevaux de vapeur. Les industries métallurgiques occuperaient 250,000 ouvriers, etc.

L'Allemagne présente de pareils centres manufacturiers, surtout en Saxe, en Silésie, en Bohême, dans les provinces rhénanes.

L'application de la vapeur comme force motrice aux manufactures mécaniques a rendu commune une autre conséquence d'une haute gravité. Les puissances inanimées, qui remplacent avec tant d'avantages le travail des bras, n'ont besoin, pour être dirigées dans leurs innombrables fonctions, que d'une surveillance peu active, mais assidue ; de là l'usage qui s'est introduit d'appliquer au travail industriel les plus jeunes enfants afin de mieux parvenir à l'économie des salaires. Birmingham, sentant le besoin de ces nouveaux bras, donna le premier exemple, et prit la coutume de faire venir des jeunes enfants, recueillis surtout dans les maisons de travail de Londres. Plusieurs milliers de ces victimes de l'industrie, de l'âge de sept à quatorze ans, livrées sans protection à l'avidité mercantile, furent ainsi transportées de Londres à Birmingham, et l'impudence fut portée si loin, que, dans une convention entre une paroisse de Londres et un fabricant du Lancashire, on stipula que ce dernier prendrait un idiot par chaque vingtaine d'enfants bien portants.

L'industrie française fut contrainte d'entrer bientôt dans la même voie, et elle occupe aujourd'hui plus de 100,000 enfants.

Les conséquences de ce système destructeur furent d'imposer à ces jeunes victimes un travail forcé et d'une longueur excessive, de les soumettre à d'injustes châtiments corporels et de les réunir dans des ateliers mécaniques où l'encombrement et la malpropreté furent portés à un point qu'on ne peut dire ; de sorte qu'il se développa dans plusieurs comtés des maladies d'une nature typhoïde, accompagnées d'une effrayante mortalité. Le mal devint si grand, qu'un bureau de santé fut établi à Manchester et rédigea en 1796 un premier rapport sur cet affligeant sujet. La législature s'en empara, et en 1802 sir Robert Peel présenta un bill pour le soulagement des apprentis. Cette première mesure devint bientôt insuffisante, et en 1819 le même homme d'État en présenta une seconde pour limiter le travail des enfants à douze heures par jour. Le travail qu'on exigeait d'eux jusqu'alors était exorbitant par sa durée ; il était de treize à seize heures par jour pour ces enfants dont la plupart n'avaient que neuf, sept et six ans. En vain le soir se plaignaient-ils de fatigue, leurs surveillants leur répondaient par des coups; ils faisaient leurs repas sans quitter le travail. En 1825, sir John Hobhouse fit réduire le travail à soixante-neuf heures par semaine, douze heures pendant cinq jours et neuf heures le samedi. Ce ne fut que vers 1831 que la loi anglaise défendit de faire travailler la nuit les ouvriers âgés de moins de vingt-un ans. En 1833, après la présentation du bill de Sadler et le travail d'une commission spéciale, on obtint qu'au-dessous de treize ans les enfants ne pourraient travailler pendant plus de huit heures par jour, ni plus de douze entre l'âge de treize à dix-huit ans.

Les manufactures chimiques suivirent dans toute l'Europe le développement qu'avaient pris celles dont le travail mécanique est l'élément principal ; les travaux et les ouvrages de Becker, de Kunckel, Bergmann, Scheele, Lavoisier, Chaptal, Berthollet, leur avaient ouvert une immense carrière qu'elles parcoururent à pas de géant ; les verreries, la fabrication des glaces et des miroirs, la dorure, les arts céramiques, la fabrication des acides, des alcalis, des produits chimiques, le blanchiment, les diverses applications du chlore depuis que Berthollet en eut généreusement doté le monde en 1785, l'impression des toiles, cette industrie dont l'Alsace est la reine, et surtout la teinture portée à une étonnante perfection, et qui rappelle les procédés d'Andrinople, ceux de Berlin, ceux des Gobelins, etc., toutes ces industries occupèrent un nombre toujours croissant d'ouvriers.

Les arts métallurgiques avaient de même suivi le progrès général ; l'or et l'argent du nouveau monde furent extraits au moyen du mercure qu'on arrachait aux entrailles de l'ancien ; Almaden, en Espagne, et Hydria, en Italie, furent les centres de cette exploitation, et se peuplèrent de malheureux voués à une mort précoce ; l'Angleterre fouilla le sol du pays de Galles et surtout de Cornouailles ; elle acheta en outre le minerai espagnol pour approvisionner le monde d'étain, de cuivre et de plomb ; la machine à vapeur rendit possibles les travaux les plus gigantesques ; de nombreux districts se remplirent ainsi d'une population de mineurs. L'Allemagne offrit longtemps dans les montagnes du Hartz un phénomène encore plus étonnant : une population tout entière vivant, sur un sol sans culture, du produit de ses mines, ayant ses lois, son organisation, son état politique distinct. Clausthal, Goslar furent les capitales de ce peuple de mineurs qui, de ses deniers publics, perçait des galeries d'écoulement d'un développement immense, et qui faisait sans cesse couler le cuivre et le plomb du creuset de ses mille fourneaux. L'industrie du fer et la multiplication des hauts fourneaux et des forges qu'il réclame rendirent célèbres bientôt la Suède, l'Angleterre, la France. Cependant tant de foyers en activité constante de combustion avaient donné du prix à une matière vile d'abord, mais bientôt précieuse à l'égal des plus riches mines métalliques; la houille présenta à son tour en Angleterre, en Belgique, en France, des mines d'un développement colossal, et une population toute spéciale fut consacrée, au risque des plus grands dangers, à l'arracher du sein de la terre.

Tel est le point de vue généralisé sous lequel la physionomie des classes travailleuses se présente dans les premiers États de l'Europe. L'industrie, qui s'exerce sur les immenses échelles que nous venons d'indiquer, est une des causes les plus importantes à signaler du développement de la population générale, de son bien-être, de l'augmentation de sa vie moyenne, et ce résultat est dû à l'immense quantité de produits fabriqués, servant surtout aux vêtements, à l'habitation, à la nourriture de l'homme, etc.; mais en même temps que ces classes travailleuses s'exténuent pour fournir en quantité et à bas prix, à nos populations d'une densité si exagérée, tout ce qui est utile, salutaire ou seulement commode pour la vie, elles semblent par un bien triste échange recueillir pour elles-mêmes la misère et la maladivité. Si donc l'hygiène s'applaudit du premier de ces résultats, elle ne peut pas rester indifférente à ce que le second présente d'affligeant.

La concentration de la population ouvrière dans les centres industriels et l'accroissement même de la population générale, ou bien ce qu'on appelle le prolétariat que l'industrie développe au moyen de es salaires élevés sont des causes réelles de ces maux qui suivent en général la variation des salaires, de même qu'une bonne ou une mauvaise récolte accroît ou décime les populations rurales. Mais un mal plus profond a longtemps existé et se perpétue encore, c'est ce qu'il y a de pernicieux et même de délétère dans un grand nombre des procédés de l'industrie. Voyons donc ce que l'hygiène a déjà fait de bien pour assurer la salubrité des professions, et ce qu'elle peut encore y répandre de bienfaits.

B. PROCÉDÉS GÉNÉRAUX QUE RÉCLAME L'EXERCICE DES PROCÉDÉS INDUSTRIELS.

Pour mieux réunir par des analogies pareilles les procédés les plus généraux que réclament les diverses professions, nous établirons parmi celles-ci les quatre divisions suivantes : 1° arts métallurgiques ; 2° arts mécaniques ; 3° arts chimiques ; 4° arts économiques.

1° *Arts métallurgiques.* — Ce groupe renferme particulièrement l'exploitation des mines, le traitement des minerais et le façonnage des métaux.

La recherche et l'extraction des filons métalliques, des couches de sel gemme, des dépôts de houille, donnent naissance à d'immenses travaux qui sont poussés tantôt à ciel ouvert, et plus souvent par des galeries souterraines ; outre des travaux superficiels de terrassement, il s'agit de percer des puits pour atteindre à une profondeur souvent étonnante au sein des entrailles de la terre, et de diriger dans tous les sens, dans des couches sableuses, argileuses, pierreuses, métallifères, etc., au moyen de la pioche, du pic, de la poudre à canon, de l'étançonnage, des machines d'épuisement, des galeries d'écoulement, des puits d'aspiration, plusieurs voies où le jour et l'air manquent presque également, où l'humidité règne avec une chaleur étouffée, où les sources jaillissent, où les inondations inattendues sont fréquentes, où les éboulements et la chute des graves menacent constamment la vie ; où les gaz délétères, asphyxiants ou explosifs, trompent la prudence la plus consommée, où les poussières physiquement ou chimiquement mortelles obscurcissent l'air qu'on respire. Dès que le minerai, au prix de tant de dangers, a été porté sur le sol, il convient de procéder à son traitement. Dans ce but, l'ouvrier lui applique quelques procédés mécaniques, l'air, le feu, le charbon et un petit nombre de substances terreuses.

La réduction en poudre s'opère le plus souvent dans des moulins, par des bocards, etc. ; on l'aide ordinairement de l'action d'un courant d'eau qui soumet la matière à une sorte de lévigation ; l'opération n'offre donc guère d'autre condition hygiénique à noter que celle de l'humidité. C'est alors que pour le traitement de ces poudres métallifères, qui reçoivent souvent le nom de *schlichs*, le feu devient d'une application générale : *le grillage* est le premier service qu'on lui demande : dans un grand nombre de cas, celui-ci s'opère sans le secours d'aucun fourneau, surtout pour le cuivre et le plomb ; le minerai réduit alors en morceaux concassés se range sur la terre sous forme d'immenses tas prismatiques, et subit, au moyen du soufre et de l'arsenic qu'il contient et de l'oxygène de l'air, des grillages prolongés et successifs ; la chaleur n'est point, dans ce cas, pour l'ouvrier, un élément pathogénique bien important, mais les émanations minérales, formées en majeure partie de produits sulfurés, en deviennent un bien grave. D'autres fois, le grillage s'opère dans des fourneaux spéciaux à cet usage, et l'action de ce procédé rentre dans l'influence générale des fourneaux à haute température. Ceux-ci sont employés à la fusion, à la réduction, à la distillation des matières métalliques. Sous le rapport de l'hygiène de la profession, ils mériteraient d'être examinés tour à tour. Leur action générale la plus notable dépend de la chaleur dont ils dévorent ceux qui les gouvernent, de la lumière dont ils brûlent leurs yeux et leur visage, de la sueur dont ils inondent leur peau, des gaz qui s'en échappent, et de la sécheresse qu'ils communiquent à l'air qu'on respire auprès d'eux. Toutes ces conditions, on le conçoit, peuvent varier grandement avec leur mode de construction et leur destination spéciale. Les fourneaux consacrés au grillage sont ordinairement de la forme dite à réverbère, et exposent l'ouvrier, qui a besoin d'atteindre la masse avec de longs outils, à l'action directe d'une vive température. L'air ambiant, en outre, peut se charger abondamment de poudre minérale en suspension. Les fourneaux d'oxydation dans lesquels les précédents pourraient rentrer comme un cas particulier, ont souvent aussi la forme à réverbère, mais ils sont munis en même temps d'une tuyère à courant d'air forcé, comme dans les fourneaux à coupelle pour le plomb argentifère, les forges catalanes, les foyers d'affinerie et les fours à puddler pour le fer. Dans ces sortes de fourneaux, le travail est très-fatigant pour l'ouvrier, et l'action de la chaleur par le rayonnement direct du combustible embrasé et du métal incandescent est aussi des plus intenses ; il faut joindre à ces inconvénients graves la production d'abondantes fumées métalliques pendant le travail de la coupellation. Quoique les fourneaux de fusion et de réduction, tels que les fourneaux à vent et à soufflet, les hauts fourneaux, le fourneau à manche, etc., produisent une température excessive, l'ouvrier qui les gouverne en est généralement mieux garanti ; si ce n'est au gueulard, où le chargement régulier du combustible, du minerai, etc., expose à l'action d'un courant abondant de gaz désoxygénés, à celle d'une chaleur presque insupportable, et à la respiration de poussières diverses.

D'autres fourneaux opèrent la distillation ou la sublimation des matières minérales, tels sont les appareils employés à Hydria et à Almaden pour l'extraction du mercure, ceux qu'on applique en Silésie et ailleurs à la production du zinc et du cuivre jaune; ceux qui, dans l'exploitation des minerais aurifères ou argentifères, sont destinés à séparer le mercure du métal fixe; et enfin aussi les fourneaux de réduction qui reçoivent les minerais de plomb et de cuivre, et qui volatilisent d'énormes quantités du premier métal. Les vapeurs métalliques qui sont le fruit de ces opérations se mêlent à l'atmosphère d'une manière si intime, qu'à de grandes distances même des exploitations d'Hydria, par exemple, on trouve le mercure en gouttelettes métalliques mêlé au sable des ruisseaux.

Le façonnage des métaux est une troisième division des arts métallurgiques, et comprend surtout les professions de serruriers, de charrons, de mécaniciens, de couteliers, de fabricants d'aiguilles, de cloutiers, de potiers d'étain, de plombiers, de chaudronniers, d'orfévres, de fabricants de monnaies, d'ingénieurs et de physiciens, de miroitiers, de doreurs, etc.

Dans ces professions les fourneaux sont encore en usage, mais ils se réduisent le plus souvent à une simple forge, d'où l'ouvrier reçoit l'action restreinte mais directe de la chaleur et de la lumière. La nature du métal est pour eux de beaucoup la plus importante source d'observations hygiéniques, ainsi que la manière dont ils le façonnent; ainsi la volatilisation s'applique au mercure dans les arts du doreur, du constructeur d'instruments de physique, et même du miroitier, etc. La fusion s'applique au plomb, à l'étain, aux matières d'or et d'argent. Le martelage et le bruit qu'il amène s'exerce sur le fer, le cuivre, le zinc, etc. La réduction en poussières métalliques ou oxydées s'exerce dans ces professions sur toutes les matières métalliques au moyen de la lime, de la meule, et rend surtout insalubres les professions de serruriers, de chaudronniers, de couteliers, de pointeurs d'aiguilles, d'horlogers, etc. Le poids des pièces métalliques ou des marteaux qu'il faut remuer soumet plusieurs de ces sortes d'artisans à de violents efforts.

2° *Arts mécaniques.* — Les arts mécaniques se divisent en plusieurs groupes, celui qui se rapporte au travail des matières vestimentaires est le plus important de tous; il embrasse les industries cotonnière, linière, celles de la laine et de la soie; ce sont celles-là qui occupent le plus d'ouvriers, qui ont érigé les plus imposantes manufactures et dont les souffrances périodiques occupent si vivement l'attention des gouvernants. Les procédés généraux qu'elles pratiquent sont ceux des opérations préparatoires, ceux du filage, du peignage, du foulage, du dégraissage, du lainage et du tondage, du tissage, etc. La laine et le coton bruts doivent être dépouillés des impuretés qui les accompagnent; aussi ces matières sont-elles battues, étalées, épluchées, tantôt à la main, tantôt à l'aide de machines, mais toujours ces opérations dégagent des poussières végétales, formées pour le coton surtout de duvet léger de cette substance et de débris animaux, de suint, etc., et de molécules irritantes quand il s'agit de la laine. Ces poussières forment des nuages épais qui environnent l'ouvrier, et pénètrent dans les voies de la respiration. Dans quelques opérations relatives à la soie, les gâteaux, formés surtout de cadavres de chrysalides, communiquent à l'air, autour du fil qu'on dévide ou qu'on carde, une poussière ténue et putride d'une telle activité, que les fraîches jeunes filles que la misère force à descendre des Cévennes pour remplir les ateliers de la soierie, y perdent en quelques semaines leurs couleurs et leur embonpoint. Le chanvre et le lin sont soumis au rouissage, qui dégage d'infectes et fiévreuses émanations. Le cardage, le peignage et le filage des matières vestimentaires viennent ensuite ; c'est dans la confection de ces opérations que la mécanique étale ses plus belles machines ; mais celles-ci sont enfermées dans des ateliers dont la dimension ne répond pas toujours au nombre d'ouvriers ou d'enfants que leur surveillance réclame, mais elles projettent abondamment autour d'elles les déchets et les particules filamenteuses, mais elles réclament souvent une température élevée et humide pour la perfection du travail, des masses d'huile fétide pour mouiller leurs rouages, un travail continué sans interruption pendant la semaine pour économiser les forces motrices. Ce sont ces causes qui atteignent avec le plus de gravité les malheureux habitants des ateliers de filage ; la laine, en outre, dans les opérations du foulage et du dégraissage, multiplie les causes d'insalubrité dues à l'humidité, pendant que dans celle du lainage et du tondage elle renouvelle celles qui dépendent des poussières respirées ; elle semble néanmoins dans quelques-unes des opérations qu'elle réclame, communiquer, contrairement à ce qu'on remarque dans les fabriques de coton et de soie, un peu de cette fraîcheur de visage que les matières animales qui ne sont pas putréfiées, les viandes de boucherie, par exemple, développent chez les individus soumis à leurs émanations.

Le tissage réclame des ateliers d'une autre sorte dont la condition principale est un air assez humide pour conserver au fil la souplesse qui l'empêche de casser. L'art du tisserand s'exerce donc, à cause de cette nécessité, dans des localités basses, obscures, à l'air stagnant et humide, dans des caves, dans les étages inférieurs des maisons, etc... Les ateliers où se fabriquent les plus fines étoffes présentent ces conditions à un degré excessif.

Les arts mécaniques qui travaillent le bois et les matières minérales forment un deuxième groupe : ils comprennent les bûcherons, les scieurs de long, les charpentiers, les menuisiers, les ébénistes, puis les tailleurs de pierre, les carriers, les marbriers, les sculpteurs, les tailleurs de cristaux, les lapidaires, les polisseurs de glace, etc. Dans ces professions, les machines de main, vulgairement nommées outils, tels que la scie, le rabot, le marteau, le ciseau, la roue à polir, etc., jouent un grand rôle et sont à considérer à cause du genre d'efforts et d'attitudes qu'elles réclament de la part des artisans qui les manient; la ténuité des poussières qui proviennent du bois n'est de quelque importance que dans des cas rares, comme dans les ateliers où se préparent les feuilles de placage d'acajou; mais, quand il s'agit de tailler et de polir les matières minérales, les poussières qui se produisent deviennent un élément bien important de l'hygiène des professions.

Un troisième groupe comprendrait la mécanique des petits objets, qui, ainsi qu'il arrive dans les ateliers d'horlogerie, d'imprimerie, de gravure, réclame l'exercice le plus actif et le plus fatigant de l'organe visuel en même temps qu'une position sédentaire et des ateliers clos. Nous arrivons, comme dernier groupe des professions mécaniques, à celles qui s'exercent par le seul fait de l'action musculaire, comme celle de porte-faix, de porte-balle, de courriers, commissionnaires divers, postillons, etc. A ceux-ci reviennent tous les maux qu'entraîne l'exercice musculaire immodéré, mais aussi tous les avantages qu'on retire de la vie passée en plein air.

3° *Arts chimiques.* — Les arts chimiques tiennent une place aussi intéressante dans l'hygiène que dans l'industrie, ils se rapportent au travail des matières minérales, végétales, animales, etc. L'industrie qui touche aux premières nous offre la préparation de la soude et des acides minéraux, qui dégage dans les lieux où elle se pratique des vapeurs si abondantes et si corrosives, et verse dans l'air des gaz sulfureux, hydrochlorique, nitreux, chlore, etc. L'action de ces caustiques répandus dans l'atmosphère est si grande, que la végétation se brûle au-dessous de la couche d'air qui les contient et qui à chaque rosée les précipite sur le gazon. Dans les environs de Marseille, les fabriques de soude artificielle ont dû d'abord se retirer dans une région naturellement inculte, et l'on n'était parvenu à neutraliser les torrents de gaz hydrochlorique qui se produisent qu'en les remplaçant par des torrents de gaz carbonique. Tous les arts si nombreux et si variés, du reste, qui opèrent le blanchiment des toiles, du papier, de la soie, de la paille, etc., manient à profusion l'acide sulfureux, le chlore et ses composés.

Dans tous les ateliers où ces substances apparaissent, il est indispensable d'éviter leur puissante activité sur les organes de la respiration. Avant l'application des chlorures, l'emploi du chlore seul rendait ces arts d'une exécution presque impraticable. Cette première division des fabriques où l'on prépare et où l'on emploie les produits chimiques à émanations gazeuses puise donc toute son importance dans la nature même des substances soumises au travail. Les arts céramiques, qui, pour la fabrication des poteries, des porcelaines, des verreries, des briques, etc., ont besoin de s'exercer dans presque toutes les localités, et qui apportent tant d'éléments précieux au bien-être des populations, présentent surtout trois considérations importantes dans leurs procédés, c'est l'humidité qui accompagne le travail de la lévigation, du pourrissage, du pétrissage et du modelage des argiles; ce sont les conséquences de la chaleur des fourneaux lors de la cuisson des pièces et enfin la nature souvent plombeuse des ingrédients qui entrent dans la couverte des poteries et des faïences. Une dernière division des arts chimiques minéraux doit comprendre les ouvriers qui préparent ou manient les composés de plomb, de cuivre et d'autres métaux vénéneux. Tels sont les fabricants de minium, de céruse, de vert-de-gris, les broyeurs de couleurs, les peintres de toute nature, même ceux sur porcelaine et sur papiers, etc.; dans ces arts, les composés de plomb, etc., réduits en poussière ténue, sont entraînés dans les voies respiratoires, ou broyés avec l'huile, ils s'attachent à diverses parties du corps et sont soumis à l'absorption cutanée.

Les *arts chimiques* qui se rapportent aux *végétaux* ne sont pas moins importants; on y trouve cette famille d'arts si divers et si intéressants qui appliquent les *matières colorantes;* la chapellerie, la teinture des draps, toiles imprimées, etc.; la majeure partie de ces industries s'exerce dans des ateliers où l'on voit bouillir, dans des cuves serrées, le savon, l'indigo, la gaude, la garance, etc. Au sein de ces vapeurs constantes, les ouvriers ne cessent pas d'avoir leurs vêtements complétement mouillés; ils habitent aussi le long des ruisseaux qui leur offrent des moyens de rinçage faciles, mais dont les bords fangeux, les eaux stagnantes joignent leurs émanations à celles des cuves bouillantes et des débris de matières tinctoriales.

L'exploitation de la fécule offre, dans cette classe des arts chimiques végétaux, une famille d'un haut intérêt; il s'agit en effet des féculeries, des distilleries, des professions qu'exercent les boulangers, les pâtissiers, les meuniers, professions dont les unes exposent à la respiration constante d'une poussière spéciale qui couvre ces artisans de la tête aux pieds et engorgent chez eux les ramuscules bronchiques, et dont les autres exposent aux émanations odorantes de la décomposition putride, acescente ou spiritueuse.

Le *ligneux* et le travail dont il est l'objet fournissent à cette classe une troisième division, le rouissage du chanvre, du lin, l'entassement, le déchirage et la fermentation des chiffons pour les papeteries. Le travail humide de celles-ci forme un groupe qui se caractérise assez bien par l'humidité constante qui accompagne les travaux et par les émanations toxiques qui se dégagent des matières ligneuses en fermentation.

Aux professions qui manient des matières odorantes se rattache un quatrième groupe qui ne contient que peu d'artisans tels que les distillateurs, les parfumeurs, les herboristes, les coiffeurs, les fabricants de tabacs; mais il est remarquable par l'action spéciale que les odeurs exercent sur l'odorat et la sensibilité. Les professions dont le travail s'exerce sur le sucre, telles que celles de fabricants de sucre brut, de raffineurs, de confiseurs, etc., et celles dont le but est la production ou la purification des huiles ou matières grasses, n'ont peut-être pas assez d'importance en hygiène pour former des groupes séparés; en effet, ces deux industries, celle des matières sucrées et celle des matières grasses, entrent, il est vrai, pour une grande part dans le travail national, et occupent de nombreux ouvriers, mais elles leur présentent d'assez bonnes conditions de salubrité.

Il nous reste à indiquer les arts chimiques qui s'appliquent aux matières animales; celles-ci ne constitueront qu'un seul groupe remarquable par la putridité et la septicité des émanations auxquelles ces professions exposent : ce sont surtout celles de tanneurs, de corroyeurs, de chandeliers, de boyaudiers, de fabricants de noir d'os, de vidangeurs, d'égouttiers, de fossoyeurs, d'éleveurs de vers à soie, de fabricants d'engrais et de fumiers, de fermiers, de nourrisseurs, etc.

4° *Arts économiques.* — Il reste à classer un certain nombre de professions qui toutes se rapportent à l'économie domestique, et que par cela seul nous réunissons entre elles; nous indiquerons seulement les subdivisions qu'on pourrait leur faire subir en tenant compte de l'élément hygiénique principal qui les distingue. Ainsi les cuisiniers sont surtout exposés à l'influence de la chaleur; les ramoneurs, les charbonniers, les batteurs de tapis, les cardeurs de matelas, à celle des poussières; les blanchisseurs, les baigneurs, à celle de l'humidité constante; les tailleurs, les cordonniers, les couturières, à celle de l'attitude forcée et de la vie sédentaire; les portiers à celle de l'habitation; les frotteurs à celle des efforts violents, etc.

§ II.

A. MODIFICATIONS GÉNÉRALES ET PROPHYLAXIE GÉNÉRALE.

1° *Modifications générales.* — Les populations ouvrières sont décimées par toutes les causes de maladies qui résultent des opérations diverses que nous venons d'énumérer et souvent encore par la misère, dont les statistiques ont révélé la meurtrière influence, aussi bien que par le vice, conséquence obligée de la misère, qui n'est pas une cause moins grave de destruction et de dégradation physique; si l'on a présente à l'esprit la gravité de ces diverses influences, on ne sera pas étonné des conséquences que nous allons passer en revue.

Mortalité. — Nous avons déjà signalé, tome II, page 192, quelques points de comparaison entre les agriculteurs et les artisans, qui ont pu donner une idée de la bien plus grande mortalité de ces derniers; nous rappellerons en outre les tableaux fournis pour évaluer la mortalité dans les classes riches et dans les classes pauvres. Ces dernières sont si exclusivement livrées au travail industriel, qu'il y a nécessité de tenir compte de l'influence de ce travail pour expliquer leur mortalité; les arrondissements les plus industriels comme les plus misérables de Paris étaient sans contredit le neuvième, le huitième et le douzième; ceux-ci donc ont offert à Villermé, en 1834, une mortalité de 1, sur 30, de 1, sur 28 et de 1, sur 26; à la même époque, le premier arrondissement ne subissait une mortalité que de 1, sur 52, et le deuxième, 1, sur 48. Il en est de même du résultat des recherches de Benoiston de Châteauneuf; elles établissent, avons-nous déjà dit, que la mortalité commune étant, d'après Duvillard, de trente à quarante ans, de 1,69, elle est pour les riches de 1,08 et pour les pauvres de 1,75. De quarante à cinquante ans, elle est pour les premiers de 1,17 et pour les seconds de 2,13. La mortalité sur les enfants des classes pauvres et industrielles, mortalité causée soit par des privations de toutes sortes, soit par un abâtardissement héréditaire, est encore plus effrayante. Ainsi, depuis la naissance jusqu'à un an, la mortalité du premier arrondissement de Paris était de 17 p. 100 de la mortalité totale; celle de la rue Mouffetard était au contraire de 32 p. 100 (Villermé). Un semblable résultat a été mis en évidence pour la ville de Turin, par Prosper Balbo; la mortalité de la naissance à sept ans, pour la ville même, est de 49 p. 100 de la mortalité totale; mais elle s'élève à 66 avec les faubourgs. Casper, à Berlin, dans la comparaison de ces deux classes opposées de la société, le riche et le pauvre, l'oisif et le travaillant, a fourni les résultats suivants :

NOMBRE D'INDIVIDUS QUI PARVIENNENT AUX AGES CI-DESSOUS INDIQUÉS, D'APRÈS CASPER.

	FAMILLES PRINCIÈRES de l'almanach de Gotha. sur 1,000		FAMILLES PAUVRES de la ville de Berlin. sur 1,000	
A 10 ans..	938	restent en vie.	598	restent en vie.
A 20 ans..	886	—	566	—
A 40 ans..	696	—	466	—
A 60 ans..	398	—	226	—

Encore une fois il s'est présenté là une différence dans la mortalité de près du double; ces résultats sont trop généraux et trop constants pour ne pas devenir l'objet des plus graves méditations de l'homme d'État, du législateur, du philosophe et du médecin.

Si l'on veut chercher à constater la part que le travail industriel seul produit dans cette effrayante mortalité, les documents abondent de toutes parts : le comité médical chargé d'examiner l'état sanitaire des districts manufacturiers de l'Angleterre, lors de l'enquête au sujet de la loi sur le travail des enfants, a affirmé que 8,000 individus périssaient, tous les ans, victimes de l'excès du travail ou de l'insalubrité des lieux ou des matières manufacturées. M. M'nisk a déposé, dans l'enquête de 1832, que, sur 1,600 ouvriers employés dans les manufactures de Renfrew et de Lanark, 10 seulement étaient arrivés à l'âge de 45 ans, et encore ils n'étaient conservés que par l'indulgence des maîtres ; les fileurs à cet âge étant déjà si usés, qu'ils ne peuvent plus fournir le travail ordinaire. Déjà, dès 1811, on avait remarqué que le nombre des ouvriers âgés de 40 ans était extrêmement petit; on trouva alors que sur 1,665 ouvriers de 15 à 60 ans, 1,584 avaient moins de 45 ans, 3 seulement étaient entre 55 et 60 ans, il n'y en avait pas plus de 51 entre 45 et 50 ans qui fussent propres au travail.

Villermé (1), dans les ouvrages qu'il a publiés sur les manufactures consacrées à la laine, à la soie et au coton, annonce aussi que, sur 10,000 décès observés dans des districts soit agricoles, soit manufacturiers de l'Angleterre, on compte

(1) Villermé, *Sur la population de la Grande-Bretagne, considérée dans les districts agricoles et dans les grandes villes* (*Annales d'hygiène*, t. XII, 1834). — Le même, *Nouveaux détails concernant l'influence des manufactures sur la population, en Angleterre* (*Annales d'hygiène*, t. XIII, 1835). — Le même, *De la santé des ouvriers employés dans les fabriques de soie, de coton et de laine* (*Annales d'hygiène*, t. XX, 1838). — Le même, *Tableau de l'état physique et moral des ouvriers employés dans les manufactures de coton, de laine et de soie*. Paris, 1840.

dans les plus agricoles de tous, tels que ceux de Hereford et de Northriding of York 2,801, et 2,947 décès, au-dessous de 10 ans; en comprenant toute la mortalité jusqu'à l'âge de 40 ans, il donne le chiffre de 4,826 pour le premier et de 5,044 pour le second; par opposition, les districts les plus manufacturiers, tels que ceux de Wettriding of York et de Lancaster ont donné 4,381 et 4,852 décès, au-dessous de 10 ans; et enfin 6,459 et 6,963 jusqu'à l'âge de 40 ans. Il est remarquable que dans ces documents toute la différence de mortalité dans les localités opposées, agricoles ou manufacturières, se dessine au-dessous de 10 ans. Nouvel exemple des funestes conséquences du travail précoce appliqué aux enfants.

Le même auteur, en parcourant la mortalité observée dans les principales villes manufacturières de l'Angleterre, la signale comme étant, au-dessous de 40 ans, de 5,883 décès pour New-Castle, de 6,892 pour Birmingham, et même de 7,225 pour Leeds. Ainsi donc dans cette dernière ville sur 10,000 individus naissants il n'en parviendrait à l'âge de 40 ans que 2,775; d'après la table de Carlisle il devrait en rester 5,075, et d'après celle de Déparcieux, pour des têtes choisies, 6,570. Voilà encore une fois une mortalité double de celle qui a lieu ordinairement, mise en évidence par ces documents, mortalité qu'il convient d'attribuer pour la plus grande partie à l'influence du travail manufacturier.

Après ces détails affligeants sur la mortalité générale des districts manufacturiers, il est d'un grand intérêt de se rendre compte de la mortalité par professions. Suivant ce que nous avons dit, tome Ier, page 372, sur les nombreuses causes d'incertitude que présentent les tables de mortalité, on conçoit que la formation de tables comprenant des professions spéciales est un travail hérissé de difficultés. Quelques auteurs cependant ont donné sur ce sujet des renseignements précieux.

Lombard (1) a classé les décès de 8,488 individus de professions diverses au-dessus de 16 ans pour la ville de Genève, il a calculé la vie moyenne fournie par tous les décédés; il l'a trouvée de 55 ans, puis il a rangé par professions la vie moyenne de leurs décédés, selon qu'elle était au-dessus ou au-dessous de la moyenne générale.

Nous extrayons les résultats suivants :

DURÉE DE LA VIE SUPÉRIEURE à la moyenne.	années.	mois.	DURÉE DE LA VIE INFÉRIEURE à la moyenne.	années.	mois.
Magistrats.......	69	1	Cordonniers.........	54	2
Rentiers..........	65	8	Tailleurs...........	54	2
Théologiens.......	63	8	Cuisiniers..........	54	1
Officiers..........	63	6	Taillandiers.........	52	4
Négociants........	62	»	Chaudronniers......	51	8
Employés.........	61	9	Charretiers.........	51	4
Jardiniers.........	60	1	Boulangers.........	49	8
Scieurs de bois....	58	8	Ébénistes...........	49	7
Maçons...........	55	2	Bijoutiers...........	49	6
Charpentiers......	55	2	Émailleurs.........	48	7
Horlogers.........	55	3	Vernisseurs.........	44	3

W. C. de Neufville (2) a soumis à la statistique dans la ville de Frankfort 6,867 décès appartenant à des professions diverses. Il a calculé leur mortalité par âge. Comme point de comparaison avec le travail de Lombard, nous présentons les résultats de de Neufville, obtenus en calculant l'âge moyen au moment de la mort, sur 1,000 décédés de chaque profession.

(1) Lombard, de Genève, *De l'influence des professions sur la durée de la vie*. Genève, 1835.

(2) W. C. de Neufville, *Lebensdauer und Todesursachen 22 verschiedener Stande*. Frankfurt, 1855. Voyez aussi Osterlen, *Ouvrage cité*, p. 211.

AGE MOYEN CALCULÉ SUR 1,000 DÉCÉDÉS, POUR LES PROFESSIONS SUIVANTES.

	années.		années.
Théologiens..........	66	Maçons...............	49
Professeurs..........	57	Peintres, vernisseurs...	47
Jardiniers............	57	Cordonniers..........	47
Bouchers............	57	Imprimeurs..........	47
Négociants...........	57	Menuisiers...........	46
Pêcheurs, bateliers...	56	Serruriers...........	45
Juristes..............	56	Tailleurs de pierre....	43
Médecins............	52	Fondeurs d'alliages de plomb.............	42
Boulangers..........	51	Lithographes, graveurs.	40
Brasseurs............	50		
Charpentiers.........	49		

Les statistiques précédentes contiennent un trop petit nombre de cas pour avoir une valeur définitive. Quelques autres, comme celle de H. Escherich pour Lubeck, quoique dans le même sens, s'appuient sur des chiffres encore moindres. Mais leur plus grande imperfection, c'est de ne pas donner le rapport des maladies et des décès au nombre des vivants de chaque profession, et de ne pas donner la mortalité par âge.

Le 14e rapport annuel du *Registrar general*, en Angleterre, a essayé de combler cette lacune. Il a donné pour 1851 la mortalité par périodes décennales, des différentes professions exercées par la population mâle, et, en regard avec cette mortalité, le nombre des individus exerçant à chaque période les mêmes professions. Ces tableaux sont complexes, et présentent encore des anomalies qu'il faut attribuer à la confusion d'un travail aussi étendu. Nous y renvoyons, ainsi qu'aux tableaux qu'Osterlen (1) en a extraits. Mais, comme exemple des comparaisons que l'on en peut tirer, nous donnons la mortalité décennale des fermiers et des tailleurs, afin de faire voir quelle importance il faut accorder à la mor-

(1) Osterlen, *Ouvrage cité*, p. 218.

talité par âges pour apprécier la salubrité d'une profession.

Sur 1,000 vivants aux différentes périodes de la vie, la mortalité a été :

	Pour fermiers.	Pour tailleurs.
A 20 ans	18,42	10,75
A 25 ans	10,15	11,63
A 35 ans	8,64	14,15
A 45 ans	11,99	16,64
A 55 ans	24,90	28,18
A 65 ans	55,30	76,47
A 75 ans	148,02	155,28
A 85 ans	323,79	347,37

D'après les données sur lesquelles on a calculé ce tableau il y avait sur 1,000 décès :

	De 20 à 65 ans.	De 65 à 85 ans.
Parmi les fermiers	389	611
Parmi les tailleurs	675	325

Ces derniers ont été enlevés prématurément par l'accroissement constant de la mortalité. Preuve nouvelle combien la statistique peut induire en erreur, si on ne parvient pas à décomposer le chiffre de la mortalité générale.

Nous emprunterons un dernier exemple à Neison (1) pour montrer l'importance de la mortalité par âges.

En s'appuyant sur les chiffres des *Friendly Societies*, il a fait voir que les professions manuelles qui s'exercent dans les champs sont plus salubres que l'ensemble de toutes les professions exercées dans les districts ruraux. La vie probable calculée à chaque période de la vie s'est trouvée :

(1) Neison, *Contributions to vital Statistics* ; et Osterlen, *Ouvrage cité*, p. 237.

	PROFESSIONS RURALES ensemble.	PROFESSIONS RURALES manuelles.
A 20 ans............	45,35	47,90
A 30 ans............	38,40	40,59
A 40 ans............	30,97	32,76
A 50 ans............	23,47	25,07
A 60 ans............	16,65	17,82
A 70 ans............	10,91	11,34

La différence en faveur des professions manuelles est très-importante. Elle prouve que le travail par lui-même dans des limites raisonnables est une chose salubre, et adaptée aux besoins de l'existence. On en tire cette conséquence que la mortalité excédante qui afflige beaucoup de professions industrielles est accessible aux réformes de l'hygiène.

Mortalité par maladies. — Cette classification ne peut pas encore être fondée sur des données suffisantes. Mais on peut avancer que cette mortalité résulte, ou bien des empoisonnements dont il est possible de se préserver; ou bien des encombrements et de l'habitation mauvaise qu'il est possible de réformer. L'humidité, les poussières, la spécialité du travail, etc., paraissent avoir une action directe pour la production des maladies de poitrine. La phthisie a été rapportée par beaucoup d'auteurs à des causes professionnelles de cette nature. Mais avant d'aborder ce sujet nous devons dire qu'une grande confusion a été faite. La désorganisation du poumon qui résulte de l'action mécanique des poussières ou des gaz irritants, et qui arrive à la suite de phénomènes morbides pareils à ceux que produit la phthisie tuberculeuse, ne doit pas être regardée comme identique avec cette dernière maladie, bien qu'elle produise une consomption toute pareille. Après cette remarque nous allons rapporter les travaux qui ont été faits sur la production de cette phthisie que nous nommerons phthisie professionnelle.

Benoiston de Châteauneuf (1), réunissant un nombre de

(1) Benoiston de Châteauneuf, *Annales d'hygiène*, t. VI, 1831.

43,000 malades entrés aux hôpitaux, a calculé le nombre de ceux qui étaient morts de phthisie, sur chaque millier de malades de chaque profession ; il est arrivé au tableau suivant :

SONT MORTS DE PHTHISIE SUR 1000 MALADES.

Professions exposées.	Hommes.	Femmes.
A l'humidité....................	18,3	45,0
Aux poussières minérales............	19,5	»»
Aux poussières végétales............	20,7	21,9
Au travail des muscles supérieurs....	21,2	26,4
A des vapeurs dangereuses..........	28,7	56,1
A des poussières animales...........	44,6	33,9
Au travail dans l'attitude courbée.....	48,4	56,6

Lombard (1) a donné une statistique analogue :

INFLUENCE DES PROFESSIONS SUR LA PRODUCTION DE LA PHTHISIE.

Le nombre moyen des phthisiques sur les décès étant de 114 sur 1,000, les professions suivantes en ont fourni sur 1,000 :

PROFESSIONS	
A émanations minérales et végétales.........	176
A poussières diverses........................	145
A vie sédentaire............................	140
A vie passée dans les ateliers..............	138
A air chaud et sec..........................	127
A position courbée..........................	122
A mouvement des bras par secousses.........	116
A exercice musculaire et vie active..........	89
A exercice de la voix.......................	75
A vie passée à l'air libre...................	73
A émanations animales......................	60
A vapeurs aqueuses.........................	53

Les travaux de Lombard et de Benoiston ne sont pas fondés sur un nombre suffisant d'individus, pour échapper à la critique.

La table suivante de W. C. de Neufville résulte de son

(1) Lombard, de Genève, *De l'influence des professions sur la phthisie* (*Annales d'hygiène*, t. XI).

travail déjà cité sur 22 professions. Elle offre de l'intérêt en ce qu'elle comprend un plus grand nombre de faits. En outre, les professions rapportées étant à peu près exemptes de poussières, c'est la véritable fréquence de la phthisie tuberculeuse qui doit apparaître.

Sur 1,000 décès appartenant à 22 classes de professions, il s'est trouvé une moyenne de 256 décès phthisiques. De Neufville les range ainsi par professions :

Tailleurs...........	399	Brasseurs.	267
Cordonniers..........	384	Boulangers..........	233
Menuisiers...........	359	Négociants..........	229
Peintres.............	329	Médecins............	182
Serruriers...........	309	Maçons..............	171
Professeurs..........	297	Bouchers............	82
Jardiniers...........	287	Magistrats..........	68

Il est vrai que nous n'avons pas le chiffre de la population professionnelle auquel se rapportent ces résultats.

Mais quand il s'agit d'apprécier les ravages causés par l'inhalation des poussières minérales, les chiffres statistiques sont au contraire très-concluants : il nous suffira de présenter les suivants :

MORTALITÉ ANNUELLE PAR MALADIE DES POUMONS POUR 1,000 MINEURS (1860-62).

AGES.	Aux mines de Cornouailles.	Aux mines du Yorkshire.	Aux mines de Galles.	Les hommes du Yorkshire à l'exclusion des mineurs.
De 15 à 25 ans.	3,77	3,40	3,02	3,97
De 25 à 35 ans.	4,15	6,40	4,19	5,15
De 35 à 45 ans.	7,89	11,76	10,62	3,52
De 45 à 55 ans.	19,75	23,18	14,71	5,21
De 55 à 65 ans.	43,29	41,47	35,31	7,22
De 65 à 75 ans.	42,04	53,67	48,31	14,44

Il est à remarquer que la phthisie tuberculeuse même paraît assez rare chez les mineurs. Du moins, elle échapperait à l'observation.

La grande mortalité de la classe ouvrière, surtout dans le premier et le dernier âge de la vie, n'est pas le seul mal que nous ayons à déplorer ; la *maladivité* et les *infirmités* qui s'attaquent aux individus adultes ne méritent pas moins notre attention. Nous rappellerons ici le résultat que nous avons cité et qui donne dans la classe des artisans cent soixante-seize semaines de maladies pour cent années de vie. Quant à l'état d'étiolement, d'abâtardissement physique, de diminution de stature et même d'infirmités patentes qui pèse sur cette malheureuse classe, il ne faut qu'avoir vu une fois la physionomie de la population dans les villes manufacturières pour être convaincu de la gravité de cet état ; c'est au sein de ces villes que les manchots, les bossus, les rachitiques, les scrofuleux pullulent avec une effrayante abondance ; l'évêque de Strasbourg, en 1840, a pu s'exprimer ainsi :

« J'ai parcouru dans tous les sens, dit ce prélat, un des départements les plus renommés par l'éclat et la prospérité des manufactures, et, après avoir tout considéré, je n'ai pu que gémir sur l'état moral et sanitaire de cette contrée. J'ai frémi en apprenant que presque tous ces foyers industriels étaient les lieux où la jeunesse des deux sexes se livrait sans retenue à tous les excès ; par suite de ces désordres, une population jadis forte et d'un beau sang s'appauvrit d'une manière alarmante. Le tempérament des ouvriers est affaibli en outre par les habitudes de la vie sédentaire, l'air épais des ateliers. J'ai vu de pauvres enfants de sept à huit ans aller le soir vers ces palais de l'industrie pour y travailler la nuit et y recevoir quelques sous, vil prix de leur santé flétrie et ruinée dès le premier âge. Le teint de ces victimes de l'or était pâle, leurs joues creuses, leur visage maigre et défait, et ces malheureux enfants marchaient d'un pas lent vers le lieu de leur supplice ».

Enfin, dans plusieurs de ces établissements peuplés de

trois à quatre mille ouvriers, l'appauvrissement de la nature était tel, qu'un général présidant au recrutement, et voyant le nombre de conscrits que leurs infirmités plaçaient dans le cas de réforme, déclara hautement que, si le gouvernement n'apportait un prompt secours au mal, bientôt ce département ne fournirait plus de soldats à l'État.

Parmi les exemptions du service militaire pour Paris, on a compté sur six mille conscrits dix neuf-cent quatorze réformés, dont cent soixante pour scrofules, neuf cent cinq pour mauvaise constitution, et huit cent quatre-vingt-neuf pour défaut de taille. Les municipalités des grands centres industriels ont adressé souvent des mémoires sur cette matière. Mulhouse, par exemple, où florissait jadis cette belle race alsacienne, au sang généreux, que nous avait léguée Louis XIV, Mulhouse même, effrayé du dépérissement de la population ouvrière, a souvent demandé les mesures les plus urgentes pour régler les conditions du travail qui l'épuise ; c'est qu'en effet, pour pouvoir présenter cent conscrits propres au service militaire, Mulhouse a du réformer cent individus mal conformés ou trop exigus, Rouen cent soixante-six, Elbeuf cent soixante-huit, etc.

Faudrait-il, en présence de ces maux trop réels, condamner l'industrie, restreindre son essor, entraver ou supprimer ses procédés, ou même se borner à déplorer ses progrès ? Ce serait se laisser aller à de fatales illusions. C'est grâce à l'industrie, c'est grâce à cette nouvelle puissance de l'homme, que sa race s'est développée d'une manière si merveilleuse, qu'une séve plus vivace a coulé parmi ces nombreux essaims de notre espèce qui se font place au soleil bienfaisant de la civilisation. Partout les populations se développent, se perfectionnent. Partout l'homme est mieux nourri, mieux vêtu, mieux abrité, mieux protégé contre les maladies, mieux servi par cette industrie créatrice qui facilite pour lui l'usage de toutes les précautions de l'hygiène. La maladivité générale se restreint, la vie moyenne est presque doublée dans certains pays. Le prolétariat pousse, s'accroît, s'étend, amène ses phalanges nombreuses à ce festin de la vie, et l'industrie couvre de sa protection ces colonies nouvelles. Elle leur offre du travail, des moyens d'existence à bon marché, et en perspective l'émancipation et la liberté. C'est elle aussi qui, par ses machines et ses procédés puissants, rend tous les jours le travail plus salubre, combat les causes de maladie et de mort qui se multiplient sous l'influence des ateliers encombrés, des travaux excessifs, des attitudes vicieuses, des atmosphères contaminées, des poussières funestes, des eaux corrompues, et de mille autres causes délétères. Au lieu de restreindre l'industrie, il faut donc l'encourager et l'élargir encore, afin de lui demander les moyens que l'hygiène réclame pour améliorer ou pour réformer la condition des classes travailleuses.

Nous allons passer en revue les procédés les plus rationnels dont l'industrie dispose déjà pour conduire à un but si désiré, procédés que nos conseils d'hygiène, si riches de lumières et de dévouements, se sont déjà appropriés pour en faire la loi des professions qui se trouvent le plus en retard.

Prophylaxie générale.

A. *Ventilation manufacturière.* — La ventilation est indispensable pour assainir les grands ou les petits espaces dans lesquels le travail répand des gaz ou des poussières nuisibles (1).

Nous avons parlé, tome Ier, page 645, de la ventilation par les cheminées d'appel ; elle a l'avantage de brûler les gaz fétides. Comme exemple, nous citerons le rapport de M. Foucou (2)

(1) A. Guérard, *Note sur la ventilation des manufactures* (*Annales d'hyg. publique*, t. XXX, p. 112).

(2) A. Trébuchet, *Rapport général du Conseil d'hyg. publ.*, 1864, p. 211.

sur l'assainissement de la savonnerie de M. Darlot à la Villette : Il existe chez ce fabricant seize chaudières où l'on fait bouillir les intestins et les abats d'animaux pour en extraire les corps gras qui sont saponifiés ensuite. Les chaudières d'ébullition émettent une buée infecte. M. Foucou a fait recouvrir chaque chaudière d'une coupole ayant sur le devant une ouverture pour le chargement. Sur son sommet, elle est mise en communication avec un conduit général qui reçoit les buées de toutes les chaudières, pour les conduire au fourneau d'appel établi au pied de la cheminée. Ce fourneau, sur lequel on entretient un feu de coke, reçoit une prise d'air particulière ainsi que les buées réunies, dont la partie odorante se trouve brûlée. Le tout est attiré dans la grande cheminée d'appel. Nous avons vu une disposition semblable dans beaucoup de fabriques; elle doit être imposée partout où elle est indispensable.

A la suite des cheminées d'appel qui brûlent les vapeurs ou les gaz combustibles, on peut ranger les appareils fumivores : les grilles mobiles de Taillefer, de Raymondière ; les foyers doubles portant le combustible frais au-dessous du combustible en ignition, — foyers Cutler, foyers Dumery ; — les foyers où la fumée est brûlée par l'air neuf convenablement injecté ; ceux où l'on pratique une injection de vapeur au-dessus de la flamme pour activer le tirage — système Clarke ; — ceux qui sont surmontés par des cheminées assez hautes et assez larges pour obtenir le même effet. Tous ces moyens peuvent remplir le but d'une combustion complète de tous les éléments combustibles qu'on veut apporter dans le foyer (1). Le temps n'est pas éloigné où les dégagements de fumée et d'émanations combustibles ne devront plus être tolérés dans les centres industriels.

Des chaudières, qui dégagent des vapeurs nuisibles, qu'il convient d'isoler, peuvent être mises en communication di-

(1) Trébuchet, *Ouvrage cité*, 1864, p. 193.

recte avec la cheminée d'appel (*fig. a*) et (*fig. a'*) par un canal horizontal, qui peut aussi les conduire dans un appareil d'absorption.

Four à double voûte et chaudière avec conduite de vapeurs dans un appareil d'absorption et des gaz de la combustion dans un appareil d'absorption et dans une cheminée d'appel.

Fig. a. — Coupe horizontale faite à la hauteur des foyers.

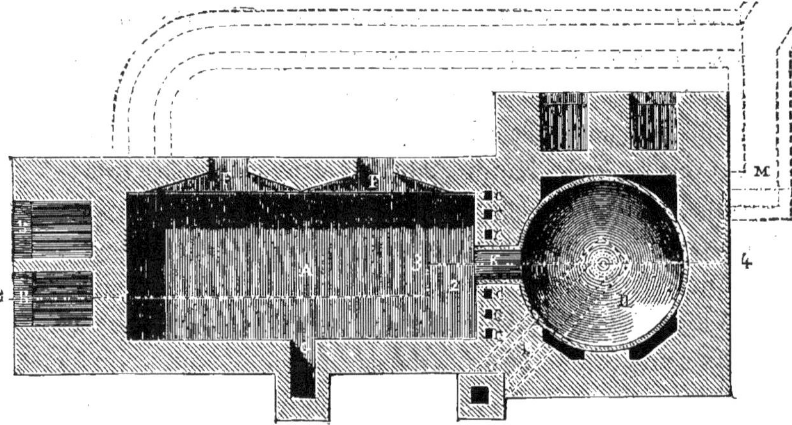

Fig. a'. — Coupe suivant 1,2,3,4, de la figure précédente.

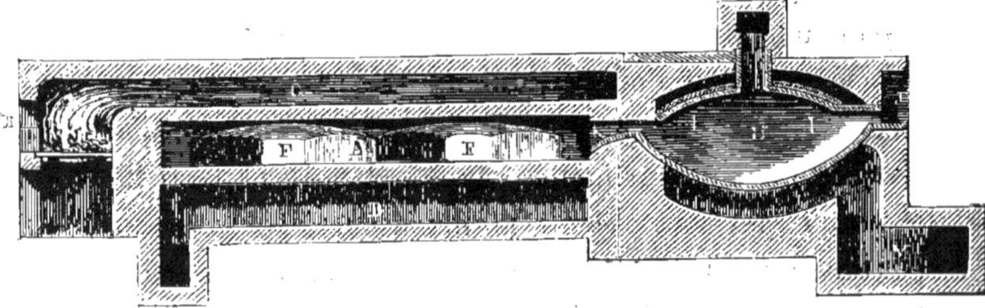

Détail du four à soude, à moufle, ou à double voûte, pouvant décomposer 500 tonnes de sel par semaine, sans exciter aucune plainte dans le voisinage, malgré l'acide hydrochlorique dégagé.

A, Sole à calciner.

BB, Foyers dont les flammes passent en C, arrivent en dessous de la sole par les gargouilles *c*, *c'* *c''*, et se rendent ensuite à la cheminée de l'usine par le canal D.

FF, Portes de travail.

G, Conduit par lequel les vapeurs acides se rendent au condenseur, sans se mêler ni à l'air ni aux gaz du combustible.

H, Chaudière de décomposition qu'enveloppent de toutes parts les flammes du foyer; elle est surmontée d'une sorte de dôme en fer I, I, qui supporte la maçonnerie.
J, Porte de chargement et de travail.
K, Ouverture communiquant avec la calcine.
L, Conduit pour la sortie des vapeurs acides.
M, Canal menant les gaz du foyer à la cheminée.

La ventilation d'un puits, d'une cave, d'un atelier insalubre pourra se faire au moyen d'un feu supérieur ou inférieur, à volonté (*fig. b*).

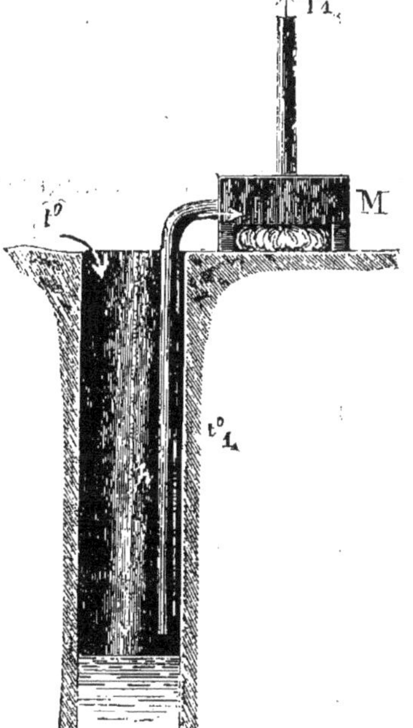

Fig. b. — Ventilation d'un puits, d'une cave, d'un atelier, au moyen d'un feu supérieur.

h, Cavité d'un puits où l'air est irrespirable.
M, Caisse métallique chauffée par un foyer.
T^o_1, Échappement de l'air chauffé.
$t^o 1$, Appel de l'air par le tuyau qui plonge à la surface de l'eau.
t^o, Air pur qui rentre pour remplacer l'air méphytique.

La figure *c* représente une chambre ventilée par un feu inférieur.

L'aérage des grands espaces, comme ceux des mines, réclame des moyens d'une grande puissance. Il est surtout rendu efficace par la construction de puits et de galeries à grandes sections, et par une division methodique du courant d'air qui se ramifie en autant de courants partiels qu'il y a d'ateliers d'arrachement. Il s'exécute par des foyers ou des ventilateurs mécaniques ; quand on ne craint pas de commu-

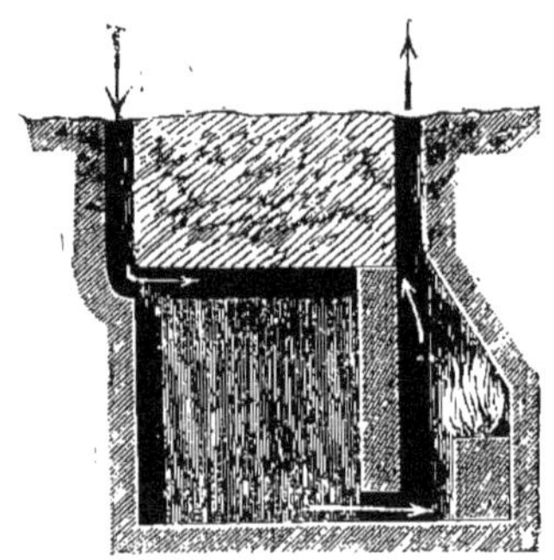

Fig. c. — Ventilation par un feu inférieur.

niquer le feu à des mélanges explosifs, les foyers d'appel peuvent être appliqués directement. Ainsi les mines de Hetton, à

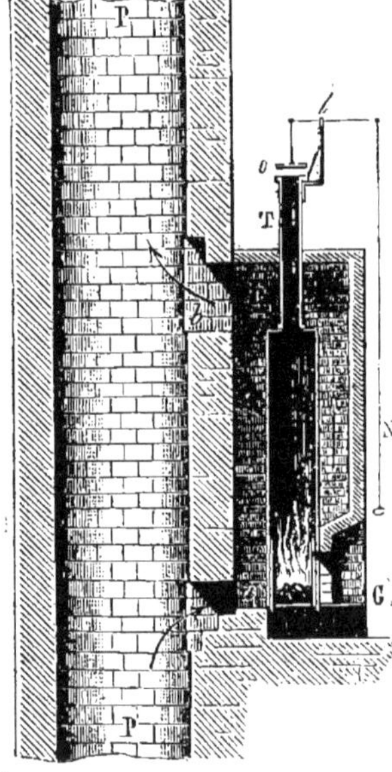

Fig. d. — Modèle de cheminée pour l'aérage des mines.

PP, Puits de mine.
C, Chambre à air chauffé.
G, Foyer prenant l'air extérieur.
T, Cheminée s'ouvrant à l'extérieur. L'air entre en *a* et sort en *b* après s'être échauffé.

Durham, sont ventilées par un fourneau gigantesque qui a neuf mètres carrés de surface de grilles. On peut ainsi évacuer l'énorme quantité de 90 mètres cubes d'air par seconde.

La figure *d* représente une méthode d'aération des puits de mines, où le foyer n'est plus en communication directe avec l'air épuisé.

Mais l'emploi des ventilateurs mécaniques mus par la vapeur répond à tous les besoins de l'industrie. On peut faire varier leur forme, leur position et leur puissance à volonté. Des anémomètres placés dans le parcours des colonnes d'air

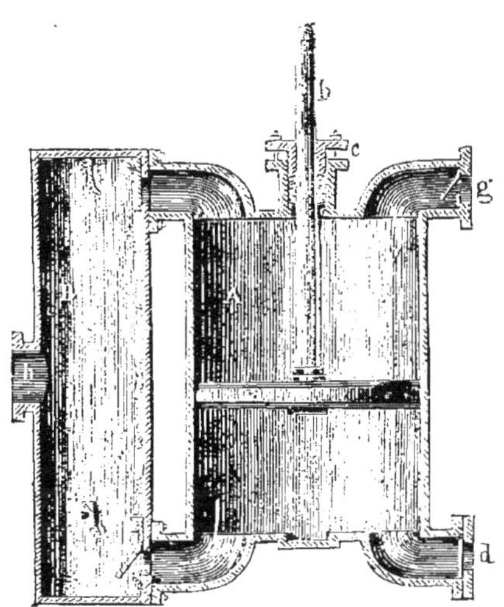

Fig. e. — Machine à souffler ou à aspirer.

A, Cylindre de fonte.
a, Piston.
b, Sa tige.
c, Boite à étoupes.
d, Soupape qui s'ouvre pour l'entrée de l'air, quand le piston se relève.
e, Soupape qui se ferme quand le piston se relève.
g,*f*, Soupapes correspondantes qui s'ouvrent ou se ferment quand le piston s'abaisse.
B, Chambre qui reçoit l'air insufflé.
h, Sa sortie.
Les soupapes peuvent être modifiées, leur jeu restant le même.

permettent d'apprécier le degré et l'égalité de la ventilation.

La figure *e* représente une machine à souffler ou à aspirer, selon le but qu'on se propose, et qui est mue par la vapeur.

Quand il n'est pas besoin de ventilateurs ou d'aspirateurs si puissants, on emploie ceux de la forme que donne la figure *f*.

Ces ventilateurs généraux ou partiels doivent être appli-

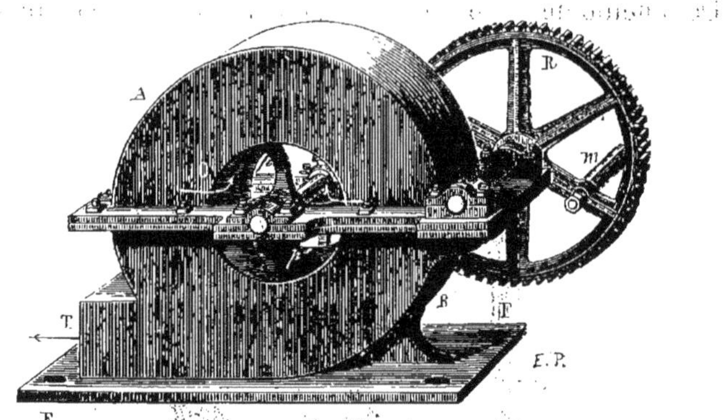

Fig. f. — Ventilateur soufflant, à ailes planes.

pp', Roue à ailettes ou palettes calée sur un arbre qui reçoit son mouvement d'une roue à engrenage R ou d'un moteur quelconque, et contenue dans une boîte circulaire AB, dont les parois présentent vers le centre des ouvertures *o* pour l'admission de l'air, et dont la circonférence est munie d'un tuyau T pour son expulsion. La ventilation est d'autant plus active, que le mouvement des palettes est plus rapide.

qués partout où l'influence nuisible des poussières est à redouter.

M. Morin décrit ainsi le ventilateur de M. Jules Peugeot pour préserver les aiguiseurs (1). Les meules sont emboîtées dans leur partie inférieure, et sous chacune d'elles au-dessous du sol est un petit canal. Tous les canaux parallèles qui viennent d'une même rangée de meules débouchent par un

(1) A. Morin, *Note sur les moyens employés par M. Peugeot pour préserver les ouvriers des meules de grès* (*Annales d'hygiène publique et de médec légale*, t. XXV, p. 1).

contour arrondi dans un autre canal, ménagé sous le sol, qui communique avec un tuyau aspirateur de 30 centimètres de diamètre. Celui-ci débouche au centre d'une des pièces du ventilateur, qui a 75 centimètres de diamètre, 28 centimètres de largeur et qui fait un très-grand nombre de tours par seconde. Ce ventilateur n'a pas d'enveloppe et n'est entouré que d'une caisse de planches, placée en face d'une ouverture, pratiquée dans le mur et par laquelle la poussière s'échappe au dehors.

Bien avant M. Peugeot, le docteur Holland avait appliqué l'action des ventilateurs pour assainir la profession des couteliers à Sheffield (1). Voici l'appareil qu'il décrit pour les repasseurs à la meule. Un entonnoir en bois est placé sur le côté de la pierre et communique par un conduit avec un canal général qui reçoit les conduits de chaque meule; ce canal se termine par un ventilateur. Ce ventilateur est mis en mouvement par le même système de courroies qui met la meule en activité. Le repasseur ne peut pas mettre la meule en mouvement sans faire mouvoir aussi le ventilateur. Son action est telle que toute poussière est entraînée dans l'entonnoir et chassée au dehors.

Ces appareils ont une grande puissance, mais l'obstination des ouvriers à ne pas les employer en a une plus grande encore.

B. *Scaphandres et masques respiratoires.* — Les scaphandres sont des appareils destinés à envelopper l'ouvrier dans une atmosphère artificielle dont on entretient la pureté. Chaque fois qu'il s'agit d'exécuter des travaux indispensables et d'une courte durée dans des atmosphères contaminées, irrespirables, ou chargées d'une poussière toxique,

(1) *Diseases of the lungs from mechanical causes, and inquiries in the condition of the artizans exposed to the inhalation of dust.* G. Calvert Holland, physician to the Sheffield general Infirmary. London, 1843.

on peut les mettre en usage. Ceux de Barnett et de Heinke en Angleterre, ceux de Cabirol en France sont employés dans la marine pour visiter les carènes, les hélices, etc.

Un scaphandre doit présenter : 1° le casque assez large et résistant, muni de glaces qui permettent de voir dans toutes les directions en avant ; 2° un vêtement imperméable, généralement en caoutchouc, qui enveloppe le corps ; 3° une pompe à air placée dans une embarcation s'il faut plonger, ou dans un air pur s'il faut pénétrer dans une atmosphère viciée ; 4° sur l'arrière du casque arrive la conduite d'air pur envoyé par la pompe. Cet air, qui se déverse le long des parois intérieures du casque par trois orifices plats, vient frapper toutes les glaces et les nettoyer de la vapeur qui pourrait les ternir. Sur un autre point est fixée une soupape qui laisse échapper l'air respiré par l'ouvrier, et celui qui est fourni en excès par la pompe. L'ouvrier doit porter un seul vêtement de laine pour condenser la respiration ; le casque se visse sur le collier métallique auquel est attaché le vêtement imperméable. On doit pouvoir le dévisser rapidement, en cas d'accident ; les mains seules sortent du vêtement au moyen de bracelets en caoutchouc.

S'il s'agit uniquement de travailler dans l'air, comme pour le travail des mines, des localités infectées, etc., ces appareils ont été simplifiés, d'une part par M. Rouquayrol, de l'autre par M. Galibert : ils ont composé des appareils respiratoires. Le principe qui leur sert de base est de munir l'ouvrier d'un récipient qui contient de l'air pur comprimé, et de faire arriver celui-ci à la bouche, pour fournir aux besoins de la respiration pendant que l'orifice des narines se trouve fermé. Des lunettes particulières, un ferme-bouche et un pince-nez sont les instruments nécessaires au fonctionnement de ces appareils. Le réservoir d'air est supprimé quand on peut puiser l'air pur facilement dans le voisinage; dans le cas contraire, le réservoir est porté sur le dos (1). Voyez *fig. g.*

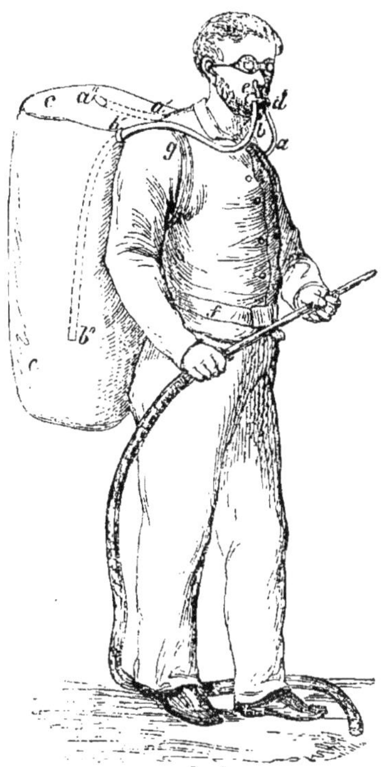

Fig. g. — Appareil de Galibert.

C. *Absorption des gaz.* — Les gaz nuisibles seront dirigés pour être absorbés par des solutions convenables. Un très-grand nombre seront absorbés par l'eau, surtout le gaz chlorhydrique. D'autres seront absorbés par des solutions alcalines : comme les gaz nitreux, sulfhydrique, cyanhydrique, sulfureux, carbonique, les vapeurs d'acide formique, acétique, butyrique, etc.; le gaz ammoniac sera absorbé par

(1) Le Roy de Méricourt, *Note sur les nouveaux appareils respiratoires* (*Archives de médecine navale*, t. III, p. 234).

l'eau aiguisée d'acide sulfurique. Dans un grand nombre de cas l'appareil de Woulf, formé de grandes jarres en terre

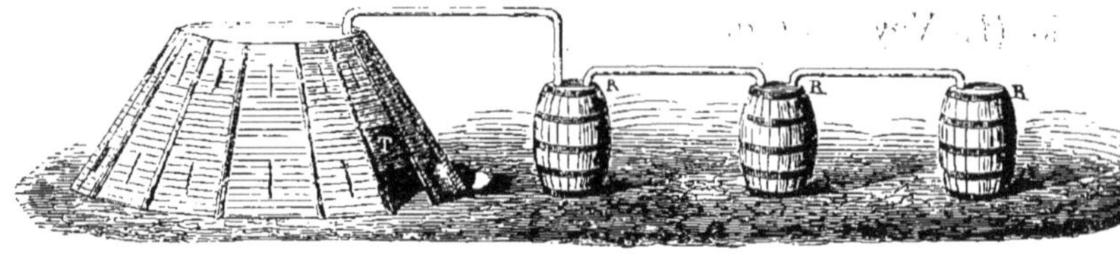

Fig. h.

T, Appareil à carboniser le bois.

R, R, R, Tonneaux disposés comme un appareil de Woulf pour condenser les produits.

vernissée, suffira à cette opération. La figure *h* montre

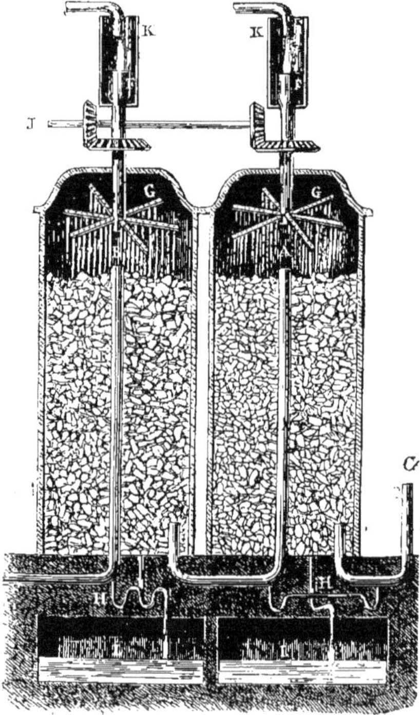

Fig. i. — Cylindres ou tours de condensation pour les gaz.

AB sont deux tours remplies de coke ou de cailloux. Le gaz, qui a échappé aux appareils de condensation, se rend par le tuyau C dans la première tour, passe dans la seconde par le tuyau D, et en ressort par le tuyau E. Deux entonnoirs K, K versent constamment de l'eau. Celle-ci s'échappe en pluie par les tuyaux percés G, G, qui sont mis en rotation par l'engrenage J. L'eau saturée de gaz se réunit par les conduits H, H dans les réservoirs L, L.

comment on peut recueillir les gaz acides et goudronneux de la distillation du bois.

Des appareils plus puissants sont des tours ou des cylindres de condensation ; la figure *i* en présente un exemple.

D. *Eaux de fabriques.* — La vapeur provenant des machines à feu, des buées, sera condensée ou évacuée par des cheminées d'appel. L'humidité de l'air sera combattue par des moyens d'assèchement : des espaces suffisants, l'aération, la ventilation, l'entretien des feux.

L'évacuation des eaux réclame des moyens plus compliqués ; à moins qu'elles ne soient très-impures et très-dangereuses, les eaux seront évacuées dans les rivières voisines. Des rigoles, des rus, des canaux à ciel ouvert, construits de façon à éviter les infiltrations, suffirontordinairement. En cas d'odeurs ou de putréfactions, les canaux seront couverts ; le curage de ces conduites sera surveillé. L'évacuation de ces eaux sera assurée par des lavages suffisants. A cet effet, des pompes, des machines à vapeur ou des manéges, de vastes réservoirs, élevés sur voûtes ou sur piliers, serviront à amener et à conserver l'eau nécessaire non-seulement aux usages de la fabrique, mais encore à son drainage hygiénique. Ainsi l'on a calculé qu'il faut cent mètres cubes d'eau pour le service d'un abattoir, à Paris.

Quand les eaux de fabriques ont des qualités nuisibles, on peut tenter de s'en débarrasser par des puisards d'absorption ; mais il est de toute nécessité que ceux-ci pénètrent dans les couches inférieures du sol, de façon que les eaux évacuées ne se répandent jamais dans le sous-sol environnant ou dans les sources voisines, qu'elles infecteraient bientôt. Des puits artésiens permettent d'atteindre et de juger la profondeur nécessaire. A Rouen, pour le servicee de l'abattoir, un puits d'une profondeur de plus de 500 mètres absorbe sans inconvénient toutes les eaux qu'on lui fournit (1). Il est donc de

(1) Voyez J. Girardin, *Sur l'écoulement des eaux fournies par les abattoirs de Rouen* (*Annales d'hygiène publique*, t. XXIV, p. 84). — Girard et Parent

principe, pour l'établissement d'un puisard d'absorption, que les eaux puissent se perdre d'une manière absolue et indéfinie. La nature de certaines eaux est telle qu'elles obstruent les conduits d'écoulement : telles sont les eaux savonneuses des blanchisseries, des teintures, etc. Mais il est possible de les éclaircir d'abord par les acides ou par la chaux, qui isolent les matières grasses. On ne doit livrer aux puisards que des eaux claires.

Dans certains cas, quand la nature des eaux le permettra, des mares d'évaporation pourront être établies; les résidus seront enlevés par un curage régulier.

Avant d'être évacuées, les eaux de fabriques peuvent être améliorées au moyen de quelques opérations simples. Ainsi les eaux acides seront facilement neutralisées au moyen de la craie d'abord, concassée et soumise à un contact prolongé, et ensuite au moyen de chaux délayée pour finir la saturation (1). On peut de même employer des résidus d'autres fabriques, des résidus de savonneries, par exemple.

Les eaux les plus malsaines, celles qui se putréfient rapidement, proviennent en général des matières végétales ou animales que travaille l'industrie ou qui sont passées à l'état de résidus. Toutes ces eaux contiennent donc des matières précieuses pour l'agriculture; les opérations qui auront pour résultat de convertir en dépôt solide les matières organiques qu'elles contiennent rempliront le double but d'en extraire une matière utile, et de les assainir avant de les évacuer.

L'addition convenable de sels de magnésie dans les eaux vannes, dans les eaux d'usines, a permis d'obtenir au bout de

du Châtelet, *Des puits forés ou artésiens employés à l'évacuation des eaux de quelques fabriques* (*Annales d'hygiène publique*, t. X, p. 317).

(1) Trébuchet, *Rapport général du Conseil d'hygiène publique*, 1864, p. 220.

quelque temps un dépôt riche en phosphate ammoniaco-magnésien. Cette substance, si précieuse pour l'agriculture, devient la base d'un excellent engrais.

On a essayé avec raison d'obtenir dans les eaux des égouts de Londres un dépôt analogue. L'addition d'une faible quantité de chaux — 50 grammes environ pour 200 litres — désinfecte, précipite les acides urique, phosphorique, carbonique, sulfhydrique, les matières grasses, azotées, et par suite toutes les matières en suspension. Les eaux éclaircies s'écoulent, le dépôt est converti en briquettes pour l'agriculture. Mais les eaux d'égouts qui ne reçoivent pas de vidanges sont très-peu riches en matières azotées. Beaucoup d'eaux de fabrique provenant de substances végétales ou animales pourraient être traitées de la sorte. Mais si ces eaux ont une puissance fertilisante assez grande, elles peuvent être directement employées. Ainsi dans les prairies qui avoisinent Édimbourg les eaux d'égout sont amenées directement comme engrais ; les inconvénients sont encore très-grands, mais déjà le procédé Kennedy a pour but de régulariser ces irrigations par un drainage bien fait, par l'emploi d'une machine à vapeur et par des arrosements réguliers.

Le drainage d'une part, les machines de l'autre, peuvent donc servir à conduire les eaux de fabriques, dont la richesse est suffisante, dans les champs à fertiliser ; on peut consulter les rapports instructifs qui ont déjà été présentés pour utiliser l'eau des égouts des grandes villes, nous signalerons ceux de M. Hervé-Mangon, et celui de M. Austin, ingénieur du *general Board of Health* à Londres (1).

Les eaux ammoniacales des fabriques ne sont plus perdues, toutes celles provenant des fabriques de gaz sont recueillies pour la préparation des sels ammoniacaux.

(1) H. Austin, *Report on the means of utilising the sewage on Towns, addressed to the President of the general Board of Health*. London, 1857.

Beaucoup d'eaux vannes sont traitées de la même manière.

Enfin la dessiccation des produits putrides et la destruction par le feu est un moyen à employer dans les cas extrêmes qui le réclameront.

E. *Pulvérisations.* — La réduction en poussière est une des opérations les plus dangereuses dans les fabriques. Mais l'industrie elle-même offre un grand nombre de machines pour améliorer ces procédés. La figure *k* offre un système de

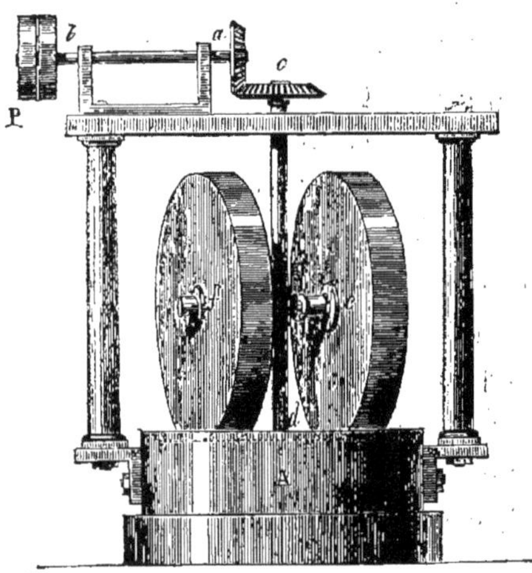

Fig. k. — Meules verticales.

ab, Arbre horizontal qui transmet le mouvement de rotation.
c, Engrenage qui fait tourner l'arbre vertical *c*, *d*; les essieux *e*, *f* conduisent les meules ; ils sont articulés et permettent leur soulèvement.
A, Aire où se fait le broyage.

meules, capable de remplacer toutes les petites opérations où l'ouvrier travaille à la main : des bocards, des cylindres lisses ou cannelés ou armés de couteaux, peuvent être aussi employés, ils peuvent même précéder le travail des meules verticales ou horizontales.

Rien de plus simple, quand le cas l'exige, que d'enfermer tous ces appareils broyeurs dans des chambres en maçonnerie, en planches, ou en vitrages. Il est même possible de les faire travailler sous l'eau.

Pour soustraire les ouvriers aux dangers des pulvérisations minérales, l'industrie a fait encore davantage. M. Fauconnier (1) a imaginé un moulin ramasseur qui remplit le double but de travailler avec économie et d'éviter aux ouvriers les moindres chances de maladies pulmonaires. Il peut s'employer dans un grand nombre d'industries où l'on tamise des matières sèches.

Si par exemple il s'agit de broyer du sable pour les fonderies, on verse le sable entre deux engrenages coniques, où il se broie à l'aide de la vapeur. Il tombe ensuite sur une plate-forme; là, se trouve une meule verticale, qui le réduit en poudre fine. Après cette opération, le ramasseur relève le sable et le rejette sur un tamis qui, après avoir fonctionné, le fait sortir par une ouverture ménagée à cet effet. Ce moulin peut servir à broyer le plâtre, la castine des forges, les matières dures dans les verreries, les arts céramiques, etc.

F. *Opérations en vases clos.* — L'hygiène peut exiger qu'un grand nombre d'opérations dangereuses soient exécutées en vases clos, et qu'elles acquièrent ainsi le degré d'innocuité suffisant pour ménager la santé des ouvriers. Les procédés d'exécution ne manquent pas. Nous nous bornons à en citer quelques-uns dont l'application peut être étendue à d'autres opérations nuisibles.

La figure *l* représente le travail en vase clos quand l'action de la vapeur tendue est nécessaire.

S'il suffit d'opérer des dissolutions ou des macérations en vase clos, l'appareil peut se modifier facilement pour répondre à ce besoin.

(1) Voyez Exposition universelle de Londres, en 1862. *Documents et rapports*, t. II, p. 785. Bruxelles.

Quelquefois il faut dégager des gaz nuisibles à la santé, et

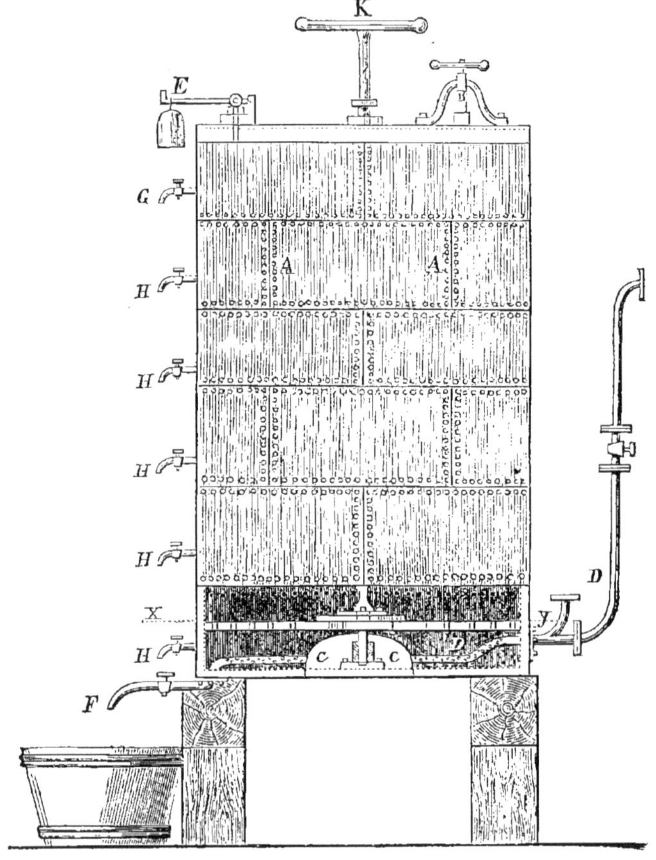

Fig. l. — Fonte de suif en vase clos.

A, Chaudière.
B, Trou d'homme.
D, Tuyau d'introduction de la vapeur.
E, Soupape pour régler sa tension.
G, Robinet pour évacuer l'eau condensée.
HH, Robinets pour évacuer les graisses.
cc, Ouverture pour extraire les résidus.
K, Tige qui, en s'élevant, livre passage à ces mêmes résidus à travers le double fond percé de trous.

l'appareil à dégager le chlore (*fig. n*) fournira un exemple applicable à tous les besoins.

On peut encore citer les appareils à pulvériser en vase clos. Depuis longtemps les tambours tournants, pour pulvé-

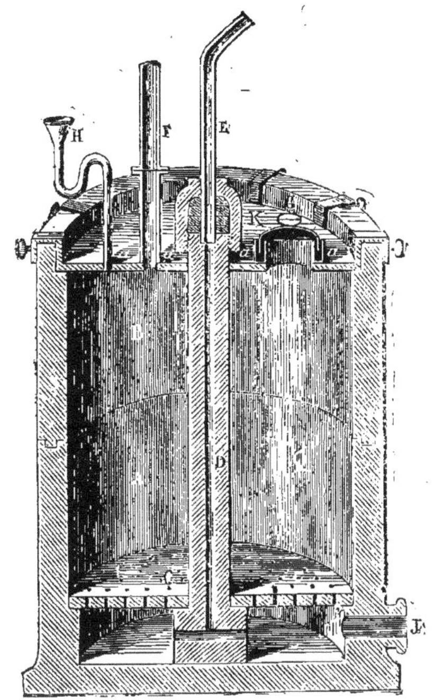

Fig. n. — Appareil pour la production des gaz.

L'appareil est construit avec des pierres siliceuses creusées ; on peut en assembler plusieurs liées ensemble, comme A et B. Sur la pierre C percée de trous, on verse la substance solide ; — l'oxyde de manganèse s'il s'agit de produire du chlore ; — la vapeur d'échauffement amenée par le tuyau E pénètre par le tuyau D dans le fond de l'appareil. Le couvercle de l'appareil est en plomb, fixé par du mastic et des vis. Il est percé d'ouvertures pour l'entrée de la vapeur E, pour la sortie du gaz F, puis pour l'entonnoir courbe H par lequel on verse les acides. *aa* est une ouverture fermée par un couvercle à siphon, à l'effet d'introduire les substances solides. J est un canal pour vider l'appareil.

riser les ingrédients de la poudre de guerre, soufre et charbon, sont employés (*fig. o*).

Dans les cas qui le réclament, le broyage à l'eau et en vase clos peut se faire par des appareils fondés sur le principe suivant (*fig. p*).

Le simple mélange des substances toxiques en vase clos

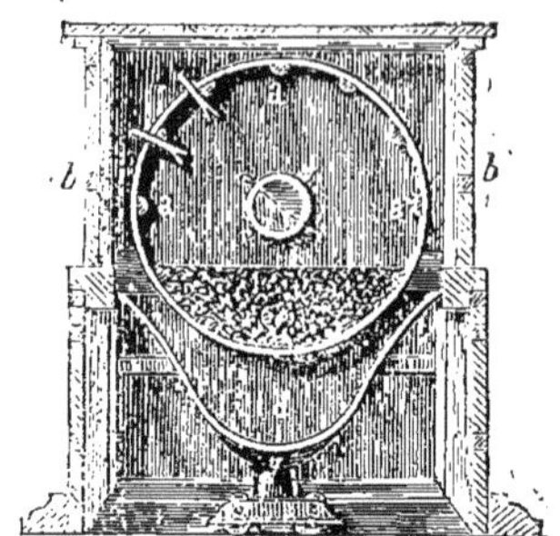

Fig. o. — Pulvérisation en vase clos.

aaa, Tambour tournant sur son axe.

bb, Boîte qui les renferme. Le tambour a des ouvertures latérales pour introduire les substances; on les garnit de tamis métalliques qui retiennent les balles d'airain et laissent passer la poudre fine dans le récipient *d*. Cette poudre s'écoule dans un tonneau par le tuyau *g*.

pourra s'exécuter en prenant pour modèle l'appareil de la figure *q*.

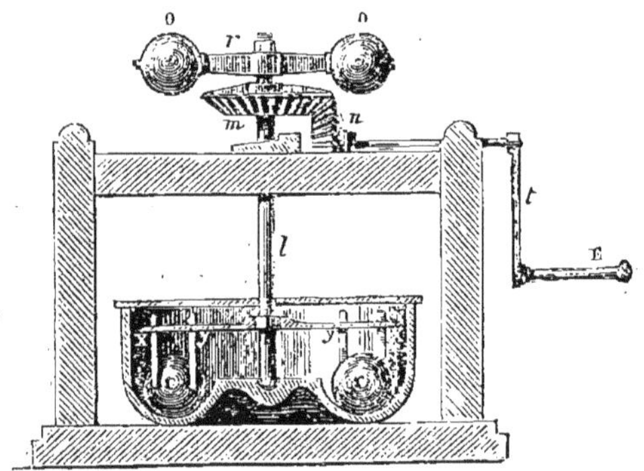

Fig. p. — Appareil pour broyer à l'eau et en vase clos.

E*t*, Manivelle.
nm, Engrenage.
oo, Volant.
L, Tige.
xy, Manége qui pousse en avant les boulets *cc*.

Nous avions pour but de montrer, par ces différents exemples, que l'hygiène publique est armée de moyens presque suffisants pour introduire la salubrité au sein de plusieurs professions, où la mortalité et la maladivité se sont révélées

Fig. q. — Cylindre d'amalgamation.

V, Cylindre en fer.
A, Agitateur.
X, Tige.
W, Manivelle.
CB, Couvercle.
S, Robinet d'écoulement qu'on place où l'on veut.

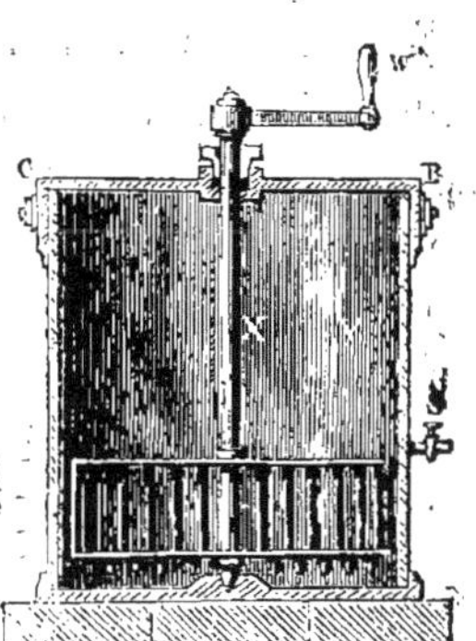

d'une façon désolante. Les moyens d'assainissement, qui manquent peut-être encore, pourront être fournis par les progrès toujours croissants de l'industrie elle-même.

Du reste, nos conseils d'hygiène luttent de science et de dévouement pour conseiller et pour imposer au besoin aux fabricants et aux ouvriers les réformes hygiéniques que réclame chaque profession. Leur tâche est grande, mais ils n'y failliront pas. Nous regardons comme un devoir de renvoyer le lecteur aux rapports de leurs travaux (1).

G. *Règles générales.* — Nous avons encore à ajouter quelques remarques sur les règles générales d'hygiène qui importent à la bonne tenue des établissements industriels.

Nous recommandons d'éviter par-dessus tout l'encombrement des ateliers, et de donner à chaque habitant le cube d'air respirable qui lui est nécessaire.

Nous recommandons que l'approvisionnement d'eau po-

(1) *Rapport général sur les travaux du Conseil d'hygiène publique et de salubrité du département de la Seine, depuis* 1849 *jusqu'à* 1858, rédigé par A. Trébuchet, secrétaire du Conseil. Paris, 1861. — *Rapport général du même,* de 1859 à 1861. Paris, 1864.

table, et la préservation de sa pureté, soient l'objet d'un soin particulier, non-seulement dans les centres d'industrie, mais dans chaque fabrique.

Nous recommandons que les lieux d'aisances soient surveillés, bien tenus, et même désinfectés ; que l'enlèvement régulier de tous les déchets et des eaux inutiles ne manque jamais de se faire.

Nous recommandons que les ouvriers soient encouragés et aidés pour entretenir leur propreté personnelle, par le dépôt de leurs habits de travail dans un local approprié, par la disposition d'un lieu spécial pour se laver avant chaque repas, s'ils ne mangent pas chez eux.

A ce sujet, nous avons à présenter quelques réflexions sur l'influence du travail à domicile, ou du travail dans les centres d'industrie.

Ce qu'on peut appeler la grande manufacture est devenue une nécessité imposée par les progrès de l'industrie moderne. Comment l'hygiène doit-elle envisager le travail dans la famille et le travail dans l'atelier?

Ce second mode offre certainement des inconvénients graves. L'ouvrier est arraché à la vie de famille. Il en néglige bientôt les affections et les devoirs. Il les remplace par l'ivrognerie et le vagabondage. Si c'est la femme ou l'enfant qui sont obligés de quitter le foyer de la famille, l'influence du mauvais exemple est encore plus pernicieuse.

Mais nous venons de voir que la prophylaxie générale des professions ne peut s'exercer utilement qu'avec de larges moyens. C'est dans les chambres encombrées d'une pauvre famille que les moyens de salubrité manquent entièrement, et que les causes les plus graves de mortalité professionnelle résistent d'une manière déplorable aux efforts de la philanthropie et de l'hygiène. La grande manufacture est seule capable d'établir des machines perfectionnées, d'éviter à l'artisan des travaux épuisants et nuisibles, de ménager la vie des hommes. A elle seule l'hygiène peut demander les moyens de prophylaxie qui sont devenus indispensables. Comment les conseils d'hygiène pourront-ils imposer à un ouvrier qui vit au jour le jour et qui travaille dans une chambre, où pullule sa famille, les moyens indispensables pour qu'il se préserve des influences de la poudre arsenicale, des émanations du phosphore, de la poussière métallique des aiguiseurs?

En pareil cas l'hygiène ne peut que recommander le patronage philanthropique, et l'outillage bien entendu d'une grande fabrique. Mais le travail à domicile doit être conservé pour les femmes, quand il n'est pas insalubre et qu'il peut alterner avec les travaux des champs.

Les préceptes de prophylaxie générale, dont nous venons d'énumérer les principaux, ne paraîtront pas superflus quand nous aurons indiqué la gravité de certaines maladies professionnelles. C'est ce que nous allons essayer de faire, en nous servant de ces mêmes préceptes généraux pour mieux éclairer la prophylaxie spéciale qu'il faut recommander aux professions insalubres.

Modifications individuelles et prophylaxie spéciale.

Nous ne pouvons entrer dans les détails de l'hygiène spéciale à chaque profession ; mais nous établirons quelques catégories, et nous ferons ressortir les exemples les plus saillants et les plus instructifs.

1° Matière du travail.

Phosphore. — Les accidents pathologiques dus au phosphore ne se révèlent pas dans les fabriques où l'on prépare le phosphore, fabriques dont le nombre est d'ailleurs fort restreint ; parce qu'elles fonctionnent au moyen d'appareils clos et sous des hangars très-aérés. Dans les fabriques d'allumettes chimiques au contraire, et dans celles de pâtes phosphorées, le phosphore en vapeurs se répand dans toutes les parties des ateliers, et enveloppe les ouvriers d'une atmosphère toxique. Les premiers symptômes se manifestent par de la soif, des coliques, des diarrhées ; bientôt les organes respiratoires sont malades, et deviennent le siége de toux opiniâtres, de bronchites aiguës, avec des altérations de tissus. Des faits nombreux recueillis par le docteur Strohl de Strasbourg et le docteur Gendrin établissent que ces bronchites peuvent devenir mortelles.

L'industrie des allumettes chimiques a pris naissance en Allemagne. Elle est d'origine récente ; des accidents plus graves encore se manifestèrent bientôt parmi les ouvrières surtout, qui étaient occupées, dans des chambres étroites, aux travaux divers que réclament le trempage, le démontage, la mise en boîtes. L'action du phosphore sur le phosphate des os est telle, que des nécroses se déclarèrent, dans presque tous les ateliers, chez les ouvriers exposés à ses vapeurs qui sont presque incoercibles. La destruction des gencives, des dents, des os maxillaires et palatins devint un mal général qui reçut le nom de *maladie chimique*. On commença par exclure les ouvriers dont les dents étaient entamées et qui succombaient les premiers à la maladie. Lorinzer à Vienne, Heyfelder (1) à Erlangen, Strohl à Strasbourg (2), Neuman à Berlin, MM. Roussel (3), Dupasquier (4), firent successivement connaître les ravages de cette maladie et en signalèrent les causes. MM. Bibra et Geist (5) étudièrent plus complète-

(1) Heyfelder, *Mémoire sur la nécrose des os maxillaires* (*Archives génér. de médecine*, 1845, t. X).

(2) Strohl, Voyez *Gazette médicale de Strasbourg*, novembre 1845.

(3) Théophile Roussel, *Recherches sur les maladies des ouvriers employés à la fabrication des allumettes chimiques*. Paris, 1846.

(4) A. Dupasquier, *Mémoire relatif aux effets des émanations phosphorées*.

(5) De Bibra et L. Geist, *Des maladies des ouvriers employés à la fabrication des allumettes phosphoriques*, etc. Erlangen, 1849.

ment tous les cas de nécrose phosphorique, et l'influence professionnelle fut mise hors de doute. Les rapports du Conseil de salubrité (1) s'occupèrent de ce sujet pour le réglementer. Parmi les articles qui résument le mieux tous ces travaux, nous signalons celui de MM. A. Tardieu (2), Chevallier (3), Glenard (4), etc.

Cette profession s'est présentée d'abord dans les conditions les plus mauvaises. Ignorant les dangers nouveaux qu'elle recélait, les ouvriers travaillaient dans de misérables chambres, encombrées et sans ventilation ; le mal chimique ne se déclarait qu'après deux ou trois années de travail dans un mauvais atelier, pour devenir incurable ; parfois il amenait la mort ; ou bien il laissait d'affreuses difformités. L'industrie des allumettes s'est répandue en outre parmi les ouvriers les plus pauvres des grandes villes. Vienne en Autriche occupe 3,000 ouvriers à ce travail ; le département de la Seine en occupe 1500 répartis dans 32 fabriques ; Lyon un nombre proportionnel.

Sans doute cette profession pourrait être améliorée en supprimant tous les petits ateliers, où, comme nous l'avons fait remarquer plus haut, l'hygiène est rendue impuissante, et en concentrant la fabrication des allumettes phosphoriques dans de grands locaux où l'on appliquerait les moyens connus de ventilation, de préparation en vases clos, de surveillance hygiénique; et en particulier les précautions que le Conseil de salubrité a rédigées à ce sujet (5). Mais cette

(1) Trébuchet, *Rapport général sur les travaux du Conseil de salubrité*, 1861, p. 147 ; et 1864, p. 63.

(2) A. Tardieu, *Dictionnaire d'hygiène publique et de salubrité*, 1862, art. ALLUMETTES.

(3) A. Chevallier, *Mémoire sur les allumettes chimiques préparées avec le phosphore ordinaire*, etc. (*Ann. d'hyg. et de médec. lég.*, 2ᵉ sér., t. XV, 1861).

(4) Glenard, *Rapport sur la fabrication des allumettes*. Lyon, 1860.

(5) Trébuchet, *Rapport sur les travaux du Conseil d'hygiène publique*, etc., 1861, p. 526.

profession doit être examinée sous toutes ses faces ; elle nous présente justement le cas le plus général que l'hygiène professionnelle ait à juger. En admettant que les procédés de ce travail puissent être exécutés d'une manière salubre, ce qui est fort admissible, il n'en faut pas moins reconnaître que les produits fabriqués portent avec eux dans le public leur insalubrité.

En effet, le phosphore blanc est fusible à 44 degrés, et inflammable à 60 degrés. Il est altérable à l'air et phosphorescent. Sa vapeur a assez de tension pour se *diffuser* dans un grand volume d'air. Toutes les pâtes phosphorées, qui ne sont pas conservées sous l'eau, ont donc la propriété d'altérer par la présence du phosphore les atmosphères qui les environnent. Elles fournissent en outre un poison actif qui par hasard ou par intention, a causé de nombreux cas d'empoisonnement. Un grain ou deux de ce poison ont souvent suffi pour donner la mort. Une sensation de brûlure dans l'estomac et les intestins ; des vomissements et des déjections dont l'odeur, et la phosphorescence dans l'obscurité sont caractéristiques ; une agitation extrême ; la faiblesse du pouls ; une prostration complète, ou bien des convulsions sont les symptômes ordinaires qui précèdent la mort. Celle-ci arrive promptement et dans quelques cas d'une manière tranquille et sans symptômes précurseurs. Toutes les parties du cadavre restent imprégnées de lueurs phosphorescentes, surtout l'estomac. En lavant celui-ci de même que les intestins avec de l'eau distillée, plaçant le produit du lavage dans une cornue de verre, et distillant au bain de sable quelques grammes du liquide, on aperçoit dans l'obscurité les vapeurs phosphorescentes. Le liquide distillé se colore en brun, surtout à chaud, par l'addition de l'azotate d'argent. Mais il faut s'assurer de l'absence du gaz sulfhydrique. Le débit des allumettes phosphorées, ou phosphore blanc, constitue donc le débit d'un poison public, mis à la portée des plus jeunes enfants.

On peut se demander si l'emploi de cette substance toxique est indispensable dans la profession des allumettes phosphoriques? Nullement. La chimie a de nouveau montré ici sa merveilleuse fécondité, non-seulement pour créer, mais encore pour assainir les professions industrielles.

Un savant professeur de Vienne, le docteur Schrotter, a fait connaître, en 1848, une méthode pour communiquer au phosphore, sans changer sa nature élémentaire, les propriétés d'innocuité absolue que l'industrie réclame. L'action de la lumière ou de la chaleur suffit à ce résultat. On sait maintenant qu'en chauffant le phosphore blanc, pendant une huitaine de jours et sans interruption, à une température de 240 à 250° centigrades, celui-ci subit la transformation que les chimistes appellent *allotropique*. Après cette simple opération, le phosphore ordinaire, si dangereux par lui-même, devient rouge et inaltérable à l'air. Il ne répand plus de vapeurs, n'est plus fusible, et ne s'enflamme qu'à 260 degrés centigrades ; on peut, sans danger, le diviser, le travailler, l'empaqueter. S'il est pur, on peut l'exposer aux chocs et aux frottements sans qu'il s'enflamme. Mais ces dernières propriétés étant utiles pour la fabrication des allumettes, on les lui rend complétement, en mêlant dans la pâte du *chlorate de potasse*. A cette condition il remplit sans danger le rôle de phosphore blanc. Il y a plus, il a cessé d'être vénéneux (1). MM. Lassaigne et Reynal ont fait des expériences concluantes à cet égard, et, après bien des confirmations, c'est un fait acquis à l'hygiène.

La découverte du docteur Schrotter ne tarda pas à être exploitée. De grandes fabriques — MM. Albright et Wil-

(1) A. Chevallier, *Notice sur l'innocuité du phosphore rouge introduit dans l'économie animale* (*Annales d'hyg. et de médec. lég.*, 2e série, t. V).

son, à Oldbury, Angleterre; MM. Coignet, à Lyon — préparent ce produit, en grandes quantités et sans aucun danger. Des fabriques d'allumettes au phosphore rouge, comme celle de B. Forster à Vienne, livrent au commerce, par semaine, 40 millions d'allumettes qui ne présentent aucun danger.

Aujourd'hui il est prouvé que l'emploi du phosphore blanc présente les plus graves dangers pour la santé des ouvriers fabricants et pour la santé publique, il est prouvé de même que l'on peut donner à ce corps toutes les qualités d'innocuité désirable. Il n'y a plus dès lors aucun intérêt suffisant pour paralyser de graves considérations. Nous pensons donc que l'emploi du phosphore blanc doit être interdit.

Sulfure de carbone. — Cette substance est employée dans quelques professions; surtout quand il s'agit de vulcaniser le caoutchouc, et d'extraire des résidus de fabriques les corps gras qu'ils contiennent. C'est un dissolvant énergique; mais il est fétide, aussi volatil que l'éther et sa vapeur très-lourde se réunit dans les lieux bas. La respiration des atmosphères où elle se trouve mêlée est capable de produire de graves accidents. Le docteur Delpech (1) les a étudiés avec soin; on observe d'abord des maux de tête et la perte de l'appétit, puis une courbature générale, des vomissements et de la diarrhée. L'ouïe, la vue, l'intelligence, s'affaiblissent, enfin la paralysie se developpe. Telle est l'action chronique du sulfure de carbone, quand on le respire journellement à petites doses, dans des ateliers mal tenus. Mais l'inhalation d'une forte quantité de vapeurs peut produire subitement l'*anesthésie* de même que l'éther ou le chloroforme. La perte de connaissance est subite, et la prolongation de cet état pourrait amener la mort. Il est facile de se garantir du sul-

(1) Delpech, *Mémoire sur les accidents développés par l'inhalation du sulfure de carbone*, 1856. — Le même, *Annales d'hyg. publ. et de méd. lég.*, 1863, et tirage à part.

fure de carbone, son odeur le fait toujours reconnaître. L'extraction des graisses par son moyen peut se faire dans des appareils parfaitement clos, de même que sa distillation peut être opérée de façon à n'en rien perdre. Les vêtements de caoutchouc, qui en sont imprégnés, sont soumis au séchage. Celui-ci doit être complet, et s'exécuter dans des localités bien ventilées, autres que des localités habitées. En cas de nécessité rien ne serait plus facile que de détruire par le feu ses vapeurs qui sont très-combustibles (1).

Chlore, iode, brome. — Le gaz chlore, et les vapeurs d'iode et de brome, sont des irritants actifs et instantanés des voies respiratoires ; l'inspiration du chlore peut produire des toux opiniâtres, des crachements de sang et même des suffocations. L'iode et le brome, que l'on extrait des eaux mères salines, ont une action plus spéciale sur l'économie ; l'amaigrissement général, et une sorte *de cachexie iodique*, peuvent résulter de leur action continuée à petites doses ; le chlore, dégagé en grand dans les fabriques de chlorures, dans les blanchisseries, etc., révèle immédiatement sa présence par son odeur et par la toux. Il suffit de précautions simples pour condenser ce gaz ; nous avons donné (*fig. n*) un appareil destiné à le produire en vases clos.

L'action des chlorures dissous dans l'eau sur la peau des ouvriers qui pratiquent le blanchiment ne produit que des irritations de peu de gravité.

Gaz chlorhydrique, gaz sulfureux, vapeur nitreuse, gaz ammoniac ; produits chimiques. — Les fabriques de produits chimiques, pour la plupart du moins, sont devenues, par leur bonne tenue, et par les progrès réalisés, des exemples qui peuvent démontrer quels résultats l'hygiène peut attendre du concours des fabricants intelligents. De toutes les in-

(1) A. Trébuchet, *Rapport sur les travaux du Conseil d'hyg. publique*, 1864, p. 183.

dustries chimiques, celles dont l'importance intéresse le plus l'hygiène, sont sans doute les fabriques qui préparent les produits de la décomposition du sel marin et l'acide sulfurique. On évalue, de 3 à 400 millions de kilogr., la quantité de sel qu'elles consomment en Europe, chaque année.

La décomposition du sel marin par l'acide sulfurique, pour produire le sulfate de soude nécessaire soit pour les verreries, soit pour fabriquer la soude artificielle, donne naissance à des quantités de gaz chlorhydrique dont l'imagination peut s'effrayer.

Ce gaz acide a été successivement perdu dans les airs, ou saturé par des amas de craie; enfin il est recueilli d'une manière absolue dans de grands appareils de Woulf et sert à d'autres industries ; à cet effet on opère la décomposition du sel dans des fours dits *à double voûte* et le gaz chlorhydrique se rend à part dans les appareils de condensation. Nous avons donné (page 406, *fig. a*) un modèle de ces fours. C'est grâce à de semblables perfectionnements que des fabriques de soude peuvent décomposer 500 tonnes de sel marin par semaine, au milieu de la population agglomérée des grandes villes, sans donner lieu à des plaintes sérieuses.

La fabrication de l'acide sulfurique qui est susceptible de dégager tant de gaz sulfureux, nuisible et suffocant, a fait aussi des progrès analogues: fondée à Richmond (1697); installée dans des chambres de plomb, à Birmingham (1746); perfectionnée enfin à Rouen (1810) par la méthode à *combustion continue*, elle représente aujourd'hui un rendement égal au rendement théorique et, partant, ne fait plus en gaz sulfureux ces pertes dont l'hygiène avait à se plaindre. Un cylindre semblable à ceux décrits page 414, *fig. i*, se trouve placé à la suite des chambres de plomb, et une chute d'acide sulfurique retient toutes les vapeurs nitreuses qui pourraient échapper.

Quant aux fabriques chimiques qui dégagent aussi de l'acide sulfureux, nous citerons comme exemple celles qui font l'affinage de l'or et de l'argent. Les chaudières conduisent leurs vapeurs dans un canal rempli d'eau qui condense le gaz sulfureux; l'excédent se rend dans une caisse remplie de chaux, puis dans une grande cheminée.

Les grandes fabriques de produits chimiques, par leur importance, par les espaces qu'elles occupent, par les capitaux qu'elles ont dû réunir, sont en état d'entourer leurs nombreux ouvriers de tous les soins de la philanthropie et de l'hygiène, sans en exclure ceux d'une saine prévoyance. C'est là surtout que résident les bienfaits et l'honneur de la grande industrie.

Les soufroirs sont employés pour le blanchissage de la laine, de la soie, des tissus divers ; ils réclament surtout des appareils ventilateurs, pour évacuer dans l'atmosphère l'acide sulfureux après le travail accompli.

Gaz sulfhydrique. — Le travail de quelques professions peut dégager de l'hydrogène sulfuré. Nous avons décrit, tome Ier, page 554, les effets toxiques de ce gaz, nous y renvoyons. La prompte asphyxie mortelle, qu'il peut causer, asphyxie connue sous le nom de *plomb* des vidangeurs, fait une prescription d'hygiène, de ne jamais laisser accumuler le gaz sulfhydrique dans des caves, dans des lieux clos, dans le voisinage des chaudières. Il faut le contenir et le diriger en vases clos, pour le brûler, et, s'il s'échappe des appareils, le pomper au dehors par une ventilation suffisante. On rapporte à l'action de l'hydrogène sulfuré la persistance de certaines ophthalmies ; la mitte sèche ou grasse des vidangeurs ; maladie douloureuse qui amène parfois la cécité.

Oxyde de carbone, hydrogène carboné. — Nous avons aussi signalé les pernicieux effets de ces deux gaz, tome Ier, pages 660 et 673. Nous ajouterons que le gaz de l'éclairage contient, presque toujours, par suite d'une épuration vicieuse, des quantités importantes de sulfure de carbone, et qu'il est probable que les effets pathologiques dus à sa vapeur jouent un grand rôle dans l'influence des fuites de gaz sur la santé des habitants.

Acide carbonique. — Ce gaz, qui se dégage des combustions parfaites et des fermentations, s'accumule par son poids dans les lieux profonds. C'est surtout une asphyxie par défaut d'air respirable qu'il produit. Tous les ateliers qui s'y trouvent exposés doivent être soigneusement ventilés, surtout les distilleries, les brasseries, les séchoirs, les cuves en fermentation, etc., l'oxyde de carbone est toxique par lui-même; nous renvoyons à ce que nous en avons dit, tome Ier, page 660.

Les *métaux* sont la matière du travail d'un grand nombre de professions. Heureusement le plus répandu et le plus utile de tous, le *fer*, est à peu près dénué de propriétés insalubres.

Après lui le *zinc* se présente dans l'industrie et dans l'économie domestique à l'état pur et à l'état d'alliages. Il donne naissance à des vapeurs métalliques, à des oxydes et à des sels. Sous cette dernière forme il est vomitif, et capable de produire des accidents comme l'émétique, mais seulement à grandes doses. Le vin, le vinaigre, le bouillon, le lait, l'eau de Seltz, l'eau salée, peuvent dissoudre le zinc même à froid. Les accidents qui peuvent se produire ne sont pas très-graves; mais ils suffisent pour que les vases de zinc soient impropres à la cuisson et à la conservation des aliments. Si les sels de zinc sont solubles, l'oxyde ne l'est pas dans l'eau distillée qui en prend moins d'un millionième; l'eau qui coule des toitures et des conduits en zinc ou en fer zingué est donc regardée comme salubre; ce qui permet de conseiller la substitution du zinc au plomb pour tous ces besoins. Les fabriques où l'on distille le zinc et celles où l'oxyde de zinc se produit paraissent ne donner lieu à aucun accident sérieux, si l'on s'en rapporte aux observations de MM. Rayer, Grisolle, Chevallier, Tardieu, Guérard ; l'oxyde de zinc peut être administré à l'intérieur à la dose d'un gramme par jour sans autre symptôme à craindre que de la gastralgie et des vomissements. Mais s'il se forme des composés volatils, tels que le chlorure de zinc, les phénomènes d'absorption se traduisent par quelques accidents décrits sous le nom de : ivresse zincique (1), fièvre nocturne zincique (2) ou cadmique.

Cet état pathologique, dû à l'absorption du zinc, a été observé le mieux par le docteur Maisonneuve sur les ouvriers des arsenaux maritimes occupés à travailler le zinc ; les ouvriers connaissent sous le nom de *fièvre de sel* un état pathologique qui résulte pour eux des émanations du zinc, dans son contact avec le sel ammoniac (3), projeté pour réduire l'oxyde qui se forme sur le bain de métal : c'est pendant la nuit qu'une oppression et une insommie remarquables, accompagnées de céphalalgie, viennent témoigner que le chlorure de zinc a été absorbé ; l'élimination se fait par des sueurs abondantes, et une expectoration de crachats noirâtres. Ces accidents se dissipent d'eux-mêmes, ou n'exigent tout au plus qu'une diète lactée. Nous pouvons déjà constater à l'occasion du zinc qu'il y a des différences importantes dans l'action des substances métalliques, selon qu'elles sont absorbées par la peau, par les voies digestives, ou par les voies respiratoires. Les préparations du zinc n'exercent aucune action appréciable, par application sur la peau ; elles sont légèrement irritantes et émétiques par ingestion dans l'estomac ; mais les

(1) Blandet, *Du délire produit par l'inspiration des vapeurs d'oxyde de zinc, Ann. d'hyg. et de médec. lég.*, 1845, t. XXXIV.

(2) Bouchut, *Industrie de la peinture en blanc de zinc* (*Ann. d'hyg. et de méd. lég.*, 1852, t. XLVII).

(3) Maisonneuve, professeur à l'École de Rochefort, *Archives de médec. navale*, t. II, p. 288.

composés volatils absorbés par les poumons produisent des phénomènes généraux de fièvre, de courbature, d'insomnie et surtout des transpirations abondantes.

Cuivre. — Les ouvriers qui travaillent le cuivre sont exposés à l'action de ce métal qu'ils manient à froid, qu'ils liment, qu'ils fondent, qu'ils décapent, ou dont ils détachent des poussières formées d'oxydes, ou de composés salins. Nous avons besoin d'établir, comme pour le zinc, une distinction entre les modes divers d'absorption par la peau, le tube digestif, ou les voies respiratoires. L'action du cuivre, de son oxyde, de ses sels sur le tégument externe paraît exempte d'inconvénients ; l'examen des grands ateliers où l'on se borne à tourner, limer, façonner le cuivre rouge conduit à cette conclusion (1). L'absorption et la fixation de l'oxyde de cuivre dans les particules graisseuses est évidente par la coloration en vert des cheveux et souvent de la peau de ces ouvriers, il en est de même du passage et de l'élimination (2) du cuivre à travers les organes et les urines. Ce mode d'absorption et d'élimination du cuivre et de ses composés paraît se faire sans occasionner d'accidents toxiques. A ce point de vue le cuivre n'est pas vénéneux, il ne l'est pas davantage s'il est ingéré en poudre et à l'état métallique.

Mais si les sels solubles de ce métal sont introduits dans les voies digestives, on peut leur attribuer deux effets pathologiques parfaitement distincts : ou bien, ils sont vénéneux par eux-mêmes, et, quelle que soit la quantité du liquide qui les tient en dissolution, ils produisent des effets relatifs à leur dose ; ou bien, sans être vénéneux par eux-mêmes, ces sels auront une action irritante et corrosive, qui produira lo-

(1) C. Maisonneuve, *Archives de médec. nav.*, t. III, p. 37.

(2) Chevallier et Boys de Loury, *Mémoire sur les ouvriers qui travaillent le cuivre et ses alliages* (*Annales d'hyg. publ. et de médec. lég.*, t. XLIII, 1850).

calement un effet morbide en rapport avec leur degré de concentration. C'est la seconde opinion que nous adoptons ; car elle nous paraît conforme à tous les faits observés. Nul doute que les sels cuivreux, comme poison caustique, ne puissent entraîner des inflammations du tube digestif et des intestins, suivies de mort; ces membranes sont souvent perforées.

MM. Drouard, Smith et Orfila ont constaté que les sels de cuivre, le plus souvent à la dose de dix à quinze grains, produisaient des vomissements de matières bilieuses colorées en vert, des coliques douloureuses suivies de diarrhées, des cris plaintifs, une gêne extrême de la respiration, puis l'abattement et la mort. En général, ils ont trouvé une phlegmasie du tube digestif; la membrane muqueuse, rouge, épaissie, rugueuse ; dans le cas de perforation, la mort peut être très-prompte et précédée de vives douleurs dans l'abdomen.

Mais, dans un très-grand nombre de cas, des aliments contenant des traces de cuivre sont ingérés sans conséquences fâcheuses; dans les cas très-nombreux, où des vases de cuivre ont été attaqués et en partie dissous par les aliments dont on a fait usage, il n'y a eu que maladie, d'une courte durée. Ce n'est guère que quelques heures après un pareil repas que les symptômes se manifestent; le malade éprouve un mal de tête violent, des coliques très-douloureuses, des vomissements bilieux, souvent des crampes et des sueurs copieuses; les évacuations alvines se succèdent et soulagent ordinairement les malades; les coliques persistent quelque temps et cèdent à la diète lactée. Les meilleurs contre-poisons sont le blanc d'œuf, le lait, le sucre de fruits. On a conseillé aussi la limaille de zinc ou de fer. Si les aliments contenaient une forte quantité de cuivre, ils peuvent certainement causer la mort. Portal cite le cas de deux Lyonnais qui moururent après avoir mangé un ragoût cuit dans un vase en cuivre non étamé. Une partie de l'intestin était perforée. A côté de ces faits de maladie ou d'empoisonnement nous allons placer une observation fort curieuse rapportée par Casper (1).

Un enfant de 18 mois mourut de broncho-pneumonie, compliquée d'angine ; le médecin avait prescrit, entre autres, du sulfate de cuivre à doses successives d'un grain et demi, de façon que cet enfant en prit 18 grains dans un jour. Le médecin ordinaire fut accusé d'empoisonnement, bien que l'enfant n'eût succombé que douze jours après l'administration de ce médicament. Casper, chargé de l'autopsie, constata l'hépatisation du poumon et la maladie des bronches, mais il trouva tous les autres organes sains. L'estomac, le duodenum et une partie du côlon furent détachés et soumis à l'analyse chimique. On ne trouva aucune trace de cuivre ; le sel administré avait été éliminé sans laisser aucune trace morbide.

Les ouvriers qui travaillent dans les ateliers mal ventilés, où le vieux cuivre est martelé et développe des poussières d'oxyde ; où le cuivre est fondu pour être moulé, et où le bain métallique se couvre d'une flamme verte qui remplit l'atmosphère d'oxyde de cuivre ; ceux-là sont exposés à l'inhalation dans les voies pulmonaires des poussières cuivreuses. A ce moment l'irritation des muqueuses, du larynx et des bronches est extrême, la dyspnée est subite, la voix se perd, tous les muscles inspirateurs sont dans un état convulsif. Mais ces poussières s'introduisent de même dans la bouche et le pharynx ; elles sont dissoutes par la salive, et avalées. On ne peut nier que des accidents de colique, qui rappellent la colique que l'on éprouve par suite de l'ingestion des sels de cuivre, ne soient fréquents dans les ateliers où les poussières cuivreuses sont répandues, par suite de ces

(1) Casper, *Gerichtliche Medizin*. Berlin, 1857, p. 652.

sortes de travaux et en l'absence d'une ventilation convenable. Le docteur Maisonneuve (1) a reconnu que sur 68 fondeurs des arsenaux maritimes, plus des deux tiers avaient éprouvé et ressentaient souvent, après les travaux de cette nature, des accidents auxquels ils donnent le nom de coliques, et qu'ils exposent ainsi : douleur à l'épigastre et à l'ombilic, nausées, vomissements, diarrhées; cet état ne dure que quelques jours et s'amende sous l'influence de la diète lactée. Ces accidents causés par le cuivre étaient admis en général.

Le docteur Blandet présenta, en 1846, un mémoire sur la colique de cuivre des artisans; mais il en exagera les conséquences à tirer, et des faits nombreux lui ont été opposés pour réduire ses craintes à leur juste valeur. D'autres savants ont poussé leur optimisme trop loin ; et nous pensons que MM. Chevallier, Boys de Loury, Tardieu (2), Pecholier et Saint-Pierre (3), etc., sont dans ce cas.

A notre avis, les poussières cuivreuses peuvent être une cause de maladies, par l'action caustique des sels qu'elles produisent au contact des muqueuses des voies respiratoires et digestives ; mais ce danger doit disparaître entièrement dans des ateliers bien ventilés ; l'aspect chlorotique de beaucoup d'ouvriers doit être attribué à la présence du cuivre dans les poils et dans l'épiderme, présence que nous avons signalée plus haut; mais il reste encore à bien établir : Si véritablement les ouvriers de cette profession présentent plus que d'autres, avec un état particulier de maigreur et de rachistisme, les caractères précoces de la sénilité.

Le *plomb et ses composés* se rencontrent comme matière

(1) Maisonneuve, professeur à Rochefort, *Archiv. de médec. nav.*, t. III, p. 39.

(2) Tardieu, *Dictionnaire d'hygiène publique*, 2e édition. Paris, 1862, art. CUIVRE.

(3) Pecholier et Saint-Pierre, *Études sur l'hygiène des ouvriers employés à la fabrication du verdet*, 1864.

de travail dans un grand nombre de professions, parmi lesquelles celles qui exploitent les mines de plomb, de cuivre, d'argent, celles de fabricants de céruse et de minium, de fabricant de cristaux, de plombier, de broyeur de couleurs, de peintre, d'imprimeur et de fondeur en caractères, de potier d'étain, tiennent le principal rang. La volatilisation du plomb en fusion, la respiration des composés plombeux en suspension dans l'atmosphère, surtout des oxydes et des carbonates, leur introduction journalière dans les voies digestives, le contact prolongé sur l'épiderme dénudé ou même intact de ces mêmes substances, finit par amener chez ces sortes d'ouvriers une série d'accidents graves que nous allons rappeler.

Déjà Stoll avait signalé la tristesse et la mélancolie des malheureux occupés aux mines de plomb ; on a remarqué aussi depuis longtemps le teint comme plombé et les dents noircies des ouvriers qui manient ce métal. Citois, médecin de Poitiers, observa et décrivit d'abord la colique particulière à cette sorte d'artisans, connue sous le nom de colique des peintres, et qui depuis fut étudiée avec tant de soin par Stockhausen (1), Chirac, Desbois de Rochefort, Warren, Christison, MM. Mérat (2), Duplay, Nivet, Tanquerel-Desplanches (3), A. Grisolle, Andral, T. Percival, Chevallier (4), Duchesne.....

La colique ou plutôt l'entéralgie saturnine, quoique pouvant

(1) Stockhausen, *De Lythargirii fumo noxio*. Goslar, 1656.

(2) Mérat, *Dissertation sur la colique métallique*, etc. Paris, 1812.

(3) Tanquerel Des Planches, *Traité des maladies de plomb ou saturnines*, 1839.

(4) Chevallier, *Notes statistiques sur les ouvriers atteints de coliques de plomb dans les hôpitaux de Paris* (*Annales d'hygiène et de médecine légale*, t. XXVI, 1841). — Le même, *De la fabrication du blanc de céruse* (*ibidem*, t. XLVII, 1852). — Le même, *Note sur les accidents saturnins observés chez les ouvriers qui travaillent à l'émaillage des crochets de fer* (*ibidem*, 2e série, t. XV, 1861).

débuter soudainement, s'annonce d'ordinaire d'une manière lente et progressive ; la face devient de plus en plus triste et grippée, un cercle bleuâtre se dessine sur les gencives, la constipation acquiert un caractère d'opiniâtreté croissant et résiste bientôt à tous les moyens ordinaires, les parois antérieures du ventre se rétractent, la peau devient sèche, parfois quelques courbatures dans les membres se font sentir ; puis enfin la douleur abdominale, appelée dans ce cas improprement colique, obscure d'abord, se rallume d'une manière formidable ; elle ne s'accompagne d'aucune fièvre, mais souvent de quelques vomissements ; elle paraît profonde, presque insensible à la compression du ventre, se prolonge jusque dans le testicule, qui se rétracte à son tour ; souvent la constriction des organes abdominaux devient telle, que les malades se livrent à des cris, à une agitation cruelle et même à des accès épileptiformes. Un seul moyen presque infaillible se présente pour calmer ces atroces douleurs, c'est l'emploi des purgatifs les plus violents *à haute dose*. Dès que la constipation est vaincue, la maladie s'amende. Après une première colique, une seconde exposition aux émanations saturnines ramène les accidents avec plus de promptitude que la première fois. Les fabriques de céruse entre autres déterminent la colique avec une funeste rapidité. Selon M. A. Grisolle, un séjour prolongé de trente à soixante-cinq jours selon les âges dans ces sortes de fabriques la déterminait infailliblement.

La colique n'est pas la seule maladie saturnine que l'on doive redouter : des douleurs vagues dans les membres, surtout les supérieurs, produisant une sorte d'arthralgie spéciale, amènent bientôt une seconde sorte d'affection ; c'est la paralysie saturnine qui envahit d'une manière graduée et spéciale les muscles du mouvement dans les mains et les avant-bras, surtout les extenseurs ; les nerfs du sentiment finissent, quoique plus rarement, par se ressentir de l'intoxication saturnine, et la paralysie qu'ils éprouvent à leur tour a reçu de Tanquerel le nom d'*anesthésie*. Elle se limite ou s'étend à des parties plus ou moins importantes de la peau : il n'est pas rare de la voir se porter sur les organes des sens, celui de la vue en particulier, et l'on remarque dans ce cas une sorte de diplopie et d'amaurose qu'on peut aussi nommer saturnines. La série des accidents saturnins que nous venons de retracer semble indiquer l'arrivée successive des molécules de plomb, depuis le système nerveux abdominal, jusqu'aux nerfs, consacrés aux organes de la sensibilité. Une dernière affection peut faire supposer leur introduction jusque dans le cerveau lui-même, c'est l'encéphalopathie saturnine ; cette dernière se caractérise par une céphalalgie d'une intensité peu commune ; sa prolongation amène le coma, l'épilepsie, le trouble des facultés intellectuelles, et l'autopsie démontre souvent dans ces cas que le cerveau a acquis un volume et une consistance insolites.

De tous les accidents saturnins, la colique est de beaucoup le plus fréquent ; quant à leur mode de production, il est remarquable que de grandes quantités de plomb peuvent être mises en contact avec les organes, mais en *une seule dose* ou pour *un temps limité,* sans les produire *ordinairement.* Ainsi la chirurgie, dans ses pansements, prodigue sans danger les fomentations d'extrait de saturne ; la médecine administre à l'intérieur l'acétate de plomb, souvent à des doses énormes, mais elle se garde de les continuer longtemps. Ce qui paraît surtout développer les maladies causées par les composés de plomb, c'est la continuité de leur emploi. Ainsi pendant longtemps les coliques saturnines furent fréquentes à Amsterdam par l'usage des citernes de plomb, et à plusieurs époques, en divers lieux, par l'usage des vins lithargyrés. Percival et Wall ont vu la colique et la paralysie saturnines survenir après l'usage extérieur de l'acétate de plomb.

M. Duchesne dit avoir vu l'eau de Goulard, employée sur une brûlure, produire la colique ; le docteur Tauffier annonça que de pareils accidents ont été déterminés par l'usage des bandelettes de diachylon gommé ; dans ce cas le malade avait consommé en onze semaines quarante-quatre pieds carrés de sparadrap. Il semble que l'introduction du plomb au sein des organes, réclame un temps défini, et cette sorte d'*incubation* rapprocherait alors l'empoisonnement saturnin des maladies qui sont le résultat d'un empoisonnement miasmatique. L'étude de ces deux sortes de maladies ne peut que gagner à ce rapprochement.

Devergie et Guibourt disent avoir retrouvé du plomb dans le cerveau de deux individus atteints d'encéphalopathie ; Tiedemann aussi assure avoir retrouvé les éléments de l'acétate de plomb passés dans le sang.

Un symptôme tout spécial décèle l'origine saturnine de ces diverses maladies, c'est un liséré bleuâtre, qui comme une sertissure enveloppe les gencives et les dents ; il est connu sous le nom de *liséré de Burton*. Ce dépôt paraît dû à la formation du sulfure de plomb (1). Dans quelques autopsies cette couche bleuâtre se retrouve dans les intestins. Ce liséré se remarque presque invariablement chez les ouvriers qui manient les composés du plomb, alors même qu'ils n'éprouvent pas d'accidents.

Les susbstances plombiques qui sont surtout capables de développer les maladies saturnines sont produites par le plomb qui se recouvre à l'air d'une couche d'oxyde pulvérulent, et qui passe dans l'eau pure aérée à l'état d'oxyde hydraté, soluble dans l'eau dans la proportion de $\frac{1}{7000}$; ou à l'état

(1) Dutroulau, *Traité des maladies des Européens dans les pays chauds*, 2e édition. Paris, 1868, p. 667.

d'hydrocarbonate encore plus soluble. En effet, Barruel a pu retirer deux onces de carbonate de plomb de six voies d'eau, qu'il avait laissées pendant deux mois dans une cuve doublée de plomb. Ce métal est donc impropre aux conduits et aux citernes destinés à l'eau potable et aux autres boissons. (Voir nos remarques, tome Ier, page 512, et tome II, page 335.) Quand le plomb est fondu et chauffé fortement, il se volatilise en grandes proportions et remplit les ateliers de ses émanations ; une bonne ventilation est indispensable.

Le plomb est usité à l'état d'alliages, et se trouve ainsi manié dans un grand nombre d'industries. Voici les principaux :

Alliages pour :	Plomb.	Antimoine.	Étain.
Caractères d'imprimerie.......	80	20	»»
Soudures, etc...............	66	»»	33
Robinets, etc................	92	»»	8
Flambeaux ; cuillers, vaisselle.	20	»»	80
Planches à musique..........	75	20	5

L'hygiène doit prohiber, pour les ustensiles qui peuvent rester en contact avec les aliments et les boissons, tous les alliages où il entre du plomb. L'étain pur doit remplacer ces alliages, et sans doute l'aluminium quand on saura l'obtenir à bon marché. Les ouvriers, qui fabriquent ou manient ces alliages, doivent se préserver des poussières par une ventilation suffisante, et par une extrême propreté.

Le sulfure de plomb, ou galène, ou alquifoux est broyé et suspendu dans l'eau ; on y trempe les poteries communes pour les vernir ensuite à la faveur de la cuisson, qui produit une couverte de silicate de plomb. Mais cette couverte très-tendre et très-fragile est souvent dissoute dans les aliments, et un grand nombre de coliques saturnines ont été propagées par cette cause. Ce genre de poteries doit être prohibé ; l'art céramique aujourd'hui a fait de tels progrès qu'il peut fabriquer à assez bas prix les faïences à couvertes dures exemptes de plomb.

Les oxydes et les sels de plomb, tels que massicot, minium, carbonates, silicates, etc., sont employés dans les arts en énormes quantités. Tous ces composés se répandent en poussière, et, comme les susbtances plombifères, sont toxiques à la fois par toutes les voies d'absorption; leur séjour sur la peau, leur inhalation dans les voies pulmonaires, leur entrée dans la bouche et le pharynx, produisent à la longue les accidents saturnins les plus formidables.

Les professions que l'on croyait à l'abri de cette cause ont été reconnues comme insalubres par intoxication saturnine; le docteur Putegnat (1) a signalé la gingivite, — liséré de Burton, — chez presque tous les ouvriers qui taillent les cristaux à Baccarat; c'est l'effet du silicate de plomb contenu dans le cristal. En 1859, M. Ladreit, interne des hôpitaux (2), mit hors de doute l'influence de la poussière fine de cristal, telle que la respiraient les ouvrières occupées dans l'industrie des crochets de fer émaillés. L'intoxication était générale parmi elles, et quelques semaines de séjour dans les ateliers produisaient la série des affections saturnines. Il en fut de même pour l'industrie des fers émaillés. Le conseil de salubrité s'est empressé de prescrire les mesures provisoires indispensables. Ainsi l'on a établi pour les ouvriers qui projetaient le silicate en poudre des masques respiratoires; les moulins qui pendant le broyage soulevaient des nuages de poussière ont été enfermés dans une enceinte en bois; l'opération qui consistait à recouvrir de poudre d'émail la pièce rougie au feu s'est exécutée dans une enceinte vitrée, sous l'action d'une cheminée tirant

(1) Rapport de Londe, *Bulletin de l'Académie de médecine*, t. XXV, 1859.

(2) Trébuchet, *Rapport général des travaux du Conseil de salubrité*, 1864, p. 65.

bien. Grâce à ces moyens les accidents d'intoxication ont été arrêtés.

La fabrication du carbonate de plomb — *céruse* — et son emploi par les peintres a été longtemps une fabrication délétère, par les nombreux cas de mort et de maladie qui décimaient ces professions. Les ouvriers ne passaient point quelques semaines dans les ateliers sans aller peupler les hôpitaux. Dans ceux de Paris on a compté :

	Admis à l'hôpital.	Morts.
1848-1858.............	1,945	15
1838-1848.............	3,149	121

Mais enfin l'hygiène est intervenue utilement, et l'emploi de machines perfectionnées, aussi bien que l'introduction du broyage à l'huile, ont fait disparaître les plus grands dangers. M. Chevallier (1) a vérifié dans les fabriques de Lille que l'on pouvait rendre ainsi la fabrication de la céruse presque inoffensive. Il en est de même dans la fabrique de Portillon. M. Chevallier s'exprime ainsi sur sa bonne tenue (2). « La fabrication de la céruse dans l'usine de « MM. Pallu et Delaunay est aussi inoffensive que possible; « les précautions les plus grandes y ont été employées pour « éviter tout contact des ouvriers avec les produits véné- « neux. Non-seulement la machine y a remplacé la main- « d'œuvre, partout où cela était possible, mais dans les opé- « rations où la main de l'homme ne peut être suppléée, « l'ouvrier ne court réellement aucun danger... Nous avons « constaté avec plaisir l'extension que prend le broyage à « l'huile dans l'usine de Portillon ; lorsque ce système sera « devenu général, et lorsque surtout on aura interdit la

(1) Trebuchet, *Rapport général des travaux du Conseil de salubrité*, 1861, p. 128.

(2) *Bulletin de la Société d'encouragement*, 1856, 2e série.

« vente de la céruse en pain, les nombreux accidents attri- « bués à cette substance auront bientôt cessé ! »

L'importance du sujet nous engage à décrire les perfectionnements apportés dans une fabrique de Newcastle en Angleterre (1). Les bandes de plomb carbonatées, au lieu d'être épluchées et broyées à sec, sont submergées pour cette opération, et livrées sous l'eau à la machine à broyer. Celle-ci se compose d'une caisse doublée de cuivre au fond de laquelle arrive un courant d'eau qui maintient un niveau constant. Deux plans inclinés aboutissent à deux cylindres cannelés horizontaux et leur apportent les écailles détachées sous l'eau. La céruse, broyée par les cylindres, et tenue en suspension par l'eau qui jaillit, est portée par deux vis d'Archimède sous des moulins à meules horizontales. Ensuite l'eau, chargée de céruse, après avoir déposé dans un appareil spécial les écailles métalliques, coule dans une caisse où elle s'éclaircit, en déposant la céruse qu'elle tenait en suspension. Des pompes font remonter cette eau dans les machines à broyer, d'où elle recommence à charrier de nouvelle céruse vers les caisses de dépôts ; de sorte que c'est toujours la même eau qui circule. Quant à la céruse déposée, elle est distribuée dans des terrines pour être portée à l'étuve, où elle se sèche en masse. Enfin, on broye en y ajoutant 8 à 10 p. 100 d'huile, sous des meules horizontales, la céruse séchée en masses, de manière à en faire une pâte que le consommateur n'a plus qu'à délayer dans l'huile pour la convertir en couleurs.

Les peintres qui emploient la céruse délayée en couleurs fournissent de nombreuses victimes aux maladies saturnines. Les soins généraux de propreté et quelques appareils de ventilation pourraient les en préserver.

(1) Exposition universelle de Londres, 1862, *Documents et rapports*. Bruxelles, 1863, p. 251.

Comment espérer, en effet, qu'un ouvrier dont les mains et le visage, très-souvent, dont les habits, toujours, restent couverts de peinture, qui souvent prend ses repas, sans changer de vêtements, ou sans quitter son atelier, puisse échapper à l'intoxication saturnine ? C'est l'hygiène de la personne qui le préservera. Mais le danger devient plus grand quand il s'agit d'opérer le grattage de vieilles peintures, et alors de remplir l'atmosphère d'une poussière plombifère. Mais on conçoit qu'en ne faisant cette opération que sous une hotte où le tirage est actif, ou à l'aide de ventilateurs placés convenablement, ou bien au moyen d'un masque respiratoire dans les cas indispensables, alors tout danger pourra disparaître.

La poussière de céruse peut se présenter dans quelques autres produits de l'industrie ; par exemple dans les fards, dans la poudre de riz. Elle doit alors être prohibée. Son emploi sera soumis aux prescriptions de l'hygiène, dans l'industrie des cartes de visites, des papiers peints, des dentelles, etc.

Il est intéressant de reconnaître facilement la présence du plomb. Toute substance contenant des poudres ou poussières plombifères pourra être réduite au chalumeau. A cet effet, on la mêle avec du carbonate de soude, on introduit le mélange dans la cavité d'un charbon, on y dirige la flamme du chalumeau à la partie réductrice. Le mélange fond, bouillonne, laisse apparaître des globules métalliques, qu'il est facile d'isoler par la lévigation dans l'eau.

Les sels solubles de plomb, ou bien les alliages contenant du plomb et convertis à l'état de sels solubles par un traitement convenable avec l'acide azotique, donneront, au moyen de l'acide sulfurique très-étendu, un dépôt blanc de sulfate; au moyen de l'hydrogène sulfuré un dépôt noir de sulfure ; au moyen de l'iodure de potassium un dépôt jaune d'iodure. Tous ces dépôts sont réductibles au chalumeau.

S'il s'agit de neutraliser l'action irritante d'un sel de plomb introduit dans les voies digestives, la limonade d'acide sulfurique sera efficace. Mais, pour arrêter les effets saturnins qui résultent d'une absorption successive, il n'y a pas d'antidote certain. La soustraction à la cause morbide, l'élimination physiologique, les purgatifs violents sont les seuls moyens d'amener la guérison.

Le *mercure* donne naissance, parmi les ouvriers qui manient ce métal, à une série de symptômes qui sont de la plus grande gravité. Ces ouvriers, qui sont ordinairement des mineurs, des miroitiers, des doreurs, présentent sur le visage une teinte bise particulière, et échappent rarement à l'intoxication mercurielle, à cause de l'extrême volatilité du métal qu'ils mettent en œuvre. Les accidents qui en résultent ont été le sujet de nombreuses observations de la part d'Olaüs Borrichius, Baillou, Fernel, Ramazzini, etc. : des accès d'asthmes particuliers, un tremblement caratéristique connu sous le nom de tremblement mercuriel, et qui va, tantôt jusqu'à rendre impossible le travail manuel, d'autres fois jusqu'à produire un bégayement insupportable, nommé par Sauvages, *psillismus metallicus;* d'autres accidents nerveux tels que la paralysie (Forestus), la surdité et le mutisme (Fernel), l'idiotisme, et, par-dessus tout, les caractères fréquents de la salivation mercurielle, avec la fétidité de l'haleine, des ulcères de la gorge et du palais, la chute des dents, des parotides, etc..., sont les divers accidents auxquels expose le maniement des substances mercurielles. Ces divers accidents, et le tremblement mercuriel surtout, présentent parfois une invasion subite et convulsive, avec des intermittences. C'est cette influence pernicieuse qui fait de tous les lieux où s'exploite le minerai de mercure, d'or ou d'argent, un séjour si meurtrier. Déjà Fallope assurait que les ouvriers de ces mines ne pouvaient travailler plus de trois ans. Dans celles de Fréjus, le travail ne pouvait pas être prolongé plus de six heures de suite. Les miroitiers ressentent avec bien de la gravité l'influence du mercure avec lequel ils appliquent le tain des glaces ; ceux qui travaillaient aux manufactures de Venise, dans l'île de Murana, ne pouvaient exercer leur profession plus de dix ans.

Les doreurs, surtout depuis la propagation des bijoux et des bronzes dorés, étaient aussi exposés aux plus dangereuses émanations de ce métal, d'autant plus qu'ils le réduisaient en vapeur au sein de leurs ateliers, et souvent au sein de leurs habitations ; les procédés nouveaux de dorure Ruoltz ont fait disparaître ces inconvénients. Mais pour les autres professions qui manient le mercure, les moyens actuels de ventilation sont suffisants pour en combattre l'insalubrité.

Le Docteur Th. Roussel (1) a fait un tableau animé du malheureux état où sont réduits les mineurs employés dans les mines d'Almaden. La stomatite mercurielle se déclare bientôt. Si elle est aiguë, l'inflammation et l'ulcération envahisssent les muqueuses de la bouche et du palais ; les glandes salivaires sont engorgées, la langue volumineuse. Si elle se produit lentement, les gencives se tuméfient, la salivation s'établit, les dents tombent. Mais bientôt le tremblement mercuriel apparaît et s'accompagne de convulsions et de douleurs. Parfois ces douleurs très-aiguës se fixent sur un point du membre affecté. Enfin des paralysies qui rappellent les paralysies saturnines envahissent les muscles, et la destruction lente des facultés intellectuelles conduit à un idiotisme caractéristique.

Malheureusement les premières règles de l'hygiène font défaut dans l'exploitation des mines de mercure. C'est là qu'il faut établir la grande ventilation par de vastes foyers de combustion placés aux bouches de la mine ; percer des

(1) Th. Roussel, *Lettres médicales sur l'Espagne*, 1848, 1849.

puits ; élargir les galeries ; surveiller la propreté du travailleur ; l'empêcher de se nourrir ou de se désaltérer autrement que hors de la mine, et après avoir changé de vêtements ; l'entourer pendant son travail de vêtements protecteurs ; faire alterner le travail de la mine avec les travaux des champs, etc. Rien n'est fait, tout est à faire pour l'hygiène, dans les mines de mercure (1).

Arsenic. — Cette substance vénéneuse ne se présente comme matière du travail que dans peu de professions.

Les poussières arsenicales et les papiers peints en vert d'arsenic irritent les yeux et les narines et produisent, par leur contact prolongé, des éruptions sur la peau. Les premiers symptômes de l'absorption sont des céphalalgies, de la soif, de la diarrhée, des accès d'asthme et des symptômes nerveux ; enfin, à dose suffisante, les poussières produiraient les symptômes de l'empoisonnement arsenical. En 1858, le docteur Beaugrand (1) signala les accidents d'intoxication produits par l'emploi des verts arsenicaux, *arsenite de cuivre* ; *vert de Schweinfurth*, — et les éruptions qui se manifestaient chez les fleuristes. Le trempage des feuillages, qui, dans leur industrie, se fait dans un liquide tenant en suspension de l'arsenite de cuivre, permet à la couleur désséchée de se détacher sous forme de poussière fine. Le travail du poudrage des bouquets avec la poudre d'arsenite de cuivre a les mêmes inconvénients, ainsi que le poudrage en vert de toutes les gazes, ou étoffes, qui reçoivent de l'arsenite de cuivre. Il faut renoncer à cet emploi du vert arsenical. On ne peut permettre de l'appliquer qu'en le délayant dans des huiles siccatives ou essentielles, ou dans des collodions qui s'opposent à sa dissémination en poussières

(1) Voy. Tardieu, *Diction d'hygiène publique*. 1864, art. MERCURE.

(2) Trébuchet, *Rapport général des travaux du Conseil d'hygiène publique*. 1864, p. 7.

après le séchage. Le conseil de salubrité a prescrit avec beaucoup de sagacité les précautions générales que voici. 1° Il doit être interdit de déposer des aliments dans les lieux où l'on fait emploi de l'arsenite de cuivre. 2° Si les ouvriers travaillent dans leur ménage, ils auront une pièce séparée pour servir d'atelier. 3° Ceux qui auront à manier des pâtes arsenicales ou des articles colorés par le vert arsenical : bouquets, toiles, tissus, porteront des gants et des manches. 4° Deux fois par semaine, il faut saupoudrer le sol de l'atelier de sciure de bois ou de sable, le mouiller et le balayer. 5° Bien ventiler l'atelier. 6° Dans le cas où le travail à obtenir sera tel que ces précautions ne puissent être appliquées, on interdira l'emploi de l'arsenite de cuivre.

Nous signalons ces prescriptions générales parce que nous rendons hommage à leur sagesse et nous émettons le vœu, que la plupart d'entre elles soient introduites, selon le besoin, dans les ménages d'ouvriers où le travail se fait en chambres, dans des conditions trop souvent nuisibles à la santé de la famille.

Matières végétales, *amidonneries*, *féculeries*, etc. — Trois procédés sont surtout employés pour extraire l'amidon des céréales et des végétaux qui le contiennent. Le plus ancien et le plus général consiste à délayer ces substances dans l'eau et à les abandonner à une lente fermentation pour détruire la cohésion du gluten et des corps analogues. Les eaux qu'il faut évacuer ensuite sont infectes et leur évacuation régulière, par des canaux voûtés, dans des puisards absorbants, ou dans de larges cours d'eau, doit être obtenue à tout prix. Deux produits de la fermentation produisent surtout cette infection. L'un, c'est l'acide butyrique. Cet acide gras volatil se développe dans beaucoup de sécrétions, et dans la fermentation des substances dites protéiques : *gluten*, *albumine*, *caseum* ; dans celle des eaux de tamisage ou des décoctions de légumineuses, etc. La fermentation qui le produit est accompagnée d'acide carbonique et de gaz hydrogène qui portent au loin les émanations odorantes. Si ces eaux sont abandonnées sur des terrains riches en sulfate calcaire, la production de sulfure de calcium et d'hydrogène sulfuré en est la conséquence inévitable. En règle générale, toutes les eaux contenant en dissolution des substances protéiques devront être éclaircies, précipitées autant que possible par la chaux, pour être évacuées, comme nous avons dit plus haut.

Dans le second procédé la farine convertie en pâte est soumise à l'action d'un courant d'eau qui entraîne l'amidon ; le gluten est séparé et forme un produit qu'on recueille.

Dans le troisième procédé, le gluten est dissous par une solution faible d'alcalis carbonatés ; on le fait reparaître ensuite sous forme de flocons, en neutralisant l'alcali : les inconvénients sont à peu près nuls dans ces deux procédés.

Raffineries de sucre ; brasseries. — C'est encore l'évacuation des eaux que l'hygiène réclame de ces établissements. On doit éviter leur fermentation, et assurer leur refroidissement.

Les *distilleries* devront en outre être bien ventilées pour s'opposer aux effets de l'alcool sur l'économie animale. Pendant les fermentations, pendant celle par exemple qui convertit l'alcool en vinaigre, il faudra éviter la production d'*aldéhyde*, qui cause des vertiges et des céphalalgies intenses par sa diffusion dans l'atmosphère.

Dans les distilleries d'éther, de sulfure de carbone, de benzine, d'huiles de schistes, etc., il faudra maintenir les moyens de condensation les plus certains et la ventilation la plus régulière pour éviter sur les ouvriers l'action hyposthénisante de ces corps volatils, aussi bien que les chances d'incendie.

Rouissage du chanvre et du lin. — Cette opération, destinée à séparer les fibres ligneuses par la fermentation lente d'une matière glutineuse qui les accompagne, produit les phénomènes que nous avons décrits au sujet de la fermentation du gluten dans les amidonneries ; mais ces plantes textiles forment l'objet d'immenses exploitations agricoles, et la nécessité d'opérer cette fermentation dans de vastes étendues d'eaux, à peu près stagnantes, a rempli des campagnes entières de ces émanations fétides. La production abondante de fièvres d'accès, sur les riverains de ces eaux de rouissage, a été longtemps adoptée en hygiène. Nous ne regardons pas comme démontré que la production de ces fièvres soit due à ces émanations plutôt qu'aux effluves de l'eau stagnante elle-même, et nous renvoyons à ce que nous avons exposé tome Ier page 457. Mais il ne nous paraît pas impossible que les produits de la fermentation des substances protéiques puissent, comme un engrais liquide, développer au sein des marais les végétations de la flore paludéenne ; sous cette réserve nous admettrons que la réputation funeste des routoirs, où le chanvre accumulé embarrasse les petits cours d'eau, est parfaitement méritée en ce sens qu'ils créent des eaux stagnantes et qu'ils en activent l'influence.

Quand le rouissage se pratique dans des mares ou dans des cours d'eau très-ralentis, les produits de la décomposition se concentrent, la température s'élève et l'opération est accélérée. Mais l'odeur devient fétide, le poisson est détruit, les bestiaux refusent de se désaltérer, et peut-être les fièvres augmentent dans le pays. On a proposé avec raison d'opérer le rouissage dans les cours d'eau rapides et les rivières. Ce procédé est à recommander ; il demande un peu plus de temps ; mais les matières fermentescibles sont enlevées par l'eau courante et délayées dans une grande masse d'eau. On peut de même opérer le rouissage dans un courant d'eau tiède que l'on évacue dans un grand cours d'eau. De nombreux essais ont été tentés pour remplacer les méthodes anciennes de rouissage, sans que la réussite soit encore complète. Nous citerons surtout les brevets de Claussen pour l'emploi de solutions faibles de soude ou d'acide sulfurique, et un procédé pour l'emploi de la vapeur, comme agent d'extraction. L'hygiène applaudirait à une semblable amélioration dans cette industrie, et l'agriculture retrouverait, comme engrais, une énorme quantité de matières perdues et entraînées dans les eaux du rouissage.

Les *matières odorantes*, dont l'action est évidente dans les professions de parfumeurs, de droguistes, de peintres, de fabricants de tabac, etc., portent leur action sur l'odorat qu'elles émoussent, et déterminent souvent des céphalalgies, des vertiges, des syncopes. Mais le séjour prolongé dans les fabriques de tabac soumet les ouvriers à l'action lente d'une substance active : la *nicotine*. Le docteur Melier (1), dans un travail étendu et riche de faits, a réduit à une juste valeur l'importance des accidents qui résultent de son influence prolongée sur la santé des ouvriers. L'absorption de la nicotine est réelle; ses effets les plus remarquables sont d'abondantes diarrhées, la perte de l'appétit, l'amaigrissement, l'insomnie, et enfin un teint gris particulier qui donne aux ouvriers un aspect chlorotique. Certains ouvriers, en vieillissant, paraissent devenir asthmatiques. Rien ne s'oppose, on le voit, à ce que ces accidents, qui s'exagèrent dans des localités où les dépôts de tabac s'accumulent, ne soient combattus par des moyens suffisants de division et de ventilation.

Substances animales. — Les *animaux vivants* sont en contact répété avec l'homme dans les professions de palefreniers, de charretiers, de nourrisseurs, de bergers, d'é-

(1) Melier, *De la santé des ouvriers employés dans les manufactures de tabac*; rapport à l'Académie de médecine (*Annales d'hyg. et de méd. lég.*, t. XXXIV).

quarrisseurs, etc. Ces animaux sont exposés à de nombreuses maladies dont quelques-unes au moins, et en particulier la morve aigüe et le charbon, peuvent se communiquer à ces sortes d'artisans. On leur recommande de se frotter les mains et les bras d'huile avant tout travail auprès des animaux malades, et de se savonner ensuite complétement.

Pour manier des animaux morts, il faut, en outre, n'avoir ni coupures, ni écorchures, ni plaies, et surveiller l'apparition de la pustule maligne, qui doit être profondément cautérisée jusqu'à destruction complète de toutes les bactéridies.

Les écuries, les étables, les porcheries sont des habitations réservées aux animaux ; il faut, plus encore que dans les habitations humaines, s'opposer à l'encombrement et à l'infection. Le cube d'air sera suffisant, l'aération facile, l'écoulement des eaux complet ; les litières seront renouvelées, et les fumiers seront enlevés tous les jours. C'est au moyen de ces soins indispensables que l'homme n'aura pas à souffrir de son contact ou de son voisinage avec tant d'animaux qu'il élève et qui deviendraient bientôt pour lui de nouveaux foyers d'infection.

Abattoirs. — Avec l'établissement des abattoirs, commence la série des professions qui, travaillant les animaux morts et leurs débris, ont à redouter l'influence des matières animales putrides. Nous avons exposé, tome Ier, page 553-560, la nature des dangers qu'il y a réellement à redouter. Dans les abattoirs, outre l'état des animaux malades qui doit être examiné, il faut porter son attention sur les eaux sanguinolentes qui sont des causes d'infection dans les ruisseaux, les puisards, les mares, les cours d'eau. Il devient donc indispensable de paver à chaux et ciment, ou d'une manière imperméable, le sol et les cours susceptibles d'être parcourus par les eaux. Les provisions d'eau pure doivent suffire à tous les lavages. L'aération doit être extrême, la désinfection pratiquée selon les cas ; les constructions en fer ont des avantages, pour la salubrité, sur les maçonneries qui s'imprègnent de liquides. La conduite des eaux de lavage, pour s'en débarrasser, est l'élément capital de l'hygiène des abattoirs. Nous avons déjà rapporté qu'à Rouen on a fait construire un puisard de 570 mètres de profondeur qui absorbe toutes les eaux des abattoirs (1).

Boyauderies, etc. — La désinfection par les chlorures doit être appliquée à toutes les parties de leurs ateliers et des substances mises en travail. L'aération et les lavages complets s'y joindront. L'isolement des fabriques aura lieu, il faudra redouter tous les cas d'infection septique ou purulente. Tous les débris seront évacués pour engrais. Les eaux de macération, désinfectées, seront conduites par un canal spécial dans un cours d'eau rapide et abondant.

Tanneries. — Elles doivent être forcément placées sur un cours d'eau pour enlever les eaux du travail, les chances de pustule maligne ou de maladies charbonneuses qui peuvent être fréquentes seront surveillées. Les ateliers seront dallés ou bitumés. Le travail prolongé dans l'eau amène des crevasses ou des ulcères qu'il faudra combattre par l'usage de bons vêtements après le travail.

Fabriques de gélatine. — La macération des os et des peaux, la cuisson des substances, peuvent être facilement rendues inoffensives par une bonne tenue des ateliers, qui consiste surtout à n'employer que des matières premières sans odeur, ou après désinfection, à enlever fréquemment les dépôts et les résidus pour engrais, à faire des lavages abondants, à construire des hottes au-dessus des fourneaux, pour enlever les buées dans de grandes cheminées.

(1) J. Girardin, *Sur l'écoulement des eaux fournies par les abattoirs de la ville de Rouen* (*Ann. d'hygiène publ. et de médec. lég.*, t. XXIV). — Girard et Parent-Duchâtelet, *Des puits forés artésiens employés à l'évacuation des eaux de quelques fabriques*, *ibidem*, t. X.

Fabriques de noir animal. — Il faut dans ces fabriques brûler tous les produits gazeux et volatils qui ne peuvent être condensés, faire rendre les produits brûlés ou échappés à la combustion dans une cheminée très-élevée ; enlever tous les débris pour servir d'engrais et ne brûler pour le travail aucun combustible portant trace de matières animales ; ne conserver en tas les os destinés à la calcination que s'ils sont secs ou désinfectés, ou recouverts d'une couche de charbon en poudre. Il faut pour le broiement, le blutage et le tamisage, employer les moyens usités pour se préserver des poussières.

Désinfection par l'acide phénique. — L'hygiène possède dans l'acide phénique, que l'on recueille dans la distillation du goudron des fabriques de gaz, un agent puissant pour désinfecter tous les débris de substance animale, en se combinant aux éléments albumineux et fibrineux. M. Calvert a trouvé qu'il n'en faut, pour préserver de la fermentation putride, qu'un cinquantième pour les peaux, un centième pour les os, un millième pour le sang, un trois-millième pour la gélatine. Un mélange de sulfite et de phénate de chaux est de même utile pour désinfecter les écuries, les étables.

Eaux vannes, fabrication d'engrais (1). — Parent-Duchâtelet, dont l'optimisme est connu, prétendit que l'écoulement des eaux vannes dans les égouts ne présentait aucun inconvénient et que la quantité de ces eaux mêlées à l'eau de la Seine serait insignifiante. On établit, en se mettant à ce point de vue, des appareils séparateurs des matières fécales. On s'occupa de la désinfection des liquides au moyen

(1) A. Trébuchet, *Rapport général sur les travaux du Conseil d'hygiène publique*, 1861, p. 76. — Chevallier et Guérard, *Mémoire sur les residus liquides provenant des établissements industriels* (*Annales d'hyg. publ. et de médec. lég.*, t. XXXVI).

du sulfate de fer, ou mieux du sulfate de zinc qui ne colore pas. Après avoir constaté que ces eaux pouvaient ainsi devenir claires et inodores, on rendit obligatoire, en 1849, la désinfection des eaux des fosses d'aisances, lors de leur vidange. Ce sont les 7 dixièmes des matières à enlever dont on se débarrasse ainsi, et on autorisa le vidage de ces eaux, ainsi traitées, dans les égouts (*malgré la quantité de matières putrescibles qu'elles contiennent*).

Puis on introduisit l'essai de séparateurs soit mobiles, soit fixes, afin de séparer les liquides et de rendre leur désinfection plus facile. Le séparateur Dugléré, qui consiste en une cloison percée de trous de 4 millimètres environ donne de très-bonnes séparations.

Enfin l'on s'occupa de l'idée de faire rendre directement les eaux de vidanges, ainsi obtenues par des séparateurs, dans les égouts mêmes, au fur et à mesure de leur production. Il faudrait pour cela que les eaux de la ville s'écoulassent constamment dans les fosses, et que les séparateurs fussent assez parfaits pour que toute matière solide fût exclue. Dans les discussions qui eurent lieu à ce sujet au sein du conseil de salubrité, M. Mary émit une opinion différente. Nous avons exposé nous-même, tome Ier, page 627, la solution qui sur cette grave question serait avant tout conforme à nos convictions, et qui exclut tout mélange de matières fécales avec l'eau des egouts.

Nous reproduisons ici le vœu exprimé par M. Mary, parce qu'il pourrait conduire à un résultat conforme à nos idées, si le reflux de l'air par les bouches d'égout ou par le branchement dans les maisons pouvait être évité.

Il faudrait, selon M. Mary, 1° établir dans les égouts des conduites spéciales pour recevoir les eaux vannes ; 2° brancher sur ces conduites, aboutissant à un point déterminé des bords de la Seine, les conduites mobiles par lesquelles on écoule actuellement les liquides ; 3° recevoir tous les liquides dans un réservoir établi à l'extrémité inférieure de la conduite collective ; 4° enfin enlever les liquides reçus dans les réservoirs au moyen de pompes et les envoyer par d'autres conduites hors de Paris où elles seraient remises à la disposition des agriculteurs.

Ce dernier point est le résultat définitif que nous recommandons, mais le transport par écoulement dans un vaste système d'égouts spéciaux nous paraît avoir les inconvénients que nous avons exposés tome Ier, page 565-568. Du reste les expériences faites au Jardin des Plantes et ailleurs, sur les engrais désinfectés au moyen du sulfate de fer, établissent qu'ils n'ont rien perdu de leur action fertilisante.

2° Lieu du travail.

Le lieu où le travail professionnel s'exerce n'est pas d'une moindre importance que la matière qu'il soumet à ses procédés.

Si ce sont *des cavités profondes creusées dans les entrailles de la terre*, comme il arrive dans une grande partie des travaux de mines, alors les conditions insalubres dépendant de l'air stagnant, de l'obscurité et de l'humidité des lieux, de la respiration insuffisante, de la présence de gaz étrangers dans l'atmosphère, se réunissent pour rendre ces sortes de professions tributaires d'une foule de maladies. Parmi celles-ci, il en est une qui est étroitement liée aux causes précédentes et qui rappelle en quelque sorte l'influence de l'habitation des vaisseaux ; c'est l'anémie du mineur. Quoiqu'on ait appelé de ce nom et de celui de maladie jaune une affection épidémique qui a régné dans quelques mines, on doit pourtant conserver cette dénomination pour désigner cet état de pâleur, d'épuisement musculaire, de bouffissure et de cachexie générale qui atteint un grand nombre des malheureux mineurs ; on conçoit, en songeant à l'influence délétère de la plupart des matières métalliques et à celle non moins meurtrière de l'habitation prolongée dans des demeures souterraines, que les descriptions que nous ont laissées les anciens sur la mortalité causée par le travail des mines, travail imposé souvent aux prisonniers, aux esclaves ou aux criminels, sont loin d'être chargées ; Agricola eut sans doute raison d'affirmer que les femmes de mineurs dans le mont Carpath étaient si souvent veuves, que plusieurs avaient eu jusqu'à sept maris.

Dans *les mines souterraines* l'atmosphère est viciée par les poussières, par l'humidité, par les gaz étrangers plus ou moins détonants, par la respiration des ouvriers. Le travail se prolonge un temps très-long dans des attitudes pénibles. Les uns vont percer des galeries et faire des remblais ; les autres vont arracher le minerai ou la houille dans des veines dont l'épaisseur n'est que de 50 ou 60 centimètres. Couchés sur le dos, accroupis dans des positions gênantes, ils poursuivent ainsi leur travail pendant 12 ou 14 heures. Souvent le travail de nuit est commandé par la nécessité, et il y a deux relais d'ouvriers. Dans les mines mal tenues, la condition des ouvriers est des plus misérables. Ils s'étiolent dans des galeries trop étroites, mal ventilées, sous les efforts d'un travail trop prolongé, sous l'influence de l'humidité ruisselante. Avant de philantropiques réformes, hommes, femmes, enfants travaillaient trop souvent à l'état de nudité et de promiscuité hideuses. La démoralisation, avec les excès précoces et l'ivrognerie, venait aggraver leurs maux ; et les fruits d'un salaire souvent élevé étaient impuissants pour les préserver de la misère. Ces conditions ont été beaucoup améliorées, elles peuvent l'être encore, et l'hygiène ne doit pas se décourager en présence de pareils maux à soulager (1).

Parmi les influences morbides qui sont si fatales à la profession du mineur en général, la plus délétère est l'existence de poussières de toutes sortes dans l'atmosphère confinée, où l'on brise tant de matières minérales.

Ces poussières se produisent aussi dans une foule de professions dont les sculpteurs, les carriers, les lapidaires, les marbriers, les maçons, les plâtriers forment une division importante; nul doute que ces poussières ne puissent être portées par le mécanisme de l'inspiration jusqu'au sein des vésicules pulmonaires. Diemerbroëck, disséquant le domestique d'un lapidaire, trouva plusieurs parties de ses poumons remplies de poudre de diamant, et répéta la même observation sur deux ouvriers du même état. Le docteur Home, d'Édimbourg, a vu dans les poumons d'un charbonnier des tubercules formés de matière minérale, et rapporte un cas observé par le docteur Simpson sur un maçon dont les deux poumons étaient forés de tubercules miliaires, que l'on trouva composés de silice et de carbonate de chaux. Le docteur Grégory rapporte un cas semblable chez un charbonnier de la bouillière de Craqlètes. Mais ces cas se sont présentés à l'observation un grand nombre de fois sur les ouvriers employés dans les mines de houille, sur les fondeurs. Les docteurs Marshal, Gibson (2), Behier, Thompson, Stratton, etc., ont cité de pareils exemples, et les chimistes Christison, Graham et Lecanu entre autres, ont reconnu par l'analyse les matières charbonneuses ou terreuses qui formaient de semblables concrétions.

Avant d'exposer l'influence morbide de ces poussières,

(1) A. Tardieu, *Dictionnaire d'hyg. publ. et de salub.* 1862, art. MINEURS.

(2) Gibson, *De la phthisie mécanique des mineurs de charbon* (The Lancet, 1864).

signalons dans les mines de charbon un phénomène particulier qui vient souvent semer la mort parmi les compagnies d'ouvriers; ce sont les détonations du *feu grisou* qui amènent ces fatales catastrophes. C'est surtout au moment des ouragans et des chutes de baromètre que le dégagement rapide du gaz hydrogène carboné produit, dans l'air de certaines mines, des mélanges détonants que les foyers d'éclairage embrasent et qui ravagent la mine.

L'éclairage des mines de houille se fait aujourd'hui au moyen de lampes de sûreté. Cette lampe, inventée par Davy, consiste dans une lanterne à huile qui est enveloppée d'une toile métallique de fil de cuivre. Si le tissu de cette toile est assez serré pour contenir au moins 140 ouvertures par centimètre carré, alors la flamme explosive, qui se formera dans l'intérieur de la lampe, par le mélange d'un cinquième d'hydrogène carboné dans l'air, sera assez refroidie par les

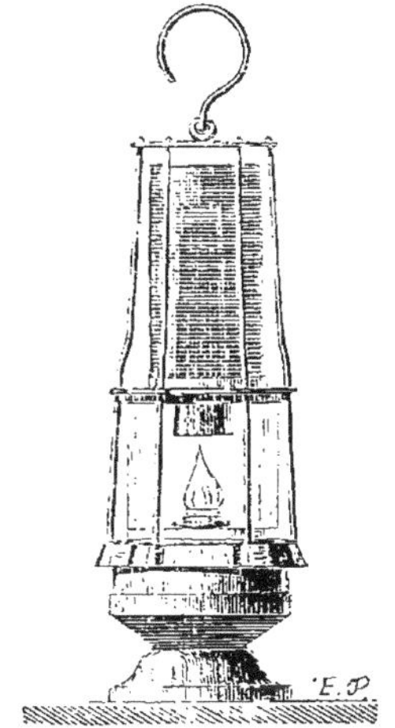

Fig. r. — Lampe de sûreté.

mailles du tissu pour ne plus pouvoir communiquer l'inflammation au mélange détonant que contient l'atmosphère de la mine. Si un tiers d'hydrogène carboné est venu se mêler à l'air de la mine, alors la flamme explosive, qui se forme dans l'intérieur de la lampe, éteindra la lampe complétement. Dans les deux cas le phénomène du *feu grisou* ne se produit pas. La lampe de Davy ne donnant qu'un faible éclairage a été modifiée par Stephenson, par M. Combes, et par Mussler qui ont interposé au-dessous de la toile métallique un cylindre de verre qui laisse passer les rayons lumineux, sans laisser aucun jour autre que les interstices de la toile métallique. La figure *r* représente cette lampe.

D'autres modifications ont donné naissance à la lampe Dubrulle et à la lampe Clauset, exposées en 1867. M. Chuard a composé des lampes analogues, mais la lampe Mussler paraît-être celle qui rend jusqu'ici les plus grands services (1). Le moyen d'éclairage qui serait le plus parfait pour le travail des mines, ce sont les lampes électriques portatives. Cette application qui est encore à l'état d'essai mérite d'être encouragée : M. Rouquayrol a exposé des lampes de cette sorte en 1867.

On lutte aujourd'hui d'efforts pour appliquer aux puits et aux galeries de mines les moyens de salubrité que l'hygiène conseille ; c'est la grande ventilation, l'épuisement des eaux par des machines d'une puissance énorme, c'est l'interdiction du travail des femmes et des enfants dans les profondeurs de la mine ; leur travail ne devant être toléré qu'à ciel ouvert, sous une bonne surveillance ; c'est la visite d'inspecteurs chargés de pénétrer partout soit de jour, soit de nuit ; c'est l'extirpation de l'ivrognerie. Il faudrait pouvoir y joindre des salaires suffisants pour que le nombre des heures de travail puisse être mieux limité. L'abaissement croissant des frais de transport permettra sans doute de conserver des prix

(1) *Instruction pratique sur la lampe de sûreté Mussler*. Bruxelles, 1864. — *Instruction pratique sur l'emploi des lampes de sûreté dans les mines*, publiée par le directeur général des mines. Paris, 1824.

justement rémunérateurs à l'ouvrier qui arrache de la terre ce précieux charbon, aujourd'hui nommé le *pain de l'industrie.*

Les *professions à poussières*, non-seulement dans les mines, mais hors des entrailles de la terre, dans des atmosphères plus ou moins confinées, sont nombreuses. On peut les distinguer en poussières minérales, végétales et animales. Parmi les premières, les ouvriers qui travaillent la pierre, le marbre, le grès, l'acier, etc., éprouvent, par suite de l'inspiration des poussières, une série de symptômes cachectiques qu'ils ont eux-mêmes depuis longtemps énergiquement qualifiés, sous le nom de *maladies de saint Roch.* Cette affection présente d'abord une toux sèche, puis des crachats blancs, savonneux, épais, sanguinolents, purulents ; un sentiment d'oppression et d'ardeur est éprouvé dans la poitrine, une fièvre lente se déclare, puis des diarrhées, des sueurs, la chute des poils, le marasme, etc.; ces symptômes ne doivent pas être sans examen rapportés à la phthisie tuberculeuse : la seule ulcération pulmonaire, et la phlegmasie chronique qui en résulte, peut bien suffire pour en donner l'explication. Lombard a indiqué dans ces professions cent soixante-dix-sept phthisiques sur mille.

Sur la peau, le contact des poussières charbonneuses, provenant de la suie des combustibles houilleux, détermine chez les ramoneurs de Londres une singulière affection, c'est une ulcération spéciale du scrotum, improprement nommée cancer.

Les poussières charbonneuses suspendues dans l'atmosphère peuvent être considérées à part, parce qu'elles donnent naissance à un ensemble de phénomènes pathologiques assez distincts; ceux-ci se déclarent surtout, on le conçoit, chez les charbonniers tout comme chez les mineurs occupés aux travaux des houillères. Laënnec et avant lui Pearson

(*Philosoph. trans.*, London 1813, p. 159), avaient pensé que la matière noire qui colore si souvent les poumons des vieillards, était accidentelle et due à la fumée des lampes et des corps combustibles ; depuis on crut cette matière analogue à la mélanose ; ces opinions furent surtout controversées depuis qu'on eut remarqué combien l'expectoration noire est un phénomène constant chez les mineurs des houillères. Le docteur Grégory (*Journ. de Médec. d'Édimb.*, novembre 1831) rapporte l'observation d'un mineur qui avec l'expectoration noire avait offert tous les symptômes de la phthisie, et à l'autopsie duquel on trouva dans le poumon de vastes cavernes tapissées de matière noire ; celle-ci analysée par Christison lui fit reconnaître l'existence des produits charbonneux. Dès lors la fausse mélanose du poumon décrite par le docteur Marshall (*Lancette* anglaise, 17 mai et 20 septembre 1834), la phthisie mélanique du docteur Gibson (*ibid.*, 7 septembre 1834), l'anthracosis du docteur Stratton, furent des dénominations diverses pour exprimer le même fait : la présence du charbon dans les poumons des ouvriers soumis à l'action des poussières charbonneuses, et les conséquences pathologiques qui en résultent. Mais ces conséquences ont été considérées de deux manières diverses : les uns ont vu dans les symptômes tous les caractères de la phthisie ; ils lui ont seulement donné le nom de mélanique, de charbonneuse, etc., pour indiquer la spécialité de sa cause ; les autres, et nous adoptons leur opinion, ainsi que nous l'avons déjà dit page 465, ont vu, dans la présence des poussières charbonneuses au sein des vésicules pulmonaires, une cause grave d'irritation capable de déterminer des ulcérations, des cavernes même, ainsi que ces bronchorrhées chroniques qui caractérisent l'expectoration noire si générale parmi les ouvriers qui manient le charbon, et la cachexie souvent mortelle qui en résulte. Il convient donc de ne pas confondre ces accidents avec ceux de la tuberculisation pulmonaire. La seule probabilité d'amender la maladie en soustrayant le malade à l'action des poussières suffit pour établir une profonde différence.

La maladie de saint Roch dont nous avons parlé plus haut — *phthisie calculeuse* — Schleifer Fäule des Allemands, se dessine ainsi : Il se forme dans le tissu pulmonaire des concrétions blanches ou colorées qui se multiplient. Une toux sèche avec une expectoration glaireuse est le premier symptôme ; bientôt, si la cause persiste, le tissu pulmonaire s'enflamme ; des crachats rouges, des hémoptysies, de la dyspnée, une matité particulière, forment la seconde série de symptômes. Enfin des ulcérations envahissent le poumon ; des cavernes se creusent ; la fièvre s'allume, continue, hectique, et le malade périt dans un état qui rappelle l'état phthisique au dernier degré (1). Cette influence des poussières atteint surtout les lapidaires, les aiguiseurs, les couteliers, les armuriers (2). Le docteur Holland avait déjà étudié en 1843 les ravages de cette maladie sur les couteliers de Sheffield (3). Dans cette ville le repassage général des instruments tranchants se faisait, autrefois, au moyen de roues hydrauliques et alors sous un courant d'eau. L'introduction de la vapeur a modifié cet état de choses, et beaucoup d'objets sont repassés à sec dans l'atelier, au moyen de la machine à vapeur. Le repassage à l'eau est presque sans danger ; les poussières sont réduites en pâte par l'eau. Mais le repassage à sec sans ventilateurs est une opération déplorable. Les repasseurs à sec portent des lunettes pour ne pas recevoir les

(1) Peakock, *Phthisie des tailleurs de pierres meulières* (*Annales d'hyg. publ. et de méd. lég.*), 2me série, t. XV.

(2) Desayvres, *Études sur les maladies des ouvriers de la fabrique d'armes de Chatellerault* (*Ann. d'hyg. publ. et de méd. lég.*), 2me série, t. V, 1856.

(3) G. Calvert Holland, *Diseases of the Lungs from mechanical causes and inquieries on the condition of the artizans exposed to the inhalation of Dust.* London, 1842.

étincelles dans les yeux ; bientôt leurs verres sont criblés de particules métalliques fondues. Ils meurent en général de la phthisie calculeuse. On a prétendu que les repasseurs de fourchettes ont une vie moyenne de 29 ans ; ceux de rasoirs une vie moyenne de 31 ans ; de ciseaux, 32 ; de couteaux, 34 ; de faucilles, 36 ans.

Les ouvriers s'opposent à l'introduction de toute amélioration hygiénique ; ils repoussent les ventilateurs parce qu'ils craignent une réduction du prix de leur travail, qui, à cause de ses dangers, leur est payé fort cher.

Les ouvriers fondeurs sont exposés aux poussières de charbon et de sable fin. L'examen fait par MM. Guérard et Payen des causes de l'insalubrité de cette profession est un modèle à citer pour ceux qui voudront étudier l'hygiène d'une profession spéciale. M. Guérard a reconnu que le catharre chronique et l'emphysème étaient fréquents chez les ouvriers qui manient les différents *ponsifs* dans des ateliers mal aérés. La comparaison qu'il a faite de leur maladivité avec celle des charbonniers lui a fait voir que la poussière de charbon, bien que nuisible, n'était pas la cause principale du mal. Il a reconnu avec M. Payen 14 à 15 pour cent de sable fin dans le *ponsif* généralement employé. Dès lors, la cause principale de l'affection chronique des fondeurs doit être rapportée surtout aux poussières siliceuses. M. Guérard, consultant la statistique des sociétés de secours mutuels, a trouvé, parmi 148 sociétaires fondeurs, 118 cas de maladies en un an, et parmi 103 sociétaires bijoutiers seulement 22 malades.

Tous les ouvriers qui produisent des poussières minérales, tels que les ouvriers en ciment, en porcelaine, en nacre de perles, etc., sont plus ou moins sujets à des maladies pulmonaires. Le remède consiste dans de bons moyens de ventilation, appropriés à chaque industrie. Mais il importe surtout que l'ouvrier en reconnaisse la nécessité et se soumette à ce soin hygiénique. L'application de machines convenables fera aussi disparaître bien des inconvénients.

Quand les poussières minérales sont douées de propriétés toxiques, comme celles des minerais métalliques, elles rentrent, en outre, dans les cas précédemment étudiés.

Les *poussières végétales*, de même que les précédentes, sont inertes ou toxiques. On peut faire entrer dans le premier cas celles qui se produisent dans les professions de boulangers, meuniers, batteurs de tapis, et dans les ateliers où l'on bat, où l'on épluche, où l'on file, où l'on carde le coton. Avant l'introduction régulière des mécaniques, la phthisie dite *cotonneuse* étendait ses ravages. Les détails dans lesquels nous venons d'entrer au sujet de l'action des poussières minérales font comprendre l'influence analogue qu'exercent celles qui nous occupent. La lésion du poumon paraît suivre néanmoins une marche moins aiguë, mais non moins fatale ; la toux constante, le timbre sourd de la voix, les crachats, l'asthme, le marasme, sont des phénomènes ordinaires chez ces artisans. Ces faits ne sont pas douteux, malgré l'optimisme de Parent-Duchâtelet (1).

Les boulangers entre autres présentent ces symptômes ; leur teint blafard trahit une sorte d'anémie particulière. Les insectes pédiculaires se développent chez eux avec une rare facilité, et les épidémies de peste les ont toujours frappés d'une manière exceptionnelle. Le perfectionnement de pétrins mécaniques, les soins corporels dus à une salutaire hygiène pourront améliorer cette profession.

Quelquefois les poussières végétales ont une activité spéciale due à leur nature, comme dans les professions de fabricants de tabacs, de droguistes, etc.

(1) Parent-Duchâtelet, *Rapport fait au Conseil de salubrité sur les inconvénients que présente le battage des tapis* (*Annales d'hyg. publ. et de méd. lég.*), t. X, 1833.

Les poussières animales abondent surtout dans les industries consacrées au travail de la laine, lors du battage, de l'épluchage, du cardage de celle-ci ; dans celle de la soie, lors du cardage des gâteaux formés de débris de soie et de cadavres de chrysalides, etc. A l'exception peut-être de la laine, quand elle est propre et huilée, l'influence septique de ces matières est ce qu'il y a de plus grave à noter. Nous avons déjà dit avec quelle promptitude la respiration des poussières animales putrides, dans le travail de la soie, fane le teint, ternit l'éclat de la jeunesse, et produit la toux, l'oppression, la fièvre, etc. L'action de ces poussières sur le tégument externe produit même une affection pustuleuse des mains et des ophthalmies rebelles. Ces professions doivent être comptées parmi les plus délétères, quand elles se soumettent à l'encombrement et qu'elles négligent les moyens de ventilation (1).

Mais l'état de perfection où les machines professionnelles ont été portées ainsi que les développements de l'hygiène industrielle sont déjà suffisants pour améliorer le sort de ces malheureux ouvriers ; nous en trouvons un exemple frappant et fort applicable dans l'industrie des *brossiers*.

Ces artisans sont exposés à l'action de poussières animales compliquées. Ainsi l'extraction des soies de porc se fait aussitôt après l'égorgement de l'animal. Les crins arrachés sont souillés de sang et de boue ; on les recueille et on les fait sécher. Le docteur Vernois a examiné au microscope des poussières qui en provenaient ; elles contenaient du sang desséché, des globules sanguins conservés intacts, des débris végétaux, des cellules végétales, des spores, etc. Les brossiers

(1) Boileau de Castelnau, *De l'influence du cardage des frisons de la soie, sur la santé des détenus de la maison centrale de Nîmes* (*Annales d'hyg. publ. et de méd. lég.*), t. XXIII, 1849. — *Rapport des travaux du Conseil d'hygiène des Bouches-du-Rhône*, 1851.

ont longtemps souffert de ces poussières putrescibles; mais aujourd'hui un établissement modèle est tenu à Issoudun, et là, les soies bien lavées dans un cours d'eau, puis séchées, sont livrées à un tambour mû par la vapeur et terminé par une cheminée élevée où se fait un courant de ventilation très-active, toute la poussière lavée et détachée est enlevée par la cheminée. Cette méthode est à recommander.

Ateliers de *peignage*, *filage*, *tissage*, etc. — C'est l'industrie vestimentaire qui, travaillant le chanvre, le coton, la laine, la soie, autrefois au foyer de la famille, aujourd'hui dans de vastes ateliers, permet surtout de mettre en relief l'influence hygiénique du lieu du travail.

Les mémoires de Villermé (1), ceux du docteur Thouvenin (2), les plaintes d'un grand nombre d'observateurs philanthropes ont appelé l'attention sur les souffrances éprouvées par les ouvriers employés dans ces manufactures. Le principal inconvénient, c'était l'abus du travail, par sa durée. Dans ces sortes d'usines, le salaire est l'élément capital de la fabrication; et l'homme s'est trouvé assimilé à la machine, partout où celle-ci a été insuffisante; nous parlerons dans un instant des abus qui ont résulté du travail des enfants dans ces manufactures. Après avoir signalé la prolongation des heures du travail, même pendant la nuit, nous trouvons comme cause pathogénique principale l'habitation mauvaise. Tantôt, et cela se passait surtout au foyer de la famille, l'habitation était basse, étroite, humide, privée de

(1) Villermé, *Sur la population de la Grande-Bretagne dans les districts agricoles et manufacturiers* (*Ann. d'hygiène et de méd. lég.*), t. XII, 1834. — Le même, *De la santé des ouvriers employés dans les fabriques de soie, coton et laine*, *ibid.*, t. XX, 1838. — Le même, *De l'état physique et moral des ouvriers employés dans les manufactures de coton, de laine et de soie*. Paris, 1840.

(2) Thouvenin, *Influence de l'industrie sur la santé des populations dans les grandes contrées manufacturières* (*Ann. d'hyg. et de méd. lég.*, t. XXXVI, 1846).

jour, et l'étiolement, l'exagération du tempérament lymphatique, les scrofules, la phthisie, le scorbut, étendaient leurs ravages. Tantôt les ouvriers réunis en masse dans une filature s'y trouvaient exposés à l'encombrement, aux poussières, aux émanations diverses, à l'humidité chaude, pendant de longues heures de travail. Quant à l'habitation où ces artisans se retiraient la nuit, Villermé a fait une peinture trop réelle des bouges où vivait leur famille, dans les rues étroites et infectes de plusieurs villes manufacturières, pour qu'on n'attribue pas, avec raison, à l'habitation soit de jour, soit de nuit, la dégradation physique qui les frappait. Il est consolant de penser que l'hygiène des villes a déjà fait assez de progrès pour que ces rues malsaines deviennent de plus en plus rares. Si la loi qui concerne les logements insalubres est exécutée et contrôlée, les derniers vestiges de ce mal public disparaîtront. Quant à l'habitation de jour dans les ateliers, nous avons exposé déjà, page 424, ce que nous pensions des conditions hygiéniques du travail à domicile ou du travail dans les grandes manufactures. Celles-ci du reste s'imposent tous les jours comme une nécessité de l'industrie. De vastes salles bien éclairées, bien ventilées, une division bien entendue du travail, qui permet pour chaque opération une installation conforme à l'hygiène, l'application générale des machines à toutes les opérations qui pourraient nuire à la santé de l'ouvrier : voilà ce qui se fait partout ; voilà ce que les conseils d'hygiène ont à surveiller. Ces grandes manufactures, bien installées, ont en outre un avantage, c'est que la philanthropie éclairée des administrateurs peut s'exercer utilement, et qu'il est juste de reconnaître le bien qui se fait tous les jours ; tandis que, dans les demeures du travail isolé, tous les efforts de l'hygiène venaient échouer infailliblement. Il manque encore à ces grandes manufactures un élément important, pour assurer leurs avantages sur le travail à domicile : c'est la moralité de l'ouvrier. C'est maintenant ce que le chef doit protéger et encourager, c'est ce que l'inspecteur doit pouvoir surveiller.

Quant à la nature des logements qui leur conviennent le mieux, nous renvoyons à ce que nous avons dit tome Ier, page 600, au sujet des maisons ouvrières.

Pour constater les avantages du travail qui s'exerce en plein air, nous renvoyons à notre chapitre de l'agriculture ; mais nous avons à signaler quelques professions qui sont exposées aux grandes intempéries.

Les *mécaniciens et chauffeurs de locomotives* sont surtout dans ce cas, ils sont exposés à une station prolongée et à un travail pénible pendant huit à dix heures. Néanmoins les enquêtes ont prouvé que le travail fourni n'était pas au-dessus de leurs forces, et qu'un temps très-suffisant de sommeil réparateur leur était réservé. En outre, une bonne alimentation, fruit d'un salaire élevé, les conserve en général dans un bon état de santé. M. Trelon (1) a appelé l'attention sur la nécessité d'établir pour eux des écrans ou des toits-abris pour le cas d'intempéries exceptionnelles. Quand ce progrès sera réalisé partout, il ne laissera à la profession de ces artisans que les conditions d'un travail très-actif, mais exercé en plein air.

3° Nature du travail.

A la nature du travail se rapporte l'action musculaire que celui-ci exige, l'action des sens et l'action de l'organe de la voix.

L'action musculaire est prolongée, violente, générale, partielle, ou bien elle est nulle à peu près. Nous avons passé en revue dans le chapitre consacré à la gymnastique les in-

(1) Trébuchet, *Rapport général sur les travaux du Conseil d'hygiène publique*. 1864, p. 75.

fluences hygiéniques que l'on peut attribuer à ces diverses actions musculaires, nous y renvoyons spécialement ; nous signalerons seulement ici les cas professionnels les plus remarquables qui se classent sous ces différents chefs.

Le travail prolongé développe toutes les conséquences de son influence meurtrière chez les jeunes enfants appliqués trop tôt au travail des manufactures ; chez ceux-ci les douleurs lombaires, dorsales, le rachitisme, l'arrêt de développement, la courte stature, la pâleur du visage, l'étiolement, l'usure et la sénilité précoce deviennent remarquables.

Le travail violent sous le poids des fardeaux est habituel chez les porte-faix, les maçons, etc., etc. Les hernies, les varices, les anévrysmes, etc., aussi bien que les pneumonies, les rhumatismes, se montrent fréquemment chez ces sortes d'artisans. Le travail violent fait sentir le besoin des stimulants les plus actifs pour entretenir l'action musculaire, et il porte surtout d'une manière remarquable à l'abus des spiritueux. Sous son influence, les masses musculeuses présentent bientôt un développement tel, qu'il en résulte pour les ouvriers voués aux professions les plus pénibles, la carrure dite herculéenne, sous la condition pourtant que la réparation alimentaire soit suffisante. La phthisie est rare dans ces sortes de professions. Lombard l'a constaté, et la vie passée en plein air aussi bien que l'activité du travail se réunissent souvent pour amener cet heureux résultat.

Si donc, sous l'influence du travail général même violent, mais exercé en plein air ou dans des ateliers non encombrés, on voit l'artisan être respecté à la fois par la phthisie et par la scrofule, ces deux pestes des classes oisives de la société; si on le voit épargné de même par les maux qui s'attaquent à tant d'autres artisans dont l'existence est compromise par la matière, la nature ou le lieu du travail ; si dans ces professions actives le développement physique est régulier, si les fonctions sont pleines d'énergie, si la longévité peut être grande quand on n'abuse ni de ses forces ni des liqueurs spiritueuses, si toutes ces conditions se rapprochent, en un mot, de celles que nous avons signalées chez les laboureurs, on doit en conclure qu'il n'est pas impossible aux classes ouvrières de rencontrer les meilleures conditions hygiéniques que l'homme puisse souhaiter.

Le travail musculaire partiel soumet l'ouvrier aux attitudes si diverses et si nombreuses que réclament le maniement des outils et l'exécution de la plus grande partie des procédés industriels, parmi lesquelles les positions debout, assise, accroupie, penchée, déviée, sont les plus ordinaires. Des difformités correspondantes en sont la conséquence inévitable. Le couvreur, le marcheur au moulin de travail, les nombreux ouvriers qui sont soumis à l'attitude prolongée de la station, tels que les menuisiers, etc., voient chez eux les muscles des membres inférieurs acquérir un développement prédominant, et devenir le siége de varices et de douleurs articulaires ; au contraire, chez les tailleurs, les cordonniers, les postillons, chez tous les artisans sédentaires, ces parties restent remarquablement grêles ; l'ouvrier qui tourne une mécanique, qui manie de lourds marteaux, etc., qui exerce enfin ses bras de préférence, est bientôt étonné du développement anormal de ceux-ci, développement qui devient inégal si un bras est plus spécialement soumis à l'action du travail. Qui n'a pu remarquer les grosses mains des boulangers exercés au travail du pétrin ? De toutes les attitudes que les arts professionnels imposent à l'ouvrier, la plus importante est sans doute l'attitude courbée ; celle-ci, qui est portée si loin chez les tailleurs, les cordonniers, non-seulement déforme la taille, mais gêne encore le jeu des fonctions thoraciques : aussi a-t-elle paru à Lombard une cause grave de phthisie. D'après une statistique anglaise, parmi cent tailleurs, trente et un crachent le sang. Chez tous ces ouvriers assis : tailleurs, cordonniers, horlogers, compositeurs d'imprimerie, l'exercice est nul, l'insolation manque. Ils souffrent souvent de mauvaises digestions, de diarrhées, d'hémorrhoïdes ; le travail de la vue, l'habitation humide ou encombrée, aggravent souvent les maux de leur profession. L'absence d'un exercice musculaire suffisant se remarque dans les professions sédentaires comme celles de couturières, de tailleurs, de dessinateurs, d'écrivains, etc.

Mais c'est parmi les ouvrières occupées de travaux à l'aiguilles pour les fabriques : ouvrières en dentelles, blondes, broderies, etc, que se produisent les plus grandes déformations. M. Thouvenin (1) a décrit le triste état de cette classe. Sur cent jeunes filles qui dès l'âge trop prématuré de cinq ou six ans sont mises en apprentissage pour faire de la dentelle, il en a trouvé plus de la moitié qui à cinquante ans étaient bossues ou atteintes de maladies de la vue.

Quelques professions, comme celles de chanteurs, de militaires, d'instituteurs, conduisent à un exercice forcé de la voix, les laryngites, les angines en sont le fruit ; mais ces professions paraissent exposer moins que les autres, en général, à la production de la phthisie.

L'exercice des organes des sens amène en général leur perfection plus grande, comme il arrive pour l'ouïe et pour la vue, dans les professions de chasseurs, de soldats, de matelots, de musiciens, etc. Mais, si cet exercice devient forcé ou exagéré, comme dans les professions d'horlogers, d'imprimeurs, d'écrivains, etc., dans lesquelles il s'agit de considérer longtemps de petits objets ou de faire abus de la lumière artificielle, alors des ophthalmies rebelles, des inflammations graves, la myopie, la perte du sens même par

(1) Thouvenin, *Influence de l'industrie dans les grands centres de manufactures* (*Ann. d'hyg. publ. et de méd. lég.*, t. XXXVI, 1846).

l'amaurose, peuvent devenir la conséquence de l'exercice de ces professions ; il en est de même pour l'ouïe, et ce sens s'abolit souvent dans les professions de canonniers, de chaudronniers, etc.

4° Agents du travail.

Le travail professionnel s'exerce au moyen de quelques agents dont l'emploi, devenu presque universel dans l'industrie, réclame cette dernière division ; ce sont l'eau, le feu, les mécaniques.

Dans tous les arts où l'*eau* se trouve employée comme dissolvant, comme purificateur ou comme moteur, etc., et surtout dans ceux de blanchisseur, de tenturier, de meunier, de porteur d'eau, de pêcheur, de batelier, de débardeur, de baigneur, etc., l'humidité constante et le contact habituel de l'eau deviennent pour ces artisans la cause d'une profonde influence hygiénique. Après tout ce que nous avons dit de cette influence dans tant d'autres parties de cet ouvrage, nous nous contenterons de rappeler que les catarrhes, les rhumatismes, les ulcères aux jambes, la chute des dents, les engorgements lymphatiques, etc., sont les accidents les plus fréquents que ces sortes d'artisans ont à redouter.

Si nous prenons pour exemple l'industrie des blanchisseries en général, nous signalerons de nouveau combien l'introduction de machines appropriées peut améliorer ce que ces professions présentent d'insalubre. Ce sont des chaudières fermées qui pratiquent le lavage par un mouvement de l'eau bouillante qui circule incessamment à travers les étoffes. Ce sont des roues à compartiments qui, tournant sans cesse, produisent un rinçage complet sous l'influence d'un courant d'eau froide... Ce sont des essoreuses qui remplacent le tordage. Ce sont des appareils à vapeur qui opèrent le séchage.

Sans nul doute les blanchisseurs peuvent contracter des

maladies transmissibles, par le contact avec le linge des malades, l'emploi des machines leur épargne ce danger.

Les mégissiers, les tanneurs qui travaillent dans l'eau, et qui manient la chaux sont sujets à une affection des doigts, nommée *pigeonneau*.

Le *feu* est un agent du travail qui est mis en activité dans presque tous les ateliers; dans quelques-uns surtout, comme dans ceux où s'emploient les machines à vapeur, dans les verreries, les briqueteries, les fabriques de poteries, les forges, les arts à four, etc., les ouvriers éprouvent sa plus vive influence; aussi l'amaigrissement, la soif ardente, les transpirations forcées, les pneumonies sont-elles fréquentes chez ces classes d'artisans; il faut y joindre pour quelques-uns les conséquences d'une vive ardeur et d'une lumière éblouissante sur l'organe visuel, conséquences qui entraînent si souvent des ophthalmies et des cécités. Ils devront protéger l'organe visuel, en ne regardant les métaux en fusion et les foyers ardents qu'au moyen de verres colorés ; la soif qu'ils ont besoin d'étancher souvent les conduit à faire abus de boissons aqueuses ou spiritueuses. Trop souvent l'ivrognerie les décime, par les maladies qu'elle développe. C'est avec raison qu'on a résumé en deux mots l'hygiène qu'ils doivent suivre : *la flanelle et la tempérance*. Des limonades ou du café très-léger sont les boissons à leur recommander; mais les vases employés à les conserver doivent être exempts de métaux, surtout de plomb. L'ardeur des foyers frappe souvent en plein sur l'abdomen. On fera bien de garantir cette partie du corps par un vêtement protecteur.

L'emploi des *machines* comme agent du travail est un des moyens que l'hygiène doit le plus préconiser. Les bienfaits qu'elles ont déjà rendus pour soustraire tant de malheureux ouvriers à la maladivité ou à la mort sont immenses. Ce sont elles qui permettent de préserver l'artisan de l'influence des substances toxiques, des poussières, des attitudes vicieuses, du travail excessif. Il n'existe peut-être pas une amélioration à introduire dans l'hygiène professionnelle que l'on ne puisse espérer de réaliser par leur intervention, et qui sans elles deviendrait souvent impossible. N'oublions pas aussi que par la puissance des machines qui représente une population presque fabuleuse d'hommes et de chevaux, la production humaine est centuplée au moins; la production à bon marché des vêtements, des aliments, des habitations salubres etc., de tous ces agents de l'hygiène dont nous avons exposé les influences bienfaisantes pour perfectionner notre race, se répand sur des millions d'individus, et surtout d'ouvriers qui sans les machines auraient été déshérités de tant de bienfaits.

Les mécaniques sont donc non-seulement des agents merveilleux de l'industrie humaine, mais encore des agents hygiéniques de la plus grande efficacité, en leur faisant exécuter tous les travaux professionnels qui sont meurtriers pour l'homme; c'est vers ce but philanthropique que l'imagination des inventeurs doit se porter; ce sont de semblables découvertes que la munificence publique doit récompenser.

5° Actes législatifs concernant les professions.

Travail des enfants dans les manufactures. — Nous avons déjà dit comment les criants abus du travail infligé aux jeunes enfants avaient motivé, en 1802 et 1819, les bills présentés en Angleterre par Robert Peel, et en 1833 des réformes plus complètes sur le rapport de M. Sadler.

Le principe de ces actes législatifs, *factory acts*, qui ont eu pour but de régler les conditions du travail dans les manufactures, n'a pas été d'établir une règle commune; mais ces actes, applicables immédiatement à quelques industries qui réclamaient une prompte réforme, ont embrassé par une extension successive un nombre toujours croissant d'industries, au fur et à mesure que les études se faisaient. Ils se fondèrent sur ce principe que la société doit protéger ceux qui ne peuvent se protéger eux-mêmes. Ils commencèrent par réglementer le travail des femmes et des enfants dans les mines où les enquêtes qu'on venait de faire avaient révélé des souffrances et des abus, hors de toute croyance (1). De pauvres filles, des centaines d'enfants passaient leur vie dans ces puits, livrés à des travaux au-dessus de leurs forces, et abandonnés à l'immoralité précoce du mauvais exemple. L'acte législatif prescrivit 1° de n'employer ni femmes ni jeunes filles dans l'intérieur des mines ; 2° de n'employer les jeunes garçons qu'après l'âge de douze ans ; 3° des inspecteurs furent chargés de visiter les mines de jour comme de nuit ; 4° il fut interdit de payer les salaires dans les lieux publics, tavernes, cabarets, et d'ouvrir ainsi, ce qui était fréquent, un crédit à l'ivrognerie ! Ces *factory acts* se sont étendus aux manufactures de laine et de coton, à celles qui emploient l'eau ou la vapeur pour moteur ; puis a des industries spéciales qui n'ont pas ces moteurs. En 1867, ils réglementaient ainsi plus de 150 professions diverses, leur but est de protéger la vie, la santé, les conditions physique, intellectuelle et morale de près d'un million et demi de femmes et d'enfants occupés dans les manufactures.

Sur ce nombre il y en a d'employés dans les dentelles, la bonneterie, les articles tressés.	320,000
Dans les confections d'habillements..........	850,000
Pour les articles de métaux, manufacturés dans les comtés de Stafford, Warwick et Worcester..................................	91,000
Dans les manufactures de verre, papier, tabac.	72,000
Dans l'imprimerie, le brochage, la papeterie.	18,250
Pour les briqueteries et industries analogues.	38,720

(1) Sadler, *The physical and the moral condition of the Children and young persons employed in mines and manufactures.* London, 1843.

On a divisé les manufactures en deux classes, celles qui occupent plus de cent personnes et celles qui sont au-dessous.

Ces premières sont l'objet de règlements généraux pour établir dans les grands ateliers la ventilation nécessaire, les conditions générales de salubrité et de propreté, les mesures préventives contre les accidents de toute sorte, pour fixer le temps de travail pour les femmes et les enfants, pour que ces derniers fréquentent les écoles.

La surveillance des industries qui occupent moins de cent ouvriers ou qui s'exercent dans des demeures privées est encore plus importante que celle des grands ateliers. Ce qu'on ne supposait pas d'abord, plus le nombre d'ouvriers est restreint, plus les conditions hygiéniques sont en général mauvaises.

Ces établissements au-dessous de cent ouvriers occupent en Angleterre un nombre de femmes et d'enfants qui échappe à tout calcul. Très-souvent les petits artisans font travailler leurs ouvriers et même leurs enfants dans des chambres étroites, et c'est quand il s'agit d'améliorer la condition de ces malheureux enfants que l'on éprouve le plus d'obstacles. Les maîtres se révoltent à l'idée qu'on vienne les surveiller dans leurs habitations mêmes et les parents voudraient que la loi eût confiance dans leur sollicitude paternelle ; mais, hélas! l'avidité des uns et la misère des autres ne sont pas des garanties suffisantes. La loi doit intervenir.

En France, où tous les sentiments généreux trouvent de l'écho et passionnent les cœurs, les législateurs répondirent de même avec empressement à l'appel de nos savants médecins, qui avaient révélé les conditions déplorables du travail des enfants et des femmes dans nos manufactures. Une loi longuement discutée commença en 1841 ces pressantes réformes. Voici ses principales dispositions résumées.

1° Dans les manufactures à moteur mécanique ou à feu continu, dans toute fabrique occupant plus de vingt ouvriers réunis en ateliers, les enfants devront, pour être admis, avoir au moins huit ans.

2° De huit à douze ans, ils ne pourront être employés au travail effectif, plus de huit heures sur vingt-quatre, divisées par un repos. De douze à seize ans, ils ne pourront être employés au travail effectif plus de douze heures sur vingt-quatre, divisées par des repos. Ce travail ne pourra avoir lieu que de cinq heures du matin à neuf heures du soir.

3° Les enfants au-dessous de seize ans ne pourront être employés les dimanches et jours de fêtes reconnus par la loi.

4° Tout enfant admis devra jusqu'à l'âge de douze ans suivre une école.

Article 7. Des règlements d'administration publique pourront :

1° Étendre à des manufactures, usines ou ateliers, autres que ceux mentionnés dans l'article premier, l'application de la loi.

2° Élever le minimum de l'âge et réduire la durée du travail à l'égard des genres d'industrie où le labeur des enfants excéderait leurs forces et compromettrait leur santé.

3° Déterminer les fabriques où pour cause de danger, d'insalubrité, les enfants au-dessous de seize ans ne pourront être employés.

4° Interdire aux enfants, dans les ateliers où ils sont admis, certains genres de travaux dangereux ou nuisibles.

5° Statuer sur les travaux indispensables à tolérer de la part des enfants, les dimanches et fêtes, dans les usines à feu continu.

6° Statuer sur les cas de travail de nuit, prévus.

Article 8. Des règlements d'administration publique devront :

1° Pourvoir aux mesures nécessaires à l'exécution de la présente loi.

2° Assurer le maintien des bonnes mœurs et de la décence publique dans les ateliers, usines et manufactures.

3° Assurer l'instruction primaire et l'enseignement religieux des enfants.

4° Empêcher à l'égard des enfants tout mauvais traitement et tout châtiment abusif.

5° Assurer les conditions de salubrité et de sûreté nécessaires à la vie et à la santé des enfants.

Article 10. Le gouvernement établira des inspections pour surveiller et assurer l'exécution de la présente loi. Les inspecteurs pourront se faire représenter les registres relatifs à son exécution, les règlements intérieurs, les livrets des enfants et les enfants eux-mêmes. Ils pourront se faire accompagner par un médecin commis par le préfet.

En présence d'aussi sages dispositions, pourvu que leur exécution soit assurée, l'hygiène et la morale peuvent se déclarer satisfaites.

Sans altérer les principes fondamentaux de cette loi salutaire, des dispositions législatives, longuement élaborées, en ont modifié en 1851 quelques parties pour les rendre mieux exécutables.

Il faut reconnaître que les chefs des grandes fabriques après quelques hésitations ont uni leurs efforts individuels à ceux de la loi pour développer l'instruction, en fondant des écoles, et pour répandre de plus en plus la salubrité et la moralité dans leurs grandes industries. C'est toujours dans les petits ateliers et dans les chambres, où le pouvoir paternel s'exerce sans contrôle, que l'on voit encore l'appât du gain disputer le jeune enfant aux bienfaits de l'instruction et de l'hygiène.

Conseils d'hygiène publique et de salubrité. — On voit, par tout ce qui précède, que l'hygiène, grâce à ses progrès et à ses fécondes études, finit par jouer le rôle d'une puissance bienfaisante et civilisatrice. L'hygiène publique devait enfin être reconnue, avoir sa place et son autorité dans l'État. C'est à cette nécessité que les *Conseils d'hygiène publique et de salubrité* doivent leur origine. Pour mieux faire comprendre les phases de cette importante création, nous allons laisser parler M. A. Tardieu, qui a pris une part si importante à tous leurs travaux (1).

Le soin de surveiller et de protéger la santé publique appartient à l'autorité administrative. Mais elle ne peut exercer cette action tutélaire qu'à la condition de s'entourer des lumières de la science, et qu'avec le concours des hommes que leurs connaissances spéciales rendent seuls capables de résoudre les problèmes si variés et parfois si difficiles dont se compose l'hygiène publique. Si cette condition a pu être remplie à diverses époques à l'aide de conseils individuels, officieusement ou officiellement réclamés par les dépositaires de l'autorité, on peut dire, sans crainte d'être démenti, qu'une garantie sérieuse n'a été réellement donnée à la santé des populations que lorsqu'une organisation régulière et générale, embrassant tout le pays, est venue remettre à des corps compétents et fortement constitués le soin de veiller à tout ce qui intéresse la salubrité, et d'éclairer l'administration dans toutes les questions relatives à la santé publique. Mais cela est triste à dire, cette organisation est d'hier, et pendant trop longtemps, à part quelques exceptions locales, dignes d'être signalées hautement, rien n'avait été

(1) A. Tardieu, *Dictionnaire d'hygiène publique et de salubrité*. 1862, t. I, p. 575.

fait en France pour assurer la bonne administration des affaires sanitaires, et par suite les progrès de l'hygiène publique. C'est au décret du 18 décembre 1848 qu'est due la première institution des Conseils d'hygiène et de salubrité dans tous les arrondissements de la France.

Des Conseils de salubrité avant 1848. — Avant cette époque, dans quelques grandes villes, l'autorité avait senti le besoin de couvrir sa responsabilité en même temps que de sauvegarder la santé de la population nombreuse qui était confiée à sa vigilance, et des conseils locaux avaient été créés soit par des arrêtés de préfecture, ou même par de simples arrêtés municipaux. Les immenses services rendus par ces Conseils, les publications importantes émanées de quelques-uns d'entre eux, méritent d'être rappelés ici, et sont la meilleure preuve du bien que l'on peut attendre de la nouvelle institution fondée sur de semblables modèles.

Conseil de salubrité de Paris. — C'est de Paris que vint l'initiative, grâce au zèle éclairé d'un administrateur éminent, M. Dubois, premier prefet de police, qui, sur la proposition de M. C.-L. Cadet-Gassicourt, par un arrêté du 6 juillet 1802, réunit en corps, sous le titre de Conseil de salubrité, les savants aux lumières desquels il avait habituellement recours dans les affaires qui intéressaient l'hygiène publique.

Ce Conseil, composé dans son origine de quatre membres, n'eut d'abord dans ses attributions que l'examen des boissons falsifiées, des manufactures ou ateliers insalubres, des épizooties, et un peu plus tard la visite des prisons et la direction des secours publics.

Le nombre, la variété, l'importance des affaires qui lui furent soumises par la suite firent sentir la nécessité de lui donner plus d'extension, et un nouvel arrêté du même préfet en date du 26 octobre 1807 donna au Conseil de salubrité du département de la Seine et des communes du ressort de la préfecture de police une nouvelle organisation ; le nombre de ses membres fut porté à sept, et ses attributions étendues en même temps. Elles embrassent l'hygiène publique ; l'examen sanitaire des halles et marchés, des cimetières, des tueries, des voiries, des chantiers d'équarrissages, amphithéâtres de dissection, fosses d'aisances, vidanges, curage des égouts et des puits, bains publics, dépôts d'eaux minérales ; la visite des prisons ; les secours à donner aux noyés et aux asphyxiés ; les épidémies ; la statistique médicale ; les tableaux de mortalité ; les recherches pour assainir les ateliers et les lieux publics, prévenir ou combattre les inondations, perfectionner les procédés industriels qui peuvent compromettre la salubrité ; la répression du charlatanisme ; la détermination des meilleurs modes de chauffage, d'éclairage, de nettoiement et d'évacuation des boues ; enfin l'analyse des remèdes saisis, des vases suspects et des boissons falsifiées.

Cette organisation du Conseil de salubrité de la Seine a reçu quelques modifications de détail par des arrêtés successifs, notamment du 22 décembre 1828 et du 24 décembre 1832, mais sa constitution originaire, et surtout ses attributions, maintenues expressément par le décret du 15 décembre 1851, n'ont fait en réalité qu'acquérir de jour en jour plus de force et d'étendue. Il est actuellement composé de quinze membres titulaires, de six membres adjoints, de membres honoraires et de membres appelés en raison de leurs fonctions qui sont : le doyen, le professeur d'hygiène et le professeur de médecine légale de la Faculté de médecine de Paris, un membre du Conseil de santé des armées, le directeur de l'école de pharmacie, le secrétaire général de la préfecture de police, l'inspecteur général des ponts et chaussées, directeur du service municipal, l'ingénieur en chef du département de la Seine, l'ingénieur en chef des services du département, le chef de la deuxième division et le chef du quatrième bureau à la préfecture de police, l'architecte commissaire de la petite voirie. Il se réunit deux fois par mois à la préfecture de police. Ses travaux qui, dans la période décennale de 1829 à 1839, ne comprenaient pas moins de 4431 affaires et 5366 dans celle de 1849 à 1858, ont été résumés dans des rapports généraux du plus haut intérêt dont la collection, imprimée, renferme les matériaux les plus précieux pour l'histoire de l'hygiène pnblique. Le rapport général sur les travaux du Conseil d'hygiène et de salubrité du département de la Seine pour la période de 1849 à 1858, publié en 1861 par le savant secrétaire du Conseil, M. Ad. Trebuchet, est un véritable monument élevé par l'un de ses plus dignes interprètes à la gloire de ce Conseil qui a tant fait pour la science et pour l'humanité. Nous indiquerons plus loin les dispositions appliquées au Conseil de salubrité de Paris dans l'organisation postérieure à 1848.

Conseils de salubrité de province. — Les principales villes de France, où les mêmes besoins devaient appeler les mêmes mesures, imitèrent en petit nombre et lentement l'exemple de Paris. Lyon en octobre 1822, Marseille en octobre 1825, Lille et Nantes en 1828, Troyes par un arrêté municipal en 1830, Rouen et Bordeaux en 1831, Toulouse, Versailles, furent successivement dotés de Conseils de salubrité qui, depuis leur origine, n'ont cessé de fonctionner avec un zèle au-dessus de tout éloge. Dans quelques départements, dans le Nord, notamment, l'institution s'étendit jusque dans les arrondissements, et le Conseil central publia sans interruption des comptes rendus annuels remplis de documents du plus haut intérêt.

Ce mouvement spontané des grands centres de population,

et cette initiative des autorités locales ne pouvaient manquer d'éveiller la sollicitude de l'administration centrale. Aussi par une lettre en date du 30 novembre 1836, M. le ministre du commerce saisissait l'Académie royale de médecine d'un plan d'établissement d'un conseil de salubrité dans chacun des départements du royaume. Cette demande officielle, qui témoignait d'un désir libéral et intelligent, donna lieu à un rapport considérable rédigé par Marc, et qui contenait un projet d'organisation des conseils de salubrité départementaux. Ce projet très-complet et très-sage, qui a certainement inspiré quelques-unes des dispositions du décret de 1848, resta malheureusement sans application, et l'heureuse idée du gouvernement d'alors ne reçut aucun commencement d'exécution.

Conseil supérieur de santé. — Les conseils de salubrité qui existaient à Paris et dans les villes que nous avons citées, non-seulement n'étaient reliés entre eux par aucune organisation commune, mais ne se rattachaient même pas à l'administration centrale. Cependant l'ordonnance royale du 7 août 1822 sur la police sanitaire avait placé, près du ministre du commerce, un conseil supérieur de santé, appelé à donner son avis sur les matières sanitaires, et composé de douze membres. Les attributions restreintes de ce Conseil n'ont pas peu contribué à paralyser son action. Et ce n'est que pour mémoire qu'il convient de rappeler son existence à l'occasion des conseils d'hygiène dont nous venons de parler. Cette organisation sanitaire a été enfin complétée.

Voir le décret du 18 décembre 1846, portant création des conseils d'hygiène publique et de salubrité, — l'arrêté du 15 février 1849 qui détermine leur composition, — la circulaire ministérielle du 3 mai 1851 accompagnant l'envoi d'instructions sur leurs attributions, — le décret du 15 décembre 1851, — les décrets des 23 octobre et 22 novembre 1856, pour l'organisation du Comité consultatif d'hygiène publique.

Parmi les devoirs qui incombent aux conseils d'hygiène publique et de salubrité, la suveillance *des établissements dangereux*, *insalubres ou incommodes* est un des principaux.

Ces établissements industriels sont divisés en trois classes, en vue de mieux sauvegarder la santé publique.

La première classe comprend ceux qui doivent être éloignés des habitations.

La seconde comprend les manufactures et ateliers dont l'éloignement des habitations n'est pas rigoureusement nécessaire, mais dont il importe néanmoins de ne permettre la formation qu'après avoir acquis la certitude que les opérations qu'on y pratique sont exécutées de manière à ne pas incommoder les propriétaires du voisinage, ni à leur causer des dommages.

L'entrepreneur adressera sa demande au sous-préfet de son arrondissement, qui la transmettra au maire de la commune dans laquelle on projette de former l'établissement, en le chargeant de procéder à des informations *de commodo* èt *incommodo*. Ces informations terminées, il sera statué par le préfet.

La troisième comprend ceux qui peuvent rester sans inconvénient auprès des habitations, mais doivent rester sous la surveillance de la police. Ils ne pourront se former que sur la permission du préfet de police, à Paris, et sur celle du maire, dans les autres villes.

NOMENCLATURE DES ÉTABLISSEMENTS INSALUBRES, DANGEREUX OU INCOMMODES (1).

DÉSIGNATION DES INDUSTRIES.	INCONVÉNIENTS.	CLASSES.
Abattoir public..................	Odeur et altération des eaux.............	1re
Absinthe (Voir *Distillerie*).		
Acide arsénique (Fabrication de l') au moyen de l'acide arsénieux et de l'acide azotique :		
1° Quand les produits nitreux ne sont pas absorbés...........	Vapeurs nuisibles.....	1re
2° Quand ils sont absorbés......	*Idem*................	2e
Acide chlorhydrique (Production de l') par décomposition des chlorures de magnésium, d'aluminium et autres :		
1° Quand l'acide n'est pas condensé.	Émanations nuisibles..	1re
2° Quand l'acide est condensé.....	Émanations accidentelles...............	2e
Acide muriatique (Voir *Acide chlorhydrique*).		
Acide nitrique......................	Émanations nuisibles.	3e
Acide oxalique (Fabrication de l') :		
1° Par l'acide nitrique :		
a. Sans destruction des gaz nuisibles...............	Fumée..............	1re
b. Avec destruction des gaz nuisibles.	Fumée accidentelle...	3e
2° Par la sciure de bois et la potasse.	Fumée..............	2e
Acide picrique :		
1° Quand les gaz nuisibles ne sont pas brûlés..................	Vapeurs nuisibles.....	1re
2° Avec destruction des gaz nuisibles.....................	*Idem*...............	3e
Acide pyroligneux (Fabrication de l') :		
1° Quand les produits gazeux ne sont pas brûlés.............	Fumée et odeur......	2e
2° Quand les produits gazeux sont brûlés....................	*Idem*..............	3e
Acide pyroligneux (Purification de l')..	Odeur..............	2e
Acide stéarique (Fabrication de l') :		
1° Par distillation..............	Odeur et danger d'incendie............	1re
2° Par saponification............	*Idem*...............	2e
Acide sulfurique (Fabrication de l') :		
1° Par combustion du soufre et des pyrites.....................	Émanations nuisibles..	1re
2° De Nordhausen par la décomposition du sulfate de fer.......	*Idem*...............	3e
Acide urique (Voir *Murexide*).		
Acier (Fabrication de l')...........	Fumée..............	3e

(1) Nomenclature conforme au tableau annexé au décret du 31 déc. 1866.

DÉSIGNATION DES INDUSTRIES.	INCONVÉNIENTS.	CLASSES.
Affinage de l'or et de l'argent par les acides.	Émanations nuisibles.	1re
Affinage des métaux au fourneau (Voir *Grillage des minerais*).		
Albumine (Fabrication de l') au moyen du sérum frais du sang.	Odeur.	3e
Alcali volatil (Voir *Ammoniaque*).		
Alcools autres que de vin, sans travail de rectification.	Altération des eaux.	3e
Alcools (Distillerie agricole).	*Idem*.	3e
Alcool (Rectification de l').	Danger d'incendie.	2e
Agglomérés ou briquettes de houille (Fabrication des) :		
1° Au brai gras.	Odeur, danger d'incendie.	2e
2° Au brai sec.	Odeur.	3e
Aldéhyde (Fabrication de l').	Danger d'incendie.	1re
Allumettes (Fabrication des) avec matières détonantes et fulminantes.	Danger d'explosion et d'incendie.	1re
Alun (Voir *Sulfate d'alumine*).		
Amorces fulminantes pour pistolets d'enfants.	Danger d'explosion.	2e
Amidonneries :		
1° Par fermentation.	Odeur, émanations nuisibles et altération des eaux.	1re
2° Par séparation du gluten et sans fermentation.	Altération des eaux.	2e
Ammoniaque (Fabrication en grand de l') par la décomposition des sels ammoniacaux.	Odeur.	3e
Amorces fulminantes (Fabrication des).	Danger d'explosion.	1re
Appareils de réfrigération :		
1° A ammoniaque.	Odeur.	3e
2° A éther ou autres liquides relatifs et combustibles.	Danger d'explosion et d'incendie.	3e
Arcansons ou résines de pin (Voir *Résines*, etc.).		
Argenture sur métaux (Voir *Dorure et Argenture*).		
Arséniate de potasse (Fabrication de l') au moyen du salpêtre :		
1° Quand les vapeurs ne sont pas absorbées.	Émanations nuisibles.	1re
2° Quand les vapeurs sont absorbées.	Émanations accidentelles.	2e
Artifices (Fabrication des pièces d').	Danger d'incendie et d'explosion.	1re
Asphaltes, bitumes, brais et matières bitumineuses solides (Dépôts d').	Odeur, danger d'incendie.	3e
Asphaltes et bitumes (Travail des) à feu nu.	*Idem*.	2e

DÉSIGNATION DES INDUSTRIES.	INCONVÉNIENTS.	CLASSES.
Ateliers de construction de machines et wagons (Voir *Machines* et *Wagons*).		
Bâches imperméables (Fabrication des) :		
1° Avec cuisson des huiles........	Danger d'incendie....	1re
2° Sans cuisson des huiles........	*Idem*...............	2e
Baleine (Travail des fanons de) (Voir *Fanons de baleine*).		
Baryte (Décoloration du sulfate de) au moyen de l'acide chlorhydrique à vases ouverts.....................	Émanations nuisibles..	2e
Battage, cardage et épuration des laines, crins et plumes de literie.......	Odeur et poussière....	3e
Battage des cuirs (Marteaux pour le)...	Bruit et ébranlement..	3e
Battage et lavage (Ateliers spéciaux pour les) des fils de laine, bourres et déchets de filature de laine et de soie dans les villes....................	Bruit et poussière.....	3e
Battage des tapis en grand...........	*Idem*...............	2e
Batteur d'or et d'argent...........	Bruit................	3e
Battoir à écorces dans les villes	Bruit et poussière.....	3e
Benzine (Fabrication et dépôts de) (Voir *Huile de pétrole, de schiste*, etc.).		
Bitumes et asphaltes (Fabrication et dépôts de) (Voir *Asphaltes, bitumes*, etc.).		
Blanc de plomb (Voir *Céruse*).		
Blanc de zinc (Fabrication de) par la combustion du métal..............	Fumées métalliques..	3e
Blanchiment :		
1° Des fils, des toiles et de la pâte à papier par le chlore........	Odeur, émanations nuisibles............	2e
2° Des fils et tissus de lin, de chanvre et de coton, par les chlorures (hypochlorites) alcalins.......................	Odeur, altération des eaux..............	3e
3° Des fils et tissus de laine et de soie par l'acide sulfureux.....	Émanations nuisibles..	2e
Bleu de Prusse (Fabrication de) (Voir *Cyanure de potassium*).		
Boues et immondices (Dépôts de) et voiries	Odeur..............	1re
Bougies de paraffine et autres d'origine minérale (Moulage des).........	Odeur, danger d'incendie	3e
Bougies et autres objets en cire et en acide stéarique..................	Danger d'incendie....	3e
Bouillon de bière (Distillation de) (Voir *Distilleries*).		
Bourre (Voir *Battage*).		
Boutonniers et autres emboutisseurs de métaux par moyens mécaniques.........................	Bruit................	3e

DÉSIGNATION DES INDUSTRIES.	INCONVÉNIENTS.	CLASSES.
Boyauderies (Travail des boyaux frais pour tous usages)...........	Odeur, émanations nuisibles	1re
Boyaux et pieds d'animaux abattus (Dépôts de) (Voir *Chairs et débris*).		
Brasseries........................	Odeur..............	3e
Briqueteries avec fours non fumivores...........................	Fumée.............	3e
Briquettes ou agglomérés de houille (Voir *Agglomérés*).		
Brûleries des galons et tissus d'or ou d'argent (Voir *Galons*).		
Buanderies........................	Altération des eaux...	3e
Café (Torréfaction en grand du).. ...	Odeur et fumée......	3e
Caillettes et caillons pour la confection des fromages (Voir *Chairs et débris*, etc.).		
Cailloux (Fours pour la calcination des)............................	Fumée	3e
Calcination des cailloux (Voir *Cailloux*).		
Carbonisation du bois :		
1° A l'air libre dans des établissements permanents et autre part qu'en forêt................	Odeur et fumée......	2e
2° En vases clos... avec dégagement dans l'air des produits gazeux de la distillation............	*Idem*................	2e
2° En vases clos... avec combustion des produits gazeux de la distillation	*Idem*................	3e
Carbonisation des matières animales en général........................	Odeur..............	1re
Caoutchouc (Travail du) avec emploi d'huiles essentielles ou de sulfure de carbone......	Odeur, danger d'incendie...............	2e
Caoutchouc (Application des enduits du).	Danger d'incendie....	2e
Cartonniers......................	Odeur...............	3e
Cendres d'orfèvre (Traitement des) par le plomb.....................	Fumées métalliques..	3e
Cendres gravelées :		
1° Avec dégagement de la fumée au dehors........	Fumée et odeur......	1re
2° Avec combustion ou condensation des fumées......	*Idem*...............	2e
Céruse ou blanc de plomb (Fabrication de la)...........	Émanations nuisibles..	3e
Chairs, débris et issues (Dépôts de) provenant de l'abattage des animaux.........................	Odeur..............	1re
Chamoiseries.......	*Idem*..............	2e
Chandelles (Fabrication des)......	Odeur, danger d'incendie	3e

DÉSIGNATION DES INDUSTRIES.	INCONVÉNIENTS.	CLASSES.
Chantiers de bois à brûler dans les villes	Émanations nuisibles, danger d'incendie...	3e
Chanvre (Teillage et rouissage du) en grand (Voir aux mots *Teillage* et *Rouissage*).		
Chanvre imperméable (Voir *Feutre goudronné*).		
Chapeaux de feutre (Fabrication de)	Odeur et poussière...	3e
Chapeaux de soie ou autres préparés au moyen d'un vernis (Fabrication de)..	Danger d'incendie....	2e
Charbons agglomérés (Voir *Agglomérés*).		
Charbon animal (Fabrication ou revivification du) (Voir *Carbonisation des matières animales*).		
Charbon de bois dans les villes (Dépôts ou magasins de)	*Ibid*.	3e
Charbons de terre (Voir *Houille* et *Coke*).		
Chaudronnerie (Voir *Forges de grosses œuvres*).		
Chaux (Fours à) :		
1° Permanents	Fumée, poussière.....	2e
2° Ne travaillant pas plus d'un mois par an	*Idem*	3e
Chiens (Infirmeries de)	Odeur et bruit	1re
Chiffons (Dépôts de)	Odeur	3e
Chlore (Fabrication du)	*Idem*	2e
Chlorure de chaux (Fabrication du) :		
1° En grand	*Idem*	2e
2° Dans des ateliers fabriquant au plus 300 kilogr. par jour	*Idem*	3e
Chlorures alcalins, eau de javelle (Fabrication des)	*Idem*	2e
Chromate de potasse (Fabrication du)	*Idem*	3e
Chrysalides (Ateliers pour l'extraction des parties soyeuses des)	*Idem*	1re
Cire à cacheter (Fabrication de la)	Danger d'incendie....	3e
Cochenille ammoniacale (Fabrication de la)	Odeur	3e
Cocons :		
1° Traitement des frisons de cocons.	Altération des eaux...	2e
2° Filature de cocons (Voir *Filature*).		
Coke (Fabrication du) :		
1° En plein air ou en fours non fumivores	Fumée et poussière..	1re
2° En fours fumivores	Poussière	2e
Colle-forte (Fabrication de la)	Odeur, altération des eaux	1re

DÉSIGNATION DES INDUSTRIES.	INCONVÉNIENTS.	CLASSES.
Combustion des plantes marines dans les établissements permanents..	Odeur et fumée......	1re
Construction (Ateliers de) (Voir *Machines* et *Wagons*).		
Cordes à instruments en boyaux (Fabrication de) (Voir *Boyauderies*).		
Corroiries...................	Odeur..............	2e
Coton et coton gras (Blanchisserie des déchets de)......................	Altération des eaux...	3e
Cretons (Fabrication de)..........	Odeur et danger d'incendie............	1re
Crins (Teinture des) (Voir *Teintureries*).		
Crins et soies de porc (Préparation des) sans fermentation (Voir aussi *Soies de porc par fermentation*)............	Odeur et poussière....	2e
Cristaux (Fabrication de) (Voir *Verreries*, etc.).		
Cuirs vernis (Fabrication de).......	Odeur et danger d'incendie............	1re
Cuirs verts et peaux fraîches (Dépôts de)............................	Odeur.............	2e
Cuivre (Dérochage du) par les acides	Odeur, émanations nuisibles............	3e
Cuivre (Fonte du) (Voir *Fonderies*, etc.)		
Cyanure de potassium et bleu de Prusse (Fabrication de) :		
1° Par la calcination directe des matières animales avec la potasse.........................	Odeur..............	1re
2° Par l'emploi de matières préalablement carbonisées en vases clos......................	*Idem*..............	2e
Cyanure rouge de potassium ou prussiate rouge de potasse..................	Émanations nuisibles..	3e
Débris d'animaux (Dépôts de) (Voir *Chairs*, etc.).		
Déchets de matières filamenteuses (Dépôts de) en grand dans les villes..	Danger d'incendie....	3e
Dégras ou huile épaisse à l'usage des chamoiseurs et corroyeurs (Fabrication de)............................	Odeur, danger d'incendie...............	1re
Dégraissage des tissus et déchets de laines par les huiles de pétrole et autres hydrocarbures................	Danger d'incendie....	1re
Dérochage du cuivre (Voir *Cuivre*).		
Distilleries en général ; eau-de-vie, genièvre, kirsch, absinthe et autres liqueurs alcooliques............	*Idem*...............	3e
Dorure et argenture sur métaux.....	Émanations nuisibles..	3e
Eau de Javelle (Fabrication d') (Voir *Chlorures alcalins*).		

DÉSIGNATION DES INDUSTRIES.	INCONVÉNIENTS.	CLASSES.
Eau-de-vie (Voir *Distilleries.*)		
Eau-forte (Voir *Acide nitrique*).		
Eaux grasses (Extraction pour la fabrication du savon et autres usages, des huiles contenues dans les).		
1° En vases ouverts............	Odeur, danger d'incendie..............	1re
2° En vases clos.................	*Idem*...............	2e
Eaux savonneuses des fabriques (Voir *Huiles extraites des débris d'animaux*).		
Échaudoirs :		
1° Pour la préparation industrielle des débris d'animaux	Odeur..............	1re
2° Pour la préparation des parties d'animaux propres à l'alimentation....................	*Idem*..............	3e
Émail (Application de l') sur les métaux...........................	Fumée..............	3e
Émaux (Fabrication d') avec fours non fumivores.........................	*Idem*..............	3e
Encre d'imprimerie (Fabriques d').	Odeur, danger d'incendie..............	1re
Engrais (Fabrication des) au moyen des matières animales..............	Odeur..............	1re
Engrais (Dépôts d') au moyen des matières provenant de vidanges ou de débris d animaux :		
1° Non préparés ou en magasin non couvert....	Odeur..............	1re
2° Desséchés ou désinfectés et en magasin couvert, quand la quantité excède 25,000 kilogrammes	*Idem*	2e
3° Les mêmes, quand la quantité est inférieure à 25,000 kilogr.	*Idem*..............	3e
Engraissement des volailles dans les villes (Établissement pour l')....	*Idem*	3e
Éponges (Lavage et séchage des)....	Odeur et altération des eaux..............	3e
Équarrissage des animaux........	Odeur, émanations nuisibles..............	1re
Étamage des glaces..............	Émanations nuisibles..	3e
Éther (Fabrication et dépôts d').....	Danger d'incendie et d'explosion..........	1re
Étoupilles (Fabrication d') avec matières explosives.................	Danger d'explosion et d'incendie.........	1re
Faïence (Fabriques de) :		
1° Avec fours non fumivores.	Fumée..............	2e
2° Avec fours fumivores.	Fumée accidentelle...	3e
Fanons de baleine (Travail des)...	Émanations incommodes	3e
Farine (Moulins à) (Voir *Moulins*).		

DÉSIGNATION DES INDUSTRIES.	INCONVÉNIENTS.	CLASSES.
Féculeries	Odeur, altération des eaux	3e
Fer-blanc (Fabrication du)	Fumée	3e
Feutres et visières vernis (Fabrication de)	Odeur, danger d'incendie	1re
Feutre goudronné (Fabrication du)	*Idem*	2e
Filature des cocons (Ateliers dans lesquels la) s'opère en grand, c'est-à-dire employant au moins six tours.	Odeur, altération des eaux	3e
Fonderie de cuivre, laiton et bronze.	Fumées métalliques	3e
Fonderies en 2e fusion	Fumée	3e
Fonte et laminage du plomb, du zinc et du cuivre	Bruit, fumée	3e
Forges et chaudronneries de grosses œuvres employant des marteaux mécaniques	Fumée, bruit	2e
Formes en tôle pour raffinerie (Voir *Tôles vernies*).		
Fourneaux à charbon de bois (Voir *Carbonisation du bois*).		
Fourneaux (Hauts)	Fumée et poussière	2e
Fours pour la calcination des cailloux (Voir *Cailloux*).		
Fours à plâtre et fours à chaux (Voir *Plâtre*, *Chaux*).		
Fromages (Dépôts de) dans les villes.	Odeur	3e
Fulminate de mercure (Fabrication du)	Danger d'explosion et d'incendie	1re
Galipots ou résines de pin (Voir *Résines*).		
Galons et tissus d'or et d'argent (Brûleries en grand des) dans les villes	Odeur	2e
Gaz, goudrons des usines (Voir *Goudrons*).		
Gaz d'éclairage et de chauffage (Fabrication du) :		
1° Pour l'usage public	Odeur, danger d'incendie	2e
2° Pour l'usage particulier	*Idem*	3e
Gazomètres pour l'usage particulier, non attenant aux usines de fabrication	*Idem*	3e
Gélatine alimentaire et gélatines provenant de peaux blanches et de peaux fraîches non tannées (Fabrication de la)	Odeur	3e
Générateurs à vapeur (Régime spécial des).		
Genièvre (Voir *Distilleries*).		
Glaces (Étamage des) (Voir *Étamage*).		
Glace (Voir *Appareils de Réfrigération*.		
Goudrons (Usines spéciales pour l'élaboration des) d'origines diverses	Odeur, danger d'incendie	3e

DÉSIGNATION DES INDUSTRIES.	INCONVÉNIENTS.	CLASSES.
Goudrons (Traitement des) dans les usines à gaz où ils se produisent....	Odeur et danger d'incendie............	2e
Goudrons et matières bitumineuses fluides (Dépôts de)...............	*Idem*..............	2e
Goudrons et brais végétaux d'origines diverses (Élaboration des)..........	*Idem*..............	1re
Graisses à feu nu (Fonte des)...	*Idem*..............	1re
Graisses pour voitures (Fabrication des).	*Idem*..............	1re
Grillage des minerais sulfureux.....	Fumée, émanations nuisibles..........	1re
Guano (Dépôts de) :		
1° Quand l'approvisionnement excède 25.000 kilogrammes.....	Odeur..............	1re
2° Pour la vente au détail........	*Idem*..............	3e
Harengs (Saurage des)............	*Idem*..............	3e
Hongroieries....................	Odeur..............	3e
Houille (Agglomérés de) (Voir *Agglomérés*).		
Huiles de Bergues (Fabriques d') (Voir *Dégras*).		
Huiles de pétrole, de schiste et de goudron, essences et autres hydrocarbures employés pour l'éclairage, le chauffage, la fabrication des couleurs et vernis, le dégraissage des étoffes et autres usages :		
1° Fabrication, distillation et travail en grand..................	Odeur et danger d'incendie............	1re
2° Dépôts.		
a. Substances très-inflammables, c'est-à-dire émettant des vapeurs susceptibles de prendre feu (1) à une température de moins de 35 degrés :		
1° Si la quantité emmagasinée est, même temporairement, de 1.050 lit. (2) ou plus...	*Idem*..............	1re
2° Si la quantité supérieure à 150 litres n'atteint pas 1,050 litres..	*Idem*..............	2e
Huiles de pétrole, de schiste et de goudron, essences et autres hydrocarbures employés pour l'éclairage, le chauffage, la fabrication des couleurs et vernis, le dégraissage des étoffes et autres usages :		
1° Fabrication, distillation et travail en grand...............	Odeur et danger d'incendie............	1re

(1) Au contact d'une allumette enflammée.

(2) Le fût généralement adopté par le commerce pour les pétroles est de 150 litres, 1,050 litres représentent donc sept desdits fûts.

DÉSIGNATION DES INDUSTRIES.	INCONVÉNIENTS.	CLASSES
2° Dépôts. *b*. Substances moins inflammables, c'est-à-dire n'émettant de vapeurs susceptibles de prendre feu (1) qu'à une température de 35 degrés et au-dessus :		
1° Si la quantité emmagasinée est, même temporairement, de 10,050 litres ou plus........	Odeur et danger d'incendie...........	1re
2° Si la quantité emmagasinée supérieure à 1,050 litres n'atteint pas 10,500 litres...........	*Idem*.............	2e
Huile de pieds de bœuf (Fabrication d') :		
1° Avec emploi de matières en putréfaction.................	Odeur.............	1re
2° Quand les matières employées ne sont pas putréfiées.......	*Idem*..............	2e
Huiles de poisson (Fabriques d').......	Odeur, danger d'incendie..............	1re
Huile épaisse ou dégras (Voir *Dégras*).		
Huiles de résine (Fabrication des).....	*Idem*..............	1re
Huileries ou moulins à huile.........	*Idem*..............	3e
Huiles (Épuration des).............	*Idem*..............	3e
Huiles essentielles ou essences de térébenthine, d'aspic et autres (Voir *Huiles de pétrole, de schiste*, etc.).		
Huiles et autres corps gras extraits des débris des matières animales (Extraction des)......................	Odeur, danger d'incendie..............	1re
Huiles extraites des schistes bitumineux (Voir *Huiles de pétrole, de schiste*, etc.)		
Huiles (Mélange à chaud ou cuisson des) :		
1° En vases ouverts............	*Idem*.............	1re
2° En vases clos...............	*Idem*.............	2e
Huiles rousses (Fabrication des) par extraction des cretons et débris de graisse à haute température..............	*Idem*.............	1re
Impressions sur étoffes (Voir *Toiles peintes*).		
Jute (Teillage du) (Voir *Teillage*).		
Kirsch (Voir *Distilleries*).		
Laine (Voir *Battage*).		
Laiteries en grand dans les villes...	Odeur..............	1re
Lard (Atelier à enfumer le)........	Odeur et fumée......	2e
Lavage des cocons (Voir *Cocons*).		
Lavage et séchage des éponges (Voir *Éponges*).		
Lavoirs à houille................	Altération des eaux...	3e

(1) Au contact d'une allumette enflammée.

DÉSIGNATION DES INDUSTRIES.	INCONVÉNIENTS.	CLASSES.
Lavoirs à laine	Altération des eaux	3e
Lignites (Incinération des)	Fumée, émanations nuisibles	1re
Lin (Teillage en grand du) (Voir *Teillage*).		
Lin (Rouissage du) (Voir *Rouissage*).		
Liquide pour l'éclairage (Dépôts de) au moyen de l'alcool et des huiles essentielles	Danger d'incendie et d'explosion	2e
Liqueurs alcooliques (Voir *Distilleries*).		
Litharge (Fabrication de)	Poussière nuisible	3e
Machines et wagons (Ateliers de construction de)	Bruit, fumée	2e
Machines à vapeur (Voir *Générateurs*).		
Maroquineries	Odeur	3e
Massicot (Fabrication du)	Émanations nuisibles.	3e
Mégisseries	Odeur	3e
Mélanges d'huiles (Voir *Huiles*, *Mélanges*, etc.).		
Ménageries	Danger des animaux	1re
Métaux (Ateliers de) pour construction de machines et appareils (Voir *Machines*).		
Minium (Fabrication du)	Émanations nuisibles.	3e
Morues (Sécheries des)	Odeur	2e
Moulins à broyer le plâtre, la chaux, les cailloux et les pouzzolanes	Poussière	3e
Moulins à huiles (Voir *Huileries*).		
Murexide (Fabrication de la) en vase clos par la réaction de l'acide azotique et de l'acide urique du guano	Émanations nuisibles.	2e
Nitrate de fer (Fabrication du) :		
1° Lorsque les vapeurs nuisibles ne sont pas absorbées ou décomposées	*Idem*	1re
2° Dans le cas contraire	*Idem*	3e
Nitro-benzine, aniline et matières dérivant de la benzine (Fabrication de la)	Odeur, émanations nuisibles et danger d'incendie	2e
Noir des raffineries et des sucreries (Revivification du)	Émanations nuisibles, odeur	2e
Noir de fumée (Fabrication du) par la distillation de la houille, des goudrons, bitumes, etc	Fumée, odeur	2e
Noir d'ivoire et noir animal (Distillation des os ou fabrication du) :		
1° Lorsqu'on n'y brûle pas les gaz.	Odeur	1re
2° Lorsque les gaz sont brûlés	*Idem*	2e
Noir minéral (Fabrication du) par le broyage des résidus de la distillation des schistes bitumineux	Odeur et poussière	3e

DÉSIGNATION DES INDUSTRIES.	INCONVÉNIENTS.	CLASSES.
Oignons (Dessiccation des) dans les villes	Odeur	2e
Olives (Confiserie des)	Altération des eaux	3e
Olives (Tourteaux d') (Voir *Tourteaux*).		
Orseille (Fabrication de l') :		
1° En vases ouverts	Odeur	1re
2° A vases clos, et employant de l'ammoniaque à l'exclusion de l'urine	*Idem*	3e
Os (Torréfaction des) pour engrais :		
1° Lorsque les gaz ne sont pas brûlés	Odeur et danger d'incendie	1re
2° Lorsque les gaz sont brûlés	*Idem*	2e
Os d'animaux (Calcination des) (Voir *Carbonisation des matières animales*).		
Os frais (Dépôts d') en grand.	Odeur, émanations nuisibles	1re
Ouates (Fabrication de)	Poussière et danger d'incendie	3e
Papiers (Fabrication de)	Danger d'incendie	3e
Pâte à papier (Préparation de la) au moyen de la paille et autres matières combustibles	Altération des eaux	3e
Parcheminerie	Odeur	2e
Peaux de lièvre et de lapin (Voir *Secrétage*).		
Peaux de mouton (Séchage des)	Odeur et poussière	3e
Peaux fraîches (Voir *Cuirs verts*).		
Perchlorure de fer par dissolution du peroxyde de fer (Fabrication de)	Émanations nuisibles	3e
Pétrole (Voir *Huiles de pétrole*).		
Phosphore (Fabrication de)	Danger d'incendie	1re
Pileries mécaniques des drogues	Bruit et poussière	3e
Pipes à fumer (Fabrication des) :		
1° Avec fours non fumivores	Fumée	2e
2° Avec fours fumivores	Fumée accidentelle	3e
Plantes marines (Voir *Combustion des plantes marines*).		
Plâtre (Fours à) :		
1° Permanents	Fumée et poussière	2e
2° Ne travaillant pas plus d'un mois	*Idem*	3e
Plomb (Fonte et laminage du) (Voir *Fonte*, etc.).		
Poêliers fournalistes, poêles et fourneaux en faïence et terre cuite (Voir *Faïence*).		
Poils de lièvre et de lapin (Voir *Secrétage*).		
Poissons salés (Dépôts de)	Odeur incommode	2e
Porcelaine (Fabrication de) :		
1° Avec fours non fumivores	Fumée	2e
2° Avec fours fumivores	Fumée accidentelle	3e

DÉSIGNATION DES INDUSTRIES.	INCONVÉNIENTS.	CLASSES.
Porcheries.	Odeur, bruit.	1re
Potasse (Fabrication de) par calcination des résidus de mélasse.	Fumée et odeur.	2e
Potasse (Voir *Chromate de potasse*).		
Poteries de terre (Fabrication de) avec fours non fumivores.	Fumée.	3e
Poudres et matières fulminantes (Fabrication de) (Voir aussi *Fulminate de mercure*).	Danger d'explosion et d'incendie.	1re
Poudrette (Fabrication de) et autres engrais au moyen de matières animales.	Odeur et altération des eaux.	1re
Poudrette (Dépôts de) (Voir *Engrais*).		
Pouzzolane artificielle (Fours à).	Fumée.	3e
Protochlorure d'étain ou sel d'étain (Fabrication du).	Émanations nuisibles.	2e
Prussiate de potasse (Voir *Cyanure de potassium*).		
Pulpes de pommes de terre (Voir *Féculeries*).		
Raffineries et fabriques de sucre.	Fumée, odeur.	2e
Résines, galipots et arcansons (Travail en grand pour la fonte et l'épuration des).	Odeur, danger d'incendie.	1re
Rogues (Dépôts de salaisons liquides connues sous le nom de).	Odeur.	2e
Rouge de Prusse et d'Angleterre.	Émanations nuisibles.	1re
Rouissage en grand du chanvre et du lin.	Émanations nuisibles et altération des eaux.	1re
Rouissage en grand du chanvre et du lin par l'action des acides, de l'eau chaude et de la vapeur.	*Idem*.	2e
Sabots (Ateliers à enfumer les) par la combustion de la corne ou d'autres matières animales, dans les villes.	Odeur et fumée.	1re
Salaison et préparation des viandes.	Odeur.	3e
Salaisons (Ateliers pour les) et le saurage des poissons.	*Idem*.	2e
Salaisons (Dépôts de) dans les villes.	*Idem*.	3e
Sang :		
1° Ateliers pour la séparation de la fibrine, de l'albumine, etc.	*Idem*.	1re
2° (Dépôt de) pour la fabrication du bleu de Prusse et autres industries.	*Idem*.	1re
3° (Fabrique de poudre de) pour la clarification des vins.	*Idem*.	1re
Sardines (Fabriques de conserves de), dans les villes.	*Idem*.	2e
Saucissons (Fabrication en grand de).	*Idem*.	2e

DÉSIGNATION DES INDUSTRIES.	INCONVÉNIENTS.	CLASSES.
Saurage des harengs (Voir *Harengs*).		
Savonneries....................	Odeur..............	3e
Schistes bitumineux (Voir *Huiles de pétrole, de schiste*, etc).		
Séchage des éponges (V. *Éponges*).		
Sécheries des morues (Voir *Morues*).		
Secrétage des peaux ou poils de lièvre et lapin....................	Odeur..............	2e
Sel ammoniac et sulfate d'ammoniaque (Fabrication du) par l'emploi des matières animales	Odeur, émanations nuisibles..........	2e
Sel ammoniac extrait des eaux d'épuration du gaz (Fabrique spéciale de)..	Odeur..............	2e
Sel de soude (Fabrication du) avec le sulfate de soude..................	Fumée, émanations nuisibles..........	3e
Sel d'etain (Voir *Protochlorure d'étain*).......................		
Sirops de fécule et glucose (Fabrication des).......................	Odeur..............	3e
Soie (Voir *Chapeaux*).		
Soie (Voir *Filature*).		
Soies de porc (Préparation des) : 1° Par fermentation............. 2° Sans fermentation (Voir *Crins et soies de porc*).	*Idem*..............	1re
Soude (Voir *Sulfate de soude*).		
Soudes brutes de varech (Fabrication des) dans les établissements permanents.	Odeur et fumée......	1re
Soufre (Fusion ou distillation du)....	Émanations nuisibles, danger d'incendie.	2e
Soufre (Pulvérisation et blutage du)...	Poussière, danger d'incendie............	3e
Sucre (Voir *Raffineries et fabriques de sucre*).		
Suif brun (Fabrication du)..........	Odeur, danger d'incendie...............	1re
Suif en branches (Fonderies de) : 1° A feu nu....................... 2° Au bain-marie ou à la vapeur..	 *Idem*.............. Odeur..............	 1re 2e
Suif d'os (Fabrication du)............	Odeur, altération des eaux, danger d'incendie...............	1re
Sulfate d'ammoniaque (Fabrication du) par le moyen de la distillation des matières animales.	Odeur..............	1re
Sulfate de baryte (Voir *Baryte*).		
Sulfate de cuivre (Fabrication du) au moyen du grillage des pyrites.......	Émanations nuisibles et fumée..........	1re
Sulfate de mercure (Fabrication du) : 1° Quand les vapeurs ne sont pas absorbées	Émanations nuisibles..	1re

DÉSIGNATION DES INDUSTRIES.	INCONVÉNIENTS.	CLASSES.
2° Quand les vapeurs sont absorbées	Émanations moindres.	e
Sulfate de peroxyde de fer (Fabrication du) par le sulfate de protoxyde de fer et l'acide nitrique (nitro-sulfate de fer)	Émanations nuisibles..	2e
Sulfate de protoxyde de fer ou couperose verte par l'action de l'acide sulfurique sur la ferraille (Fabrication en grand du)	Fumée, émanations nuisibles	3e
Sulfate de soude (Fabrication du) :		
1° Par la décomposition du sel marin par l'acide sulfurique, sans condensation de l'acide chlorhydrique	Émanations nuisibles..	1re
2° Avec condensation complète de l'acide chlorhydrique	*Idem*	2e
Sulfate de fer, d'alumine et alun (Fabrication par le lavage des terres pyriteuses et alumineuses grillées du)...	Fumée et altération des eaux	3e
Sulfure de carbone (Fabrication du)	Odeur, danger d'incendie	1re
Sulfure de carbone (Manufactures dans lesquelles on emploie en grand le)...	Danger d'incendie....	1re
Sulfure de carbone (Dépôts de). (Suivent le régime des huiles de pétrole).		
Sulfures métalliques (Voir *Grillage des minerais sulfureux*).		
Tabacs (Manufacture de)	Odeur et poussière...	2e
Tabac (Incinération des côtes de)	Odeur et fumée	1re
Tabatières en carton (Fabrication des)	Odeur et danger d'incendie	3e
Taffetas et toiles vernis ou cirés (Fabrication de)	*Idem*	1re
Tan (Moulins à)	Bruit et poussière....	2e
Tanneries	Odeur	3e
Teinturiers	Odeur et altération des eaux	3e
Teintureries de peaux	Odeur	3e
Terres émaillées (Fabrication de) :		
1° Avec fours non fumivores	Fumée	2e
2° Avec fours fumivores	Fumée accidentelle...	3e
Terres pyriteuses et alumineuses (Grillage des)	Fumée, émanations nuisibles	1re
Teillage du lin, du chanvre et du jute en grand	Poussière et bruit.....	2e
Térébenthine (Distillation et travail en grand de la) (Voir *Huiles de pétrole, de schiste*, etc.).		
Tissus d'or et d'argent (Brûleries en grand des) (Voir *Galons*).		
Toiles cirées (Voir *Taffetas et toiles vernis*).		

DÉSIGNATION DES INDUSTRIES.	INCONVÉNIENTS.	CLASSES.
Toiles (Blanchiment des) (Voir *Blanchiment*).		
Toiles grasses pour emballage, tissus, cordes goudronnées, papiers goudronnés, cartons et tuyaux bitumés (Fabrique de) :		
1° Travail à chaud	Odeur, danger d'incendie	2e
2° Travail à froid	*Idem*	3e
Toiles peintes (Fabrique de)	Odeur	3e
Toiles vernies (Fabrique de) (Voir *Taffetas et toiles vernis*).		
Tôles et métaux vernis	Odeur et danger d'incendie	3e
Tonnellerie en grand opérant sur fûts imprégnés de matières grasses et putrescibles	Bruit, odeur et fumée.	2e
Torches résineuses (Fabrication de)	Odeur et danger du feu	2e
Tourbe (Carbonisation de la) :		
1° A vases ouverts	Odeur et fumée	1re
2° En vases clos	Odeur	2e
Tourteaux d'olives (Traitement des) par le sulfure de carbone	Danger d'incendie	1re
Tréfileries	Bruit et fumée	3e
Triperies annexes des abattoirs	Odeur et altération des eaux	1re
Tueries d'animaux (Voir aussi *Abattoirs publics*).	Danger des animaux et odeur	2e
Tuileries avec fours non fumivores.	Fumée	3e
Urate (Fabrique d') (Voir *Engrais préparés*).		
Vacheries dans les villes de plus de 5,000 habitants	Odeur et écoulement des urines	3e
Varech (Voir *Soude de varech*).		
Vernis gras (Fabrique de)	Odeur et danger d'incendie	1re
Vernis à l'esprit-de-vin (Fabrique de)	*Idem*	2e
Vernis (Ateliers où l'on applique le) sur les cuirs, feutres, taffetas, toiles, chapeaux (Voir ces mots).		
Verreries, cristalleries et manufactures de glaces :		
1° Avec fours non fumivores	Fumée et danger d'incendie	2e
2° Avec fours fumivores	Danger d'incendie	3e
Viandes (Salaisons des) (Voir *Salaisons*).		
Visières et feutres vernis (Fabrique de) (Voir *Feutres et visières*).		
Voiries (Voir *Boues et immondices*).		
Wagons et machines (Construction de) (Voir *Machines*, etc.).		

§ III. — INFLUENCE SUR LE MORAL.

Il semble que l'exécution des procédés dont la science, après tant de siècles d'études, a doté l'industrie, que l'application des principes que les plus beaux génies ont découverts, devraient donner à l'artisan qui passe sa vie à les mettre en œuvre une haute idée de la dignité de l'homme, et lui imprimer le sentiment profond de sa puissance et de sa perfectibilité. Tout ce qu'il voit doit le frapper d'admiration ; tout ce qui sort de ses mains présente par quelque endroit le cachet du génie, depuis la machine qui prépare le fil de coton ou de laine destiné à rivaliser avec la soie, jusqu'au procédé chimique qui donne à ceux-ci l'éclat de l'azur ou celui de la pourpre, etc. Tout retrace à l'esprit humain de saisissantes merveilles ; l'artisan devrait donc se montrer plus que tout autre jaloux de ne pas dégrader cette excellence de la nature humaine, qui peut produire tant de merveilles : pourquoi donc est-ce qu'il n'en est rien dans le plus grand nombre des cas, et à part quelques natures d'élite qui luttent contre le torrent? pourquoi le travail industriel, qui fait la gloire de ceux qui l'imaginent, devient-il si souvent une occasion de vices honteux et de dégradation morale pour ceux qui l'exécutent? Parmi les taches qui déparent la physionomie morale de la plupart des populations de même nature, nous nous sommes plu à rendre justice à la vie patiente et réglée du laboureur, à la subordination, au dévouement, à l'amour de la gloire qui forment le caractère du soldat, à la franche cordialité et à la noble audace qui distinguent le marin. Mais, ici, il faut sans doute avoir le courage de le dire, à l'exception de quelques artisans trop peu nombreux, qui ont besoin pour l'exercice de leur profession de posséder quelque teinture des arts libéraux, à l'exception de ceux plus rares encore qui consacrent quelques loisirs à se procurer un peu de richesse intellectuelle, par quel endroit et de quelle manière sera-t-il possible de louer le caractère général des classes ouvrières? Serait-ce parce que le cabaret les reçoit d'ordinaire au sortir de l'atelier, et que les jours de l'ivrognerie sont par elles hebdomadairement comptés comme ceux du travail? serait-ce parce que le fruit de plusieurs jours d'un labeur sans merci fourni par l'ouvrier, au lieu de donner du pain, de l'éducation et des vêtements à sa famille, va trop souvent servir d'offrande dans ces temples où le vin, le gin, la bière coulent à flots pour égarer sa raison et l'empêcher de voir que l'avenir qu'il s'y prépare, c'est la charité publique pour ses enfants et l'hôpital pour lui-même? serait-ce parce que les grands ateliers industriels où les deux sexes sont appelés à la fois, deviennent souvent des théâtres où le vice se produit d'une manière éhontée, où la débauche a cessé de faire rougir, où la jeunesse la plus tendre et la plus pure se flétrit en quelques jours, où l'immoralité cynique s'échappe de la bouche des enfants, d'où partent ces nombreuses victimes dont la misère court alimenter la prostitution des villes? ou bien, quand les salaires diminuent, quand le mouvement industriel se ralentit, quand le travail manque, quand l'absence d'épargnes, qu'on a négligé de faire, empêche de fournir aux premiers besoins de la vie, ou peut-être aux mêmes habitudes d'intempérance, faut-il faire un grand honneur à l'ouvrier de briser les machines, de promener la sédition, de mettre sa misère à la solde du premier embaucheur politique, et de détruire les éléments les plus précieux de la prospérité et de la sécurité publiques? Quand par les vicissitudes de la guerre, des soldats sans pain, sans asile, sont décimés par les plus affreuses privations, les voit-on ainsi courir à la sédition, égorger leurs chefs et procéder à la destruction de tout ce qu'ils rencontrent? Et pour être juste en tout et envers tous, quand ceux qui, à grand'peine sans doute et souvent à grands risques, tiennent le sceptre de ces empires d'un nouvel ordre qu'on nomme de grandes manufactures ou des industries tout entières, quand ces hommes, dis-je, offrent à d'autres hommes des salaires reconnus insuffisants pour la vie matérielle, où est la haute philanthropie et l'influence bienfaisante que l'on serait heureux de pouvoir attribuer à la pratique des arts industriels sur le moral de l'homme? La nécessité vous y oblige, direz-vous; alors s'il n'y a pas d'autres remèdes à appliquer, nous demanderons quel souci l'on doit prendre de ces professions qui livrent nécessairement ceux qui les pratiquent à la misère, à la faim. Fermez donc vite ces ateliers de mort, et rendez à l'agriculture ces ouvriers à qui vous ne pouvez offrir des salaires suffisants pour manger. Nous ne quitterons point ce sujet sans acquitter ce que nous croyons encore un devoir, c'est contre la société tout entière que nous dirigerons un dernier cri de réprobation. Les salaires professionnels sont, il faut en convenir, en général suffisants, surtout dans les temps ordinaires; l'ouvrier économe, rangé, ami du travail et des bonnes mœurs, y peut puiser les ressources d'une existence tolérable, parfois celles d'une aisance qui n'est pas à dédaigner; en outre, si une profession lui refuse de l'ouvrage, ses bras lui permettent d'en trouver ailleurs; mais comment ne pas déplorer l'exiguïté des salaires dans les professions exclusivement réservées aux femmes? quelles que soient les privations qu'elles consentent souvent à s'imposer, combien de fois le prix qu'on ne rougit pas d'accorder pour une journée de leur travail, n'est-il pas insuffisant pour leur existence matérielle? et la société ne s'émeut pas en les laissant ainsi entre les séductions du vice et l'impossibilité de subvenir à leurs premiers besoins, et chacun de ses membres marchande à son profit le prix du travail féminin, alors que l'opinion publique confond dans la même ignominie la faute du vice et la faute du malheur, et que la législation tient un verdict de mort pour l'infanticide ! Donnez donc même aux femmes les moyens de vivre honorablement par leur travail, et vous aurez affranchi notre société actuelle d'une triste responsabilité, en même temps que vous en épurerez plusieurs parties honteuses.

Prophylaxie morale. — L'une des tâches les plus importantes dont notre siècle doive s'occuper, c'est, en combattant les désordres de quelques-uns, de relever en somme la situation morale des ouvriers, de leur imprimer le sentiment de la propriété, celui du respect de tous les intérêts, la conscience de leur dignité morale, enfin de les soustraire à l'action corruptrice du mauvais exemple, qui, bien plus qu'un mauvais naturel, les avilit et les corrompt.

On a souvent regardé, à tort selon nous, la misère des ouvriers, désignée sous le nom de paupérisme, comme une plaie sociale, inhérente aux progrès de l'industrie, et qui devait sans cesse croître avec elle. On a cru longtemps qu'il n'y avait à opposer à ce mal qu'un remède décourageant : la charité publique.

En Angleterre, la taxe des pauvres s'est accrue constamment avec le développement de l'industrie, et s'est toujours trouvée insuffisante ; les souscriptions hospitalières sont venues en aide ; mais ce qui distingue surtout les efforts de nos voisins d'outre-mer pour combattre le paupérisme, c'est l'entretien des salles d'asile et des maisons de charité. En cela il faut croire qu'ils se sont trompés, puisqu'ils ont ouvert des refuges et des encouragements au paupérisme, plutôt que de lui appliquer des moyens préventifs. Dans ces maisons la nourriture est abondante, trop peut-être, la viande paraît trois fois la semaine, le pain est meilleur que celui des soldats, aucun travail n'est exigé. Dans ces maisons où la charité, cette expression sensible des plus nobles sentiments de l'homme, apparaît dans tout son luxe, on se plaint de ne trouver que la mort de tous les sentiments moraux et l'oubli des liens de famille ; jamais un fils, un parent ne s'y présente. Pendant que le paysan français ou allemand se fait un honneur de travailler pour ses vieux parents, et qu'il parvient à les nourrir, le paysan du comté de Kent, par exemple, qui ne peut donner à ses parents de la viande trois fois par semaine, ni faire pour eux ce que fait la paroisse, les abandonne volontiers à l'aumône du pays. Ainsi le lien filial se relâche et se rompt ; les vieux parents quittent le foyer de la famille pour entrer dans cette prison que l'on nomme maison d'asile et qui devient pour eux un tombeau anticipé. Dans bien des maisons, en outre, on admet des enfants de préférence, car on accorde la même somme de dépenses par tête au gouverneur. Il semble en vérité que la loi anglaise ait offert une prime à toute femme du peuple qui voudrait abandonner son enfant, à tout laboureur qui veut laisser sa vieille mère sans secours.

Les Pays-Bas en 1827 (Quetelet) offraient un vaste système de secours à domicile. Ainsi cinq mille six cent quarante institutions de ce genre portaient des secours à sept cent cinquante-cinq mille six cent vingt-un individus ; des maisons de travail, sous le nom d'écoles de travail, d'ateliers de charité, de dépôts de mendicité, de colonies, de sociétés de bienfaisance, complétaient cette organisation charitable ; et à considérer le peu de séditions industrielles qui ont affligé ce pays d'ailleurs livré à une industrie active, il faudrait reconnaître que ce système l'emporte de beaucoup sur le système anglais.

Le paupérisme en France a été l'objet d'un assez grand nombre d'actes législatifs ; déjà le concile de Trente avait proclamé que chaque paroisse devait nourrir ses pauvres; saint Louis se vit forcé de suppléer à l'impuissance de celles-ci, en faisant dresser par des commissaires spéciaux des rôles de nécessiteux; il avait compris avec raison que les secours à domicile sont la partie la plus importante de la bienfaisance publique, et que les hôpitaux ne doivent en être que le complément. Des ordonnances de 1526 et de 1662 affectèrent à la distribution des secours à domicile le produit d'une taxe répartie sur les habitants par l'autorité ecclésiastique : on la levait encore en 1789. Des décrets datés de 1793 et 1794 firent bientôt du soulagement des pauvres une dette nationale, dépossédèrent les hospices, et créèrent dans chaque district un livre de la bienfaisance nationale, comme si le soulagement vraiment efficace et politique du paupérisme, comme si la dignité du malheur, le caractère saint de la charité même pouvaient s'allier avec ces importunes sollicitations et cette mendicité en quelque sorte publique que la loi réclamait. La loi du 27 novembre 1796 et une instruction ministérielle du 8 janvier 1823, instituèrent dans chaque canton et organisèrent surtout dans les villes populeuses les bureaux de bienfaisance actuels, chargés de la distribution des secours à domicile, et autant que possible en nature. (Consultez le mémorable ouvrage de M. de Gérando sur la bienfaisance publique.)

C'est sous cette forme de bureaux de bienfaisance, portant des secours à domicile, que la charité répand le mieux ses bienfaits, et leur efficacité se manifeste tous les jours. Mais, en dehors de ces soulagements nécessaires, nous pensons que les populations ouvrières que l'industrie fait éclore et propage autour d'elle, peuvent se soutenir par elles-mêmes, au moyen des salaires mêmes qui les ont fait naître, et en en réglant l'emploi. Il faut développer pour elles les institutions de prévoyance et de moralité dont aucune société ne peut se passer, en même temps qu'il convient d'assurer toujours la liberté du travail.

Caisses d'épargne. — Ces établissements bienfaisants doivent être encouragés ; ce qui imprime si souvent sur le front des classes ouvrières le sceau de la misère, cette cause si grave et si générale de mortalité, c'est l'imprévoyance qui les conduit à regarder chaque jour comme devant être sans lendemain. Le capital que les artisans exploitent, c'est celui qu'ils trouvent dans leurs bras, et ils oublient que celui-là même doit leur manquer nécessairement un jour, et que d'ailleurs l'abondance du travail à exploiter et le prix de celui-ci sont variables comme tous les autres éléments de la prospérité publique. Les caisses d'épargne ont, sous ce point de vue, rendu déjà de grands services ; elles sont destinées à devenir le régulateur de l'industrie, comme le volant des machines à feu est le régulateur de la force matérielle.

Société de tempérance. — Pour venir en aide à l'influence civilisatrice des caisses d'épargne, il convient d'extirper à tout prix ce vice honteux de l'ivrognerie qui flétrit à lui seul plus d'artisans que toutes les autres causes réunies. Les sociétés de tempérance ont entrepris cette tâche et ont amené déjà quelques résultats heureux dans les pays adonnés à l'ivrognerie ; il faut sans doute les encourager et les répandre, ne fût-ce que pour combattre la funeste influence de l'exemple, par un exemple opposé. (Voyez tome Ier, page 871.) Nous répéterons ici que le meilleur antidote à opposer à l'ivrognerie des artisans, c'est de mettre à leur portée tous les moyens d'instruction morale et intellectuelle destinés à occuper les loisirs qui pèsent si cruellement sur des hommes habitués à laisser leur cerveau dans l'inaction et dans la torpeur. La création de bibliothèques particulières mises libéralement à leur disposition, et où trouveront place tous les ouvrages d'un mérite avéré, bibliothèques choisies sans vues étroites ou tracassières, est un des plus grands bienfaits qu'on puisse leur offrir.

Éducation religieuse, morale et intellectuelle. — Puisqu'il a été convenu que l'État devait, soit par intérêt propre, soit par humanité obligatoire, le bienfait de l'instruction primaire à tout le monde, il doit être convenu en retour que personne, par insouciance ou espoir de lucre, n'a le droit d'y soustraire sa personne ou celle de ses enfants. C'est un motif pour interdire l'entrée dans les ateliers aux enfants trop jeunes et non pourvus de cette éducation commune, c'en est un aussi pour que, dans les grands ateliers, des heures soient consacrées à la conservation de l'instruction primaire, et que, dans les villes manufacturières, des bibliothèques et des cours gratuits et publics, spécialement consacrés aux ouvriers, leur donnent les moyens de s'initier aux principes de l'art qu'ils exercent, et les empêchent de rester aussi complétement étrangers qu'ils le sont à la marche générale des sciences et à la première teinture des lettres.

Associations, secours mutuels. — Les associations et les secours mutuels font ce que les caisses d'épargne ne peuvent point réaliser : elles adoucissent les malheurs individuels; elles remplacent la charité publique par le soulagement mutuel, elles alimentent les plus généreux sentiments de l'homme, ceux de la compassion et de la fraternité; mais elles ne doivent pas faire oublier la fraternité sociale, plus générale et plus éloignée sans doute, mais dont les droits sont imprescriptibles.

Des lois bienfaisantes viennent d'être rendues dont le but est de venir en aide aux incapacités de travail, par suite de vieillesse ou de blessures. Tant que l'intervention de l'État se bornera à stimuler la prévoyance et à soulager les impuissants, sans toucher à la responsabilité ou à la liberté de chacun, il faudra bénir son intervention.

Mariage. — L'un des liens les plus saints, les plus moralisateurs, les plus hygiéniquement salubres, le mariage, est dédaigné, il faut le reconnaître, dans une grande partie des classes ouvrières ; à sa place, une sorte de convention amiable et de promiscuité règne d'une manière générale. La morale domestique, les devoirs et les utiles préoccupations de la famille cessent d'exercer leur influence bienfaisante. Comme nous le dirons plus loin, le divorce doit être la modération du mariage. S'il est mis à la portée de l'ouvrier, dans des cas légitimes, celui-ci acceptera plus résolument les charges de la famille, et sa moralité y gagnera. Qu'on ne craigne pas que la propagation du mariage parmi les ouvriers tende à charger l'État d'une classe de prolétaires de plus en plus nombreuse; bien au contraire, l'existence d'une famille qui a des droits à réclamer auprès d'un père ou d'un mari, servira de frein pour bien des vices, et les enfants, parvenus à l'âge de douze ans, commenceront par leur travail à augmenter le salaire général de la famille, et feront l'office, dès qu'ils seront adultes, d'une caisse d'épargne vivante pour l'ouvrier, qui y trouvera plus sûrement un appui et des secours pour sa vieillesse.

Travaux publics, ateliers spéciaux d'asile pour les âges et les sexes. — Mais il est sans doute des cas où le travail échappe à la main nécessiteuse, débile ou infirme de l'ouvrier ; l'État, qui peut toujours avoir des travaux publics à sa disposition, doit offrir dans ce cas une place dans des ateliers d'asile, où les salaires, assez bas pour ne tenter la cupidité de personne, seront tels néanmoins qu'ils fourniront à l'existence matériellement indispensable ; les âges et les sexes doivent y trouver leurs places. De même que la distribution des secours à domicile l'emporte dans ses effets sur la bienfaisance publique qui ouvre des hospices, de même il serait utile que les ateliers de travail pussent offrir à domicile, et, nous le répétons, surtout aux femmes indigentes, les moyens honorables de ne pas mourir de faim, en leur fournissant les salaires suffisants d'un travail de douze heures par jour, dont les éléments seraient exploités à domicile.

Liberté du travail. — Mais nous le répétons, en terminant, que la liberté du travail ne soit jamais entravée. Le travail, c'est l'émancipation, c'est la liberté personnelle; mais seulement le travail libre, aussi bien dégagé des entraves émanées des corporations de métiers et des livrets, que des étouffements et des dictatures exercées par des associations. Le travail libre, c'est l'homme dans sa toute-puissance et dans sa responsabilité naturelle. A cette condition seule, il a la libre disposition de lui-même; il a pour fonder sa famille ses garanties de courage et de dévouement; il a pour préparer l'avenir ses garanties de sagesse et d'économie. Dans ces simples conditions, le travail ne manquera jamais, il est partout. C'est à l'hygiène d'empêcher que le travail ne soit meurtrier pour l'ouvrier. C'est à la charité fraternelle et à la prévoyance publique de venir soulager les cas exceptionnels de maladie ou d'impuissance.

Dans ces conditions, travaillons tous à la prospérité commune, et pratiquons la parole divine de l'Évangile : aimons-nous les uns les autres.

§ IV. — PROFESSIONS INTELLECTUELLES.

La santé du cerveau, considéré comme organe de l'intelligence, organe dont nous avons précédemment fixé le domaine et les limites, peut, comme celle de tous les autres organes qui sont soumis aux influences de l'hygiène, souffrir de deux manières, ou par défaut ou par excès d'exercice. Si les facultés intellectuelles ne sont pas, ou ne sont que peu exercées, elles restent dans l'enfance et dans l'imperfection, et peuvent se dénaturer en une sorte d'idiotisme.

Si à une inaction absolue des organes musculaires se joignent, tout à la fois, la torpeur des organes cérébraux qui président à la vie de relation, et l'activité constante des facultés de réflexion, alors la vie contemplative avec ses extases prend naissance. C'est l'état mystique dont nous avons reconnu l'existence sous l'influence de certains climats. Nous disions, tome Ier, page 410, en parlant des peuples du Midi : « La vie d'inaction et de contemplation fait leur bonheur, en « satisfaisant leur principal besoin ; de là, tant de prophètes, « d'illuminés, d'extatiques... de là, une imagination qui se « crée des fictions, des mondes, des génies et des dieux. »

Si, malgré l'emploi général de toutes les facultés intellectuelles, quelques-unes ont été l'objet d'un exercice de prédilection, comme cela peut arriver dans l'étude trop spécialisée des beaux-arts ou des belles-lettres, par exemple ; alors, l'homme intellectuel qui, dans certaines parties de son domaine, s'est peut-être élevé jusqu'à des horizons brillants et inconnus du vulgaire devient souvent borné et d'une puérilité ingénue, dans tout ce qui concerne la vie ordinaire.

Cet exercice outré peut même conduire à des excès intellectuels qui sont funestes de la manière que le sont les autres excès corporels. La maladie est au bout, et, pour l'organe intellectuel, la maladie c'est la folie dans la plupart des cas.

Mais l'exercice des facultes cérébrales, sans dépasser les moyens d'action d'une robuste et brillante organisation intellectuelle, peut être relativement excessif. Alors la santé générale est bientôt atteinte et les forces de la vie s'épuisent prématurément. Les hommes d'État trop dévoués à leurs travaux, les orateurs entraînés aux labeurs d'une puissante éloquence, les grands génies passionnés pour leurs travaux de découvertes fournissent rarement une longue carrière. Le ravage de la santé générale est encore plus certain, si le travail intellectuel épuise des organisations trop jeunes et qui ne sont pas formées.

Tel n'est pas l'homme complet que la nature a doué d'organes puissants, et qui par un exercice convenable les entretient dans un juste équilibre. A ces hommes d'élite qui, comme Pythagore, Platon, etc., ont fourni une longue carrière, en partageant leur vie entre l'activité du corps et celle de l'intelligence, on peut opposer Blaise Pascal, que l'on a nommé l'un des plus sublimes esprits du monde, mais qui mourut à 39 ans, après avoir consacré sa courte existence à l'unique exercice de son intelligence admirable.

Les professions intellectuelles doivent encore être étudiées sous une autre face, elles rentrent par les actes qu'elles exigent dans les professions générales dont nous venons de définir l'influence. La plus grande partie des gens de lettres sont sous ce rapport des artisans occupés à des professions assises, et à qui manquent l'air, la lumière, l'exercice musculaire. Dans ces circonstances la digestion, la nutrition, souffrent et toutes les fonctions qui en dépendent, et cela d'autant plus que le cerveau se trouve plus exercé lui-même.

C'est par suite de ces influences que se déclarent les maladies que Réveillé-Parise a si bien tracées (1), ce sont d'abord : les maladies de l'estomac et des intestins ; la dyspepsie, la gastralgie, la constipation, les hémorrhoïdes, la rétention d'urine, les calculs vésicaux ; puis les névroses diverses et en particulier la céphalalgie nerveuse. Les veilles prolongées,

(1) Réveillé-Parise, *Physiologie et hygiène des hommes livrés aux travaux de l'esprit*, 1834. — Voyez aussi Tissot, *Avis aux gens de lettres sur leur santé*. Paris, 1768.

l'insuffisance de sommeil, peuvent amener d'autres désordres, les maladies de la vue entre autres.

De ces deux influences, l'excès de travail intellectuel et l'excès de travail sédentaire, c'est la seconde qui prédomine le plus ordinairement parmi les hommes livrés aux travaux de l'esprit. L'excès de travail intellectuel est à craindre surtout pour les jeunes gens qui se pressent à l'entrée des carrières libérales, pour les hommes engagés dans les luttes ardentes de la politique, pour les savants que domine l'amour de la science. Hors de là, la grande foule accomplit son travail quotidien, dans les professions intellectuelles, de manière à ne pas dépasser les limites de l'hygiène, et ce sont les conditions du travail sédentaire qui entraînent pour ces professions le plus de maladivité. Aussi, suffit-il, le plus souvent, de leur recommander l'exercice d'une gymnastique modérée, la promenade, la campagne, les jeux divers, l'air, le soleil et quelques travaux mécaniques.

L'âge moyen de la vie pour les hommes adonnés aux professions intellectuelles paraît atteindre un niveau assez élevé.

Nous empruntons à Montegazza (1) la table suivante qu'il a reproduite d'après un travail assez récent.

AGE MOYEN TROUVÉ PARMI LES PROFESSIONS INTELLECTUELLES SUIVANTES :

Sciences spéculatives....	Mathématiciens...... Philosophes.......... Théologiens..........	71,5
Belles-lettres...........	Poëtes............... Romanciers...........	70,9
Sciences d'érudition....	Historiens............ Archéologues......... Érudits..............	70,2

(1) Montegazza, *Elementi d'Igiene*. Milano. 1865, p. 501. — Extrait de D. Giacinto Forni, *Giornale della R. Academia di medicina di Torino*. 1859, p. 254.

Affaires publiques......	Jurisconsultes........ Politiques............ Publicistes...........	68,8
Sciences naturelles.....	Physiciens, chimistes. Naturalistes.......... Physiologistes........ Médecins.............	68,7
Beaux-Arts.............	Peintres............. Architectes.......... Musiciens............	67,6

Sans attacher une trop grande importance à cette statistique, qui n'est que le classement de 1200 cas, nous ajouterons encore que quelques-unes de ces professions se distinguent par quelques conditions spéciales : ainsi les médecins sont exposés aux maladies contagieuses et aux intempéries ; l'excès de travail intellectuel les menace surtout comme étudiants. Les professeurs et les orateurs sont sous l'influence d'un travail excessif de la pensée pendant quelques heures, et, bien que l'exercice de la voix soit salutaire, les abus en doivent être évités, et sont une cause de maladies pour ces professions.

§ V. — REPOS ET SOMMEIL.

Après les considérations hygiéniques qui se rattachent à l'exercice du travail, il convient de dire un mot de l'état opposé au travail, c'ést-à-dire le repos ; si le repos est intermittent, il alterne avec l'exercice, il est alors réparateur.

Le repos constant de jour, c'est l'oisiveté ; le repos de la nuit, c'est le sommeil. Le premier est contraire au but de la nature et aux conditions même de l'organisation humaine ; le second est un besoin général imposé à tous les êtres vivants : le premier laisse les organes se perdre dans l'inutilité et s'émousser par l'inaction ; le second les répare et leur restitue leur première énergie. Ce simple parallèle détermine les indications de l'hygiène relativement à l'un et à l'autre.

Le repos du jour est physique ou moral, il suppose donc l'inaction des muscles, des sens ou du cerveau, c'est-à-dire la suspension de l'innervation dans l'une au moins des trois formes qui constituent le système nerveux de la vie de relation; cette suspension détermine bientôt l'infériorité relative des organes et des fonctions correspondantes; par le défaut d'action musculaire, les muscles deviennent grêles, pâles, émaciés, incapables bientôt des moindres efforts; par le défaut d'action des sens, ceux-ci perdent la robusticité et la finesse que l'exercice leur communique ordinairement; ils peuvent acquérir au contraire une sensibilité presque maladive, chez des prisonniers ravis pendant de longues années à la clarté du jour : des ophthalmies, des perturbations du sens de la vue, ou son abolition complète en ont été la conséquence. Il est remarquable que chez les espèces animales, qui habitent hors de l'influence de la lumière, l'organe visuel n'a pas cessé d'exister, mais il est à l'état d'atrophie. Le repos musculaire et celui des sens semblent permettre à l'action cérébrale de s'exercer avec plus d'énergie; on connaît la sagacité des aveugles, les oiseaux chanteurs sont plus harmonieux dans l'état de cécité; bien peu d'hommes, en effet, sont appelés à jouir du double privilége de la vigueur physique et de la force intellectuelle ; au contraire, les individus chez lesquels le repos moral est poussé très-loin semblent éprouver le besoin de se livrer aux exercices musculaires violents. Les anciens athlètes, tous les individus qui, de nos jours, surtout dans les classes ouvrières, ont contracté l'habitude d'un travail violent, sont remarquables par l'instinct de brutalité qui les porte à abuser de leurs forces, tout autant que par leur paresse intellectuelle; c'est pour eux que le repos musculaire devient fatal : si à un certain âge il succède à une vie violemment active, l'apoplexie alors, les maladies de la circulation, etc., amènent fréquemment une mort prématurée. Représentez-vous, au contraire, par un contraste hygiénique bien saillant, l'image de ces êtres frêles et physiquement étiolés, qui non-seulement ont laissé leurs muscles dans une inaction presque absolue, mais qui encore ont donné à leurs facultés intellectuelles un exercice immodéré, sorte d'exercice supplémentaire dont le repos musculaire auquel ils s'étaient condamnés leur faisait un besoin presque indomptable. Chez ces jeunes victimes d'une intelligence précoce ou exagérée, le tempérament scrofuleux a profondément gravé ses traits les plus caractéristiques; sur leur visage pâle et languissant, sur leur peau satinée d'une blancheur et d'une transparence presque sans égale, une indicible expression d'énergie et de sensibilité se dessine au premier coup d'œil; en vain la maladie les dévore à la fleur de l'âge, en vain l'impitoyable phthisie leur a mesuré le peu de jours qu'il leur reste à vivre, à côté de l'empreinte de la souffrance et de la conscience d'une mort prochaine, le feu de la sensibilité, l'élan de la pensée, s'échappent de manière à surprendre ceux qui contemplent cette agonie terrible d'une intelligence supérieure qui se débat avec la mort des organes. Malgré la débilité d'un corps chétif et si promptement détruit, c'est pour de tels êtres que la vie intellectuelle se hâte de porter tous ses fruits, c'est contre de tels courages que les bourreaux ont vu souvent échouer toutes leurs menaces.

Ce double contraste nous fait comprendre toute l'importance de ce précepte hygiénique qui recommande de faire marcher, surtout chez les enfants, l'exercice des facultés musculaires, et celui des facultés intellectuelles, de manière que leur développement réciproque présente cet état d'équilibre organique d'où résulte la santé la plus robuste et la vie la plus complète; il nous apprend aussi qu'il est utile de faire suivre chaque sorte d'exercice d'un intervalle de repos suffisant pour profiter des avantages qui résultent de l'action intermittente des fonctions de l'économie.

Le sommeil, sous ce rapport, nous offre la grande période de repos intermittent, imposée par la nature à tous les êtres vivants; l'inégalité de la durée des nuits qui se trouve liée avec les saisons et les latitudes n'est sans doute pas indifférente, et l'on remarque que ceux qui se conforment à cet avertissement, en quelque sorte naturel, pour se livrer au sommeil, en paraissent recueillir des effets bienfaisants. Nous avons vu, surtout dans l'hygiène militaire, que l'exercice du travail, pendant le temps où le soleil n'est plus sur l'horizon, était une raison grave d'augmentation de maladivité. Mille causes pathologiques se réunissent en effet pour assaillir l'homme pendant ce temps de ténèbres et de torpeur universelles; l'humidité, les rosées, la précipitation des miasmes, le ralentissement des grands phénomènes électriques de la nature, la suspension de la stimulation qui résulte de l'action de la chaleur, de la lumière et du bruit des êtres vivants, etc. Sous l'influence de toutes ces causes réunies, la réaction de l'organisme n'a plus la même énergie; c'est pendant la nuit en effet, et surtout à son approche ou vers la fin de sa durée, que la plupart des maladies s'aggravent ou deviennent fatales; c'est le temps où le sommeil est le plus profond et le plus réparateur.

L'excès ou l'insuffisance de sommeil exerce une influence puissante et opposée; le premier détermine l'embonpoint, l'obésité, la torpeur physique et morale. Le second amène l'épuisement et la maigreur; l'insuffisance est surtout capable d'abréger singulièrement l'existence par une usure précoce et une vieillesse anticipée; tous les hommes qui font un trop grand abus des veillées en ressentent bientôt la funeste influence; l'histoire nous cite l'exemple d'Alfred le

Grand, qui, pendant toute la durée de son règne, ne consacra au sommeil qu'un temps trop court et qui périt bientôt victime de son amour pour le travail et pour le bien de ses sujets.

Pendant le sommeil, la nutrition et l'assimilation, mais non pas toujours la digestion, deviennent plus actives; la circulation et la respiration sont modifiées et acquièrent en général une plus grande énergie; la peau devient plus chaude, souvent même halitueuse; les refroidissements sont plus faciles et sont suivis de conséquences plus graves; ce qui doit faire admettre que, malgré l'irradiation de chaleur qui se fait à la périphérie du corps, la caloricité de l'individu a réellement diminué, la suspension de l'innervation dans les organes de la vie animale peut rendre raison de ce fait, malgré la prédominance que l'innervation assimilatrice a prise dans ceux de la vie organique ; par ces motifs, les vêtements de nuit doivent être modifiés de façon à devenir entièrement protecteurs.

LIVRE SIXIÈME

PROPHYLAXIE.

CHAPITRE PREMIER

ENDÉMIES, CONTAGIONS, ÉPIDÉMIES, PANDÉMIES.

---

§ Ier. — GÉNÉRALITÉS.

Guérir et prévenir : voilà le double but que la médecine doit se proposer. S'il appartient aux sciences pathologiques et thérapeutiques de reconnaître et de guérir les maladies qui affligent l'espèce humaine, c'est à l'hygiène qu'il convient d'en étudier les causes et de poser les meilleurs principes pour se garantir de leur atteinte. A mesure que nous avons pu mettre en évidence l'influence salutaire ou pernicieuse qui atteint l'individu dans les différents états de la vie, nous avons implicitement établi la prophylaxie correspondante, en signalant par cela même ce qu'il convient d'éviter, ce qu'il convient de rechercher. On a vu combien ce travail se trouve hérissé de difficultés et souvent d'incertitudes, par la multiplicité et la complication même de ses éléments. Cependant une tâche plus grave et plus difficile encore se présente. Il nous reste à parler de ces maladies accidentelles et à retours inopinés qui déciment des populations tout entières, maladies dont la grandeur ne paraît plus en rapport avec la cause souvent imperceptible qui réside dans les agents de l'hygiène.

Si, dans ce sujet, tout est grave et imposant, si tout se rattache aux intérêts les plus essentiels de l'humanité, il faut convenir aussi que tout est merveilleusement confondu, tant par les obscurités même dont ces questions se trouvent entourées, que par celles plus épaisses encore que la terreur des nations, le vague des historiens, la lutte des opinions, y ont ajoutées. Aussi, avant d'aborder ce sujet, nous préférerions n'avoir jamais rien lu, ni entendu, ni préjugé de ces matières, et en commencer l'étude pour la première fois. Tout lecteur qui sera dans ces conditions sera celui qui pourra le plus sainement porter un jugement sur ce que nous allons écrire. Nous allons nous efforcer de raconter avec le plus de simplicité possible les faits et les analogies qui nous paraissent les plus capables de servir de base à la prophylaxie générale.

D'abord la nécessité de cette prophylaxie se trouve appuyée sur cette observation : que tantôt d'une manière permanente dans certaines localités, tantôt d'une manière soit intermittente, soit imprévue, soit ambulatoire, des maladies d'une physionomie spéciale ont imprimé leurs stigmates toujours identiques pour chacune d'elles, sur des populations entières ; ou même ont porté dans leur sein le ravage et la dépopulation, par des visitations terribles dont les retours ont déjoué toute la science humaine. Quelques-unes de ces maladies, les dernières surtout, soit qu'elles eussent acquis un degré de généralité et de violence extraordinaire, soit qu'elles fussent réellement sorties de leur berceau pour porter et promener la mort de proche en proche, ont mérité à plusieurs époques, par la grandeur de leurs ravages, le nom de *pestes*, d'*épidémies*, de *pandémies*.

En opposition avec cette marche ambulatoire d'une maladie

épidémique, nous avons déjà signalé au chapitre des Eaux stagnantes l'état localisé et sédentaire de la fièvre paludéenne sous toutes ses formes. Elle est devenue pour nous le type des maladies endémiques, dont le groupe est nombreux et se rapporte à des causes variées.

Il faut reconnaître que quelques-unes des maladies endémiques, les mieux caractérisées, acquièrent, sous certaines circonstances, la funeste propriété de se transmettre soit d'individu à individu, soit de population à population. Nous avons déjà tracé les caractères de la dysenterie simplement endémique ou sporadique, et ceux de la dysenterie épidémique. Cette maladie rentre ainsi dans le premier cas : la fièvre jaune par la propriété qu'elle revêt très-souvent d'opérer sa transmissibilité de population à population rentre dans le second cas.

Ainsi donc, certaines maladies endémiques sont aptes à revêtir le caractère de l'épidémicité. D'une manière corrélative, les épidémies les mieux caractérisées paraissent toutes avoir un foyer primitif endémique, de façon que l'on peut signaler la succession possible de ces divers états : 1° état sporadique quand une maladie d'un caractère tout spécial atteint quelques individus isolés dans une localité ; 2° état endémique quand la majeure partie des habitants d'une localité sont atteints d'une manière temporaire ou permanente de la même maladie ; 3° état épidémique quand la maladie a pris le caractère d'être transmissible, et peut régner hors du foyer qui lui a donné naissance, et loin des causes premières qui l'ont engendrée : en général, elle s'affaiblit alors et s'épuise par la dispersion ; 4° état pandémique quand la maladie, transmissible hors de son foyer, est susceptible de s'exaspérer par des recrudescences qui ne dépendent plus de la cause primitive ; le plus souvent elle ne s'arrête alors que devant de grands espaces, de grands obstacles matériels, des saisons spéciales, ou par l'interruption complète des communications.

Hippocrate s'est immortalisé autant par son génie d'observation que par le soin qu'il prit de rappeler constamment les conditions atmosphériques qui précédaient les maladies soumises à son investigation. Toute constitution épidémique était rapportée par lui aux qualités de l'air ; et les idées de constitution météorologique sont liées dans ses ouvrages à celle de constitution médicale (1). Une épidémie n'était en général pour lui qu'une maladie prédominante par suite de l'état de l'atmosphère. Cette notion si simple et si pure ne doit pas être rejetée avec dédain ; mais elle pose la question et ne la résout pas ; en se rappelant surtout que les anciens ignoraient la composition de l'air, et que ce mot dans leur langage est par conséquent indéfini.

Cette théorie, restreinte souvent à l'influence de la chaleur et du ciel, fut celle qui régna longtemps, et la constitution médicale, reposant sur la succession, la durée, la régularité ou l'irrégularité des saisons, fit longtemps école ; la prédominance de certaines époques de l'année est du reste un fait incontestable ; nous en avons donné un exemple dans notre tableau, tome Ier, page 423. On a inventé de nos jours la constitution par causes cosmiques, invention qui ne sert qu'à constater notre ignorance.

Sydenham avoue avoir longtemps et inutilement observé les contitutions météorologiques pour en déduire les constitutions médicales, et, ne pouvant trouver dans les premières la cause complète des secondes, il reconnut dans les qualités occultes et insaisissables de l'air un *divinum quid* capable d'établir ce qu'il appelle une constitution épidémique (2).

(1) Hippocrate, *Des airs, des eaux et des lieux*, Œuvres complètes ; traduction par E. Littré, t. II.

(2) Sydenham, *Opera omnia*. Genève, 1749.

Ainsi, outre la constitution médicale saisonnière, il reconnaît cette sorte de constitution comme possible, et lui attribue le pouvoir de dominer toutes les autres maladies, en leur imprimant son génie particulier, de telle sorte que, pendant le règne d'une constitution épidémique inflammatoire, toutes les maladies prendront ce type ; sous l'empire de la constitution bilieuse, au contraire, elles revêtiront un caractère différent, puis la constitution catarrhale, la constitution putride, etc., pourront prendre à leur tour le pas sur toutes les maladies ; une pneumonie, par exemple, pourra devenir, dans ce système, inflammatoire, bilieuse, putride, et réclamer des traitements différents. Ce même génie épidémique pourrait aussi créer de toutes pièces des maladies spéciales, qui imprimeront dès lors leur caractère à toutes les maladies saisonnières. Van Svieten, Franck, Stoll, Lepecq de la Clôture (1), ont partagé ces idées. On a même prétendu, peut-être ironiquement, que les changements successifs survenus dans les diverses méthodes de traitement reposaient sur des changements correspondants dans les constitutions épidémiques, comme si, malgré l'instabilité des phénomènes naturels, les opinions humaines n'étaient pas encore plus instables.

Lancisi est le premier qui ait, dans un certain nombre de constitutions épidémiques, porté une sérieuse attention aux émanations paludéennes, et la justesse de ses observations, vérifiée par des milliers d'exemples et d'observations, a donné naissance à l'idée d'une constitution médicale marécageuse ; nous ne reviendrons pas sur les développements que nous avons donnés à ce sujet dans le chapitre consacré aux Eaux stagnantes.

(1) Lepecq de la Clôture, *Collection d'observations sur les maladies et constitutions épidémiques*. Paris et Rouen, 1776-1778. — Voyez aussi Max Simon, *Étude pratique rétrospective et comparative sur le traitement des épidémies au* XVIII*e siècle*.

Un grand nombre d'épidémies, celles qui ne sortent guère du lieu qui les a vues naître, se rapportaient dès lors à une cause facile à apprécier, et une étiologie analogue a été mise en avant pour expliquer des épidémies d'un caractère plus grand que les simples fièvres d'accès. La théorie de l'infection prit donc naissance; proposée d'abord par MM. de Wèze, Louis Valentin, cette théorie établit que, dans des localités actuellement en proie à une épidémie, l'air est véritablement contaminé par un miasme provenant d'un foyer d'infection animale, végétale, mixte, stationnaire ou flottant, et que l'action de ce miasme, combiné avec les qualités météorologiques de l'air et les prédispositions individuelles, est l'élément générateur de la maladie épidémique; dans ce système, l'atmosphère est le véhicule suffisant du poison morbide, qui peut être ou ne pas être autrement contagieux d'une manière médiate ou immédiate. Ainsi, au point de vue des infectionnistes, on contractera la fièvre jaune en Amérique et en Espagne, non point parce que les habitants malades l'auront communiquée, mais bien parce l'on sera plongé dans une atmosphère devenue par des causes régulières ou accidentelles un foyer d'infection; de même en Turquie et en Égypte on contractera la peste à l'époque où elle sévit, parce qu'on aura respiré une atmosphère contaminée.

Une autre théorie doit encore être exposée, c'est celle des virus pathologiques.

Pendant que le produit émané d'un foyer d'infection, le miasme, agit à la manière des poisons minéraux ou même végétaux qui, comme le mercure, agent du tremblement et de la salivation mercuriels, comme le plomb, agent des coliques et des paralysies saturnines, comme l'alcool, l'opium, la strychnine, agents d'empoisonnements particuliers dont le système nerveux reçoit surtout les atteintes, produisent des effets qui sont en rapport avec leurs doses et avec les individualités, puis sont en général détruits ou rejetés par les divers émonctoires, les virus au contraire jouissent de la propriété de se régénérer dans l'économie animale par une succession régulière de phénomènes que l'on a comparés à la germination des substances végétales, ou par une fermentation analogue à celle qui a lieu, quand, sous des conditions données de température, un brin de ferment se mêle à un liquide sucré.

Dès qu'un atome de virus est porté d'une manière convenable dans les organes, alors, après une période d'incubation peu variable, il éclate une maladie spéciale, toujours la même pour son siége, sa marche, ses caractères fondamentaux. Le plus ordinairement, le même virus se régénère en grandes masses au sein de l'économie malade, acquiert son point de maturité et de plus grande activité à une époque précise, tend à se dégager sous forme d'éruptions diverses ou par les principaux émonctoires, et peut ainsi se transmettre d'individu à individu, en se régénérant toujours, sans rien perdre, au moins d'une manière bien évidente, de l'activité du premier virus inséré dans les organes. Ils jouissent en outre de la double propriété de se transmettre difficilement deux fois à un même individu, et, dans des cas encore plus exceptionnels, d'une espèce animale à une autre. Ces caractères sont ceux que nous présentent entre autres la variole, la rougeole, la scarlatine, la vaccine, la syphilis, la pustule maligne, la rage, la morve aiguë, etc. La transmission du virus d'un individu malade à un individu sain prend le nom de contagion ; sa transmission au moyen de substances qui en ont été dépositaires, comme des vêtements, prend le nom de contagion médiate.

A l'exception de cette funeste propriété de transmissibilité, prouvée au moins pour les maladies ci-dessus par de terribles exemples, on ignore toutes les autres propriétés des matières virulentes ; on ne connaît pas leurs qualités chimiques, physiques, leur état ; ce n'est que par induction que l'on suppose qu'elles peuvent être volatiles, ou fixes, ou solubles ; qu'on leur attribue, pour véhicules divers, l'air, l'eau, les humeurs du corps, et que l'on détermine des conditions de chaleur ou de prédisposition organique pour que les organes les admettent. Un genre d'épreuves particulier met plus que tous les autres leur funeste propriété hors de doute, c'est l'inoculation qui permet de constater le développement du mal consécutivement à l'insertion sous l'épiderme de l'humeur virulente ; encore ce genre d'épreuve, lorsqu'il est négatif, ne prouve-t-il pas la non-virulence d'une maladie, par l'incertitude où l'on est d'avoir inséré le virus soupçonné, puisqu'on ne peut constater celui-ci par aucune voie physique ou chimique et encore moins savoir : s'il a été obtenu à son point de maturité, dans le véhicule même qui peut le contenir ou qui doit le transmettre ; s'il a été transmis par les voies d'absorption, et dans les conditions physiques ou physiologiques qui sont nécessaires à son développement ultérieur.

Il existe encore une théorie à laquelle le célèbre chimiste J. Liebig a donné l'autorité de son nom et de sa vaste science, c'est celle des fermentations purement chimiques au sein des liquides de l'économie. Ces fermentations seraient capables de générer un ferment chimique analogue, sans production d'un être organisé. Peut-être dans les maladies dites putrides, dans les typhus où l'élément morbide se génère par le seul fait de l'encombrement, pourrait-il se passer quelque chose d'analogue, mais les premières indications sont encore à démontrer ; et nous ne pensons pas que l'on connaisse aucun fait capable de servir de base à ce point théorique. Nous pensons que ces fermentations peuvent être la conséquense de la germination, ou de la vitalité des parasites, végétaux ou animaux, ainsi que nous avons cité des exemples pour le parasitisme des champignons, tome 1er, page 465. Ces fermentations seraient l'effet et non la cause des principes morbides et accompagneraient la reproduction de ceux-ci. Elles rentreraient dans la théorie des vivres.

On peut déjà constater que les opinions qui ont longtemps régné sur la cause génératrice des épidémies peuvent se ranger en deux groupes : celles qui placent la cause dans un foyer d'infection, en excluant forcément toute transmissibilité autre que celle qui résulte de l'extension du foyer d'infection, l'influence d'une atmosphère marécageuse a servi de type à cette théorie; et celles qui invoquent une contagion immédiate par suite du contact des individus, ou bien une contagion médiate par suite du contact des choses ayant touché un individu malade. La transmissibilité par les virus ou par les insectes a servi de type à cette seconde théorie. Nous excluons avec intention le mot de *contage*, d'invention récente, qui nous paraît inutile et barbare.

La diversité de nature des principes contagieux a dû être admise comme conséquence des observations et des divers modes de contagion quand on a pu les saisir. Rien de plus clair pour exprimer ces différences que les idées émises par Dupuytren, dans un mémoire à l'Institut en 1825. « La nature, dit-il, est loin de n'offrir qu'un mode et qu'un moyen « de communication des maladies contagieuses. Considérées « dans leur ensemble, ces maladies peuvent être communiquées de trois ou quatre manières différentes : l'atmosphère, « le contact, l'application et le frottement, l'inoculation, sont « autant de moyens par lesquels la rougeole, la scarlatine, « la vaccine, la variole, la pustule maligne, la gale, la syphilis et la rage peuvent être communiquées.

« En effet, parmi ces maladies, les unes se transmettent « par l'intermédiaire de l'air, telles sont la rougeole et la

« scarlatine arrivées à une certaine période de leur cours ; « d'autres se transmettent par le contact, telle est la gale ; « celles-ci ont besoin du contact et du frottement, telle est la « maladie vénérienne ; celles-là enfin ont besoin de l'inocula- « tion, telles sont la vaccine et la rage ; quelques-unes ne peu- « vent être transmises que d'une seule manière, telles sont « la rougeole et la scarlatine, la gale, la vaccine et la rage ; « d'autres peuvent l'être de plusieurs manières, telles sont « la syphilis et la variole qui peuvent être communiquées, la « première par contact, avec ou sans frottement, et par ino- « culation, et la seconde par inoculation, par contact et par « l'intermédiaire de l'air ; et c'est en vain qu'on tenterait de « transmettre la rougeole, la scarlatine et la gale par inocu- « lation, ou bien qu'on essayerait de transmettre la rage et la « syphilis par l'intermédiaire de l'air ; chacune de ces affec- « tions a ses modes de transmission déterminés. Or, l'on sent « combien il serait absurde de nier que telle de ces maladies « n'est pas contagieuse parce qu'elle ne l'est pas à la façon de « telle autre. »

Une théorie, trop brillante pour que nous n'en disions pas un mot, a été proposée par le professeur Hecker, de Berlin : c'est celle des diathèses morbides qui ont successivement affecté les peuples de l'Europe, et qui, à la suite des constitutions *saisonnières annuelles*, pourrait prendre le nom de *constitution séculaire*.

La médecine, dit le professeur Hecker, offre à la méditation de l'hygiéniste deux importants problèmes à résoudre : l'influence du climat sur la forme des maladies, et la modification des maladies mêmes pendant la suite des siècles. Quelques maladies surtout, la goutte, la lèpre d'Orient, le scorbut, la syphilis et les scrofules, peuvent être soumises à cet examen. Dès les temps anciens, l'existence de la goutte a été constatée, mais avec un caractère qu'on ne lui retrouve plus aujourd'hui. Nous admettons que la maladie calculeuse, déjà si commune au temps d'Hippocrate, n'avait pas d'autre élément que celui de la goutte. Des malades illustres, entre autres le premier des Ptolémées, firent un appel au zèle des médecins du temps pour qu'ils s'occupassent de ce genre de maladies ; cependant cette maladie calculeuse ne cessait de s'aggraver, et l'antiquité considérait tout d'une voix l'Égypte comme le pays où la goutte régnait avec le plus d'intensité. Les historiens ont fait un tableau terrible de ce fléau qui se transmettait héréditairement et attaquait des familles entières. L'inflammation aiguë de toutes les articulations à la fois, les ankyloses, les difformités incurables, étaient des accidents fréquents. Cette diathèse morbide, commencée environ deux siècles avant l'ère chrétienne, paraît s'être continuée jusqu'à la fin du sixième siècle.

Parmi les diathèses nouvelles qui lui succédèrent, la lèpre d'Orient acquit bientôt une funeste prédominance. Elle s'était déjà montrée en Italie après la conquête du royaume de Pont; mais elle ne s'acclimata en Europe que vers le deuxième siècle de l'ère chrétienne; ses progrès devinrent bientôt envahissants, et elle n'épargna ni palais ni chaumière, escortée partout ou de la réalité ou du préjugé de la contagion. Rotharis ordonna qu'un lépreux, chassé de sa maison et relégué dans un lieu particulier, ne pût disposer de ses biens; Charlemagne établit pour eux des léproseries; plus tard, on les déclara morts civilement, pour empêcher avec eux toute communication. Le mal s'aggrava encore pendant les croisades et imprima l'effroi dans tous les esprits; la France alors comptait deux mille léproseries, et l'Europe entière dix-huit mille maisons, où deux cent mille de ces malheureux périssaient sans secours; la maladie s'amenda bientôt après avoir sévi pendant plus de huit cents ans. Après la lèpre, parut le scorbut, dont les nombreuses épidémies n'épargnèrent ni la France ni la Hollande, et encore moins l'Allemagne : aujourd'hui, la diathèse scorbutique paraît s'être épuisée, après avoir été l'une des maladies les plus redoutées jusque vers le dix-huitième siècle. La syphilis, à son tour, fit son apparition à la fin du quinzième siècle, et, après avoir rempli toute l'Europe d'une sombre terreur, elle paraît revenue à un état de singulière bénignité.

La diathèse qui règne de nos jours, c'est la diathèse scrofuleuse, qui, jointe à la phthisie qu'elle engendre, produit des ravages constants; son développement coïncide avec le dix-septième siècle, pendant lequel le mal de Pott se multiplia dans toute l'Angleterre et dans le nord de l'Europe.

Ces vues du professeur allemand sont sans doute pleines de sagacité et d'intérêt; on pourrait probablement les motiver par un examen approfondi de la marche de la civilisation dans le monde. L'intempérance des anciens, leur manière de se vêtir, les habitations enceintes de murs et les cloîtres du moyen âge, le développement et l'agglomération des villes, deviendraient dans ce cas de puissants éléments de discussions. Mais ces idées et ces observations suffisent pour permettre d'apprécier l'importance qu'il convient d'attribuer, en hygiène publique, à l'état de civilisation d'un peuple, et parfois seulement à sa richesse, à sa pauvreté et même à la seule propagation, dans son sein, d'une idée, d'un principe, d'une habitude, d'une religion ; quand l'une des conditions de la vie ordinaire se trouve modifiée d'une manière même presque inaperçue, et qu'elle se trouve ensuite multipliée par toutes les individualités sociales, il est souvent impossible de prévoir à l'avance la somme de salubrité ou d'insalubrité qui doit en résulter pour toute une population.

Ainsi donc, nous ne voulons nier, pour l'étiologie des maladies qui vont nous occuper, ni l'influence saisonnière, ni celle des inondations, ni celle des produits du sol, ni celle qui résulte des civilisations diverses ; mais nous pensons qu'à côté de ces causes auxiliaires, il existe pour chaque cas, au lieu du « *divinum quid* », si longtemps invoqué, un élément pathogénique saisissable et qu'il faut rencontrer, de même que l'on a rencontré la circulation du sang et la pesanteur de l'air.

§ II. — INTRODUCTION AU SEIN DE L'ORGANISME DES ÉLÉMENTS QUI LUI SONT ÉTRANGERS.

Si la cause morbide est saisissable, la pénétration dans l'organisme doit se faire par un procédé physiologique.

1° Des voies de l'absorption générale.

L'ensemble des organes représente une masse de cellules, de vaisseaux et de liquides qui se trouvent isolés par deux membranes : le tégument externe comprenant la peau, la conjonctive et l'orifice des muqueuses ; le tégument interne tapissé des muqueuses des voies digestives, respiratoires et génératrices. Si un liquide étranger pénètre au-dessous de l'épiderme qui tapisse le tégument externe, ou au-dessous de l'épithélium qui tapisse le tégument interne, le phénomène physiologique de l'absorption se manifeste : les interstices cellulaires, les vaisseaux lymphatiques et veineux sont les voies de cette absorption. Les interstices et leurs ramifications constamment humides sont en rapport avec les derniers orifices des lymphatiques et des vaisseaux veineux. L'absorption se fait par la voie des lymphatiques avec une certaine lenteur due à la marche ralentie de la lymphe dans ces sortes de vaisseaux, mais avec une grande rapidité par la voie des vaisseaux veineux. Sauf cette rapidité différente, l'absorption se fait également par ces deux ordres de vaisseaux.

Magendie a montré le premier que, si l'on coupe les communications lymphatiques dans le membre d'un animal, les poisons, appliqués au-dessous, suivent les communications veineuses et produisent l'empoisonnement rapide. L'expérience opposée, qui consiste à couper les communications veineuses, en réservant les lymphatiques, a prouvé que l'empoisonnement n'en avait pas moins lieu, mais qu'il exigeait un temps beaucoup plus long en rapport avec la lenteur de la circulation lymphatique (1).

Des deux téguments du corps humain, le tégument interne, revêtu d'un épithélium et d'une couche de mucus, est celui qui présente les moindres obstacles pour la pénétration des liquides étrangers dans le parenchyme absorbant des organes. Les voies digestives destinées à l'absorption alimentaire présentent, en outre, des organes particuliers pour cette absorption nutritive. Ces organes sont placés aux orifices des vaisseaux sanguins et chylifères qui sont toujours les voies de l'absorption générale. Les sucs nourriciers sont absorbés dans toute l'étendue du canal intestinal, mais surtout dans l'intestin grêle. Les papilles ou villosités qui sont les organes de cette absorption remplissent tous les espaces entre les glandes de Lieberkuhn, une couche de cellules les recouvre, et leur surface transparente paraît semée de pores et de canaux, un vaisseau chylifère s'y distribue, et une couche musculaire de muscles striés en fait un organe doué de contractilité (2).

Par leur moyen, l'absorption dans les vaisseaux chylifères n'est pas abandonnée aux lois de l'endosmose ; les villosités intestinales s'épanouissent et se contractent alternativement ; dans le premier cas, elles se gorgent de sucs nourriciers au moyen de leurs pores qui s'ouvrent dans le canal, et, dans le second cas, elles chassent ces sucs nourriciers dans le vais-

(1) Claude Bernard, *Leçons de physiologie*, 1855.

(2) Brucke, *Denkschrift en der Wiener Academie*. Band VI.

seau chylifère, en se vidant elles-mêmes. La continuité de cette action assure l'absorption chylifère. Les sucs convenables sont admis, et dans d'autres cas, comme pour certains poisons, l'absorption s'arrête (1). Il n'en est pas de même des trames des vaisseaux sanguins qui enveloppent les glandes de Lieberkuhn, et qui sont, dans toute la longueur du canal intestinal, un moyen énergique d'absorption soumise aux lois de l'endosmose. C'est dans l'estomac que cette absorption par les radicules veineuses a le plus d'activité, et presque toutes les boissons sont absorbées avant de franchir le pylore. Les diverses glandes qui versent les sucs nécessaires à la digestion, surtout le suc gastrique, jouent aussi un grand rôle dans l'absorption du tégument interne, et beaucoup de poisons, par ces causes, sont ou bien annihilés, ou bien rejetés au dehors. Les parasites de toute nature, animaux et végétaux; leurs germes ou leurs œufs qui sont introduits en si grande quantité au moyen des aliments ou des boissons trouvent, dans toute l'étendue des voies digestives, des conditions de vitalité ou d'élimination que nous examinerons plus loin.

Le tégument cutané nous offre pour la pénétration des corps étrangers au sein de l'organisme des conditions toutes différentes.

La *peau*. — Nous avons donné, dans la figure 1, (t. II, p. 40), une coupe de la peau, et nous disions à cette occasion : « La « peau présente une trame appelée *derme* qui, par sa con- « tinuité, son épaisseur, sa résistance, joue à l'égard des or- « ganes sous-jacents le rôle d'un vêtement qui les garantit « des lésions qui pourraient venir du dehors... à travers « cette membrane qui s'en trouve criblée, des organes ner- « veux viennent, en s'épanouissant en papilles innombrables,

(1) W. Wundt, *Lehrbuch der Physiologie des Menschen*.

« faire de tous les points de la surface cutanée le siége d'une « sensibilité spéciale. C'est le toucher général. (Nous avons « décrit ces organes spéciaux, t. Ier, p. 117.) Une couche in- « organique, analogue à un vernis, s'étend au-dessus sous « forme de membrane mince, et sous le nom d'épiderme « détermine la limite périphérique de l'individu. Des folli- « cules repliés dans l'épaisseur de la peau sécrètent une « matière grasse, destinée à entretenir la souplesse de l'épi- « derme... Des orifices microscopiques, rangés en séries « linéaires, et destinés à émettre la matière de la transpi- « ration, interrompent la continuité de l'épiderme. »

L'épiderme, couche morte qui s'use et se renouvelle incessamment, ne peut permettre l'absorption que par voie d'endosmose quand l'imbibition l'a gonflée ou quand elle est déchirée et non continue. Les myriades de pores sudorifères seraient capables de fournir des voies à l'absorption, quand la transpiration insensible ne s'y oppose pas. Nous avons vu que par ces deux causes l'absorption des liquides médicamenteux par la peau est réelle (t. II, p. 102), mais qu'elle est contenue dans des limites assez étroites. Il n'en est plus de même quand l'épiderme est enlevé ou déchiré. En effet, la couche profonde de l'épiderme, qui recouvre le derme comme un réseau muqueux, et a reçu le nom de *corps muqueux*, est riche en cellules molles distendues par un liquide lymphatique et garnies de noyaux prolifères qui fournissent des éléments réparateurs à l'épiderme. Les vaisseaux lymphatiques s'y trouvent superposés en deux réseaux, l'un sus-papillaire, l'autre sous-dermique; de tous les vaisseaux, artérioles et veinules, ce sont les lymphatiques qui s'épanouissent sur les parties les plus superficielles de la peau. L'absorption devient donc très-active dans les points où l'épiderme est déchiré.

Indépendamment de l'absorption cutanée, les éléments d'habitation pour les parasites animaux et d'implantation pour les parasites végétaux sont nombreux et favorables dans le tégument externe. Sans la présence de l'épiderme qui le protége, le tégument offrirait un terrain d'élection pour les innombrables germes végétaux ou animaux qui flottent dans l'atmosphère.

La conjonctive oculaire, privée d'épiderme, jouit d'une faculté d'absorption extrême. Dans les atmosphères contaminées ses maladies sont fréquentes, malgré le flux continuel des glandes lacrymales.

La *surface pulmonaire*. Les vésiculaires pulmonaires, d'un diamètre de $\frac{1}{10}$ à $\frac{1}{20}$ de millimètre, sont enveloppées d'un réseau vasculaire. Elles communiquent entre elles d'après Moleschott; l'énorme surface qu'elles représentent est-elle revêtue d'un épithélium, on l'ignore encore. Mais c'est le lieu où se fait l'échange des gaz qui s'échappent du sang, et des gaz qui sont fournis par l'atmosphère. La perméabilité est telle que cet échange doit se faire avec la rapidité qu'exige la respiration. La vapeur d'eau et beaucoup de produits volatils, fournis par le sang, s'échappent à travers cette membrane. La faculté d'absorption est donc considérable par les voies respiratoires. Dans les expériences sur les animaux vivants, la promptitude avec laquelle les substances toxiques agissent par cette voie est telle, qu'elle semble instantanée. On connaît la promptitude des effets du chloroforme et de l'éther par la méthode de l'inhalation. Nous avons décrit les graves accidents qui résultent de l'accumulation des produits expirés, au sein des atmosphères encombrées. Nous ajouterons que, dans certaines épidémies, l'air expiré a paru transmettre le germe de la maladie. Dans l'épizootie qui, sous le nom de typhus du gros bétail, a ravagé l'espèce bovine en 1866, ce mode de communication a été mis hors de doute. Toutes ces raisons établissent l'importance qu'il faut accorder à l'absorption par les voies respiratoires quand on recherche les causes des maladies épidémiques, ou même des maladies endémiques, de la fièvre paludéenne entre autres.

2° Des effets de l'absorption.

De même qu'il existe des voies physiologiques d'absorption, il existe des voies d'élimination, la peau présente les innombrables pores sudorifères dont nous avons parlé plus haut. Par la transpiration insensible leur action est continue, et le produit sécrété, *la sueur*, bien qu'il contienne 995 parties d'eau sur 1000, se charge dans certaines maladies d'odeurs caractéristiques; dans la fièvre typhoïde entre autres. La quantité de sueur produite peut devenir extraordinaire, et dans un des stades de la fièvre intermittente, la sueur produite prend le caractère que les anciens désignaient du nom de *critique*. C'est un des phénomènes dominants des épidémies de *suette*.

L'élimination par le poumon paraît être en rapport avec l'élimination par la peau. Mais certaines substances introduites par l'alimentation, les vapeurs alliacées, les eaux-de-vie de marc, les essences éthérées ou diffusibles, paraissent s'éliminer en majeure partie par les voies de la respiration.

Les sécrétions des diverses glandes, la salive, la bile, le mucus des glandes intestinales, l'urine, sont des voies d'élimination toujours en activité. L'urine et les matières fécales rejettent ainsi une foule d'éléments morbides. Les vaisseaux lymphatiques qui reprennent les résidus de la nutrition des organes les reportent dans le poumon pour être de nouveau oxydés par l'air, mais ils y reportent aussi les éléments pathogéniques qui les accompagnent, et cette destruction est si puissante que, dans certains cas, on a pu conseiller, sous le nom de « *cura famis* », l'inanition, comme un mode de guérison tout particulier.

Si, d'un côté, des éléments pathogéniques peuvent être introduits par les voies d'absorption, ils peuvent d'une autre part être rejetés par les voies d'élimination, et l'on conçoit qu'il puisse s'établir une balance entre ces deux états physiologiques. Nous avons indiqué, dans le livre premier, comment les phénomènes de la vie étaient susceptibles d'une certaine accommodation, et par suite d'une certaine accoutumance; il n'est pas nécessaire de conclure que, pendant le règne d'une épidémie ou d'une endémie, tous ceux qui seront soumis à l'influence morbide, succomberont à cette influence et en présenteront le trouble morbide. Il faudra que l'influence soit assez forte en puissance ou en durée pour que l'organisme puisse atteindre l'état morbide, qui correspond alors à un état de saturation de la cause morbide. Voilà une circonstance qui évidemment a rendu beaucoup de recherches vaines ou incertaines, quand on a voulu établir soit la cause première, soit le degré de transmissibilité de beaucoup d'épidémies.

§ III. — DIVERSITÉ DES EFFETS MORBIDES DES ÉLÉMENTS ÉTRANGERS INTRODUITS DANS L'ORGANISATION.

1° Poisons.

Les poisons nous présentent le mode d'action le plus évident et le plus accessible à nos recherches, quand il s'agit de constater un effet morbide par suite de l'introduction d'un corps étranger. Nous avons pu, au chapitre des professions, préciser les effets de certains poisons minéraux, tels que le plomb, le mercure, le cuivre, le phosphore. Ces effets, comme on l'a vu, ont un caractère de spécialité telle, que par l'examen des symptômes on peut conclure à la nature du corps étranger introduit dans les organes. Cette introduction a pu se faire par des modes différents. Ainsi, pour les sels de plomb, c'est l'introduction par les voies digestives ou le contact prolongé sur la peau ; pour le mercure, c'est l'introduction par les voies aériennes; pour le cuivre, c'est l'introduction par la bouche, et, pour ce dernier corps, la puissance de l'élimination s'est montrée considérable.

La classe des poisons végétaux, les alcaloïdes entre autres, ont donné lieu à de précieuses observations. On a pu constater qu'ils pouvaient produire des effets terribles à des doses extrêmement faibles, que ces effets étaient en rapport avec la dose administrée; que les voies de pénétration étaient non-seulement les voies digestives, mais plus sûrement encore l'absorption sous-cutanée au moyen de l'inoculation; que l'action de ces poisons se portait d'une manière exclusive sur certains organes et sur certaines fonctions, et enfin que l'élimination pouvait se faire après un temps suffisant si la dose du poison n'avait pas donné la mort. Parmi les expérimentateurs, le professeur Claude Bernard a surtout apporté un esprit d'analyse et de précision qui a fait faire de grands progrès à la physiologie (1). L'éminent physiologiste a surtout étudié le poison végétal employé par les Indiens pour empoisonner leurs flèches; c'est le *curare*, qui contient un alcaloïde : la *curarine*. Le curare n'est vénéneux que lorsqu'on l'introduit dans une plaie. Il suffit d'une goutte de sa dissolution, introduite dans la cuisse d'un oiseau, pour que l'animal tombe après quelques secondes, et meure sans pousser un cri. Une quantité de curare absorbé, égale à deux ou trois têtes d'épingle, suffira pour tuer un homme. Cependant le curare n'est vénéneux que lorsqu'on l'introduit dans une plaie, il peut être ingéré sans inconvénient dans l'estomac, à moins que ce ne soit à fortes doses. Le curare agit sur le système nerveux moteur et sur lui seul, et il est sans effet sur

(1) C. Bernard, *Leçons sur les effets des substances toxiques*, 1857.

les nerfs de la sensibilité, quand on l'administre à doses réduites. M. C. Bernard dans ses cours a souvent injecté dans le tissu cellulaire d'un chien de forte taille de 1 à 5 milligrammes de curare. La paralysie des nerfs moteurs se montrait après quelques secondes et durait quelques heures, selon la dose administrée. L'élimination du poison avait lieu et l'animal qu'une dose plus forte aurait tué revenait à la santé; il devenait ainsi, sous la main de l'habile professeur, comme une balance de sensibilité pour mesurer l'intensité et le mode d'action du poison. Il a été constaté que la majeure partie des poisons végétaux donnaient la mort en vertu d'une action spéciale. Ainsi la strychnine, à dose très-faible, produit des convulsions; la digitale, l'*upas*, *antiar* exercent leur action sur le cœur; le chloroforme, l'éther, l'alcool, n'agissent que sur les nerfs de la sensibilité, etc... Mais il faut se rappeler que tous ces poisons, dont l'action est presque immédiate, s'éliminent peu à peu, et agissent en raison de leur dose; c'est là le caractère de la classe des poisons. Ainsi il a été constaté par les pêcheurs de baleine, que les sels de strychnine associés à un vingtième de curare donnaient la mort aux plus gros cétacés, dans l'espace de quelques minutes, à la condition d'employer le poison dans des bombes de pêcheurs, à la dose de un demi-milligramme par kilogramme de l'animal (1).

2° Venins.

De même que les poisons végétaux qui sont en général des alcaloïdes, élaborés par les plantes, les poisons animaux ou venins paraissent être des alcaloïdes élaborés par une sécrétion particulière aux animaux venimeux. Ils agissent comme

(1) *Action des sels solubles de strychnine, sur les gros cétacés;* Note de M. Thiercelin (*Comptes rendus de l'Acad. des sciences*, 1866, 2e sem., p. 924). — Voyez aussi *Poison des flèches des naturels de Bornéo* (*Archives de méd. nav.*, t. IV, p. 517).

les premiers à doses très-minimes sur un organe spécial et peuvent être éliminés. Quelques-uns développent une cyanose partielle ou générale avec refroidissement, soit qu'ils agissent sur l'hématose, ou seulement sur les globules sanguins qui sont, ainsi que nous l'avons vu, des organites ayant leur vitalité particulière. Les serpents, les araignées, les scorpions paraissent sécréter les venins les plus actifs (1).

Après avoir subi l'inoculation des poisons ou des venins, c'est la ligature, la succion, l'incision de la plaie, les lavages profonds avec l'eau pure ou salée, ou chargée d'ammoniaque, de chlore, d'iode ou de brome, ou enfin la cautérisation, qui sont les meilleurs moyens prophylactiques de l'absorption du poison. Mais quand l'absorption a eu lieu, on ne peut empêcher les effets du poison. Il ne reste plus qu'à les combattre par des moyens thérapeutiques, et en aidant l'élimination.

3° Matières septiques.

Nous avons établi, tome Ier, page 555, les effets morbides de ces substances, quand des produits de la putréfaction animale pénètrent par voie d'inoculation dans un organisme sain. Nous répétons ici ce que nous disions alors, « que ces matières « septiques recèlent un poison particulier capable d'empoi- « sonner le sang par l'un des modes connus d'absorption ; « que cet empoisonnement est différent de celui produit par « les maladies zymotiques connues, maladies dont l'incuba- « tion est précise, dont les phénomènes sont spécifiques, et « dont la cause morbide se reproduit. Les expériences d'Or- « fila et de Magendie sur l'introduction des matières putrides « dans les veines des animaux, celles de Gaspard, de M. Sé- « dillot sont démonstratives : les animaux périssent tous dans

(1) Van Hasselt, *Esquisse physique des araignées*, 1857. — A. Vinson et Ch. Coquerel, *Aranéides des îles de la Réunion et Madagascar*, 1863. — Guyon, *Comptes rendus de l'Académie des sciences*.

« un état ataxique et adynamique complet, avec des hémor« rhagies passives et des abcès purulents ou gangréneux « dans les principaux viscères, à moins que des selles fétides « ou diarrhéiques ne viennent aider à leur guérison. M. Sé« dillot a montré que le poison agit relativement à sa dose ; « après la mort le sang est défibriné. »

L'inoculation des matières septiques produit cette série de phénomènes et caractérise un empoisonnement très-semblable à celui que cause l'inoculation des poisons et des venins. C'est pourquoi nous avons présenté l'hypothèse que des alcaloïdes ou ammoniaques composées, telles que la *méthylamine*, l'*éthylamine*, la *butylamine*, etc., pourraient prendre naissance au sein des matières animales livrées à la putréfaction, avec accès d'air insuffisant.

4° Tissus morbides ou dégénérés.

On a, de tout temps, signalé dans l'organisme la naissance et la propagation de tissus morbides, sans pouvoir leur assigner une cause; les principaux sont : le tubercule, le squirrhe, le cancer. Dans les suppurations, un fluide particulier, le pus, se produit et peut, par voie d'absorption, propager ses qualités morbides. Nous avons décrit, tome Ier, page 560, sous le nom de *pyémie*, les conséquences de cette absorption. Le développement de ces tissus morbides paraît se faire par voie de propagation, au moyen de la croissance des cellules malades. Nous disions, tome Ier, page 55, au sujet des maladies qui peuvent atteindre les cellules : « Les plus remar« quables des cellules dégénérées sont les cellules du pus, « qui offrent le caractère le plus général des cellules en« flammées. On reconnaît que le noyau est excessivement « grossi et en produit trois ou quatre autres, autour de lui. « La cellule de pus se reconnaît partout à sa grosseur; elle « deivent opaque, se remplit et s'entoure de corps graisseux,

« de cristaux de cholestérine et même de champignons. Des « noyaux de graisse et des cellules détruites nagent dans le « pus. » (Voyez *fig. k*).

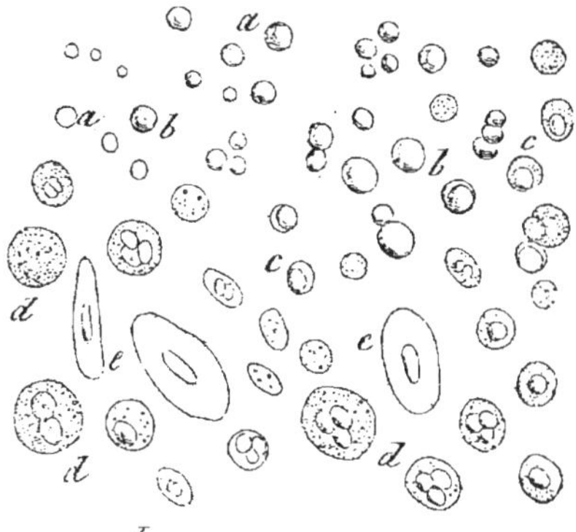

Fig. k. — Séreuse d'un ulcère cutané traité par l'acide acétique.

a, *b*, gouttelettes huileuses mêlées aux leucocytes du pus.
c, petits leucocytes à un seul noyau.
d, leucocytes pleinement développés montrant de 2 à 4 noyaux.
e, cellules épithéliales pavimenteuses restées sphéroïdales, accompagnant souvent le pus dans ces ulcères.

Dans les tissus dégénérés en cancer ou en tubercule, le microscope fait voir de même que les cellules ont cessé de se développer d'une manière normale.

Que peut-il arriver par suite de l'inoculation de ces cellules malades dans un organisme sain? Pour le pus qui est liquide et peut être entraîné dans le courant circulatoire, c'est l'infection purulente qui est la conséquence de sa résorption.

Pour le tissu tuberculeux qui est solide, les expériences de M. Villemin (1), qui a attribué, aux insertions qu'il a faites de fragments de tubercule, au sein du tissu cellulaire, toutes les conséquences d'une véritable inoculation, méritent la

(1) Villemin, *Causes et nature de la tuberculose ;* mémoires lus le 5 décembre 1862 et le 30 octobre 1866 à l'Académie de médecine. — Le même, *Études sur la tuberculose.*

plus sérieuse attention. L'Académie de médecine s'est emparée de cette grave question et un rapport de M. Colin au nom d'une commission dont il faisait partie avec MM. Louis, Grisolle et H. Bouley, a présenté le résultat de nombreuses expériences (1).

M. Colin, ne sachant pas si dans le tubercule tout était inoculable, ou si seulement l'une de ses parties ou la transparente ou la granulée, ou la caséeuse jouissait de cette propriété, les réunit toutes et confirma les expériences de M. Villemin. Il s'était servi d'un tubercule humain, qui propagea la maladie du vingtième au trentième jour, sauf le cas où le fragment inséré dans le tissu cellulaire s'y était enkysté ! Puis ensuite il isola les divers éléments du tubercule pour les insérer dans le tissu cellulaire des animaux. Un lapin, qui reçut les fines granulations récentes prises sur la vache, mourut avec toutes les apparences de la phthisie, après deux mois et quelques jours. Son poumon était parsemé de tubercules blancs et grisâtres assez rapprochés ; le foie, la rate, l'un des reins offraient plusieurs tubercules. Enfin, du pourtour des points où l'inoculation avait été faite, s'échappaient des traînées blanches analogues à des cordes farcineuses.

Un autre lapin qui avait reçu la matière tuberculeuse, ramollie, caséeuse, prise au centre de grandes masses, sur la même vache, mourut après quatre mois dans un état de faiblesse extrême. A l'autopsie, le poumon fut trouvé couvert de grosses masses tuberculeuses. Tous les ganglions du côté de l'inoculation étaient hypertrophiés, et pénétrés d'une matière d'aspect caséeux. La matière caséeuse s'était donc comportée comme la matière tuberculeuse la mieux caractéirsée.

En troisième lieu, un agneau auquel avait été inoculé du tubercule dur, pris sur un bœuf affecté de phthisie calcaire,

(1) Voyez *Bulletin de l'Académie impériale de médecine*. Paris, 1867, t. XXXII, *passim*, et t. XXXIII, 1868, *passim*.

mourut au bout de cinq semaines. Ses deux poumons étaient parsemés de granulations translucides, dont la nature tuberculeuse apparaissait de la façon la plus nette. La matière déposée sous la peau avait été totalement absorbée.

Enfin sur un autre agneau l'inoculation du tubercule jaunâtre en voie de métamorphose dite *régressive*, et pris sur le poumon d'un bœuf, produisit les mêmes résultats. A l'autopsie on trouva le poumon couvert de granulations transparentes.

Ainsi à tous les degrés de son évolution et sous toutes ses formes le tubercule s'est comporté d'une manière identique. Mais il s'agit de savoir comment le tubercule déposé sous la peau se rend au poumon et à différents organes, et comment il y fait naître une éruption tuberculeuse. M. Villemin admet un principe virulent. Mais toutes les propriétés qui caractérisent un virus ne ressortent pas de ces expériences, bien que la transmissibilité par inoculation soit établie. Il n'y a pas eu seulement transport de la matière inoculée au poumon ; car M. Colin, a constaté, par l'examen attentif, que la masse de tubercule développée surpasse celle qui a été inoculée. Le trajet de la matière, charriée par les lymphatiques, a laissé presque toujours des traces de matière tuberculeuse, qui formaient des traînées ; et dans un cas, où un mélange de pus et de matière tuberculeuse avait été inoculé, une traînée de petits abcès accompagnait la production de la matière tuberculeuse.

Nous nous trouvons forcément conduits à cette conséquence que, de même que le pus résorbé produit l'infection purulente, de même le tubercule entraîné dans la circulation produit sur son trajet l'infection tuberculeuse. Nous attribuerons jusqu'à des découvertes nouvelles ces deux sortes d'infections au développement des cellules malades, qui se reproduisent et se propagent sur les points où elles ont été déposées, en conséquence de l'élimination physiologique.

Si la transmissibilité de la maladie tuberculeuse se trouve mise hors de doute soit par voie d'hérédité, soit par voie d'une inoculation restreinte à des conditions artificielles qui ne peuvent se présenter qu'exceptionnellement dans la vie ordinaire, l'origine première de cette maladie n'en reste pas moins environnée d'obscurité. Les expériences de MM. Villemin et Colin n'ont pas démontré l'existence d'un virus primitif avec les caractères que nous exposerons bientôt, et nous n'avons pu soupçonner dans ces expériences que la propagation de cellules malades. En outre, la maladie tuberculeuse peut, presque à coup sûr, se produire à volonté sur les animaux que nous élevons dans des conditions de captivité, d'encombrement et d'air confiné. La maladie des cellules pourrait donc prendre naissance sous l'influence seule de mauvaises conditions hygiéniques. Sans craindre de nous répéter, dans un aussi grave sujet, nous rappelons ici ce que nous disions tome Ier, page 568 : « La phthisie, qui paraît si « intimement liée à la scrofule, semble prédominer dans les « habitations étroites de nos villes, dans les prisons, dans les « casernes ; les professions sédentaires y sont fort exposées, « les vaches de nos étables, les animaux de nos ménageries « meurent souvent phthisiques ; victimes comme nous des « influences prolongées qu'exerce sur les organes un air con- « finé. Dans les écuries trop étroites, les chevaux périssent au « bout de quelques années ; il suffit de leur donner un volume « d'air suffisant pour qu'ils échappent à cette mortalité.

« La diathèse scrofuleuse peut être regardée comme en- « démique :

« 1° Dans toutes les grandes villes, comme Paris, Nantes, « Nancy, Reims, Londres, Hambourg, Berlin, Breslau, « Vienne, Munich, etc. Les grandes villes du Midi n'en sont « pas exemptes : comme Lyon, Toulouse, Montpellier, Mar- « seille, Madrid, Lisbonne, etc...

« 2° Dans les villes fermées de murailles, comme Anvers, « Leipzig, Magdebourg, Stettin, dans le nord ; Civita-Vec-« chia, Ancône, Crémone, Brescia, dans le Midi.

« 3° Dans les régions montagneuses à vallées étroites, hu-« mides et peu éclairées, comme les départements des Hau-« tes-Alpes, de l'Isère, du Rhône, de la Haute-Loire, de la « Lozère, du Cantal, du Puy-de-Dôme, dans les vallées de « la Suisse et du Tyrol.

« 4° Dans les plaines humides et brumeuses, comme les « Flandres, l'Irlande, l'Angleterre, etc...

« 5° Dans les maisons encombrées, comme ateliers, pri-« sons, casernes, écoles ; ici les citations sont superflues, il « faudrait tout citer.

« 6° Dans toutes les parties du monde, où se trouvent des « villes encombrées, des terrains humides, des vallées sans « lumière.

« En un mot, tous les faits établissent que les lieux où l'air « se renouvelle mal, où la lumière fait défaut, prédisposent « à la scrofule et à la phthisie, sans qu'on puisse expliquer « encore ce mode d'action. »

Nous avons dans notre chapitre consacré à la géographie médicale exposé, pour chaque région, la fréquence de la phthisie. Si nous réunissons ces élémnts divers, en tenant compte des observations faites par un grand nombre de médecins distingués, nous pourrons ainsi caractériser l'influence des climats sur la production et la marche de la phthisie.

Quelques climats paraissent jouir à l'égard de la production tuberculeuse d'une certaine immunité. Ce sont surtout les suivants : Le nord de l'Europe, de l'Asie et de l'Amérique, vers les très-hautes latitudes, tels que l'Islande, les îles Féroë, le nord de la Suède, le Kamtschatka, les hautes latitudes de l'Amérique du Nord et les prairies du Centre, la Nouvelle-

Angleterre, le Canada. Vers les zones tempérées, la phthisie est rare : sur les bords de la Baltique, sur les montagnes de l'Erzgebirge, de la Thuringe, du Harz, sur les plateaux du Tyrol, à l'exception des vallées, sur les plaines élevées de l'Arménie et le plateau de la Perse, dans la vaste plaine où les Kirghis mènent une vie nomade, sur le plateau de l'Arabie, mais elle reparaît sur les bords de la mer Rouge, là où les Arabes ont quitté la tente pour des maisons bâties. Elle est très-rare dans les maremmes de la Toscane, à Pise et sur les bords de l'Arno ; elle n'est pas très-fréquente à Rome et à Venise.

Ces derniers faits et quelques autres ont donné naissance à cette théorie, qui a été soutenue avec beaucoup d'ardeur, qu'il y avait un antagonisme entre diverses maladies infectieuses, spécialement entre la fièvre paludéenne et le tubercule. C'était une raison de ranger le tubercule parmi les maladies infectieuses. Mais ce point de vue ne peut pas se soutenir en présence des faits observés (1).

Ainsi, en Algérie, ces deux maladies règnent dans les mêmes localités. Elles sont fréquentes en Sicile et en Corse, qui sont si marécageuses ; la phthisie s'y exaspère sous l'influence du siroco. La phthisie, rare en Syrie, est presque endémique sur le bord de la mer ; rare dans la haute Égypte, elle augmente rapidement de fréquence à mesure qu'on descend vers les atterrissements de la basse Égypte. La Nubie la connaît peu, mais elle règne dans le district de Chartum, si fertile en fièvres.

Mais les climats intertropicaux, et voisins de l'humidité des mers, paraissent ceux où la phthisie, quand elle est générée, parcourt ses périodes avec le plus d'activité. C'est une des maladies qui déciment le plus cruellement la race noire,

(1) Voyez Schedel, *Gazette médicale*, 1845. — Pietra Santa, *Ann. d'hyg.*, 1860, etc., etc.

surtout quand elle est transplantée. Sur les côtes de l'Afrique les plus marécageuses et dans les montagnes qui les avoisinent, la phthisie fait d'énormes ravages ; au Cap, elle sévit parmi les Hottentots, mais nulle part autant qu'à Maurice et à Bourbon.

La phthisie à l'île Bourbon, dit Dutroulau, marche avec une grande rapidité, plus encore chez les indigènes que chez les Européens.

A Ceylan, île si marécageuse, les Européens et les nègres sont décimés par la phthisie, il en est de même aux Philippines. Elle est fréquente dans l'Inde et sur les côtes mouillées du Bengale, où règnent à la fois la fièvre paludéenne et le scorbut. Parmi les médecins anglais, Conwell dit (1) : C'est une erreur généralement reçue que la maladie pulmonaire soit rare dans l'Inde et qu'elle s'y guérisse facilement. Gibbs dit : Quand l'action qui produit le tubercule pulmonaire a été une fois excitée, le progrès est très-rapide, et à ma connaissance toujours fatal. Mais ils s'accordent à regarder les plateaux élevés, les monts Nihlgherry entre autres, comme presque exempts de phthisie. La phthisie est rare de même sur les plateaux du Mexique, mais elle devient plus fréquente sur les côtes. Elle prend un caractère rapidement fatal dans les plaines basses de Panama et de Nicaragua. Dans la Guyane il n'y a pas de maladie plus répandue que la phthisie, où elle règne avec la dysenterie et la fièvre paludéenne.

Aux Antilles, dit Dutroulau (2), la phthisie trouve des éléments d'aggravation dans ses symptômes et présente une activité particulière à l'évolution tuberculeuse. Levacher (3) dit : La phthisie tuberculeuse développée sous le climat des

(1) Conwell, *Observations on pulmonary Disease in India*. Malacca, 1829.

(2) Dutroulau, *Traité des maladies des Européens dans les pays chauds*. 2e édition. Paris, 1868.

(3) Levacher, *Guide médical des Antilles*.

Antilles est promptement funeste; elle y parcourt ses périodes avec plus de rapidité qu'en Europe. Au Brésil son extension est devenue un fait avéré et a suivi l'extension de la population.

De l'ensemble de tous ces faits, on pourrait être en droit de conclure : que la phthisie tuberculeuse a son maximum de fréquence et de rapidité mortelle dans les climats et dans les lieux où l'air a son maximum d'humidité. L'influence de certains vents et les brusques changements qu'ils apportent, comme l'influence du siroco, des vents étésiens de la Méditerranée, paraît défavorable aux phthisiques. Les plateaux élevés et secs, les climats froids, à température sèche et égale, paraissent la développer plus lentement que les autres.

Quant à la cause productrice du tubercule, bien qu'elle ne puisse encore être placée dans un virus, il faut admettre qu'elle réside surtout dans les localités ou les habitations privées de lumière et d'air renouvelé, dans les atmosphères humides, confinées, et chargées, par conséquent, de gaz ou de principes accumulés par la stagnation de l'air et par les émanations des hommes ou des animaux. Le travail sédentaire, les conditions mauvaises de vêtement ou de nourriture, les épuisements, le froid uni à l'humidité stagnante, la fréquence ou la prolongation des bronchites causées par des refroidissements ou par des poussières, ou par la rougeole, etc., semblent prêter à sa production dans les organes un concours actif.

Si l'agglomération des populations dans de nouveaux climats a propagé la phthisie, il faut reconnaître aussi que dans les villes populeuses, et surtout New-York, Philadelphie (1), la phthisie tend à diminuer sous l'influence des réformes hygiéniques introduites par la circulation de l'air, par le drainage, et par un bien-être général plus avancé. C'est donc à combattre toutes les causes productrices ou accélératrices

(1) Voyez notre tableau, t. I, p. 519.

que nous venons d'exposer, que la prophylaxie de cette cruelle maladie doit diriger ses principaux efforts.

Pour l'application des préceptes, nous établirons quelques divisions que nous croyons justifiées. Quand la diathèse tuberculeuse est imminente, la vie en plein air, avec un exercice musculaire modéré, l'habitation d'été sur des plateaux d'une température sèche et rafraîchie ; l'habitation d'hiver dans des climats d'une température égale et réchauffée, jouissant de la sécheresse de la zone subtropicale, comme se présentent les côtes de la Méditerranée, qui sont abritées des vents extrêmes tels que le mistral et le siroco, comme se présentent plusieurs îles, telles que Madère; le plus grand soin de se garantir des bronchites et des phlegmasies pulmonaires, sont des habitudes à conseiller. Quand la phthisie est avancée, l'émigration dans les pays chauds peut devenir funeste, il sera bon de s'en abstenir. Quand elle est parvenue à ses dernières périodes, et que les liquides provenant de la fonte tuberculeuse infectent toute l'économie et sont rejetés au dehors, il ne faut pas oublier que ces éléments morbides sont transmissibles ; ils seront écartés avec le plus grand soin; la propreté, l'air, la lumière, seront l'objet d'une attention encore plus scrupuleuse, et les personnes disposées à la diathèse tuberculeuse seront surtout éloignées.

La transmissibilité ayant lieu fréquemment par voie d'hérédité, les unions entre deux époux décidément phthisiques, ou bien quand l'un d'eux sera dans une période avancée de la maladie, devront être évitées.

5° Parasitisme.

Plus nous avançons dans l'examen des effets morbides que produisent les éléments étrangers introduits dans l'organisation, plus leur diversité nous frappe, plus la cause devient difficile à saisir. Nous arriverons bientôt à rechercher la cause de l'action pathogénique des virus et des miasmes. Les premiers agents palpables dont nous suivons la marche, les effets et le mode de reproduction, mais dont nous ignorons la nature; les seconds agents hypothétiques. Avant d'aborder ces groupes de maladies, tâchons de retracer les affections les mieux déterminées dont la cause se rapporte à des êtres animaux ou végétaux vivant en parasites dans les différents organes. Nous ne rappellerons pas combien de fois l'imagination des peuples, et même celle des médecins, frappée des ravages des épidémies à cause ignorée, a placé cette cause dans des animalcules hypothétiques. Nous ne reviendrons pas sur ce que nous avons dit des plantes et des animaux ferments (tome Ier, page 466). Nous ne discuterons pas les théories, soit celles de Berzelius, ou de Liebig, ou de M. Pasteur, ou de M. Lemaire (1), auxquelles ces faits ont donné naissance. Nous voulons seulement établir les relations de cause à effet pour les maladies parasitaires les mieux déterminées, afin de nous éclairer, au point de vue de l'hygiène, sur la cause, la marche, la propagation et la prophylaxie des endémies et des épidémies.

6° Parasites animaux.

L'*acarus de la gale*. — La gale est une maladie de la peau, qui, longtemps répandue parmi les populations agglomérées, a donné la notion précise de la contagion. Bien qu'elle soit à peu près extirpée dans les pays civilisés, elle existe néanmoins dans toutes les parties du globe, et surtout dans les climats chauds, où la peau, même celle du visage, est parfois sillonnée d'une si grande accumulation de *sarcoptes* et de leurs œufs qu'elle présente un aspect hideux. L'acarus

(1) Voyez Dr Ranse, *Du rôle des microzoaires et des microphytes dans la genèse, l'évolution, et la propagation des maladies* (*Gazette médicale*, 1867 p. 625, 671, 713.)

creuse son sillon sous l'épiderme, occupe en général l'extrémité imperforée de ce sillon. Il se communique par le contact de la peau ou des vêtements (*fig. m, n*). Des frictions

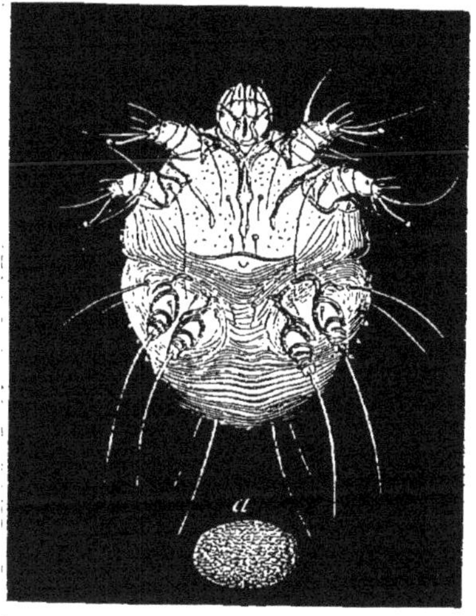

Fig. m. — Sarcopte de la gale. Femelle de face. *a*. son œuf (Lanquetin).

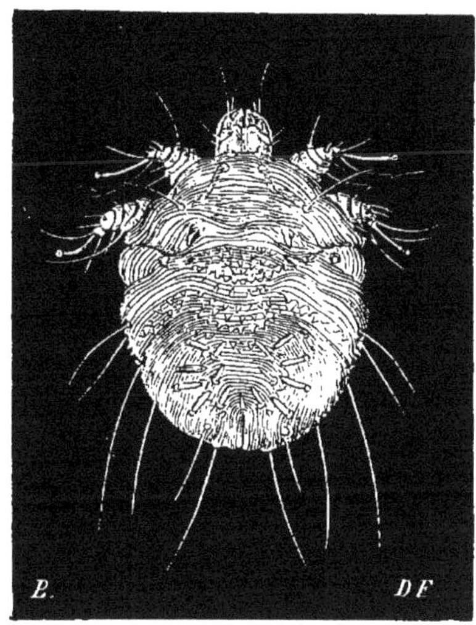

Fig. n. — Sarcopte de la gale. Femelle vue de dos (Lanquetin) (1).

réitérées et complètes, avec la pommade sulfuro-alcaline, en débarrassent d'une manière sûre.

Chique ou *pulex penetrans*. — C'est une sorte de puce à peine visible, qui, dans les pays tropicaux, envahit les pieds, surtout ceux du nègre qui sont nus. L'insecte pénètre sous l'épiderme, cause un prurit, se gonfle en une poche qui rejette des œufs au dehors, et laisse un ulcère souvent difficile à guérir. L'extraction de la chique ou de sa poche arrête les accidents. On peut voir par l'exemple de la chique combien l'étude des mœurs des animaux parasites peut éclairer l'étude des accidents du parasitisme chez l'homme.

Les chiques mâles et femelles (*fig. a*) percent l'épiderme

(1) Lanquetin, *Notice sur la gale et sur l'animalcule qui la produit*. Thèse.

pour y pomper des sucs nourriciers, comme la puce ordinaire, mais la chique femelle a besoin de se creuser une loge

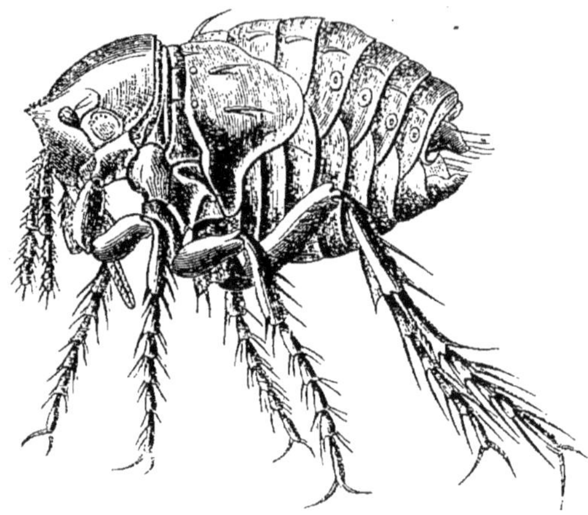

Fig. a. — Puce-chique, d'après Karsten (*Archiv. für pathol. Anatomie*).

entre l'épiderme et le derme pour le temps nécessaire à l'incubation de ses œufs. La perforation de l'épiderme se fait dans

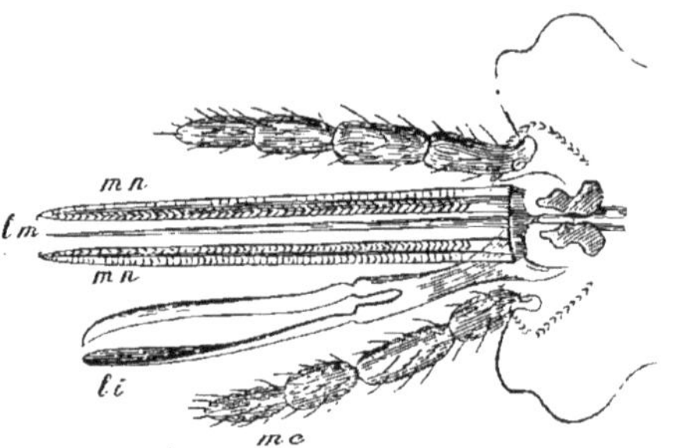

Fig. b. — Appareil buccal de la chique, d'après Karsten.

Le bec est formé :
1° Par deux mâchoires *mc;*
2° Deux mandibules *mn;*
3° Une lancette médiane *ln;*
4° Une lèvre inférieure *li.*

un temps assez court, au moyen des mandibules (*fig. b*) et s'accompagne d'un léger prurit. Dès que la chique est entrée, elle attaque le derme pour s'y creuser une loge, à ce moment la douleur se fait sentir; la chique reste alors implantée; la tête et les mandibules sont enfoncées dans le derme, et l'extrémité anale est fixée à l'orifice d'introduction, où elle s'enkyste par adhérence. Le développement des œufs fécondés s'accompagne de la distension de l'abdomen qui finit par acquérir les dimensions d'un pois, c'est alors un kyste vésiculeux qui contient une cinquantaine d'œufs (*fig. c*), ceux-ci sont rejetés au

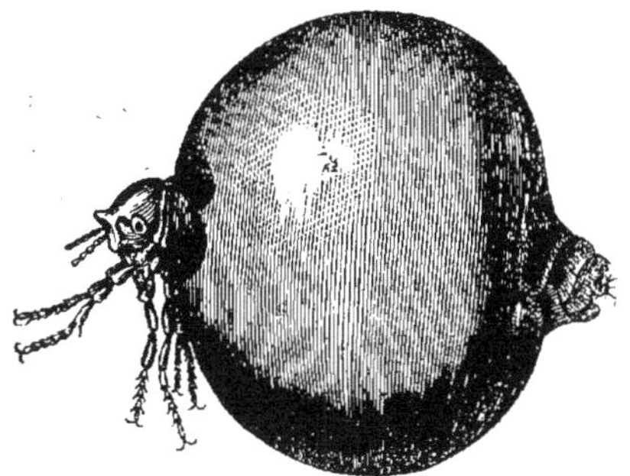

Fig. c. — Chique gorgée, d'après Karsten.

dehors avec le kyste et les débris de l'insecte, il ne reste plus qu'une plaie suppurante.

Cette plaie dégénère souvent en un ulcère difficile à guérir, et comme le nombre des chiques, qui existent à tous les sillons des pieds, autour des ongles, parfois jusqu'au scrotum, peut devenir considérable, — on en a compté jusqu'à 400, — les ulcères qui en résultent produisent une maladie redoutable. Souvent même ces ulcères, sans être aussi nombreux, prennent une marche phagédénique : à bords rouges, déchiquetés, ils décollent la peau, dénudent les tendons et laissent écouler une sanie fétide.

Cet ulcère est très-commun à la Guyane, et y a pris tous les caractères d'une maladie endémique. Sur environ 8,000 transportés, admis successivement dans les hôpitaux de la colonie, plus de 1,800 avaient des ulcères. On pense que neuf fois sur dix le mal doit son origine à des chiques que l'on a négligées, car les premiers ulcères servent de voie d'introduction à de nouveaux pulex. La Guyane, les Antilles, le Mexique, le Brésil, le Paraguay sont ravagés par les chiques. Les œufs expulsés produisent des larves qui s'enfoncent dans le sable ou dans les tas d'immondices ; ces larves filent un cocon d'où s'échappe la jeune chique, qui cherche à pénétrer dans la peau de tous les animaux : aussi les étables, les porcheries, les maisons pleines d'immondices sont les lieux d'élection où cet insecte trouve à se reproduire. L'éloignement des animaux, des immondices, la propreté absolue de la maison et de la personne, des ablutions fréquentes, l'usage du hamac pendant la nuit ; des visites dans les casernes, les hôpitaux, parmi les nègres et les domestiques, pour pratiquer l'*échiquage*, par l'extirpation du point noir ou de la vésicule, qui trahit la présence de l'insecte, sont des moyens qui réussissent souvent pour se préserver de ces hôtes incommodes.

Ulcère de Cochinchine. — Nous avons signalé (tome Ier, page 299) l'ulcère de Cochinchine : « Les Annamites connaissent un mal spécial sous le nom d'*ulcère de Cochinchine*, « ou bien d'ulcère phagédénique ; il se déclare surtout aux articulations du pied, se formant naturellement ou par suite de « piqûres d'insectes, de blessures, etc. L'ulcération de nature « pulpeuse, ou gangreneuse, détruit lentement le derme, les « aponévroses, les muscles et les tendons, si elle ne parvient « à se cicatriser. » La plaie de l'Yemen, l'ulcère de Mozambique, d'autres affections pareilles, qui sévissent dans le Yucatan, au Sénégal, dans la Nouvelle-Calédonie, ont donné naissance à une généralisation de ces maladies, qui a reçu le nom de *phagédénisme des pays chauds*. Il nous paraît admissible de regarder tous ces ulcères des pays chauds, dont les caractères sont semblables, comme provenant d'une cause analogue : le parasitisme des chiques ou des insectes analogues. Ceux-ci, logés dans les extrémités inférieures des habitants qui marchent nus, produisent des ulcères qui, par l'influence du climat, et surtout de la négligence, revêtent ce caractère commun désigné par le nom de *phagédénique* (1).

Des recherches ultérieures feront sans doute reconnaître le parasite plus ou moins congénère du pulex pénétrant, qui sert de point de départ à ces affections. D'autres parasites assiégent la peau de l'homme dans les pays chauds.

Lucilia hominivorax. — A la Guyane, on a observé des cas de morts, suite des désordres produits par la présence et le développement des œufs de la *lucilia hominivorax*, sorte de diptère ainsi nommé par le docteur Coquerel (2).

Comme la lucilia pénètre rarement à l'état de mouche dans les narines de l'homme, il faut admettre que les œufs sont introduits avec des corps sur lesquels ils ont été déposés, ou bien avec l'air inspiré. Le gonflement de la face, du nez, des lèvres, des paupières, en sont les conséquences ; un écoulement sanieux se déclare et persiste, et les os sont envahis.

Entozoaires. — On connaît un nombre considérable d'animaux parasites qui habitent les différents organes de l'homme et des animaux, et qui y produisent de graves désordres. Ainsi, le foie, l'utérus, le tissu cellulaire, peuvent

(1) Voyez Brassac, *Archives de médec. navale*, t. IV, p. 510. — G. Bonnet, *ibidem*, t. VIII, p. 19, 81, 258. — Niéger, *De la puce pénétrante des pays chauds*. Thèse. Strasbourg, 1858. — Vizy, *Note sur la chique au Mexique* (*Recueil de mémoires de médecine, de chirurgie et de pharmacie militaires*, 1863). — Cauvet, *Éléments d'histoire naturelle médicale*. Paris, 1868, t. I, p. 174. — Jules Rochard, *Ulcère de la Cochinchine* (*Archives générales de médecine*, juin 1862. — Laure, *Expédition de Chine et de Cochinchine* (*Archives générales de médecine*, 1863, 1864). — Vinson, *Ulcère de la Nouvelle-Calédonie*. Thèse, Paris, 1858. — J. Chapuis, *De l'identité de l'ulcère observé à la Guyane française avec l'ulcère de la Cochinchine* (*Archives de médecine navale*, t. I, p. 375).

(2) *Archives de médec. navale*, t. IV, p. 458.

contenir des *acéphalocystes*, le mésentère des *échinococcus*, le cerveau du mouton les *vers cœnures;* le tissu cellulaire du porc et du mouton, des *cysticercus cellulosæ ;* les muscles de l'homme et de beaucoup d'animaux, la *trichina spiralis ;* les intestins de l'homme, le *tænia lata* et le *tænia solium;* le cæcum et le côlon, le *tricocephalus dispar ;* les reins, le *strongylus gigas;* le foie, le *distoma hepaticum*. En outre, le canal intestinal de l'homme, surtout chez les enfants et les nègres, est souvent farci de vers *lombrics* et *ascarides ;* le *dragonneau*, ou ver de Médine, nous paraît de même appartenir aux entozoaires.

Si en outre on porte son attention sur les parasites vivants, qui habitent les organes des animaux, mammifères, oiseaux, poissons, on les rencontre en quantités innombrables. L'espèce choisie, l'organe habité, l'époque de la vie du parasite, sont soumis à des conditions réciproques. La production de ces êtres qui paraissent souvent dépourvus d'organes reproducteurs, et leur mode de pénétration dans des organes si différents, ont été longtemps controversés. On était forcé de s'en tenir à l'hypothèse, la seule plausible alors, qu'ils se formaient au sein des organes par une aberration des forces de la vie, et ce mode de production reçut le nom de *xénogénésie*. Nous avons expliqué, au livre premier, combien les idées de génération spontanée et d'hétérogénie sont démenties jusqu'à ce jour par le résultat des expériences. On parvint à découvrir l'*ovulation* chez plusieurs *helminthes*, et des œufs de *tænia* récoltés sur un chien furent donnés à d'autres chiens, sans que jamais ces œufs produisissent de petits dans l'intestin de ces animaux, où le tænia habite avec prédilection. En présence de ces difficultés insolubles, un célèbre naturaliste, Rudolphi (1) et son école revinrent à l'idée d'une génération spontanée des helminthes.

(1) Rudolphi, *Entozoorum historia naturalis*, 1810.

Mais la question commença à s'éclaircir dès que Mehlis (1), en 1831, eut découvert au microscope que les œufs de certains *distoma* possédaient un embryon qui, par ses formes et ses cils vibratiles, ressemblait à un infusoire, et qui après son éclosion possédait, dans l'eau, la vitalité et les mouvements d'un infusoire. On était sur la trace d'un fait considérable. Les jeunes d'un parasite entozoaire pouvaient donc ne pas ressembler à leurs parents, et l'on put supposer que ces êtres, doués de cils vibratiles et de points visuels, perdaient après un certain temps ces deux organes pour se transformer ; et, pénétrant par une voie quelconque dans le corps d'un animal, s'y établissaient pour y vivre en parasites, et y pondre des œufs. Ceux-ci à leur tour, rejetés au dehors, attendaient les conditions normales de leur éclosion.

Von Siebold (2), Eschrich, et Steenstrup (3), qui signala les lois de la génération alternante, apportèrent de nouveaux faits. On put dès lors prévoir cette loi très-répandue parmi beaucoup de parasites : c'est que le changement de lieu et le changement de forme sont des conditions inhérentes à leur genre de vie, quel que soit celui de ces deux changements qui domine l'autre. Mais il restait à suivre les migrations de ces êtres.

Félix Dujardin, professeur de la Faculté des sciences de Rennes, eut le bonheur de mettre sur la voie. Il porta son attention sur des vers de la nature des filaires — *mermis* — qu'il vit souvent sortir de la terre humide ; il fut conduit à l'idée que ces êtres étaient sortis du corps d'insectes pour déposer leurs œufs dans la terre. V. Siebold prouva bientôt la justesse de ces idées, en découvrant des *mermis* dans le corps des insectes et dans leurs larves à l'état de parasites, et il parvint à

(1) R. Leukart, *Die menschlichen Parasiten*. Leipzig, 1863, p. 32.
(2) Steenstrup, *Über den Generations Wechsel*. Copenhague, 1842.
(3) Von Siebold, *Parthegenesis bei Schmetterlingen und Bienen*, 1856.

observer leurs migrations dans la terre humide. Il étendit ses observations au *gordius aquaticus*. Quand ces parasites émigrent du corps de l'animal qui lui sert d'habitacle, c'est pour opérer la fécondation et la ponte. On a pu voir leurs embryons éclos au printemps pénétrer dans le corps des jeunes chenilles.

Des expériences multipliées démontrèrent que ces migrations de parasites étaient fréquentes dans la nature, et qu'elles se faisaient souvent des insectes aux poissons, des poissons aux oiseaux de proie, etc... pendant que les uns dévoraient les autres. Alors, les jeunes, enkystés sans sexe dans le corps d'un animal, se développent dans le corps d'un autre.

A l'aide de ces données MM. Van Beneden et Küchenmeister jetèrent bientôt un jour tout nouveau sur la grave question de la pénétration des helminthes dans le corps de l'homme. Ces vers vésiculaires qui, sous le nom d'hydatides, d'acéphalocystes, constituent une maladie si fréquente chez l'homme et chez plusieurs animaux, tels que le cochon, où elle a reçu le nom de ladrerie, ne présentent aucun organe de reproduction. Mais en examinant le petit tubercule de ces *cysticerques* et le comparant à l'extrémité filiforme du *tænia* ou ver solitaire, on s'est demandé si le cysticerque ne serait pas un jeune du genre *tænia*, qui ne s'entoure jamais de jeunes de son espèce, et qui pourtant produit un grand nombre d'œufs qu'il rejette au dehors. Küchenmeister opéra de la manière suivante : il prit de jeunes chats qui n'avaient encore rien mangé et leur fit avaler du lait contenant des cysticerques retirés du corps d'un lapin ladre. En suivant le développement du cysticerque dans l'intestin du jeune carnassier, au moyen de plusieurs expériences, il vit (*fig.* 43) que la portion vésiculeuse disparaît, que le ver s'allonge, que ses crochets se fixent sur la membrane intestinale, et qu'il se développe, là, le tænia du chat. Leukart fit avaler à des herbivores des œufs de *tænia;* il constata la génération des cysticerques dans le corps de ces animaux, au moyen des œufs de *tænia.* Ces cysticerques à l'état de jeunes perforent les tissus de l'intestin, et vont se loger dans les divers organes, où ils

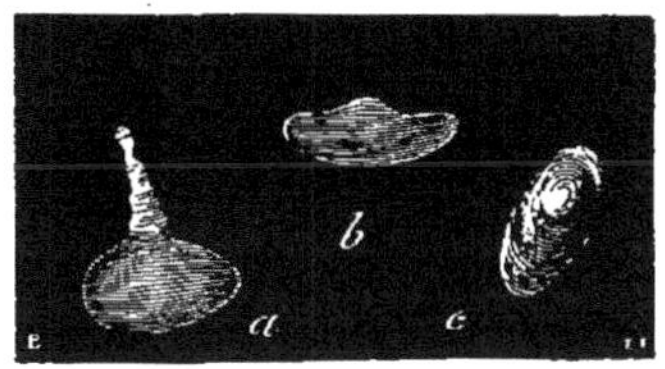

Fig. 43. — Cysticerque ladrique (du porc). Grandeur naturelle.

a, Tête, col et corps sortis de la vésicule.
b, *c*, Vésicule vue sous deux aspects, la tête et le corps étant invaginés (Davaine, *Entozoaires*).

s'enkystent dans une loge vésiculaire. Pour se développer davantage, pour devenir des ténias complets et devenir aptes à la production des innombrables œufs qu'ils rejettent, ils ont besoin de passer dans l'intestin d'un carnivore. C'est ainsi que la *trichina spiralis* subit son premier développement dans les muscles où elle se nourrit. Puis elle s'y enkyste et peut demeurer plusieurs années dans cet état. Si, de ce premier habitacle musculaire, elle est portée dans l'intestin d'un autre animal; alors, les sexes viennent à maturité, la ponte se fait et des milliers d'embryons percent l'intestin pour aller se loger dans les muscles (*fig.* 44).

De pareilles migrations et de pareilles métamorphoses, ont été reconnues chez la plupart des entozoaires, mais avec des différences; les uns n'acquièrent la maturité des sexes qu'à l'état de parasites; les autres ne l'obtiennent que dans la vie libre. Ce sont des parasites agames (1).

Quant aux œufs pondus par les parasites féconds, ils sont

(1) Voyez C. Davaine, *Traité des entozaires et des maladies vermineuses*. Paris, 1860. — R. Leuckart, *Die menschlichen Parasiten*. Leipzig, premier volume, 1863; 2e volume, 1868.

souvent rejetés au dehors, dans des proportions inouïes. Leukart fait le calcul suivant pour les œufs d'un ténia. Les articles ou proglottides de ce ver plat contiennent des

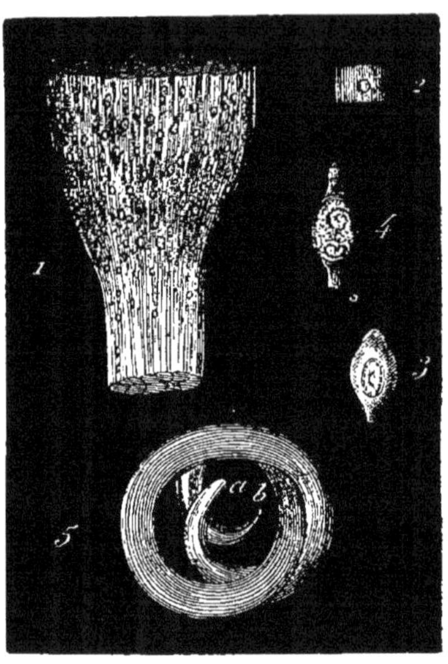

Fig. 44.

1, Portion de muscle (cubital antérieur) couverte de kystes de trichines (plusieurs de ces kystes ont été dessinés trop grands).
2, Kyste isolé.
3, Kyste grossi vingt fois, contenant une matière calcaire.
4, Kyste contenant deux vers.
5, Trichine vue à un grossissement de 200 diamètres.
a, Extrémité céphalique; *b*, l'extrémité caudale.

cavités utérales dont il estime la capacité à 6 millimètres cubes, pendant que les œufs contenus n'ont qu'un diamètre de 0,06 millimètres. Il en résulte que chaque article du ténia donnera naissance à 53,000 œufs.

La vitalité des œufs d'helminthes est extrême, et leur permet d'attendre dans un état de vie latente les conditions favorables à leur développement. M. Baillet (1) a conservé

(1) *Comptes rendus de l'Académie des sciences*, t. LXVI, p. 945.

pendant deux ans, sous l'eau ou dans la terre humide, des œufs d'ascarides, dans lesquels les embryons bien formés se sont agités jusqu'au dernier jour. En les exposant à des températures diverses, ou les entourant d'un liquide pur ou corrompu, il a pu suspendre leur développement sans le détruire. Les embryons pendant leurs migrations sont de même doués d'une vitalité extraordinaire.

Le mode de pénétration des helminthes dans l'organisme humain a lieu, dans l'immense majorité des cas, par le moyen des boissons, et par celui des viandes d'animaux. En filtrant les premières, en faisant cuire les secondes, l'homme échappe à ces hôtes dangereux. Comme il faut, en général, deux animaux ou deux organes différents pour élever un parasite, les viandes avalées crues pourront contenir des acéphalocystes, des hydatides, des vers vésiculaires, sans développement complet. Ce sont nos animaux domestiques (2): ceux qui servent à notre nourriture, ou bien ceux près desquels nous vivons, qui nous transmettent le plus souvent les germes de l'intoxication vermineuse. Les animaux que nous mangeons peuvent nous communiquer les ténias et les trichines; les animaux domestiques peuvent nous communiquer, en grand nombre, les œufs d'helminthe. Le chien surtout devient la cause du développement chez l'homme du *pentastomum denticulatum*, du *cysticercus tenuicollis*, et de l'échinocoque, en nous transmettant les œufs de son *pentastomum tænioides*, de son *tænia marginata*, de son *tænia echinococcus*. C'est nous-mêmes qui, par une incurie ou une malpropreté faciles à éviter, transportons ces œufs jusqu'à nos voies digestives, seul mode de pénétration qui leur permette de devenir parasites chez nous. C'est dans les matières fécales — outre le mucus des fosses nasales de quelques ani-

(1) Leukart, *Ouvrage cité*, p. 115.

maux — que ces œufs sont rejetés en grandes quantités, et l'éloignement de ces matières devient, sous un nouveau point de vue, une nécessité d'hygiène publique. C. Davaine dit avec beaucoup de sagacité (1) : « L'usage des fosses d'ai-
« sances est assez généralement négligé à la campagne, où
« l'on boit l'eau des mares et des puits non filtrée. Ces ma-
« res ou ces puits sont alimentés ordinairement par les eaux
« pluviales qui tombent autour des habitations. On s'ex-
« plique donc, par l'action des eaux pluviales qui les entraî-
« nent, l'arrivée des œufs des lombrics, dans les mares, les
« ruisseaux, les puits, et finalement dans les boissons. Ces
« considérations ne jetteront-elles pas quelque jour sur les
« causes de ces épidémies qui ont sévi dans certaines années?
« On sait que dans l'épidémie de fièvre muqueuse qui sévit
« en 1760-61, à Gœttingue, sur la population et sur l'armée
« française qui occupait cette ville, tous les malades avaient
« des lombrics et des trichocéphales en grand nombre. Le
« passage suivant de Rœderer et Wagler ne donne-t-il pas
« l'explication de ces faits : *dans la circonstance où nous*
« *étions on ne pouvait faire de la bière, en sorte que l'on*
« *ne trouvait que de l'eau troublée par les pluies et remplie*
« *d'ordures, car les écoulements des immondices et des fu-*
« *miers amoncelés derrière chaque maison, faute de bêtes de*
« *somme pour les enlever, pénétrèrent bientôt dans les fon-*
« *taines et les infectèrent.* »

Les maladies causées par la présence des parasites animaux sont nombreuses et fréquentes ; nous renvoyons à l'ouvrage déjà cité de C. Davaine qui a traité ce sujet d'une manière complète. Nous nous bornerons à quelques indications.

Les *acéphalocystes*, *hydatides*, *cysticerques* se développent dans un très-grand nombre d'organes, le foie, le pou-

(1) C. Davaine, *Traité des entozoaires et des maladies vermineuses*. Paris, 1860, p. 128.

mon, l'utérus, où ils forment parfois des kystes considérables. Ces corps étrangers amènent souvent un travail de suppuration, dont les conséquences peuvent être fatales (1).

Nous avons décrit (t. Ier, p. 767) les désordres causés par la *trichina spiralis*.

Les *vers cestoïdes*, tels que le *tænia solium*, le botryocéphale large, se développent dans l'intestin (*fig.* 45 et 46). L'amaigrissement et les accidents nerveux accompagnent souvent la présence de ces helminthes. Le premier est répandu presque partout, surtout en

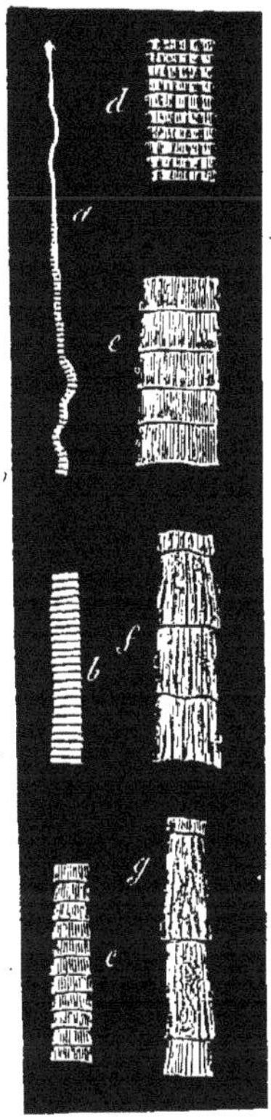

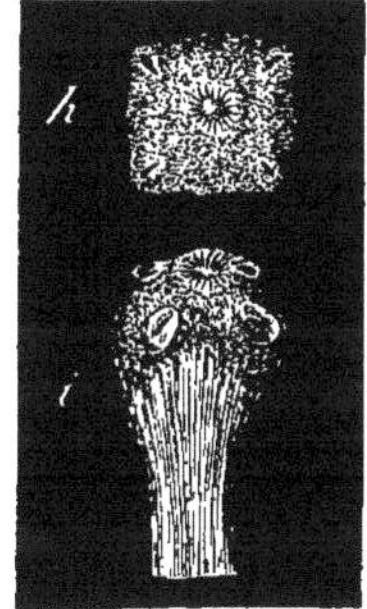

Fig. 45. — *Tænia solium* armé (grandeur naturelle). Fragments pris de distance en distance, depuis la tête jusqu'aux derniers anneaux, faisant voir la forme successive de ces anneaux. L'ordre des lettres indique leur disposition d'avant en arrière. Aux fragment *e*, *f*, *g*, les pores génitaux sont apparents. (Davaine.)

Fig. 46. — Tête du ténia armé de l'homme, grossie douze fois, et vue sous deux aspects. (Davaine.)

Afrique ; les Abyssins, qui mangent souvent la viande crue,

(1) Voyez J. Cruveilhier, art. ACÉPHALOCYSTE, *Dictionnaire de médecine et de chirurgie pratiques*.

en sont tous affectés. Le botryocéphale paraît régner épidémiquement, sur le bord des lacs et des côtes maritimes, comme à Genève et sur les bords de la Baltique. Les bouchers, les charcutiers sont souvent affectés de ténias.

Nématodes. Les vers nématodes parasites de l'homme comprennent les ascarides, les strongyles, les trichotrachélides, les filaires. Les premiers sont représentés par les *ascarides lombricoïdes* et par les *oxyuris vermicularis,* qui sont d'une fréquence extrême, surtout dans les pays chauds. Davaine s'exprime ainsi au sujet de leur mode de pénétration : « Il « faut se souvenir que l'*ascaride lombricoïde* naît d'un œuf, « et que cet œuf déposé avec les fèces à la surface du sol doit, « pour éclore, arriver dans le tube digestif de l'homme. Il faut « donc chercher par quelle voie et comment l'œuf peut être « transporté dans le tube digestif. Ce n'est évidemment ni « par les légumes, ni par les fruits et le laitage, etc. ; c'est « par l'eau. Les œufs des lombrics sont expulsés avec les « fèces qui en contiennent quelquefois des myriades. Ces « œufs peuvent rester dans l'eau d'une mare, d'un ruisseau, « d'un puits; l'embryon s'y développe, et n'est mis en liberté « que lorsque l'ovule arive dans le tube digestif de l'homme. « Un filtre l'arrête en chemin, une température élevée le « tue (1). »

Rien de plus varié que les accidents causés par les helminthes, ce sont surtout des accidents nerveux.

Anchylostome duodénale. Outre le *strongylus gigas* qui se loge dans le rein, les *strongyles* comprennent les anchylostomes qui se logent dans le jejunum et le duodenum dont ils sucent le sang, et qui font de grands ravages parmi les nègres, sous le nom de la maladie appelée : cachexie africaine(2), mal de cœur ou d'estomac des nègres, chloro-anémie.

(1) C. Davaine, *Ouvrage cité*, p. 128.

(2) *Archives de médec. navale*, t. VII, p. 209; t. VIII, p. 70

Les individus attaqués succombent presque tous à l'épuisement. On soupçonne que cette maladie est la conséquence de l'habitude répandue chez les nègres de manger de la terre.

Filaria medinensis ou *dragonneau*. Ce ver appartient à la famille des filaires comme la *trichina spiralis*. Il est cantonné dans certaines localités et produit des endémies souvent fort graves. L'Éthiopie, le Darfour, la côte occidentale d'Afrique, les rives du Niger et du Sénégal, plusieurs parties de l'Inde, en sont surtout ravagés. Dans quelques lieux, la *filaria* envahit un dixième des habitants, quelquefois un tiers, comme à Kirkée au Bengale. C'est un ver intercellulaire dont les embryons paraissent exister par milliers dans les marais et les terres mouillées de ces climats. On croit qu'une période de douze mois sépare le moment de son introduction et celui où il cherche à se faire jour au dehors en rampant dans le tissu cellulaire sous-cutané, surtout aux extrémités inférieures. C'est avec les mois les plus humides de l'année que ces deux moments coïncident. Il cause souvent des douleurs atroces ; sa sortie s'annonce par un abcès, et le ver, qui a la forme d'une corde à violon très-pâle, est une femelle remplie de petits embryons. Il faut l'extraire lentement et avec précaution; car, s'il se rompt, la partie restée dans la plaie devient la cause d'abcès purulents interminables, et de vives douleurs; la mort en a été souvent la conséquence. Le mode de pénétration du dragonneau dans le tissu cellulaire n'a pas été observé et a été controversé; on a cru que ces embryons pouvaient pénétrer par les pores sudorifères de la peau; attendu que les hommes des basses classes, marchant nu-pieds, dans les terres mouillées, que les soldats en expédition dans ces mêmes terres en sont presque infailliblement affectés. Mais l'étude de cette controverse conduit plutôt à la conséquence, que les embryons sont avalés avec les boissons non filtrées, et que, se faisant jour comme les trichines dans le tissu cellulaire, ils cherchent à s'échapper au dehors à une certaine époque de leur vie pour faire la ponte au dehors (1).

7° Parasites végétaux.

A côté des maladies de la peau qui sont développées par le parasitisme animal, il y en a d'autres qui sont évidemment dues à des parasites végétaux. Cette étude, qui ne fait que de commencer, a fait classer en nosographie, sous le nom d'épiphytes, des cryptogames qui, se développant à la surface du corps, attaquent l'épiderme, le derme, les follicules, ou les poils. On en distingue déjà sept genres : 1° puccinie, 2° mucor, 3° aspergille, 4° oïdium, 5° achorion, 6° microspore, 7° trichophyte (2).

Les trichophytes (3) attaquent les poils, soit la tige, soit

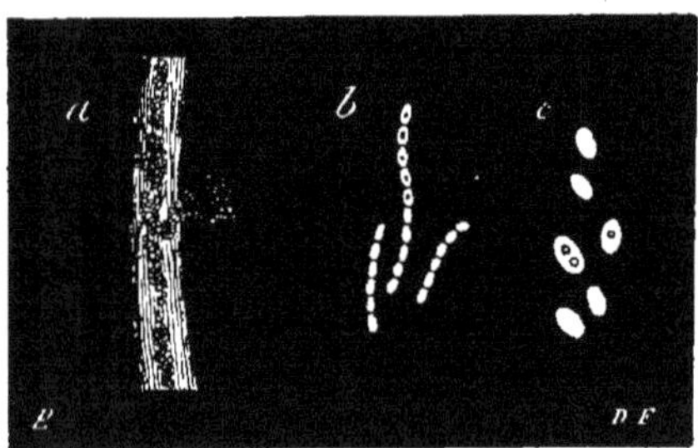

Fig. 47. — Trycophyte tonsurant.

a, Cheveu malade avec une rupture dans un point.
b, Filament sporophore articulé.
c, Spores.

la gaîne, soit la papille (voir notre figure tome II, page 62), et donnent naissance aux diverses maladies cutanées décrites

(1) A. Hirsch, *Histor. geograph. Pathologie.* Erlangen, 1864, p. 523.

(2) A. Moquin-Tandon, *Éléments de botanique médicale*, 1861, p. 463.

(3) P. H. Malmsten, *Tricophyton tonsurans der Haarscheerende Schimmel*, 1848.

sous les noms de : *herpes tonsurans* (1); *plique polonaise* (2) et aux variétés diverses du sycosis (*fig.* 47).

Le microspore d'Audouin paraît être la cause du *prurigo decalvans*. Le microspore de la mentagre remplit les follicules pileux de la barbe au menton surtout, et entretient cette maladie difforme.

La contagion de ces espèces est extrême et s'effectue au moyen des spores du champignon. La mentagre romaine a causé une sorte d'effroi. Elle s'étendait à la face, au cou, en sorte que le visage prenait une expression hideuse. Cette maladie importée d'Asie était regardée, dès lors, comme très-contagieuse, et se communiquait par les moindres attouchements. Elle respectait le peuple et se répandait parmi les grands et les nobles. Elle se propageait rapidement chez eux, par le baiser dont ils se saluaient habituellement. L'usage de se raser, l'emploi du savon, ont contribué à extirper cette maladie. M. Guérard a fait, en 1860, la curieuse observation que l'*herpes circinnatus*, entretenu par un trichophyton, s'était communiqué à plusieurs personnes qui se faisaient raser chez le même perruquier; sans doute au moyen des serviettes ou des rasoirs. Ces champignons se communiquent de l'homme aux animaux et réciproquement; le veau, le chat, peuvent les donner à l'homme (3).

L'*achorion* de *Schönlein* est le champignon de la teigne faveuse (4). C'est surtout sur le cuir chevelu, et rarement sur la face et les épaules, qu'il se développe. Il attaque le follicule du cheveu, forme à celui-ci une gaîne complète, et, en s'accumulant, il se répand sous l'épiderme et forme les godets caractéristiques du favus. La contagion de ce cham-

(1) Ch. Robin, *Histoire naturelle des végétaux parasites*, 1853, p. 408.

(2) Guensburg, *Mycoderme de la plique polonaise*, 1843.

(3) Letenneur, *Réflexions sur l'Herpès tonsurant*. Nantes, 1852.

(4) *Recherches sur la nature et le traitement des teignes*. Paris, 1853. — Ch. Robin, *Ouvrage cité*, p. 441.

pignon a été plusieurs fois observée. Parfois, surtout dans les pays chauds, il se développe sous les ongles ; soit que cela arrive primitivement, soit qu'un teigneux se soit gratté la tête, en insérant l'achorion sous ses ongles (1) (*fig.* 48).

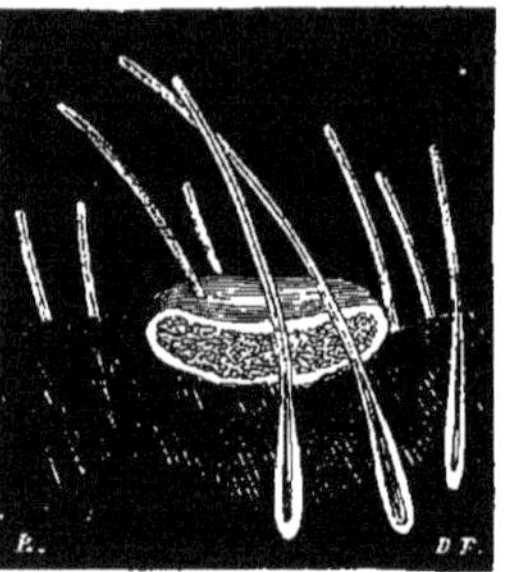

Fig. 48. — Achorion de Schönlein favus.

L'*oïdium albicans* paraît développer l'affection connue sous le nom de muguet des enfants, et qui se répand dans toute la cavité buccale. Cet oïdium ou ses congénères pourraient bien donner lieu aux stomatites épidémiques qui se répandent parfois dans les encombrements d'hommes ; on peut citer comme exemple la maladie développée à bord de la frégate *la Vengeance*, pendant sa traversée (2). Un autre groupe des maladies cutanées, les dartres furfuracées, qui détruisent l'épiderme, groupe qui comprend le *pityriasis versicolor*, semble être généré par des épiphytes du genre *microspore ;* leur fréquence augmente vers les tropiques.

Le *pied de Madura* est une affection qui se développe aux pieds des nègres et des Indous, ouvriers ou mendiants, qui dans plusieurs contrées du Bengale marchent pieds nus, dans les terres à coton. La maladie commence lentement par quelques tumeurs à la plante du pied, puis elle s'accroît d'année

(1) A. Collas, *Sur la teigne des ongles* (*Arch. de médec. navale*, t. VIII, p. 454).

(2) Lagarde, *Rapport sur le service médical de la frégate* la Vengeance (*Archives de médec. navale*, t. I, p. 161).

en année. Enfin les malades se présentent avec un pied très-enflé, de couleur foncée, parsemé de pertuis pressés les uns contre les autres, et d'où s'écoule une sanie jaunâtre. Dans ce liquide nagent de nombreux corpuscules noirs ou gris. Ces corps qui remplissent aussi la tumeur y sont réunis en fibres moniliformes. Carter a cru y voir des spores cellulaires de nature végétale et donne à la maladie le nom de *mycetoma*, il l'attribue au développement d'un champignon (1) ; beaucoup d'autres affections des membres dans les pays chauds, telles que l'*ulcère de Delhy* (2), *l'ainhum* (3), etc., devront être rapportés au parasitisme végétal ou animal. Nous avons exposé au chap. des Eaux stagnantes les raisons qui nous faisaient attribuer au parasitisme végétal le groupe des fièvres paludéennes. Cette étiologie, soupçonnée, n'a pas encore été démontrée, mais devient toujours plus probable. Dans l'épidémie récente qui a ravagé l'île Maurice le docteur Schmidt a trouvé le canal intestinal exceptionnellement couvert d'une couche de *cryptococcus cerevisiæ* (4).

D'une autre part on a reconnu qu'un grand nombre d'espèces de champignons avaient non-seulement la faculté de se reproduire par plusieurs sortes de semences d'origine et de structure différentes, mais aussi, comme nous l'avons exposé aux eaux stagnantes, que certains d'entre eux possédaient une génération alternante comparable à celle de certains parasites animaux (5).

Nous signalerons encore les faits suivants à propos des rela-

(1) Voyez *Archives de médec. navale*, t. II, p. 68. — Van-Dycke Carter, *The fungus Disease of India*. Bombay, 1861. — Biddie, *Madras Quarterly Journal of med. science*, 1862.

(2) *The Lancet*, 1868, p. 165.

(3) *Archives de médec. navale*, t. VIII, p. 128-357.

(4) *The Lancet*, 1867, t. II, p. 588.

(5) A. de Bary, *Comptes rendus de l'Académie*, t. LXVI, p. 985. — Le même, *Untersuchungen über die Brandpilze*. Berlin, 1853.

tions qui peuvent exister entre la flore des marais et la production de la fièvre paludéenne.

Le docteur Van der Corput rapporte qu'étant encore étudiant, il avait eu de fréquents accès de fièvre, à une époque où il avait dans la chambre où il couchait un vase rempli d'algues et de plantes palustres. Le docteur Hannon dit également avoir beaucoup souffert de fièvres intermittentes qui ne le quittèrent qu'après un traitement assidu de six semaines. Depuis plusieurs mois, lui aussi conservait dans son appartement des flacons et des bassins remplis de diverses algues d'eau douce. Les accès s'étaient montré chez lui au moment de la fructification de ces plantes. Une observation semblable a été faite par le professeur Morren sur d'autres individus. Chez eux les accès de fièvre se montrèrent également pendant la fructification des algues (1).

Mais un grand nombre de ces épiphytes sont des parasites des végétaux mêmes qui entrent dans notre alimentation, et nous avons déjà décrit, tome Ier, page 760 et suivantes, les maladies générales causées par les céréales qui ont été attaquées par les parasites végétaux, connus sous le nom de : *rubigo vera*, *ustilago segetum*, *ustilago caries*, etc. Le *feu sacré*, du moyen âge, *feu de saint Antoine, mal des ardents*, doit être rapporté sans aucune espèce de doute à l'ergotisme.

Les historiens font un tableau pitoyable des tortures éprouvées par les malheureux atteints de ce mal (2). Un feu intérieur les dévorait, ils appelaient la mort à grands cris, leurs membres en proie à la gangrène tombaient en pourriture. Haeser affirme que toutes les recherches de S. Fuchs, de Sprengel, etc., démontrent clairement que la cause de ce mal résidait dans les blés détériorés par la présence des parasites végétaux. Ces gangrènes se sont reproduites en 1818,

(1) *Archives de médecine navale*, t. VIII, p. 162.

(2) H. Haeser, *Geschichte der epidemischen Krankheiten. Iena*, 1865.

après l'usage du seigle ergoté. Nous avons exposé de même comment la pellagre, après bien des controverses, devait être attribuée à un champignon parasite du maïs.

Il résulte de ces faits que les parasites végétaux, les champignons surtout, implantés dans les divers organites du tégument externe, sont capables de se reproduire. Ingérés dans les voies digestives avec les aliments, sont-ils de même capables de se reproduire dans certaines conditions? Il faut sans doute isoler de cette question les vibrions, les bacteries et les champignons qui se produisent si souvent dans les liquides pathologiques.

Si l'on examine attentivement les conséquences pathologiques qui, sous le nom d'ergotisme, de pellagre, d'acrodynie, apparaissent dans des populations tout entières, on est forcé d'admettre cette reproduction dans l'individu nourri de pain ergoté (voyez tome Ier), page 760. Les cas où cette reproduction se borne à des désordres individuels, et ceux où elle serait capable de se communiquer d'un individu à un autre n'ont pas encore été suffisamment séparés et étudiés. Mais les épizooties qui envahissent les ruminants, particulièrement à la suite des années où les fourrages sont pénétrés de cryptogames parasites, ont bien souvent montré le caractère d'épidémicité dans sa plus grande violence. Le typhus contagieux des bêtes à cornes, maladie non charbonneuse, a surtout révélé ce caractère d'une façon bien remarquable. Cette maladie est originaire des plaines de la Russie, où elle règne endémiquement. Elle a souvent ravagé l'Europe d'un bout à l'autre, surtout en 1854 et 1866. L'exhalation pulmonaire a paru être le véhicule principal qui transportait le germe de la maladie. Sans doute, il reste à établir qu'à son lieu d'origine, c'est un parasite végétal qui lui donne naissance; mais on ne peut s'empêcher de regarder cette cause comme fort probable. On accuse en Russie le pâturage dans les marais.

Après la reproduction des champignons parasites dans le corps humain, la reproduction d'un autre élément morbide qui, sous le nom de *bactéridies*, s'y propage avec une effrayante rapidité, mérite de fixer notre attention. Cette production morbide, articulée, paraît se rapprocher de la nature des algues, et il suffit de l'inoculation de quelques germes pour infecter promptement toute l'économie.

Pustule maligne et maladies charbonneuses. — Aucun groupe de maladies n'a donné naissance à plus de confusion (1). Le mot de *charbon* appliqué à une foule de maladies diverses, dont il n'était qu'un symptôme, a entretenu cette confusion Nous éliminerons de notre sujet : 1° l'anthrax ou charbon bénin, tumeur de nature critique plus inflammatoire que gangréneuse; 2° le charbon ardent, gangréneux, provenant de l'alimentation par les grains ergotés ; 3° le charbon de la peste. Nous ne voulons considérer ici que la pustule maligne et les maladies charbonneuses chez l'homme et les animaux, maladies qui règnent, par endémicité de localités et de saisons, spécialement dans plusieurs parties de la France : la Champagne, la Bourgogne, la Brie, la Beauce, etc. Nous devons signaler que beaucoup d'auteurs, avec raison selon nous, attribuent le règne exceptionnel de ces maladies à l'altération des fourrages, par suite de débordements ou de pluies insolites, ou bien à la nature marécageuse du sol où paissent les troupeaux, ou bien à l'habitude conservée dans certains pays de laisser trop longtemps les avoines et les fourrages coupés avant de les rentrer. Tous ces points de vue conduisent à supposer dans les fourrages la présence d'épiphytes qui, tels que l'ergot, la rouille, etc., produiraient des épizooties. La date de quelques épizooties

(1) Raimbert, *Étude historique sur le charbon* (*Gazette médicale*, 1867, p. 21, 58, 105, 135). — Guipon, *De la maladie charbonneuse chez l'homme*, *ibid.*, p. 627-656.

terribles, celles de 994, 1316, 1690, 1712, 1731, se trouve placée à la suite d'années très-pluvieuses, où les fourrages avaient dû être avariés (1). Dans l'épizootie du Languedoc, décrite par Sauvages (2) sous le nom de glossanthrax, la contagion était extrême, ainsi que dans la plupart de ces épizooties, soit qu'elle procédât des animaux aux animaux, ou des animaux à l'homme. Cette étiologie, sur laquelle nous insistons et qui nous paraît la plus probable, conduirait à un rapprochement entre les épizooties charbonneuses et les maladies gangréneuses qui, sous le nom de *mal des ardents*, ont souvent sévi sur l'homme, et que nous avons attribuées avec la majorité des auteurs à l'usage des blés ergotés. Mais la contagion du mal des ardents n'est pas indiquée, si ce n'est dans l'épidémie de 1254, qui, sous ce nom et sous celui de feu d'enfer, exerça à Marseille d'horribles ravages et qui pourrait bien être attribuable à la peste d'Orient, aussi bien qu'aux maladies charbonneuses. Ce rapprochement mériterait de devenir le sujet d'études attentives, d'autant plus que le développement spontané des affections charbonneuses chez l'homme paraît une chose fort possible, si l'on s'en rapporte à des auteurs qui ont fait une étude spéciale de cette maladie (3). Notre but ici, c'est de définir ce qui caractérise la pustule maligne et les affections charbonneuses comme maladies spécifiques, et de mettre en relief l'agent spécial qui opère la contagion. C'est à M. Davaine que l'on doit cette remarquable découverte. Dès 1850, ce savant remarqua, à l'aide du microscope, que la pustule maligne et le sang des animaux charbonneux, surtout des moutons atteints de la maladie dite *sang de rate*,

(1) Paulet, *Recherches historiques et physiques sur les maladies épizootiques*. Paris, 1775.

(2) Sauvages, *Du glossanthrax*.

(3) Raimbert, *De la spontanéité des affections charbonneuses chez l'homme*, 1865. — *Nouveau Dictionnaire de Médecine et de Chirurgie pratiques*. Paris, 1867, t. VII.

contenaient des myriades de filaments longs, coudés, articulés, et surtout immobiles; il nomma ces filaments des *bactéridies* (1). Ici une nouvelle confusion a donné naissance à des controverses. Les bactéridies ou vibrions (*bacterium termo, vibrio*) sont des êtres microscopiques d'une longueur définie et très-mobiles, qui se développent dans les liquides de la putréfaction, dans les liquides pathologiques, surtout dans le cours des maladies de nature typhoïde ou infectieuse. C'est un commencement de dégénération putride, et les liquides qui les contiennent jouissent à un haut degré du caractère septique (2). Cette complication étant mise de côté, les *bactéridies* restent comme le seul signe pathognomonique et comme l'agent contagieux de la pustule maligne et des maladies charbonneuses. Nous regardons cette proposition comme vraie, malgré les doutes qui se sont élevés pour savoir si les *bactéridies* sont la cause ou l'effet des maladies charbonneuses, ou si leur présence constitue un simple accident. En effet, les expériences de M. Davaine démontrent que les caractères des bactéridies sont non-seulement d'apparaître comme des filaments coudés, articulés, se reproduisant à l'infini et doués d'une immobilité absolue, mais encore de reproduire indéfiniment les maladies charbonneuses. Ce savant a vu que tous les animaux inoculés avec du sang charbonneux, pourvu de *bactéridies*, mouraient au bout de deux jours environ, en présentant, dans leur sang, des *bactéridies* qui s'étaient reproduites en quantité énorme. Il a été constaté que, pendant la vie, le sang de l'animal malade ne devient apte à transmettre la maladie qu'à partir du moment où les bactéridies s'y sont développées. Cette trans-

(1) Davaine, *Recherches sur la pustule maligne* (*Comptes rendus de l'Académie des sciences*, 1865, 1er semestre, p. 1297). — *Ibidem*, 1er semestre, p. 543.

(2) Leplat et Jaillard, *Comptes rendus de l'Académie des sciences*, 1865, 2e semestre.

mission de la maladie charbonneuse d'un animal à un autre paraît indéfinie, pourvu qu'on prenne toujours pour l'inoculation du sang contenant des *bactéridies*. En outre, le sang charbonneux cesse d'être contagieux, comme agent virulent des maladies charbonneuses, quand les *bactéridies* en ont disparu; elles disparaissent par la putréfaction.

La contagion de la pustule maligne par inoculation ou par piqûre d'insectes ne fait pas l'objet d'un doute. La contagion avec intégrité des surfaces paraît ne pas être impossible (1). Les autres modes de contagion ne sont pas encore démontrés et se lient à la question encore fort obscure de l'infection générale charbonneuse produite avant tout symptôme de pustule maligne.

La contagion médiate au moyen des dépouilles d'animaux, des vêtements et des choses, est prouvée par le grand nombre de cas où des ouvriers se sont inoculé la pustule maligne en maniant des peaux, des laines, des crins contaminés. D'après Sauvages (2), le glossanthrax du Languedoc était si contagieux, qu'il se gagnait par le seul attouchement de ce qui avait touché la partie affectée. Ainsi, dit-il, un homme a perdu la vie pour s'être servi d'une cuiller dont on avait raclé la langue d'un bœuf malade.

Un grand nombre d'exemples de contagion médiate ont été rapportés par Thomassin, Chaussier, Bidault de Villiers, Bayle, etc. M. Olive (3), dans sa thèse, a emprunté à Paulet la citation suivante : un malheureux paysan, près de Wibourg, trouve un ours qui était mort après s'être gorgé de la chair d'un bœuf mort du charbon, qu'il avait déterré. Il dépouille cet ours, porte la peau chez lui, tombe malade et meurt. Le lendemain les magistrats de Wibourg donnent l'ordre de

(1) Enaux et Chaussier, *Précis sur la pustule maligne.*

(2) Raimbert, *Gazette médicale*, 1867, p. 105.

(3) Olive, *Affections charbonneuses et pustules malignes.* Thèse, 1852.

faire brûler cette peau. Mais le curé, qui avait fait l'enterrement, et qui avait remarqué la beauté de cette peau, refuse d'obéir à cet ordre ; il fait préparer la peau par un paysan qui meurt dans les 24 heures ; le curé lui-même, encore incrédule, s'approprie la peau et meurt bientôt après.

Quel rapport peut-il y avoir entre ces faits et les faits de contagion médiate de la peste, au moyen de vêtements ayant appartenu à des pestiférés, faits dont nous avons rapportés quelques-uns, tome IIe, page 48 ? On l'ignore. La limite qui sépare les maladies charbonneuses et la peste à bubons n'a pas été tracée d'une manière suffisante, et dans le rapport des historiens une confusion a dû souvent s'établir. Ce sujet, comme plusieurs questions qui se rattachent aux maladies charbonneuses, attend la lumière que donneront sans doute des expériences plus décisives.

Pour le moment, nous regardons les *bactéridies* comme l'agent contagieux de ces maladies, et, d'après tous les caractères qu'on leur a reconnus, nous les rapporterons à un être végétal qui se rapproche de la famille des algues et qui pullule en parasite dans le sang des animaux charbonneux.

8° Maladies virulentes.

Virus. — On donne ce nom à des liquides albumineux produits par l'économie malade, et qui ont la propriété, quand ils ont été introduits dans un organisme sain, de faire naître une maladie spécifique qui fait espèce par sa marche, ses symptômes, ses caractères bien définis, et qui régénère, en quantités bien supérieures, le virus qui a causé la maladie.

Jusqu'à ces derniers temps, l'élément virulent n'ayant pas été distingué, et sa régénération au sein de l'économie ne pouvant être attribuée sûrement à une génération soit animale, soit végétale, on a été forcé de se contenter d'une génération pathologique. C'est à cause de ces caractères purement pathologiques que nous avons distrait de ce groupe le virus charbonneux, qui se caractérise d'une manière certaine par la présence et la reproduction des bactéridies.

La définition des virus a pour conséquence de leur faire reconnaître des caractères communs. Après l'intoxication virulente, qui a lieu souvent par des quantités de matière presque insaisissables, le mal ne se déclare pas immédiatement. Il y a une durée nécessaire pour qu'il se répande et se reproduise dans l'économie, c'est la période d'incubation; le germe virulent est couvé.

La durée de cette période varie avec la nature des virus. Puis l'explosion de la maladie se fait par des caractères généraux qui la spécialisent. Enfin le virus reproduit est éliminé par des voies diverses, également caractéristiques, où on le retrouve d'une manière plus ou moins saisissable, mais d'où il est apte à exercer sa propriété de transmissibilité. Quelques autres propriétés des virus sont un peu moins générales ou un peu moins évidentes. Souvent des phénomènes secondaires se manifestent avec une durée variable ; souvent une sorte d'immunité est acquise pendant un temps plus ou moins long pour le retour de la maladie virulente; quelquefois une maladie virulente déjà subie devient un préservatif contre la contagion d'une maladie virulente d'une nature différente, comme s'il y avait entre les deux virus une sorte d'antagonisme. Ces virus se propagent en général dans des espèces animales distinctes et paraissent propres à leur espèce ; mais, dans un assez grand nombre de cas, ils peuvent passer d'une espèce à une autre.

Les maladies virulentes ont aussi reçu le nom de maladies zymotiques, du mot grec qui signifie *ferment*. On a voulu par cette dénomination comparer le mode de régénération du virus au mode de régénération des ferments, pendant l'acte des fermentations chimiques ; quel que soit le mode, la régénération est évidente. D'une autre part, l'analogie des maladies zymotiques avec les maladies à germes parasitaires, avec le virus charbonneux entre autres, paraît se confirmer de plus en plus. M. le professeur Chauveau (1) vient de faire faire un grand pas à cette question. En effet, la sérosité vaccinale présente un sérum albumineux troublé par des granulations microscopiques. Ces deux parties ne sont pas séparables par le filtrage ou le dépôt. M. Chauveau a appliqué, pour opérer cette séparation, les procédés de *diffusion* dont nous avons parlé, tome Ier, page 135, en faisant *diffuser* du virus vaccin sous une couche d'eau pure, de manière à amener le sérum dans les couches d'eau supérieures, et à laisser immobiles et rassemblées au fond du vase les granulations du virus. Les inoculations qu'il a pratiquées avec ces deux natures de liquide ont été aussi démonstratives que possible. Celles qui furent faites avec le liquide inférieur, c'est-à-dire avec les granulations du vaccin, réussirent aussi bien que si elles avaient été pratiquées avec du vaccin pur. Les autres, au contraire, échouèrent toujours de la manière la plus complète. Il faut noter que les réactifs chimiques avaient donné la preuve que les couches supérieures inactives étaient abondamment chargées de sérum albumineux. On est forcé de conclure que les granulations seules sont l'agent virulent. Si l'on étend le virus vaccin pur de 100 ou 150 fois son volume d'eau, les granulations ne sont pas dissoutes, puisqu'elles sont solides, mais elles sont écartées dans le liquide où elles nagent. Les vaccinations opérées avec ce liquide étendu ont donné ou bien des avortements complets, ou bien des pustules vaccinales bien caractérisées. Rien de mixte ou d'atténué ne s'est montré dans les expériences de M. Chauveau.

(1) *Nature du virus vaccin* (*Comptes rendus de l'Académie des sciences*, t. LXVI, p. 289-317). — *Principes virulents dans le pus varioleux et le pus morveux*, *ibidem*, p. 3?9.

On tire cette conclusion que quand la lancette n'a pas rencontré des granulations, elle n'a inséré que du sérum inactif, mais qu'il suffit de quelques-unes de ces granulations pour produire des effets virulents complets. M. Chauveau a répété les mêmes expériences avec le virus de la variole et avec celui de la morve : il est arrivé à des résultats semblables. Il reste sans doute à découvrir le caractère précis de ces granulations qui forment la partie active des virus ; mais ce sont évidemment des germes capables de propagation. Tous ces faits servent de base à la proposition que nous avons énoncée tome Ier, page 768, et que nous répétons ici : « *Il est probable que* « *des maladies zymotiques*, *connues de toute antiquité*, « *doivent leur origine à des parasites végétaux qui se sont* « *acclimatés dans les organes humains*. »

Leur génération spontanée a été jusqu'ici insaisissable; pourtant, elle ne paraît plus douteuse pour la morve aiguë chez les chevaux, pour la rage des chiens. Nous avons vu que des observateurs admettent la génération spontanée du virus charbonneux. Il ne nous paraît pas impossible que pour quelques autres maladies virulentes, bien que la contagion par virus préexistant soit leur mode ordinaire de propagation, elles ne puissent cependant apparaître quelquefois par des explosions spontanées. Il est certain qu'il existe des états du sol et de l'atmosphère, de même que des états individuels, des constitutions météorologiques en un mot, qui favorisent beaucoup leur propagation et qui donnent bientôt à des cas isolés le caractère de véritables épidémies. Ce point de vue les ferait de nouveau rentrer dans les théories du parasitisme, qui leur aurait primitivement donné naissance et qui pourrait dans quelques cas particuliers renouveler leur génération.

Il n'est pas nécessaire que cette génération spontanée, ou mieux nouvellement acquise, se fasse dans l'homme, par exemple ; il suffit qu'elle se fasse dans les animaux capables de lui communiquer le germe virulent. En effet, la vaccine est commune à l'homme et à la vache, en ce qu'elle se développe sur les deux espèces. On peut défendre l'opinion que la rougeole fut d'abord une épizootie, que la scarlatine a été communiquée par les chevaux, les porcs, etc. Nous avons signalé plus haut que l'herpès circinnatus est très-commun chez les jeunes veaux.

Transmissibilité d'une matière virulente. — Ce sujet offre deux considérations à discuter : 1° la réalité de l'existence d'une matière virulente ; 2° le mode de transmission affecté par celle-ci.

1° Réalité de l'existence d'une matière virulente. Cette réalité dépend, avons-nous dit, de la propriété que possède la matière pathogénique de se régénérer au sein des organes ; l'existence de la contagion dépend de cette propriété, et c'est là véritablement l'idée abstraite qu'il faut s'en faire ; car, dans le cas de l'existence d'une matière virulente, une quantité minime de celle-ci pouvant donner naissance dans l'économie humaine à la production d'une plus grande quantité de virus, celle-ci peut, à son tour, se régénérer en plus grandes masses dans une deuxième individualité, et ainsi de proche en proche, par contagion, le fléau va grandissant, et la transmission épidémique peut avoir lieu à l'infini. Dans le cas opposé de l'absence d'un virus doué de la propriété de se régénérer, on attribue les effets pathologiques d'une matière inoculée à l'introduction au sein des organes d'un miasme infectieux qui, comme le feraient des molécules d'alcool, de morphine, de mercure, de plomb, produit des affections spécifiques, mais qui ne peut pas être régénéré en plus grande masse par les fonctions vitales ; et, quand bien même on admettrait que l'exhalation d'une partie de ces miasmes pourrait communiquer la maladie d'un individu malade à un individu sain, ce cas exceptionnel et hypothétique ne constituerait pas néanmoins le fait de la contagion virulente, du moins d'après le sens que le raisonnement doit donner à ce mot ; car, dans ce cas même, la maladie, au lieu d'aller en s'étendant par des contagions successives, irait au contraire en se perdant et se détruisant par suite de la division constante de la quantité primitive de la matière morbifique.

Ce mode de transmission de la matière virulente réclame aussi quelques mots d'explication ; souvent il a lieu par inoculation, et, dans ce cas, on constate par des transmissions successives la propriété virulente de la matière inoculée : ce cas est, entre autres, celui de la vaccine, de la syphilis. Nous avons déjà dit que l'absence de la possibilité de l'inoculation ne suffisait pas pour déclarer une maladie non virulente; car ce n'est qu'un empirisme aveugle qui nous a conduit jusqu'ici à trouver le point de l'économie et le temps d'élection où il est nécessaire de recueillir la matière à inoculer ; et nous supposons le cas où les pustules de la variole ne nous offriraient pas une matière capable de propager la maladie par inoculation, et il n'en serait pas moins bien constaté qu'un variolé pourrait communiquer la maladie à un individu sain qui coucherait dans son lit ou habiterait dans l'atmosphère de la chambre ; que le second la communiquerait de la même manière à un troisième, à un quatrième, et qu'ainsi, de proche en proche, tout un village, toute une contrée pourraient être, par contagion, infectés de variole. Nous établirons donc ce fait capital, que l'atmosphère peut être un véhicule de la contagion souvent tout aussi sûr et sans aucun doute plus redoutable que l'inoculation ; dans ce second cas, la matière virulente doit jouir d'une certaine propriété d'être entraînée au dehors, soit par les squammes desséchées de la peau, soit par les exhalations pulmonaires, soit par les déjections intestinales. Elle doit être capable de stagner dans l'atmosphère, absolument comme le ferait un miasme. On conçoit comment la question, amenée à ce point, met en présence et en contact les deux théories rivales de l'infection et de la contagion, et c'est pour cela que nous insistons tant sur la qualité fondamentale de toute matière virulente, qui est de pouvoir, sous certaines conditions, se régénérer au sein des organes. Nous y joindrons comme remarque auxiliaire, mais nullement caractéristique, que l'observation a prouvé que rarement un virus reproduisait à courts intervalles dans le même individu les phénomènes pathologiques qui caractérisent son action.

Cette supposition que nous faisons pour la variole est du reste ce qui s'observe pour quelques autres maladies. Exemple : la scarlatine, la coqueluche, la dyssenterie épidémique, etc.

Il est, au contraire, d'autres matières virulentes qui ne peuvent plus se transmettre par l'atmosphère, et qui ont besoin du dépôt et du séjour sur la surface des muqueuses ou de la peau privée d'épiderme : la syphilis, l'ophthalmie purulente, etc., en sont des exemples.

L'explication la plus rationnelle de ce fait, c'est que la matière virulente a un mode d'élimination qui ne permet pas sa dissémination dans l'air, ou bien qu'elle ne trouve pas dans l'atmosphère seule les conditions de chaleur ou de véhicule qui sont nécessaires à sa transmission, ou bien encore qu'elle est altérée par les éléments même de l'air.

Enfin, il est des cas où l'inoculation semble avoir besoin d'être profondément faite : c'est le cas du virus rabique, de la vaccine, etc.

Mais un assez grand nombre de maladies virulentes jouissent de la double propriété de pouvoir être transmises à la fois par l'atmosphère et par l'inoculation : telles sont la variole, la rougeole, transmise avec succès au moyen de l'inoculation du sang par F. Home, Speranza, etc...; la pourriture d'hôpital, transmise à la fois par les appareils de pansement et par l'air de l'hôpital.

Variole. — La variole a existé depuis longtemps dans l'Inde et en Chine. On est en droit de lui attribuer les ravages de la peste d'Antonin (165 — 180 de l'ère chrét.); mais, depuis cette époque, sa première irruption paraît avoir eu lieu en Arabie en 572; l'armée du calife Omar la porta en Égypte en 640. De là elle se répandit, à la suite des Sarrasins, en Espagne, en Sicile, à Naples, en France; un passage de Grégoire de Tours y signale la première épidémie en 580, les croisades l'éparpillèrent bientôt en Europe. En 1520, un esclave nègre espagnol l'introduisit à Mexico; en 1588, elle gagna le Pérou et le Paraguay, où elle fit d'immenses ravages; elle s'avança de même dans le nord de l'Europe et dépeupla la Sibérie, l'Islande, la Suède. (Voir, tabl. ci-dessous, ses ravages à diverses époques et l'influence de la vaccine sur la variole.)

La variole paraît surtout endémique depuis un temps immémorial dans l'Afrique, sur les bords du Nil. Ce sont les Abyssins qui l'auraient portée en Arabie en 572, lors du siége de la Mecque. La race noire y paraît disposée d'une façon toute particulière, dans quelques contrées du globe qu'on la transporte. La variole paraît, comme la peste, modérer ses ravages pendant les grandes chaleurs; c'est de la fin de l'automne, au commencement du printemps, qu'on a signalé les épidémies les plus nombreuses. Quoique ayant diminué devant les moyens prophylactiques qui lui sont opposés, elle a repris encore de temps en temps, surtout de 1822 à 1829, le caractère d'une épidémie qui s'est promenée dans toutes les parties de l'Europe, pour passer en Amérique.

Ses ravages autrefois ont été sans contredit plus grands que ceux de la peste. Duvillard dit que les deux tiers des nouveau-nés en étaient atteints tôt ou tard; elle enlevait un malade sur trois dans la première enfance, et un sur huit en général. Süssmilch avait calculé que sur cent mille décès, il y en avait dix-huit mille par variole. Willard établit la mortalité de la variole naturelle à la mortalité générale, comme deux à douze ; à Berlin, selon Casper, elle enlevait un nouveau-né sur douze.

INFLUENCE DE LA VACCINE SUR LA VARIOLE.

A. **Ravages de la variole avant et après l'introduction de la vaccine.**

1° *Nombres proportionnels.*

	Avant.	Décès.		Après.	Décès.
Londres.....	1750 à 1800	1 sur 10	Londres.......	» »	» »
Berlin......	1782	1 10	Berlin.........	1812-22	1 sur 116
Idem.......	1786	1 6	Saint-Pétersb..	1821	1 24
Vienne......	1784	1 12	Vienne........	1829	1 40
Idem.......	1787	1 55	Prague........	1820	1 262
Copenhague.	1785	1 8	Lombardie....	1827	1 9,250
Islande.....	1707	1 3	Autriche......	1828	1 5,440
Suède......	1773 à 1778	1 6	Suède........	1813	1 1,515
Moyenne.............		1 14	Moyenne........		1 2,378

2° *Nombres entiers.*

	Avant.	Moy. mort. ann.
Londres....	1720 à 1730	2,257
Idem......	1730 à 1740	1,978
Idem......	1740 à 1750	2,002
Idem......	1750 à 1760	1,957
Idem......	1790	1,617
	Après.	
Idem......	1810	1,198
Idem......	1820 à 1830	715

Medical Statistics. Bisset Hawkins.

	Avant.	Moy. mort. ann.
Suède.....	1778 à 1783	26,358
Idem......	1783 à 1788	25,434
Idem......	1788 à 1793	19,800
Idem......	1793 à 1798	18,297
Idem......	1798 à 1803	24,482
	Après.	
Idem......	1803 à 1808	7,975
Idem.. ...	1808 à 1813	4,877
Idem......	1813 à 1818	2,017
Idem......	1818 à 1823	365
Idem......	1824 (épidémie)	560

Rapport du Conseil de santé de Stockholm.

Voy. *Bulletin de Férussac*, t. VI, p. 29.

B. 1° Préservation non absolue par la vaccine.

PAYS.	ann. épidém.	vaccinés atteints.	vaccinés morts.	
Copenhague........	1828-30	29	4	(1)
—	1832	898	10	(1)
—	1835	1,043	47	(1)
Wurtemberg.......	» »	186 sur 1,055 »		(2)

2° Proportion des succès des revaccinations aux revaccinés.

Prusse..............	1833	31	succès sur	100	
—	1834	37	—	100	
—	1835	39	—	100	
—	1836	43	—	100	(3)
—	1837	45	—	100	
Louisbourg..........	1829-33	24,5	—	100	(4)
Strasbourg..........	1836-37	21	—	100	(5)
Wurtemberg........	Civils.	65	—	100	
—	Militaires.	31	—	100	(6)

Prophylaxie de la variole par des moyens spécifiques. Nous rangeons sous ce titre les moyens capables de détruire ou de neutraliser, au sein de l'économie, le principe morbifique des maladies épidémiques. Ces moyens sont, on le conçoit, fort limités; l'un des plus généraux, c'est la circonstance d'avoir antérieurement déjà contracté la maladie qui, dans ce cas, devient, contre une seconde attaque, l'un des meilleurs préservatifs que l'on puisse signaler. C'est ce qui arrive d'une manière bien évidente dans le cas de la variole,

(1) Dr Wendt, voy. *British and foreign med. Journal*, janv. 1838.

(2) Dr Heim, *Historisch kritische Darstellung der Pockenseuchen*. 1838.

(3) Cicatrices normales, 32,625; cicatrices douteuses, 6,645; cicatrices nulles, 2,844. *Berliner medicinische Zeitung*, n° 26, année 1838. — *Bulletin de l'Academie de Médecine*, t. III, séance du 11 septembre 1838, et Bousquet, *Nouveau Traité de la vaccine*, Paris, 1848, p. 480.

(4) Dr Heim, cicatrices normales constatées.

(5) Neumann, *Quelques expériences sur la revaccination* (*Wochenschrift fur die gesammte Heilkunde*, publié par Casper, et *Gazette médicale de Paris*, 1838, p. 379).

(6) Heim, *Histor. krit. Darstellung der Pockenseuchen.* Stuttgard, 1838.

et d'une manière fort probable dans celui de la fièvre jaune, de la peste d'Orient, même de la fièvre typhoïde, d'après l'opinion d'un assez grand nombre de médecins. Cette propriété est sans doute l'une des plus extraordinaires et des plus inexplicables que présente ce singulier groupe de maladies. La préservation consécutive qui résulte pour l'individu naturellement atteint une première fois, et l'observation si juste que la gravité de ces maladies est bien différente selon les circonstances particulières de météorologie, de génie épidémique, etc., ont fait naître la coutume de l'inoculation, qui fut d'abord appliquée à la prophylaxie de la variole : cette pratique était, dit-on, en usage de temps immémorial parmi les Circassiens, jaloux de conserver la régularité des traits du visage à leurs filles destinées aux harems de l'Orient. Elle fut adoptée à Constantinople en 1673 et importée par lady Montague en Angleterre, d'où elle se propagea rapidement en Europe. Outre que cette méthode laisse la chance de communiquer une maladie mortelle à un individu qui peut-être n'en eût jamais été atteint, elle a de plus l'inconvénient de multiplier les foyers d'infection variolique. Ainsi on signale qu'auprès de Vienne, pendant que Marie-Thérèse faisait inoculer des enfants dans un de ses palais, la contagion envahit et dévasta un village voisin. Il en résulte que les avantages que l'on a retirés de la pratique de l'inoculation n'ont pas été tels qu'on aurait pu l'espérer. Le docteur Cowan a mis ces faits en évidence pour la ville de Glascow, en calculant, par périodes de dix ans, la mortalité générale comparée à la mortalité par variole; il a trouvé le rapport de la mortalité de la dernière à la mortalité générale de 35,94 pour cent, de 1783 à 1792, de 31,87 pour cent, de 1793 à 1802, et de 9,28 pour cent, de 1803 à 1812. Ce dernier chiffre nous annonce déjà qu'un préservatif beaucoup plus efficace a été mis en usage ; c'est la vaccine, dont l'influence salutaire résulte d'une manière bien tranchée de la comparaison des chiffres consignés dans le tableau ci-dessus.

La vaccine, en effet, cet immense bienfait que l'humanité doit à Jenner, qui, en 1798 (1), en fit connaître l'origine et le curieux emploi, a depuis ce temps été heureusement adoptée par tous les médecins et tous les gouvernements de l'Europe. Depuis l'époque de son premier emploi jusqu'à nos jours, sa faculté préservative s'est toujours vérifiée dans tous les climats et parmi tous les genres de population qui l'ont adoptée. Ce fait capital, constaté aujourd'hui par des milliers d'observations irréfragables, doit être bien soigneusement mis en réserve comme une vérité acquise définitivement pour la science et l'humanité. Mais, dans les détails, il se présente quelques points qui méritent une discussion attentive; ainsi les premiers vaccinateurs, et Jenner lui-même, répandirent l'idée que la préservation par inoculation vaccinale était infaillible, absolue, illimitée. Cette opinion ne pouvait reposer que sur une idée préconçue; car, en effet, comment savoir, en 1800, qu'un individu vacciné cette année-là même ou deux ans auparavant, continuerait, en 1840, d'être également protégé contre les épidémies varioliques, si ce n'est en se formant un préjugé? Il fallait donc, avant d'établir l'idée de la préservation illimitée de la vaccine, attendre que l'expérience eût prononcé. Voyons donc aujourd'hui, que les faits peuvent être interrogés, ce que l'expérience a répondu.

1° *D'abord, la variole elle-même préserve-t-elle d'une manière absolue et illimitée de ses propres atteintes?* Non sans doute : en effet, parmi un assez grand nombre d'exemples, nous citerons les suivants comme étant les plus authentiques; pendant l'épidémie de Wurtemberg, décrite par le

(1) Jenner, *An Inquiry in to the causes and effects of the Variolæ Vaccinæ*. London, 1798.

docteur Heim (1), sur six cent trente-quatre personnes affectées de vraie variole, trente-neuf avaient déjà eu la vraie variole, c'est-à-dire un sur seize; la nature de la première maladie a été établie pour tous, tantôt par des traces évidentes de cicatrices de variole confluente sur le corps, tantôt par le témoignage même des médecins qui avaient soigné la première variole, et parmi ces trente-neuf cas de variole, quatorze furent suivis de la mort. Dans l'épidémie de Copenhague, décrite par Mohl, sur neuf cent cinquante-huit variolés, cent cinquante-trois l'étaient pour la seconde fois, et trente-un de ces cent cinquante-trois périrent. En général, la seconde atteinte de cette maladie ne s'est, dans ces cas, présentée qu'un assez grand nombre d'années après la première. Toutes les épidémies de variole, observées jusqu'à ce jour, ont continué de présenter ce fait important, c'est que la variole ne préserve contre ses propres retours que pendant un temps limité.

2° *La vaccine préserve-t-elle d'elle-même d'une manière absolue et illimitée?* Pas davantage ; pendant un certain nombre d'années, après une première vaccination, toute inoculation nouvelle n'est suivie d'aucun résultat ; mais, après un laps de temps suffisant, on obtient des pustules vaccinales qui n'ont qu'en partie les caractères normaux, mais bientôt la revaccination est suivie d'un succès tout à fait égal à celui d'une infection première. L'un des exemples les plus anciens et des plus remarquables est le suivant : Le comte B..... avait été vacciné en 1802, et la vaccine avait bien réussi ; de 1804 à 1811, il se fit vacciner chaque année et toujours sans obtenir de pustules vaccinales vraies ; mais, en 1812, il contracta une vaccine très-légitime; l'épreuve fut continuée, chaque

(1) F. Heim, *Historisch-Kritische Darstellung der Pockenseuchen, des Gesammten des Impf und Revaccinations Wesens in Königr. Wurtemberg.* Stuttgard, 1836.

année eut encore lieu une nouvelle vaccination, et pendant six ans sans aucun résultat ; mais la septième année, il se développa de nouveau des pustules qui, avec l'apparence de pustules régulières, avortaient néanmoins. Plusieurs gouvernements prirent l'initiative ; notamment ceux de Wurtemberg, de Danemark et de Prusse, ayant ordonné que les recrues de leurs armées seraient soumises à la revaccination, on a eu dès lors des preuves nombreuses et authentiques de la possibilité de la revaccination. (Voy. le tabl. ci dessus.) Ainsi l'on a constaté pour l'âge ordinaire des recrues, de trente à quarante succès pour cent. En France, M. Bousquet a obtenu un quart de secondes vaccines bien établies sur des individus déjà vaccinés (1) ; à Versailles, on en a obtenu un sixième : en général elles ont d'autant mieux réussi que l'âge des revaccinés les éloignait davantage de l'époque de la première vaccination. Ainsi, Baudeloque a revacciné, à l'Hôpital des Enfants, quarante-un enfants sans un seul succès. Dans l'épidémie de Provence, M. Maille, qui pratiqua de nombreuses revaccinations, affirme qu'au-dessous de dix ans, il échoua invariablement ; quinze ans après la première vaccination, au contraire, il réussit constamment. De même, à Tubingue, le docteur Lipp vit la revaccination produire généralement tous ses effets chez les sujets de vingt à trente ans, pendant qu'elle ne produisait chez les enfants qu'une irritation passagère de la peau. Beaucoup d'autres praticiens ont vérifié ce fait. Le docteur Rosch a classé comme il suit les succès de cent soixante-dix-neuf revaccinations qu'il a pratiquées ; jusqu'à dix ans, onze deux tiers pour cent ont réussi ; de onze à quinze ans, douze ; de seize à vingt ans, dix-neuf ; de vingt-un à vingt-cinq, vingt-quatre et demi ; de vingt-six à trente ans, dix-sept pour cent.

Le vaccin primitif ne s'est pas autrement comporté. M. Est-

(1) Bousquet, *Nouveau Traité de la vaccine et des éruptions varioleuses*. Paris, 1848.

lin, dans son travail sur la découverte du cow-pox naturel, rapporte que les laitiers qui avaient été vaccinés du temps de Jenner, et l'un par Jenner lui-même, furent de nouveau réinfectés par les vaches.

Nous rappelons ces faits parce que ce sont les premiers qui ont éveillé l'attention sur ce point important d'hygiène publique. Ils ont été confirmés jusqu'à ce jour par des milliers d'observations. Nous n'en citerons qu'une seule. En 1865, sur les marins de la division des équipages de la flotte de Toulon, il a été pratiqué 1692 revaccinations, on a obtenu 575 vaccines vraies, 500 vaccines fausses, 495 effets nuls, 125 non constatés.

3° *La variole preserve-t-elle de la vaccine?* Pas davantage, seulement dans les premiers temps. Le docteur Heim, vaccinant d'anciens variolés, a obtenu sur cent, trente-deux succès complets, quarante-deux insuccès et vingt-six éruptions vaccinales modifiées (1).

4° *La vaccine préserve-t-elle de la variole, d'une manière absolue et illimitée?* A peu près de la même manière que la variole préserve de la variole, et la vaccine de la vaccine. Signalons d'abord ce fait général, c'est qu'en réunissant les observations faites sur les diverses épidémies qui ont sévi en Europe, on trouve que partout la variole a reparu avec plus d'intensité quinze à vingt ans environ après l'introduction de la vaccine. Ainsi l'usage de ce préservatif se répandit dans les diverses contrées civilisées de 1800 à 1802, et la recrudescence des épidémies varioliques fut signalée pour la France, en 1816; la Hollande, en 1818; l'Allemagne, en 1819; l'Amérique, en 1815; les Indes orientales, Ceylan, etc., en 1819. Jusqu'à cette époque, les épidémies avaient presque complé-

(1) Heim, *Historisch-Kritische Darstellung der Pockenseuchen des gesammten Impf und Revaccination Wesens in Königr. Wurtemberg, innerhalb der fünf Jahre Juli* 1831 *bis Juni* 1836. Stuttgart, 1838.

tement cessé partout. Toutes les vaccinations échouèrent aussi dans les premiers temps, et quant aux cas de variole après vaccine, on n'en observa que peu à peu et d'une manière bientôt croissante ; ainsi à Copenhague, de 1800 à 1804, on n'en put trouver aucun ; en 1804, on observa deux cas de varioloïde, en 1805, il mourut cinq personnes de varioloïde, en 1808, il y eut quarante-six décès de varioloïde, en 1819, les cas de variole vraie commencèrent à se montrer en grand nombre chez les vaccinés, et en 1823, les épidémies prirent parmi eux un caractère de haute gravité. En France, jusqu'à 1815, on ne constate aucun cas de variole survenue après vaccine ; c'est une période d'environ douze à quatorze ans après la vaccination ; à cette époque, ces cas commencèrent à se montrer, mais de manière à ce qu'on les attribue soit à une vaccination mal réussie, soit à une maladie véritablement différente : la varioloïde. Mais bientôt la varioloïde et les cas de variole vraie, après vaccine, sont devenus un fait qu'on ne peut plus méconnaître, sans que pourtant leur fréquence dépasse la proportion de celles des doubles varioles observées. La mortalité de la variole post-vaccinale pourrait, au contraire, se maintenir au-dessous de la mortalité des doubles varioles. Dans l'épidémie de Marseille, Fabre signale qu'il est mort trois fois autant d'anciens variolés que d'anciens vaccinés. Dans le Wurtemberg et dans le Danemark, la fréquence des varioles post-vaccinales prit bientôt un caractère irréfragable, grâce aux travaux des docteurs Wendt, Mohl, Heim, etc. (Voy. le tab. section B). Dans l'épidémie de Copenhague observée par N. C. Mohl (1), du 22 janvier 1824 au 28 février 1825, quatre cent douze malades furent reçus à l'hôpital : trois cent quinze avaient été vaccinés ; cette proportion est considérable, mais il faut noter que, dans ce pays où la vaccination est pratiquée d'une manière

(1) N. C. Mohl, *De varioloidibus et varicellis*. Hafniæ, 1827.

presque universelle, le nombre des vaccinés est infiniment plus considérable que celui des non vaccinés ; sur ces trois cent quinze cas de variole post-vaccinale, l'âge a été noté comme il suit : Au-dessous de sept ans, vingt-quatre ; de sept à onze ans, quarante-deux ; de douze à vingt-trois ans, cent quatre-vingt-onze ; ici la progression avec l'âge et avec la durée du temps écoulé depuis la vaccination est des plus évidentes. Dans une autre table du docteur Mohl, on trouve que, sur six cent quarante-sept cas de variole post-vaccinale, il y en eut au-dessous de dix ans, quatre-vingt-deux ; de dix à vingt ans, trois cent cinquante-six ; de vingt à trente ans, deux cent neuf ; au delà de trente ans, six seulement.

Dans l'épidémie de Suède, en 1824, cinq cent soixante malades moururent, dont cent trois vaccinés, *tous ces derniers étaient au-dessus de quinze ans* et avaient été vaccinés dans l'enfance.

Le docteur Wendt (1) annonce que de 1828 à 1830, parmi cinq cent soixante-deux variolés admis à l'hôpital de Copenhague, on *constata* vingt-neuf vaccinés dont quatre moururent. Pendant l'épidémie d'août 1832, qui désola la même ville, mille quarante-cinq malades furent admis, huit cent quatre-vingt-dix-huit avaient été vaccinés, dix moururent. Du 15 mai à la fin de l'année 1835, l'auteur traita de nouveau mille quarante-trois vaccinés atteints de variole, quarante-sept moururent ; *aucun d'eux n'était au-dessous de dix-huit ans.*

De semblables faits sont consignés dans l'histoire de l'épidémie de Wurtemberg, par le docteur Heim. Ce médecin signale les plus nombreux exemples de variole post-vaccinale de quatorze à vingt-sept ans. On lui doit la table suivante :

(1) Wendt, *Beiträge zur Geschichte der Menschenpochen, Kuhpochen und modificirten Menschenpochen im Dänischen Staate.* Aus dem Danischen ubersetzt. Copenhagen, in-8.

Sur mille cinquante-cinq vaccinés, la variole en atteignit quatre-vingt-quatorze au-dessous de dix ans; quatre cent sept, de dix à vingt ans; cinq cent deux, de vingt à trente ans; vingt-deux, de trente à trente-cinq ans.

Comme on pourrait supposer que l'augmentation des cas de variole à un certain âge est dans la marche même de cette maladie, indépendamment de l'action de la vaccine, on peut opposer le document suivant recueilli par Cross, au sujet de l'âge de cinq cent trente variolés non vaccinés enlevés pendant l'épidémie de Norwége; au-dessous de deux ans, deux cent soixante; de deux à quatre ans, cent trente-deux; de quatre à six ans, quatre-vingt-cinq; de six à huit ans, vingt-six; de huit à dix ans, dix-sept; de dix à quinze ans, cinq; de quinze à vingt ans, deux; de vingt à trente ans, deux; on en conclut qu'au-dessous de dix ans, la variole a enlevé cinq cent vingt individus, et seulement deux de vingt à trente. M. Mathieu a adressé aussi une table d'individus morts de la variole naturelle à Paris, en 1830 : il a trouvé au-dessous de dix ans deux cent trois; de dix à vingt ans, soixante-trois; de trente à quarante, cinquante-cinq; de quarante à cinquante ans, deux. Dans un autre pays, en Angleterre, M. George Gregory a donné le tableau comparatif suivant extrait des rapports du Small-Pox hopital, à Londres, en 1838.

	Non vaccinés variolés.		Vaccinés variolés.	
	Admis.	Morts.	Admis.	Morts.
Au-dessous de 5 ans.....	42	20	0	0
De 5 ans à 9 ans.....	37	19	5	0
De 10 ans à 14 ans.....	30	8	25	0
De 15 ans à 19 ans.....	104	32	90	6
De 20 ans à 24 ans.....	115	50	105	16
De 25 ans à 30 ans.....	45	23	55	8
De 31 ans à 35 ans.....	12	7	13	1
Au-dessus de 35 ans.....	11	6	4	0

Ce tableau résume toute la question.

Elle présente cependant encore une face dont nous allons dire quelques mots; on s'est demandé si le virus vaccin ne présentait réellement qu'une propriété préservative, dont la durée était limitée, ou si, par des transmissions successives, il avait perdu de sa première énergie ; à l'appui de cette seconde opinion, on apporte les faits suivants : le cowpox, ou l'éruption vaccinale qui, sous le nom de picote, se montre parfois sur le pis des vaches et qui a fourni la lymphe primitive, a été retrouvé dans quelques localités, dans le Holstein, sur les bords de l'Oder, et surtout à Passy en 1826; ce vaccin nouveau a présenté, d'après les expériences de M. Bousquet (1), une marche plus lente, des périodes plus prolongées, des pustules plus considérables, des cicatrices plus profondes; les phénomènes de réaction et d'inflammation locale qu'il détermine rappellent bien mieux ce que les premiers vaccinateurs ont rapporté des phénomènes de l'inoculation vaccinale; il paraît donner lieu à une plus grande proportion de revaccination. On se trouve donc en présence de ce fait qui paraît irréfragable, c'est qu'après une période de dix à vingt ans le vaccin pris sur la vache et inoculé à l'homme perd d'année en année sa propriété prophylactique ; le remède le plus rationnel et le plus sûr, c'est dans la revaccination. Dans les armées, cette méthode a été pratiquée, sur les nouvelles recrues, avec un plein succès. Dans les populations, elle a été recommandée avec raison, surtout dans les temps d'épidémies. Mais à côté de ce fait une opinion s'est produite; c'est qu'en raison des phénomènes plus énergiques qui accompagnaient les vaccinations faites avec le vacccin retrouvé sur la vache, c'est-à-dire le *cow-pox*, le virus vaccin transmis d'homme à homme pendant plusieurs générations avait dégénéré, et la vaccination

(1) Bousquet, *Notice sur le cowpox ou petite vérole des vaches, découvert à Passy, en* 1836. Paris, 1839.

animale a été recommandée comme plus certaine. C'était évidemment un préjugé, car la préservation par le virus vaccin transmis depuis le temps de Jenner ne s'est jamais démentie, en opérant la vaccination dans les conditions voulues. La durée de la préservation que peut assurer un nouveau *cow-pox* ne sera connue qu'après une période de temps suffisante. Mais d'autres raisons très-graves donnent de l'importance à la *vaccination animale*. C'est la certitude que le vaccin ne peut pas être contaminé avec d'autres virus humains : le virus syphilitique, le virus lépreux entre autres; c'est d'avoir sous la main une source commode de virus vaccin, qui puisse répondre à tous les besoins ; c'est de pouvoir remplacer du vaccin conservé et détérioré par le fait même de la conservation, surtout dans les pays chauds, par une source de vaccin à l'état frais, en le prenant sur les animaux de l'espèce bovine. Ces graves questions ont longtemps préoccupé les médecins ; car le plus grand obstacle pour les résoudre résidait dans la rareté de l'apparition spontanée de la maladie vaccinale, chez les animaux. Nous avons parlé de la découverte du *cow-pox* à Passy et du parti qu'en avait tiré M. Bousquet. M. Palasciano, médecin à Naples, l'ayant retrouvé aussi, s'est occupé du soin de le propager de vache à vache. M. Lanoix, médecin à Paris, s'étant concerté avec M. Depaul et M. Husson, alla étudier à Naples la vaccination animale sous la direction de M. Palasciano. Après avoir transporté le nouveau virus à Paris, le docteur Lanoix fonda un établissement spécial.

Dans ces circonstances une Commission de l'Académie de médecine (1), composée de MM. Leblanc, Blot, Jacquemier, J. Guérin, Ricord, Bouley, Raynal, Bousquet, et Depaul rapporteur, a institué sur le *cow-pox* et sur la *vaccination*

(1) *Bulletin de l'Académie impériale de médecine*, 1867.

animale, une série d'expériences comparatives avec le vaccin humain, expériences qui ont élucidé cette question si longtemps débattue.

La savante commission a constaté particulièrement : 1° que l'inoculation du cow-pox de genisse à genisse réussit sans difficulté.

2° Que divers *cow-pox* s'étant manifestés spontanément dans des localités diverses, le *cow-pox* rapporté de Naples et celui trouvé à Beaugency ont également réussi, en donnant des résultats identiques.

3° Que le cow-pox spontané n'est pas si rare qu'on le pensait, que deux occasions de ce genre se sont offertes pendant le cours des expériences (*ce qui avec le cow-pox trouvé à Passy porte à six ou sept le nombre de ces faits accidentels*).

4° Que les transplantations successives du même *cow-pox* n'ont pas paru influer sur le développement des pustules obtenues.

5° Que tous les modes d'inoculation du virus à l'espèce humaine ont également bien réussi, en prenant le virus au moment opportun, du troisième au sixième jour.

6° Que l'on arrive, au point de vue du nombre des pustules obtenues à des résultats à peu près identiques, soit que l'on opère avec du *cow-pox* ou avec du vaccin d'enfant, et que le nombre des succès et des insuccès est à peu près le même dans les deux cas.

7° Que la syphilis d'après un grand nombre d'expériences n'est pas inoculable aux individus de l'espèce bovine et qu'en conséquence le vaccin animal ne peut jamais présenter cette complication.

8° Que le *cow-pox* comme le vaccin d'enfant échoue souvent quand on l'a conservé un certain temps entre des plaques ou dans des tubes.

9° Qu'il serait possible d'entretenir avec des frais modérés un service de vaccination animale partout où le besoin s'en ferait sentir.

Nous joindrons ici, comme complément de ce rapport remarquable, les nouvelles découvertes que l'on doit à M. le docteur Chauveau sur les moyens de produire à volonté sur la vache la vaccine primitive. En injectant le vaccin directement dans les voies circulatoires, soit par les vaisseaux sanguins, soit par les vaisseaux lymphatiques, au lieu de se borner à produire une simple inoculation, on obtient une éruption généralisée, qui se manifeste toutefois dans certaines régions d'élection, telles que le pourtour des naseaux et des organes génitaux externes (1).

Le docteur Danet (2) avait fait des expériences analogues à celles de la Commission de l'Académie de médecine; le plus important de ses résultats c'est qu'en pratiquant des revaccinations, il avait obtenu 40 pour 100 de succès en se servant du cow-pox et seulement 26 pour 100 en se servant du vaccin humain.

La possibilité de généraliser la vaccination animale fait tomber une dernière objection qui encourageait d'une manière fâcheuse la négligence des populations pour assurer aux enfants le bienfait de la vaccine. Quelques enfants à leur naissance sont infectés par hérédité de virus syphilitique; jusqu'à quel point l'éruption vaccinale qu'on développe chez eux avec du vaccin pur sera-t-elle contaminée avec le virus syphilitique? jusqu'à quel point ce virus syphilitique, concomitant du virus vaccin, pourra-t-il infecter d'autres enfants soumis à la vaccination, au moyen de ces pustules vaccinales contaminées? Quelques exemples seulement se sont produits; on est forcé de leur accorder de la réalité à cause de la compétence et de l'autorité des

(1) *Comptes rendus de l'Académie des sciences*, t. LXVI, p. 949.

(2) Depaul, *Bulletin de l'Académie impériale de médecine*, 1867.

médecins qui les ont observés. Ainsi M. Depaul, rapporteur d'une Commission de médecins, a constaté que, dans le Morbihan, de nombreuses vaccinations provenant d'un vaccin, sur plaques, envoyé par la préfecture, ont eu pour résultat d'infecter de la syphilis un grand nombre d'enfants. Le même médecin a signalé des faits analogues qui se seraient passés dans le Bas-Rhin (1). Déjà en 1814, le professeur Monteggia à Milan avait annoncé que, si l'on vaccine un enfant syphilitique, il se développe une pustule qui contient les deux virus et avait signalé plusieurs cas d'infection.

En admettant que les médecins qui rapportent ces cas ont bien observé, le nombre des faits recueillis est encore si limité, qu'ils ne peuvent être opposés aux immenses bienfaits que l'on retire de la vaccine de bras à bras, si ce n'est avec le caractère de chances infiniment réduites.

Mais il faut reconnaître qu'un préjugé semblable s'est maintenu dans les populations des pays chauds au sujet de la possibilité d'inoculer le lèpre avec le vaccin, et que ce préjugé s'est opposé d'une manière fatale au développement des bienfaits de la vaccine. Cette raison s'est jointe aux insuccès qui résultent trop souvent dans ces pays de l'altération du vaccin qui se conserve mal. Aussi la pratique de l'inoculation et bien plus encore l'insouciance absolue est restée dans les habitudes de beaucoup de peuples. La variole étend donc ses ravages en toute liberté dans les colonies, dans l'Inde, au Japon, etc. A Calcutta, pendant 18 ans (1832-50), près de 14,000 hommes ont péri par cette maladie, et l'on a calculé que l'épidémie variolique de 1850 y avait atteint un douzième de la population. A Madras, les décès par variole ont été, en 1859, pour la population mahométane dans la proportion de 2,35, et pour les Hindous, dans celle de 3,12 pour 100 (2).

(1) Dr Cornish, *Mortuary Reports of Madras*, fév. 1859.

La vaccination animale est donc appelée à rendre de grands services dans les colonies ; un médecin l'a déjà introduite à la Trinité et en a retiré les plus grands bienfaits pour la population (1). Après avoir adopté avec tant de reconnaissance les bienfaits de la découverte de Jenner, plusieurs États de l'Europe se sont laissés aller à une négligence coupable pour pratiquer les vaccinations. C'est dans la patrie même de Jenner que les plaintes sont les plus vives, et malgré une série d'actes législatifs destinés à imposer ce devoir, les épidémies de variole s'y renouvellent d'une façon constante. Lors de la discussion du *vaccination act* de 1867, M. Henley a affirmé que depuis trois ans 20,000 personnes étaient mortes en Angleterre de la variole ; les difficultés existent dans les certificats à délivrer, et, encouragée par ces difficultés, la négligence est devenue générale. Ainsi les docteurs Seaton et Buchanan qui en 1863 ont examiné dans les écoles et dans les ateliers les cicatrices vaccinales de 49,500 enfants ont trouvé que, dans 180 cas sur 1000 seulement, les cicatrices avaient les caractères recommandés par les règlements qui imposent la condition de quatre pustules vérifiées, ou cicatrices bien formées.

En France l'administration, le comité central de vaccine, la société centrale de vaccine, l'Académie de médecine n'ont pas cessé d'encourager et de propager les vaccinations ; les médecins se sont distingués par leur zèle et leur abnégation pour étendre ses bienfaits ; malgré tant d'efforts, on ne trouve en 1865, en regard de 837,950 naissances que 608,376 vaccinations, et il y a eu 25,993 sujets atteints de la variole dont 4,166 morts et 4,989 infirmes. Nous donnons ici le tableau officiel de ces résultats qui accusent si hautement l'incurie des populations.

(1) *The Lancet*, 1868, p. 684.

TABLEAU DES VACCINATIONS PRATIQUÉES EN 1865, DANS LES DIVERS DÉPARTEMENTS DE LA FRANCE.

DÉPARTEMENTS.	NOMBRE					RAPPORT DES VACCINATIONS aux naissances.
	DES NAISSANCES.	DES VACCINATIONS.	des sujets atteints de LA PETITE VÉROLE.	DES DÉFIGURÉS ou INFIRMES.	DES MORTS de LA PETITE VÉROLE.	
Ain	8,646	7,116	21	1	5	82 p. 100
Aisne	13,657	10,435	615	101	54	»
Allier	10,812	10,041	972	63	73	»
Alpes (Basses-)	3,670	2,534	44	»	6	»
Alpes (Hautes-)	3,330	4,273	1,074	4	321	»
Alpes-Maritimes	5,487	2,437	69	»	12	44
Ardèche	11,961	6,371	133	9	10	57
Ardennes	7,468	1,625	»	»	»	»
Ariége	6,836	3,932	128	»	14	»
Aube	5,124	4,037	55	5	6	»
Aude	»	5,584	»	»	»	»
Aveyron	9,734	1,962	41	5	7	»
Bouches-du-Rhône	15,934	5,084	258	56	21	»
Calvados	8,258	8,850	1,596	205	203	100
Cantal	6,273	3,434	166	5	19	»
Charente	8,056	7,074	22	»	6	»
Charente-Inférieure	»	10,094	1,166	53	110	»
Cher	9,983	2,742	60	»	»	27
Corrèze	11,936	8,959	76	19	12	73
Corse	»	»	»	»	»	»
Côte-d'Or	8,090	7,005	242	41	20	75
Côtes-du-Nord	»	»	»	»	»	»
Creuse	6,973	1,356	17	1	»	19
Dordogne	12,922	7,202	12	»	»	55
Doubs	7,937	9,125	1,750	80	73	100
Drôme	8,456	6,338	903	3	90	75
Eure	»	5,288	»	»	»	»
Eure-et-Loir	6,722	7,337	458	70	56	100
Finistère	20,996	9,507	80	7	4	45
Gard	13,408	3,062	125	1	24	22
Garonne (Haute-)	»	9,259	»	»	»	»
Gers	5,547	4,329	274	4	21	78
Gironde	15,559	2,839	»	»	»	15
Hérault	»	3,956	427	8	28	»
Ille-et-Vilaine	16,398	15,183	1,112	85	42	92
Indre	»	»	»	»	»	»
Indre-et-Loire	6,377	4,826	99	6	10	76
Isère	14,170	8,677	234	11	23	60
Jura	7,463	6,063	»	»	»	81
Landes	»	»	»	»	»	»
Loir-et-Cher	»	6,895	»	»	»	»
Loire	16,504	11,534	877	96	58	69
Loire (Haute-)	9,086	3,013	305	20	34	33
Loire-Inférieure	15,603	9,351	564	444	33	59

DÉPARTEMENTS.	NOMBRE					RAPPORT DES VACCINATIONS aux naissances.
	DES NAISSANCES.	DES VACCINATIONS.	des sujets atteints de LA PETITE VÉROLE.	DES DÉFIGURÉS ou INFIRMES.	DES MORTS de LA PETITE VÉROLE.	
Loiret	9,624	3,014	194	6	»	31 p. 100
Lot	6,808	4,666	396	50	64	68
Lot-et-Garonne	5,905	4,739	9	»	»	80
Lozère	»	4,033	543	»	42	»
Maine-et-Loire	11,157	10,245	674	57	21	92
Manche	12,995	5,882	»	»	»	45
Marne	8,908	6,577	465	22	34	73
Marne (Haute-)	5,434	4,303	107	5	8	79
Mayenne	8,734	7,482	548	96	30	85
Meurthe	10,584	8,280	866	87	60	78
Meuse	6,265	4,936	1,244	67	217	79
Morbihan	15,490	10,496	2,042	»	326	78
Moselle	12,479	10,395	867	64	82	83
Nièvre	9,442	4,582	198	12	15	48
Nord	45,316	37,614	2,095	470	132	83
Oise	9,336	5,884	797	72	38	63
Orne	»	3,425	»	»	»	»
Pas-de-Calais	22,535	21,838	2,825	535	182	97
Puy-de-Dôme	13,535	8,671	»	»	»	64
Pyrénées (Basses-)	11,064	8,778	258	»	16	79
Pyrénées (Hautes-)	5,685	1,530	107	3	4	27
Pyrénées-Orientales	6,070	4,258	1,832	128	109	70
Rhin (Bas-)	20,005	13,410	1,484	206	87	67
Rhin (Haut-)	16,053	11,673	73	»	4	72
Rhône	17,620	7,879	263	10	4	44
Saône (Haute-)	8,099	6,634	344	110	27	82
Saône-et-Loire	»	»	»	»	»	»
Sarthe	9,546	3,346	192	17	28	35
Savoie	7,235	6,888	197	23	22	95
Savoie (Haute-)	7,657	3,654	144	20	9	48
Seine	64,057	29,952	»	»	863	46
Seine-Inférieure	23,438	8,235	221	5	36	35
Seine-et-Marne	»	5,423	198	9	21	»
Seine-et-Oise	12,778	11,984	319	21	23	94
Sèvres (Deux-)	8,000	5,406	109	11	11	67
Somme	12,150	7,756	»	»	»	64
Tarn	9,072	4,379	1,872	446	114	49
Tarn-et-Garonne	4,462	3,785	64	8	17	85
Var	7,184	3,135	220	18	31	44
Vaucluse	6,942	5,029	138	10	9	72
Vendée	10,794	5,949	305	28	43	55
Vienne	2,682	3,005	83	5	11	100
Vienne (Haute-)	10,037	9,126	388	40	21	91
Vosges	11,297	9,419	137	25	10	83
Yonne	»	1,412	»	»	»	»
TOTAUX	837,950	608,376	25,993	4,089	4,166	72,60

Il résulte de tous ces faits que rien de sérieux ne peut ébranler la juste confiance que l'on doit accorder au vaccin humain, comme prophylactique de la variole, pendant une suite d'années que l'expérience a fixée de dix à vingt ans.

Que la revaccination, pratiquée à propos, assure à la découverte de Jenner le privilége de donner une immunité complète contre la variole, sauf les cas très-rares d'une éruption bâtarde, en général très-bénigne.

Que, le vaccin conservé étant susceptible de s'altérer avec une grande facilité, les vaccinations de même que les revaccinations devront être pratiquées autant que possible avec du vaccin frais.

Que le cow-pox offre les moyens de pratiquer cette double opération dans tous les pays avec du vaccin frais.

Que des cas, où le virus humain pris sur des enfants syphilitiques a pu être contaminé avec le virus qui les infecte, se sont présentés à l'observation; mais que la rareté de ces cas déjà recueillis, en supposant surtout qu'ils échapperaient à une observation médicale attentive, est telle, que les chances qui en résultent ne peuvent balancer les chances de succomber à une épidémie variolique.

Que le cow-pox offre un virus vaccin qui est à l'abri de tout soupçon de contamination syphilitique.

Il convient d'ajouter que, grâce aux progrès de la science médicale, la préservation absolue de nos populations contre le retour des épidémies varioliques est devenue une possibilité évidente. La libéralité des vaccinations publiques et le zèle des médecins vaccinateurs assurent les moyens d'atteindre ce but, et par conséquent de supprimer la part de mortalité que nous payons encore à la variole.

Mais ce qui est déplorable et ce qu'il faut signaler, c'est l'incurie des populations pour assurer aux générations nouvelles cet immense bienfait. Comme la gratuité peut être acquise à ceux qui la réclament, il ne peut plus être question d'impuissance et de misère pour se soustraire à un devoir social. La négligence à remplir ce devoir entretient des épidémies, les propage, et rend souvent victimes de cette négligence des individus anciennement vaccinés qui n'auraient pas été atteints d'une maladie cruelle, si la réunion d'individus non vaccinés n'en avait pas concentré le germe. Le zèle de l'administration et des médecins échouera toujours, si la négligence de quelques-uns n'est pas regardée par la loi comme un délit.

La *rougeole* paraît de même originaire de l'Arabie, quoiqu'il y ait plus d'incertitude sur l'époque de son apparition. Du reste, le défaut de description exacte a jeté de l'obscurité sur ces deux maladies. Rhazès est peut-être celui qui les distingua le premier. Les épidémies de rougeole, moins graves que celles de variole, sont peut-être tout aussi fréquentes, nous citerons seulement celles de Londres, 1671, 1674, 1763, 1768 (Sydenham), d'Upsal, 1752 (Rosen), celle de Plymouth, 1741 (Huxham), celles de Vire (1772, 1773, etc).

La rougeole a régné épidémiquement sur de grandes parties de l'Europe à la fois ; on l'a signalée en France, en Angleterre, en Allemagne 1766-1801, en Hollande et en Allemagne 1826-1828, dans le nord de l'Europe 1834-1836, en France et en Suisse 1842-1843, dans tout le reste de l'Europe et en Amérique 1846-1847. On a pu l'inoculer par le sang des taches qui la caractérisent.

La *scarlatine* nous présente une maladie presque nouvelle qui a débuté en Europe. Hecker reconnaît que les premières indications précises de cette maladie datent des observations de Doring à Breslau 1625 et de Sennert à Wittenberg (1). Depuis elle s'est concentrée en Europe. L'Afrique, l'Asie,

(1) A. Hirsch, *Historisch-geographische Pathologie*. 1860, p. 235.

l'Australie, paraissent ne pas l'avoir encore reçue. Elle apparut dans l'Amérique du Nord en 1735; dans l'Amérique du Sud en 1829 ; dans la Californie en 1851.

Elle est remarquable tantôt par son extrême bénignité et tantôt par sa léthalité. La Grande-Bretagne paraît en être atteinte d'une manière qui influe sur la mortalité générale dans la proportion d'un vingt-cinquième.

La *lèpre. Éléphantiasis des Grecs.* — Nous croyons devoir ranger parmi les maladies virulentes cette espèce morbide, malgré les controverses qui ont été élevées au sujet de sa propriété contagieuse. Mais l'élément pathogénique tout spécial qui lui donne naissance, qui existe dans le sang du lépreux, qui se transmet par hérédité, et qui, de cette manière du moins, est apte à se régénérer d'individu à individu, et en outre à fournir des cas fort probables de contagion — celle-ci fût-elle restreinte à l'inoculation du sang et du pus — cet élément pathogénique a tous les caractères d'un virus.

Le virus variolique s'introduit dans l'économie par inoculation directe, et en outre par inhalation, quand ses particules sont entraînées dans les voies respiratoires; le virus-vaccin n'est pas moins actif quand il est inoculé; son injection dans les veines détermine une maladie générale. Ces deux virus ont une période d'incubation fort courte; l'élimination se fait rapidement de même. Mais la durée de la préservation qu'ils procurent peut s'étendre, comme on l'a vu, de dix à vingt ans. Il est permis de supposer que l'action de ces virus, après avoir développé une forme aiguë, est passée à l'état chronique. Nous allons examiner deux virus : le virus de la lèpre et celui de la syphilis, où cet état chronique, succédant à des accidents primitifs, devient l'état le plus grave de la maladie. Nous avons besoin de rappeler les accidents principaux qui caractérisent la lèpre. Nous écartons naturellement cette dermatose, analogue au *psoriasis*, qui a reçu le nom de *lepra vulgaris*.

Nous sommes encore en présence de deux dénominations morbides : 1° l'éléphantiasis des Grecs ; 2° l'éléphantiasis des Arabes. La seconde maladie est un développement pathologique du tissu cellulaire sous-cutané, localisé dans les membres inférieurs, ou dans le scrotum, ou rarement dans quelques autres parties de la peau ; les attaques précédées de symptomes fébriles sont successives, et à chaque attaque succède un épanchement dans le membre envahi par la maladie. Ce membre acquiert les formes les plus massives et les plus bizarres ; le pied ressemble parfois au pied de l'éléphant (1). C'est à tort que Lucrèce à confiné le mal sur les bords du Nil ; il n'est pas rare dans les pays chauds, aux Antilles — maladie des Barbades — ; des cas se sont montrés en France. Ce mal pourrait avoir de l'analogie avec le *pied de Madura*, etc., mais ce n'est pas la lèpre.

L'éléphantiasis des Grecs, que nous nommerons simplement *la lèpre* paraît être une maladie virulente, *sui generis*, qui présente une série de manifestations analogues, quoique affectant deux états que l'on a distingués comme il suit : la lèpre anesthésique, caractérisée par des taches suivies de bulles ou de pustules au début ; et la lèpre tuberculeuse, caractérisée par des taches suivies de tubercules. On les a désignées : *Lepra in cute ; Lepra in carne.*

D'après Pruner (2), Haeser (3), Danielssen et Boeck (4), on peut décrire ainsi son évolution.

(1) Est Elephas morbus, qui propter flumina Nili,
Gignitur Ægypto in media, neque præterea usquam.
(Lucretius, *De rerum natura*, lib. VI.)

(2) F. Pruner, *die Krankheiten des Orients*. Erlangen, 1847.

(3) H. Haeser, *Geschichte der epidemischen Krankheiten*. Iena, 1865, p. 77.

(4) Danielssen et Boeck, *Traité de la Spedalskhed* ou *Elephantiasis des Grecs*. Paris, 1848, in-8° et atlas in-folio.

Des symptômes précurseurs existent dans tous les cas. On les rapporte à la courbature générale et à des dérangements gastriques qui précèdent la rougeur générale de la peau. Puis il se forme des taches fauves ou bronzées, irrégulières, disséminées, luisantes et comme huileuses. Elles deviennent bientôt insensibles et l'*anesthésie*, qui paraît liée à une altération des tubes nerveux, infiltrés par une matière étrangère, ou même atrophiés, a servi longtemps de caractère pathognomonique de la lèpre; ces taches deviennent insensibles aux piquûres. Elles se recouvrent de bulles de pemphygus ou de pustules pour s'ulcérer ensuite. Dans la forme aiguë, il se manifeste des crampes aux extrémités dont la peau se gonfle, ainsi que celle du visage. Ces parties deviennent le siége d'une chaleur insolite, et elles se couvrent bientôt de nombreux tubercules. C'est surtout le dos des bras, des mains, des pieds qui s'en trouve chargé, surtout à l'endroit des articulations, et sur le trajet des vaisseaux lymphatiques. L'insensibilité fait des progrès et l'on peut piquer le derme profondément sans exciter de douleur. Les lépreux se font des blessures et des brûlures sans s'en apercevoir. Cette évolution de tubercules se fait lentement et peut durer ou plusieurs mois ou plusieurs années et présenter plusieurs *poussées* successives. Ils envahissent l'orifice des muqueuses, le palais, les paupières, le nez, la gorge. Ils se répandent en séries sur le visage et déterminent de profondes rugosités qui donnent à la physionomie l'aspect que l'on a nommé *léonin*. Ce développement s'accompagne de douleurs nocturnes. Les tubercules acquièrent, peu à peu, leur maturité et se convertissent en abcès et en ulcères. Ceux-ci font souvent des progrès si étendus qu'ils détruisent les muscles et les articulations. Des lépreux ont ainsi perdu les doigts, la main, ou l'avant-bras. La formation des abcès à souvent paru amender la maladie générale, bien que dans beaucoup de cas le malade succombe à l'épuisement qu'ils amènent.

Tous ces symptômes ont pour point de départ une infection générale. Le sang en porte les traces; quelques observations permettent de le supposer. Ainsi l'on a remarqué anciennement que le sang des lépreux était visqueux et chargé de filaments (1). Guy de Chauliac a trouvé le sang noir et granuleux. Danielssen et Boeck, qui ont fait l'ouvrage le plus important sur la lèpre, ont reconnu dans le sang des lépreux une altération constante qui se traduit par une destruction des globules et la présence de cellules étrangères. « Dans le « sang dépourvu de sa fibrine, disent-ils, nous avons cons- « tamment observé sous le microscope une grande foule de « cellules irrégulières assez grandes, remplies de molécules « transparentes ; sans doute ces cellules sont des globules de « sang, non encore assez développés. En outre tout le champ « du microscope était couvert de molécules limpides, extrê- « mement ténues, peut-être d'albumine. Les globules du sang « ont toujours été plus rares, là où les cellules mentionnées « se trouvaient en grande quantité (2). »

La matière des tubercules a été trouvée par les mêmes auteurs comme formée d'un réseau de fibrilles et d'une masse diaphane où le microscope fait voir des petits grains qui deviennent très-distincts par l'addition de l'acide acétique.

La lèpre remonte aux temps les plus anciens; elle paraît être sortie d'un ou de plusieurs foyers endémiques ; son origine spontanée, même de nos jours, paraît fort probable. En Chine la tradition fait supposer qu'on l'a connue depuis très-longtemps. On croit reconnaître tous les caractères de la lèpre dans la maladie dont parle Moïse, en ordonnant que cer-

(1) Cité par le Dr Brassac, *Arch. de méd. navale*, t. VI, p. 362.

(2) Item sanguis eorum in phlebotomia unctuosus est, et in tactu sentitur asper, propter adustionem, et arenosus, et si lavetur, et postea coletur, arenæ inveniuntur trahentes.

(De Renzi, *Collectio salernitan.* Neapoli, 1853, cité par Haeser, p. 86.)

tains malades seront éloignés du camp des Israélites. On a lieu de penser qu'ils l'avaient rapportée d'Égypte, où beaucoup d'historiens l'ont regardée comme endémique depuis les temps les plus reculés (1). La lèpre, sortie de ce berceau endémique, se répandit en Palestine, en Arabie, en Perse. Plutarque raconte dans la vie d'Artaxerxès que sa femme Atossa avait cette maladie (2). Les conquêtes d'Alexandre répandirent la lèpre en Macédoine et en Grèce; Pompée la rapporta en Italie avec ses légions. En suivant cette migration historique de la lèpre en Europe, il faut se demander si les maladies auxquelles Hippocrate, Aristote, Galien, Arétée, ont fait allusion étaient véritablement la lèpre, si le mal de Phénicie, si l'éléphantiasis, si le satyriasis, sont la véritable lèpre ; mais son apparition en Italie dans le premier siècle de notre ère paraît hors de doute. A. Hirsch cite ce passage de Celse : *ignotus autem penè in Italia, frequentissimè in quibusdam regionibus is morbus est, quem* ἐλεφαντίασιν *Græci vocant.*

Elle se répandit en Europe pendant le moyen âge, à l'aide de la dégradation sociale et de l'hygiène déplorablement mauvaise qui régnait partout. Grégoire de Tours signale déjà l'existence de maisons de refuge pour les lépreux ; on a souvent cité cette loi de Rotharis : *Si quis leprosus fuerit affectus, et cognitus fuerit judici et populo, quia certa sit veritas, et expulsus sit à civitate, vel à casa sua, ita ut solus inhabitet.*

Mais le délire des croisades, en jetant d'Occident en Orient des armées de malheureux en proie à la misère et à la débauche, causa en Europe une importation de cette hi-

(1) Diodore de Sicile. F. Pruner, ouvrage cité. Raymond, *Histoire de l'Éléphantiasis*. Lauzanne, 1767.

(2) A. Hirsch, *Handbuch der historisch-geographischen Pathologie*, Erlangen, 1860, p. 303.

deuse maladie, telle que pendant trois siècles elle excita une horreur profonde dans tout l'Occident. Elle envahit alors épidémiquement toutes les populations de l'Europe, populations livrées à la malpropreté, dénuées de linge et de secours médicaux. La terreur qu'elle répandit régna longtemps après sa disparition, qui ne put être obtenue que par la fondation de nombreuses léproseries, et par les lois impitoyables, qui ordonnaient d'enfermer ou de fuir tous ces malades, et qui les frappaient de mort civile. C'est en 1110 que le premier hôpital de lépreux fut fondé en Angleterre. En 1472, il y avait encore en France plus de 4000 léproseries. D'après l'historien Mézerai « *il y avait ny ville ny bourgade qui ne fust obligée de bâtir un hospital pour les retirer.* » En Orient, il existait depuis longtemps des maisons destinées à isoler les lépreux de la société des hommes. Les croisés en trouvèrent une à Césarée.

Le Pape avait institué l'ordre des Lazaristes pour soigner les lépreux en Orient; cet ordre fonda en Italie des léproseries sous le nom de lazarets, et, après environ trois siècles, il fut supprimé en 1490 comme devenu sans objet.

Ainsi l'hygiène générale se trouve en présence de deux faits historiques d'une gravité et d'une importance exceptionnelles; c'est d'une part le développement prodigieux de la lèpre en Europe à partir du commencement du douzième siècle, et sa disparition, sauf quelques rares foyers, vers la fin du quinzième siècle. L'importation par les croisades, la dégradation hygiénique des populations de l'Europe, et la transmissibilité de la maladie sont des conditions capables d'expliquer le premier fait. Le second peut être attribué en partie à la séquestration des malades, mais il aurait besoin d'être scruté avec attention et sagacité, car les conditions hygiéniques du peuple ne s'étaient pas améliorées. Peut-être un fléau plus grand que la lèpre a-t-il contribué à extirper celle-ci, c'est la peste noire qui de 1347 à 1350 enleva en Europe le quart de l'espèce humaine.

A partir de cette époque, la lèpre s'est maintenue à l'état endémique, soit au nord, soit au midi, dans certains foyers privilégiés, mais surtout dans les contrées chaudes ; elle a diminué dans les uns, elle s'est propagée hors des autres, en suivant des populations émigrantes.

Dans le Nord, elle s'est maintenue en Islande, en Norwége, en Finlande ; connue le long de ces côtes sous le nom de *Spedalskhed* (1), elle y paraît endémique, pendant que les contrées éloignées de la côte en sont exemptes. Elle règne aussi sur les côtes du Groenland et du nouveau Brunswick, pendant que l'intérieur du Canada se trouve épargné.

Dans les pays chauds, elle est encore plus fréquente (2). Elle paraît toujours régner endémiquement dans son premier berceau, en Égypte et en Abyssinie, elle est très-répandue en Afrique et dans la race noire, surtout en Nigritie, au Cap. On la trouve à Madère, en Turquie, à Candie, sur la côte de Syrie. Mais c'est en Orient, au Bengale, à Ceylan, en Chine, qu'elle étend encore ses ravages, surtout dans les pays de rizières et sur les côtes.

Les nègres transplantés l'ont introduite dans toutes les parties du monde. La première apparition de la lèpre dans les Antilles et dans l'Amérique du Sud, où elle est aujourd'hui très-répandue, coïncide avec l'apparition de la race noire transplantée par les Européens dans leurs colonies. Dans le midi de l'Europe elle est encore endémique sur quelques côtes marécageuses et poissonneuses ; à Comacchio, et sur la côte de Gênes en Italie, sur la côte de Provence, et sur quelques points de l'Espagne et du Portugal.

(1) Danielssen et Boeck, ouvrage cité.
(2) A. Hirsch, ouvrage cité, p. 310.

Toute l'antiquité regardait cette maladie comme contagieuse, les écrivains arabes, grecs, indous n'ont jamais mis en doute sa contagion. Arétée l'assimilait sur ce point à la peste. En général, on la regardait transmissible par les ulcères de la peau, et plus encore par les rapports sexuels. Cette croyance à la contagion était générale dans le moyen âge, les mesures de séquestration appliquées aux lépreux le prouvent suffisamment. Mais un grand nombre de médecins modernes soutiennent l'opinion contraire. Sigaud (1), Danielssen et Boeck n'ont jamais pu observer la contagion soit au Brésil, soit en Norwége.

Le docteur Brassac (2) n'a pu observer un seul cas de contagion, soit à la léproserie de la Désirade, soit à celle de Pondichéri.

Mais un grand nombre de médecins anglais et hollandais dans les colonies admettent toujours la contagion de la lèpre. C'est toujours une croyance enracinée parmi les noirs et parmi les populations coloniales. Si nous adoptions l'opinion absolue de la non-contagion, il faudrait donc croire que tout le moyen âge s'est trompé et accuser d'erreurs tous ces faits historiques : les prescriptions de Moïse; la fondation des léproseries en Orient et en Europe, maisons destinées non pas à secourir les lépreux, mais à les isoler. Ces mesures ne reposeraient donc que sur la peur des contemporains, sans qu'aucun fait ait pu les leur suggérer. Nous ne pensons pas que les non-contagionistes les plus convaincus puissent prétendre que l'inoculation du sang ou de l'ichor ulcéreux d'un lépreux soit sans danger. Quant à cette opinion que le virus lépreux aurait dégénéré depuis le moyen âge, c'est une opinion tout à fait hypothétique. Ce

(1) Sigaud, *Du climat et des maladies du Brésil*, 1844.

(2) Brassac, *Essai sur l'Éléphantiasis des Grecs* (*Archives de méd. navale*, t. VI, pag. 180, 241, 337).

fait de la dégénération des virus soit variolique, vaccinique, syphilitique, etc..., a été avancé bien des fois et jamais prouvé. Les expériences que nous avons citées au sujet du virus-vaccin tendent à prouver le contraire. La variole éclate encore parfois avec ses accidents les plus pernicieux. Danielssen et Boeck qui ont fait en Norwége de nombreuses observations sur la lèpre et qui sont en outre non contagionistes déclarent ce fait : l'affection est si constante dans son apparition qu'elle se montre actuellement comme depuis deux mille ans (1). Mais la rareté de la contagion dans les conditions de l'hygiène au dix-neuvième siècle est devenue un fait évident; beaucoup plus évident dans les contrées civilisées, beaucoup moins dans les contrées où la vie est encore misérable, ou à demi sauvage. Les virus selon nous n'ont point perdu de leur activité, car nous supposons, en vertu de toutes les analogies, qu'ils se propagent par germes comme toutes les espèces douées de la végétation ou de la vitalité. Mais les améliorations réalisées partout dans l'hygène du corps, du vêtement, de l'habitation, de la nourriture, apportent des obstacles nombreux à la transmission des virus. Quand le virus circule enfin dans le sang, il faut, en outre, qu'il trouve dans ce terrain où il se reproduit les conditions les plus favorables à son développement.

Parfois il les trouve ; et les épidémies éclatent alors avec une redoutable recrudescence, parfois ces conditions sont moins favorables au développement du virus, et les épidémies deviennent bénignes ou même avortent complétement. Il faut reconnaître que ces conditions nous échappent encore. Mais c'est un fait acquis que la maladie virulente la plus bénigne, se transmettant chez un autre individu, peut reprendre toute son énergie primitive.

(1) A. Hirsch, ouvrage cité, page 335.

Si notre état social redevenait ce qu'il était au moyen âge, il est fort probable que les redoutables épidémies de cette triste époque reparaîtraient en Europe.

Mais c'est un fait reconnu par tout le monde que la lèpre se transmet par hérédité, non point d'une manière fatale, mais dans l'immense majorité des cas.

Dans les localités endémiques où nous l'avons signalée, la lèpre reste concentrée dans des familles où elle se propage surtout par des mariages consanguins. Danielssen et Boeck ont signalé en Norwége le fait de l'hérédité. En passant en revue un nombre de 213 lépreux à l'hôpital de Bergen, ils ont pu, sur 90 pour 100, rapporter à l'hérédité la cause de la maladie. Mais il faut encore des observations plus nombreuses et plus précises, pour établir dans quelle mesure l'influence de l'hérédité pourrait propager la maladie indépendamment de la contagion, ou de l'évolution spontanée ou endémique de la lèpre.

Car c'est une opinion qui reprend une importance considérable que la lèpre, dans les localités où elle est endémique, pourrait bien s'y maintenir non pas seulement par hérédité, ou par contagion, mais qu'elle apparaît sous l'influence des mêmes causes endémiques qui ont dû la générer une première fois. Elle serait, dans ces localités, spontanée ou autochtone.

Les faits cités à l'appui de l'opinion que la lèpre se serait développée spontanément sont nombreux ; ils sont dus à Blosfeld et Bolschwing pour la Russie, Danielssen et Boeck pour la Norwége, Kampfen pour Madère, Ainslie pour le Bengale, Blacquière pour le Mexique, Larrey pour l'expédition d'Égypte. Mais aucun de ces faits n'est probant. Ils reposent sur ce préjugé que la lèpre observée, n'ayant pas dû être héréditaire, s'est développée chez des individus qui allaient vivre dans les climats où règne cette endémie. Mais nous demanderons comment il est possible de s'assurer qu'il n'y a pas eu contagion avant de conclure à une origine spontanée. Cette déduction n'est valable que pour des médecins non contagionistes. Mais nous ferons reposer la possibité de l'évolution spontanée de la lèpre sur d'autres faits. Les lieux où la lèpre est endémique sont indépendants des climats ; et ce sont en général des côtes marécageuses ou poissonneuses, celles de Norwége, du Finmark, d'Islande, du Groenland ; Comacchio, en Italie ; la côte de Provence ; ce sont les bords du Nil, de la Chine ; les côtes et les fleuves d'Afrique. Cette condition se retrouve partout. Déjà les anciens médecins accusaient l'alimentation mauvaise de développer la lèpre, et surtout l'usage de poissons de mer salés ou pourris, l'usage de la viande de porc nourri de poissons ; on cite Galien : *Sed in Alexandria ob victus rationem frequenter generatur elephantiasis. Vescuntur enim pulte, lenticula, cochleis, multisque salsamentis.* Mackenzie remarque qu'en Islande ce sont surtout les pauvres pêcheurs qui se nourrissent de poissons qui deviennent lépreux, et que la lèpre paraît confinée sur la côte où existent les pêcheries, pendant qu'elle est très-rare sur la côte nord-est, qui est privée de pêcheries. Forestus, l'un des plus savants médecins du seizième siècle, attribue le développement de la lèpre en Hollande à l'usage des salaisons et du poisson pourri (1). Sur les côtes de Russie, sur celles de l'Indoustan, etc., cette accusation contre l'usage du poisson pourri a été souvent formulée. La chair des oiseaux de mer qui se nourrissent de poissons, aussi bien que la chair de certains poissons est accusée de pouvoir générer la lèpre. Les explications que nous avons données page 563 sur les migrations des parasites dans les espèces animales, et celles que nous

(1) A. Hirsch, ouvrage cité, pag. 330.

avons données, tome Ier, page 769, sur les maladies des poissons dont l'usage est vénéneux, sont de nature à fortifier cette opinion. Cependant Danielssen et Boeck, qui ont beaucoup observé en Norwége, combattent énergiquement cette étiologie; mais les raisons qu'ils apportent nous paraissent plutôt capables d'établir la possibilité d'un parasitisme spécial chez les populations des côtes poissonneuses. Ces auteurs s'expriment ainsi (1): *Beaucoup de lépreux sur la côte ne se nourrissent que de poissons frais, et beaucoup ne s'en nourrissent qu'exceptionnellement. On a soin dans le pays, en se nourrissant des oiseaux de mer, d'enlever la peau et la graisse.* Ils ajoutent, pour repousser l'assertion que de nombreux poissons seraient malades de la lèpre : *Pour constater le fait, nous avons examiné beaucoup de poissons que l'on regardait comme lépreux, et nous avons constaté une maladie qui consistait en abcès de matière tuberculeuse. Mais un examen approfondi nous a convaincus que ces tubercules consistaient dans un parasite végétal très-fréquent sur une espèce de sole, mais qui est aussi fréquent sur les côtes où il n'y a pas de lépreux que sur celles où il y en a, et nous avons acquis la conviction que l'alimentation avec ce parasite végétal ne contribue pas le moins du monde à la production de la lèpre.* Nous retenons ces observations consciencieuses de Danielssen et Boeck pour étayer notre opinion que la lèpre pourrait bien devoir son origine à un parasite introduit au moyen de l'alimentation par le poisson et les oiseaux de mer.

Nous avons voulu exposer ces faits et ces opinions, et les discuter à notre point de vue, avant de signaler un document récent de la plus haute importance.

Un comité fut nommé en Angleterre en 1863 (2) pour

(1) *The Lancet*, 1867, 5 janvier, 23 février, etc.

(2) Haeser, ouvrage cité, page 90.

recueillir de toutes les stations anglaises des rapports sur la lèpre, sur cette cruelle maladie, qui sévit dans les régions tropicales avec un redoublement d'énergie, surtout aux Antilles, à la Guyane, au Cap, au Bengale, etc. Il était notoire que des personnes ayant vécu aux Indes en avaient été atteintes après leur retour en Europe. Alibert, Biett, avaient signalé déjà des cas semblables. Mais en outre quelques cas sporadiques s'étaient montrés dans les hôpitaux de Londres parmi des Européens qui n'avaient pas quitté leur pays. Ces rapports recueillis déjà dans un grand nombre de stations établissent que cette maladie incurable, souvent héréditaire, permet rarement de vivre au delà de 35 ans. Les noirs y sont plus exposés que les mulâtres et que les blancs surtout. Les populations qui se nourrissent de poissons pourris ou d'huiles rancies, y paraissent plus exposées. Les rapports mettent ce fait en lumière que presque partout les lépreux sont évités ou même chassés, et que la recrudescence de la maladie dans certains lieux coïncide avec le relâchement des lois qui les isolent. Là, au contraire, où l'isolement est plus exact, la maladie a diminué. Ainsi, à New-Brunswick, tout malade est envoyé au lazaret. A la Jamaïque, aux Barbades, à Jérusalem, on évite leur contact. Au Bengale, un lépreux est chassé de sa famille et devient mendiant. Beaucoup d'Européens soumettent leurs domestiques à la visite et chassent les lépreux. De nombreux faits qui établissent la contagion, par inoculation directe du pus ulcéreux ou par contact de ce pus, ont été enfin recueillis. Le docteur Pollard, à la Guyane, affirmait que les enfants d'une famille européenne ont contracté la maladie en jouant avec un jeune nègre. Les docteurs Duffey, Carney, Van Holst, citent des faits où la contagion s'est montrée évidente entre personnes qui avaient couché dans le même lit. Les médecins du Bengale ont noté de pareils exemples. A Honolulu dans les îles Sandwich, climat incomparable, la lèpre inconnue jusqu'alors fut introduite par les Chinois en 1848; depuis ce temps elle s'est tellement propagée, qu'un dernier recensement a signalé 250 lépreux dans cette petite population.

Le traitement de la lèpre se réduit à des mesures prophylactiques, car la maladie s'est montrée incurable. A peine fait-on quelques tentatives nouvelles. Mais pour rendre la prophylaxie efficace, la contagion doit être admise, ou du moins regardée comme possible dans certains cas; l'isolement des lépreux est le moyen qui s'est montré le plus efficace. Quant à combattre l'intoxication spontanée, ou endémique, on peut espérer de le faire avec quelque succès, en répandant les habitudes salutaires d'une bonne hygiène, partout où la lèpre apparaît, et en portant une attention particulière sur l'alimentation. Le poisson salé, fumé ou pourri, la chair des oiseaux de mer, seront soumis à des préparations culinaires mieux entendues.

On peut détruire par la cuisson les trichines, les cystocerques, les bactéridies, dans les chairs contaminées; peut-être arrivera-t-on à détruire aussi facilement le virus de la lèpre à son origine.

Voyez dans l'ouvrage de Ch. Robin (1) la description des parasites qui vivent sur les oiseaux, pages 516-430, sur les poissons 394-505, et l'énumération des *psorospermies* des poissons 292-314, petits corpuscules que J. Mueller (2) appelle *semina morborum*.

La *syphilis*. — Cette maladie appartient au groupe des maladies zymotiques qui sont le produit d'un virus. Quand

(1) Ch. Robin, *Histoire naturelle des végétaux parasites qui croissent sur l'homme et les animaux vivants*. Paris, 1853.

(2) J. Mueller, *Ueber eine eigenthumliche krankhafte parasitische Bildung*, etc. (*Archiv für Anatomie und Physiologie*, 1841).

ce virus est entré dans la circulation, il réclame une certaine période d'incubation pour son développement. Après ce temps, des symptômes fébriles apparaissent et bientôt les surfaces du corps tant internes qu'externes se couvrent plus ou moins d'exanthèmes et deviennent le siége d'apparitions morbides, roséole, acné, taches, papules, ulcères. Ces phénomènes morbides tendent à disparaître lentement, après quoi la maladie virulente peut être épuisée. Longtemps on a porté une attention trop exclusive aux phénomènes morbides bornés aux organes sexuels, phénomènes souvent locaux comme ceux de la vaccine, mais qui ne le sont pas nécessairement. La syphilis est une maladie générale par elle-même comme la variole ou d'autres maladies zymotiques. Si les rapports sexuels la propagent, c'est qu'ils présentent le mode de contact le plus fréquent et le plus favorable à l'inoculation de la maladie. Mais la syphilis constitutionnelle qui est la véritable maladie s'inocule comme les ulcères, dits primitifs, par tout moyen capable d'infecter le sang. Le virus syphilitique pénètre dans l'organisme non-seulement par les surfaces dénudées, mais encore par suite de son contact prolongé avec les muqueuses, et les parties fines et humides de la peau.

La syphilis a donc ses modes d'introduction dans le corps humain, ses périodes d'incubation, ses exanthèmes et sa terminaison.

Dans les dernières années du quinzième siècle une maladie à formes inconnues se répandit dans le midi de l'Europe. On lui imposa d'abord différents noms vagues ou déjà connus : *morbus gallicus ; mal de Naples ; scorra ; lues venerea.* Elle reçut de Fracastor le nom de syphilis (1). Les auteurs qui se sont occupés de littérature médicale, surtout les

(1) Hieronymus Fracastorius, *Syphilis, sive morbus gallicus*. Veronæ, 1530.

modernes, se sont partagés en deux camps au sujet de l'origine de cette maladie. Les uns prétendent qu'elle était anciennement connue et que par des circonstances météorologiques ou sociales, elle a repris une recrudescence particulière. Les autres pensent qu'elle fut transplantée en Europe à cette époque et accusent, ainsi que la plupart des contemporains, la découverte de l'Amérique d'avoir été l'origine de cette transplantation.

On s'est efforcé de chercher dans les maladies dont les auteurs anciens ont pu parler des signes suffisants pour caractériser la syphilis (1). On a souvent cité Galien et la description qu'il fait des ulcères qui affligeaient de son temps les parties sexuelles, description qui comprend des ulcères rongeants, de nature phagédénique; la formation des anthrax et des excroissances. Haeser, qui penche pour cette opinion, fait à ce sujet les deux citations suivantes (2) : « Wird die geschichte eines Gevissen Hero erzahlt, der sich durch den Beischlaf mit einer Schauspielerin einen *Anthrax* zuzog, durch welchen, nach sechsmonatlichen Leiden, seine Geschlechtsheile verfaulten, abfielen, und hiernach der Tod eintrat. » (Rosenbaum, 132.) Et plus loin, au sujet de l'empereur Galère : « Postero anno, Galerium consulem VIII sine collega fœdissimus invasit morbus, quippe ortum circa pudenda ulcus instrumenta libidinis ejus tabefecit, vermibusque ex putrefactione contractis insanabile factum, ex quo in eum furorem adactus est, ut medicis etiam intulerit manus. »

Mais, quelques recherches que l'on ait pu faire parmi les ouvrages des médecins ou des satyriques de l'antiquité, on n'a pu reconnaître à ces maladies locales le caractère syphi-

(1) Rosenbaum, *Geschichte der Lustseuche, im Alterthum*. Halle, 1839.

(2) Haeser, *Geschichte der epidemischen Krankheiten*. Iena, 1865, p. 193. Voyez aussi Menière : *Gazette medicale*, 1856.

litique et établir l'existence d'une maladie constitutionnelle liée à ces accidents.

Pendant le moyen âge, la dépravation des mœurs rendit fréquentes les maladies des organes sexuels, parmi lesquelles les écoulements morbides et les ulcères plus ou moins *malins* occupent une grande place. Mais aucun fait avéré ne permet de donner à ces maladies le caractère syphilitique. Hensler (1) a réuni les souvenirs de cette époque qui lui ont paru les plus probants. Il a recueilli entre autres plusieurs symptômes morbides comme il suit : « Ulcera et pustulæ fiunt in virga. Aliquando ratione malæ curæ et durationis fiunt cancrosæ in tantum, quod aliquando perditur virga, vel pars ejus. Aliquando fiunt extra in pelle, aliquando utplurimum intra. Causæ possunt esse vulnus, vel attritus, vel coitus cum fœda vel immunda, vel cancrosa muliere, vel portare femoralia nigra, fœtida et immunda. » (Valescus di Taranta) : « Ulcera virgæ veniunt ex pustulis calidis virgæ supervenientibus, quæ postea crepantur, vel ex acutis humoribus, locum exulcerantibus, vel ex commistione cum fœda muliere quæ cum ægro talem habente morbum de novo coierat. » (Lanfrancus, Hensler, 226.)

Ces faits, qui ont pu paraître probants à quelques médecins, ne le sont pas. Des charbons, des ulcères peuvent bien produire localement de grands ravages et même se communiquer sans receler pour cela le virus syphilitique, qui seul par incubation peut produire une maladie constitutionnelle, *sui generis*. Le docteur Samuel Wilks, médecin du Guy's Hospital, s'est exprimé ainsi sur ce sujet dans une leçon publique sur la syphilis (2), en s'appuyant sur l'opinion de

(1) Hensler, *Geschichte der Lustseuche*, etc. Altona, 1783, cité par H. Haeser, page 201.

(2) *The Lancet*, 26 janv. 1867, p. 105.

R. Carmichael (1) et de Hunter (2). « At the same time it must be remembered, that there are probably many local affections having irritating discharges which are highly contagious, and yet do not contain any virus which is capable of contaminating the whole system. I have seen impetiginous sore on one person produce a similar sore on another; but how absurd would it be to confound this with a constitutional affection, and style both by the same name. »

Cette distinction, entre les maladies locales qui affectent les parties sexuelles sans être pour cela syphilitiques et le chancre infectant, a été faite de la manière la plus nette par les syphiliographes français : Cullerier, MM. Ricord, Bassereau, etc. Cette confusion, introduite surtout par le désir de faire remonter à l'antiquité l'origine de la syphilis, n'est plus possible aujourd'hui.

L'opinion que la syphilis a une source américaine remonte, comme témoignages écrits, à ceux d'Oviedo et de Massa (3). Massa certifiait, en 1513, que, d'après le rapport des Européens qui avaient visité les îles d'Amérique, la syphilis y était aussi fréquente que la variole en Europe.

Oviedo, qui avait connu Colomb et ses compagnons, de retour à Barcelonne en 1493, et qui fut, en 1515, gouverneur en Amérique, fit un rapport qui confirme les mêmes faits. Ces documents ont surtout servi de base à l'opinion défendue par Astruc (4), Girtanner (5), Gruner (6), pendant

(1) R. Carmichael, *Essay on the venereal Diseases*. London, 1825.

(2) J. Hunter, *Traité des maladies vénériennes*, traduit par Richelot. 3e édition. Paris, 1859.

(3) Luisinus Aphrodisiacus, *De morbo gallico omnia quæ exstant*. Venetiæ, 1566, cité par Haeser, ouvrage cité, p. 250, et par A. Hirsch, ouvrage cité, page 347.

(4) Astruc, *Tractatus de morbis venereis*. Parisiis, 1740.

(5) C. Girtanner, *Abhandlung über die venerischen Krankheiten*. Göttingue, 1793.

(6) C. G. Gruner, *De lue venerea*, 1789.

que Sanchez (1), Hensler (2), etc., accusaient ces documents d'être apocryphes et défendaient l'opinion de l'origine ancienne ou spontanée; ces derniers ont encore pour eux l'importante autorité de A. Hirsh et de H. Haeser. Aujourd'hui les principaux syphiliographes sont divisés en deux camps (3-4).

Certains auteurs ont prétendu que la syphilis était produite par la lèpre, ou par le mélange de cette maladie avec le scorbut, d'autres qu'elle venait d'Afrique, à cause de ses analogies avec le yaws; d'autres, enfin, qu'elle était passée à l'état épidémique vers la fin du quinzième siècle, pour redevenir peu à peu ce qu'elle était auparavant.

Les opinions antagonistes des médecins que nous avons cités ont jeté tant d'obscurité sur la question de l'origine de la syphilis qu'on ne peut plus s'appuyer sur ces opinions pour chercher la vérité.

Nous retiendrons ces faits : c'est qu'il a été impossible de reconnaître la syphilis dans les états pathologiques signalés pendant l'antiquité, et pendant le moyen âge. C'est qu'elle éclata d'une manière épidémique, lors de l'entrée des Français à Naples, de février à mai 1497. C'est que pendant les deux années qui avaient précédé, des cas déjà nombreux et comme sporadiques, ayant les caractères de la syphilis, avaient éclaté en Espagne, en Italie, en France, surtout en Auvergne; c'est que, pendant plus d'un quart de siècle, l'opinion la plus générale des contemporains rapporta cette nouvelle maladie à l'importation américaine. Adoptant cette opinion, nous nous représenterons ainsi la marche de la maladie.

Colomb partit de Palos le 3 août 1492 avec 90 hommes

(1) Sanchez, *Sur l'origine de la maladie vénérienne*. Paris, 1752.

(2) Hensler, *Ueber den westindischen Ursprung der Lustseuche*. Hambourg, 1789.

(3) Gauthier, *Recherches nouvelles sur l'histoire de la Syphilis*. Paris, 1842.

(4) Gibert, *Revue médicale*, 1835.

d'équipage; il y était de retour le 15 mars 1493 ; il se rendit à Barcelone où était la cour ; il repartit avec 17 vaisseaux et 1,500 hommes. A partir de ce moment, les communications furent fréquentes entre l'Europe et l'Amérique. Quant aux insulaires d'Haïti, l'historien Raynal, qui a dû consulter les historiens espagnols, s'exprime ainsi (1) : « *Aucune loi ne réglait chez eux le nombre des femmes. Les Espagnols appelaient débauche, licence, crime, cette liberté dans le mariage et dans l'amour, autorisée par les lois et par les mœurs, et ils attribuaient aux prétendus excès des insulaires l'origine d'un mal honteux et destructeur qu'on croit communément avoir éte inconnu en Europe avant la découverte de l'Amérique.* »

Pour suivre les premiers pas de la maladie en Europe, nous allons prendre les citations mêmes de H. Haeser (2), en les traduisant du latin, ainsi :

[Cette maladie maligne commença, dit-on, l'an 1493, en Auvergne, et ainsi par voie de contagion elle parvint en Espagne, dans les îles, en Italie, et enfin envahit toute l'Europe... Torella.] [L'indication de l'origine de la maladie en Auvergne est réitérée par plusieurs auteurs anciens, entre autres par A. Sertz (1509)]. [Deux ans avant l'arrivée de Charles en Italie, une maladie nouvelle fut découverte parmi les mortels. Cette peste, car elle parut ainsi, fut apportée d'abord d'Espagne en Italie et d'Éthiopie en Espagne. Fulgosi, *De dictis factisque memorabilibus*, 1509, lib., c. IV.] [Une maladie nouvelle, qu'on vit pour la première fois dans notre temps, qui corrompit le corps d'un grand nombre, commença à se disséminer deux ans avant l'arrivée de Charles en Italie, et, après avoir souillé l'Espagne citérieure et ultérieure, la Bétique, la Lusitanie, les Cantabres, elle parvint jusqu'à

(1) Raynal, *Histoire philosophique des deux Indes*, 1781, liv. VI, p. 219.
(2) H. Haeser, ouvrage cité, p. 227.

nous. Senarega, *De rebus genuensibus*, cité par Muratori, XXIV, p. 531.]

Colomb se rendit à Barcelone en 1493, Barcelone était infecté en 1494; on cite une lettre de Nicolas Scyllatius du 18 avril 1494, et qui contient ce passage : [La province narbonnaise, partie de la Gaule, frontière d'Espagne, envoya un autre mal. Il se fit sentir surtout aux femmes et aux maris; il infecta le voisinage. Dernièrement il a envahi l'innocente Espagne. Je fus frappé d'horreur en débarquant à Barcelone, cette belle ville d'Espagne. Je trouvai beaucoup d'habitants en proie à la contagion ; j'interrogeai les médecins. Ils m'affirmèrent que cette nouvelle maladie venait de la Gaule. « Nic. Scyllatii siculi messanensis *Opuscula*, Papiæ, 1496. »]

Il nous paraît extrêmement vraisemblable qu'à partir du premier retour de Colomb à Barcelone, en mars 1493, la maladie se répandit lentement en Espagne, en France, en Italie, et fut souvent communiqué d'un pays à l'autre.

Mais un phénomène épidémique, d'une gravité inouïe, se passa bientôt, lorsque Charles VIII eut mené en Italie une armée composée d'aventuriers de toutes les nations. C'est celui-là qui a frappé d'effroi tous les contemporains et qui repose sur des causes mystérieuses, dont l'hygiène ne peut pas se rendre un compte suffisant. L'entrée à Naples eut lieu le 12 février 1495; et, après s'être livrées à tous les excès, ces bandes retournèrent dans leurs différents pays dans l'état le plus pitoyable que l'on puisse imaginer et disséminèrent dans toute l'Europe cette contagion nouvelle. La syphilis se montra partout avec ses accidents les plus graves de maladie constitutionnelle : « totius substantiæ qualitas occulta; » les accidents primitifs n'avaient qu'une courte durée, et bientôt l'infection générale était annoncée, par la céphalalgie, la fièvre, les sueurs, les insomnies, etc. Enfin les exanthèmes apparaissaient sous le nom de pustules, de verrues, de condylômes et devenaient le siége d'ulcères rongeants et hideux ; les ulcères du palais, de la gorge, les maladies des os, etc., ne manquaient pas..

La maladie était contagieuse par tous les attouchements des parties ulcérées. Les étuviers-barbistes, maniant la lancette et les scarificateurs, la communiquèrent si fréquemment qu'on ferma leurs boutiques. Les cuillers de table, le linge et les vêtements malpropres la communiquaient. Les nourrices infectaient les enfants et les enfants les nourrices. Les lieux de prostitution, si communs à cette époque, fréquentés surtout par les religieux, les militaires, le bas peuple, la répandirent partout. L'horreur fut telle, que les lépreux mêmes fuyaient les malheureux atteints de cette maladie. L'emploi du mercure comme remède amenda et fit disparaître les ulcères et les exanthèmes; mais son usage immodéré joignit bientôt une cachexie nouvelle à la cachexie syphilitique.

L'énergie de cette contagion virulente se maintint pendant plus d'un quart de siècle, jusque vers 1530 environ. Elle parut enfin se calmer et, vers 1550, la syphilis en Europe présentait à peu près l'énergie infectante qu'elle montre de nos jours. Faut-il attribuer cette modération de la maladie à l'emploi général du mercure à haute dose, à une série d'inoculations qui auraient amené une préservation relative, à des constitutions sociales ou épidémiques différentes? Nous ne pouvons pas même aborder cette question; mais il faut reconnaître que la syphilis a des recrudescences, et que chez certains individus, ou certaines populations, elle apparaît avec son énergie primitive. Mais à considérer d'une manière générale l'état actuel de la maladie, voici le résumé qu'on peut en faire d'après les syphiliographes les plus autorisés :

La matiere sécrétée par un ulcère syphilitique peut se communiquer. Bien qu'une excoriation des muqueuses serve le plus souvent de voie d'introduction, cela n'est pas nécessaire; le séjour du pus suffit souvent pour désorganiser l'épithélium. Quand cette communication a eu lieu, il faut distinguer deux sortes d'incubation de la syphilis. Celle qui précède l'apparition de l'ulcère primitif est de 3 à 8 jours. C'est une incubation locale; l'infection générale, comme dans le cas de l'inoculation de la variole, de la vaccine, peut avorter. La statistique établit la proportion des cas où cette infection générale avorte (1). Quand l'inoculation du virus syphilitique se fait avec la lancette et qu'elle réussit, la piqûre se guérit d'abord ; puis après une incubation qui varie de trois à six semaines, et c'est là le caractère de l'infection générale, il apparaît une papule à bords indurés qui s'ulcère. Si l'ulcère primitif qui résulte de la communication directe persiste un certain temps, le développement complet de l'induration qui le caractérise se fait, en général, en six semaines et correspond à l'incubation de la syphilis constitutionnelle. Si la marche de cette induration est arrêtée, les chances d'infection générale peuvent être diminuées, mais les chances seulement. Des médecins d'une grande expérience s'accordent en ceci, que plus l'induration est complète, plus la durée du chancre infectant s'est prolongée, plus aussi l'infection générale est intense *et vice versâ*. Ceux qui nient que le mercure soit un antidote et puisse guérir la syphilis, lui accordent pourtant la propriété de s'opposer à l'induration du chancre, et de diminuer beaucoup, à ce degré de la maladie, les chances ou l'intensité de l'infection générale.

Quand après les deux périodes d'incubation, locale et générale, l'infection syphilitique a lieu, la maladie se comporte comme les autres maladies zymotiques. Des symptômes fébriles précèdent en général l'apparition d'exanthèmes sur la peau et sur les muqueuses. Des éruptions qui constituent

(1) Voyez pour la statistique *The Lancet*, 1867, p. 252.

la roséole, l'acné, le lichen, le psoriasis se manifestent. Elles sont souvent suivies d'éruptions d'une nature molle. Le périoste et divers organes peuvent devenir le siége de dépôts fibreux et de matière gommeuse. Après un temps plus ou moins long, ces symptômes disparaissent et s'épuisent, bien qu'une ou plusieurs rechutes se soient produites. On suppose, et l'on peut citer, à l'appui, de nombreux rapports fournis par des médecins militaires (1), que, comme la variole, la syphilis ne pourrait pas être contractée deux fois par le même individu, si ce n'est après un long temps. On a tenté des expériences de syphilisation, correspondant à ce qui se fait par l'inoculation de la variole. Les expériences faites surtout par M. Auzias-Turenne, par M. Spérino de Turin (2), par M. Boeck dans le Nord n'ont pas conduit à des résultats évidents. Quant à faire de cette inoculation un moyen prophylactique, il n'y faut pas songer. Des inoculations successives pratiquées en Angleterre, pendant plusieurs mois, sur un même individu, ont fini par produire quelque chose de hideux.

Quoique bien moins facilement que le pus fourni par le chancre infectant, les autres produits secrétés dans la syphilis constitutionnelle, même le sang, peuvent produire l'infection générale. Mais leur propriété virulente est mise hors de doute par des faits nombreux. M. Diday parle des ravages causés par la syphilis dans un village où un enfant syphilitique commença par infecter sa nourrice. Mais ce qui est surtout hors de doute, c'est que bien souvent des chirurgiens ont contracté l'infection par le contact des produits morbides secondaires. C'est l'opinion de beaucoup de médecins que des femmes, dont les organes sexuels sont

(1) *The Lancet*, 1867, p. 251.

(2) Communications à l'Académie des sciences de Paris et à l'Académie de médecine de Turin.

trouvés sains, peuvent communiquer l'infection générale, au moyen des écoulements ordinaires à leur sexe.

Nous avons parlé des chances possibles d'inoculer le virus syphilitique en inoculant le virus vaccin. Rien ne prouve que le virus vaccin, bien isolé dans ses alvéoles, puisse être contaminé; mais le virus vaccin, conservé entre deux verres, peut être mêlé avec du pus et du sang; c'est pourquoi nous avons conseillé la vaccination de bras à bras, après l'examen de l'enfant porteur du vaccin, c'est pourquoi aussi nous avons relevé les avantages de de la vaccination animale.

Dans notre chapitre consacré à la géographie médicale, nous avons signalé les régions du globe qui sont le plus infectées de syphilis, nous n'ajouterons que quelques mots. De l'étude géographique de cette maladie, il résulte qu'elle est répandue par tout le globe, mais qu'elle ne sévit pas partout avec la même intensité. Tandis qu'en Islande et dans le centre de l'Afrique méridionale, elle germe à peine et ne peut se développer, elle règne au contraire avec une grande intensité en Russie, sur les côtes de la mer Baltique, de la mer Adriatique, aux Moluques, au Mexique, etc. Il n'y a pas de maladie plus répandue dans l'Inde anglaise. Sur la côte du Pérou, à Valparaiso, à Lima, les affections syphilitiques sont les plus graves que l'on puisse imaginer : ulcères détruisant tous les téguments, carie des os, etc. Les décès par syphilis n'y sont pas rares. Dans quelques contrées elle paraît très-ancienne comme dans le centre de la Cochinchine; dans quelques autres elle est nouvelle; ainsi aux îles Aléoutiennes, la syphilis fut apportée par les chasseurs russes; dans l'archipel de la Malaisie, elle fut introduite récemment : plusieurs de ces îles en étaient exemptes encore en 1854. Elle s'y montre bénigne.

Un fait qui est aujourd'hui hors de doute, c'est que la syphilis constitutionnelle, dans sa période d'état, peut se transmettre par hérédité. Mais cette grave conséquence n'est pas toujours fatale, elle est soumise à des restrictions. L'influence du père est plus rare, celle de la mère est plus fréquente. Un an ou deux après l'extinction des accidents secondaires, toute crainte de transmission héréditaire paraît être écartée. Mais nous renvoyons pour l'étude de ces faits et pour ceux qui concernent la syphilis en général aux ouvrages spéciaux de Hunter (1), de MM. Cullerier, Diday (2), Melchior Robert, G. Lagneaux (3), Ricord (4), Rollet (5), Lancereaux (6), Bazin (7), etc.

Soit qu'elle ait préexisté dans le nouveau monde, soit que l'Europe en ait été le berceau, la syphilis est aujourd'hui répandue dans toutes les parties du monde. C'est une des plaies qui affligent le plus l'humanité. C'est aux yeux de l'hygiène générale un des résultats les plus déplorables de notre état social. La syphilis est une maladie qu'il serait facile de borner et même d'éteindre. Sauf de rares exceptions elle se communique par les rapports sexuels, et la communication peut être regardée comme le résultat d'une négligence, en présence des facilités de guérison qui existent partout.

On accuse la prostitution d'entretenir la syphilis dans

(1) John Hunter, *Traité de la maladie vénérienne*, traduit de l'anglais par G. Richelot, avec de nombreuses annotations par Ph. Ricord. 3ᵉ édition, Paris, 1859.

(2) Diday, *Exposition critique et pratique des nouvelles doctrines sur la Syphilis*; Paris, 1858.

(3) Melchior Robert, *Nouveau traité théorique et pratique des maladies vénériennes*, d'après les documents puisés dans la Clinique de M. Ricord et dans les services hospitaliers de Marseille. Paris, 1861.

(4) Ricord, *Leçons sur le chancre*, 1860.

(5) J. Rollet, *Traité des maladies vénériennes*, 1866.

(6) E. Lancereaux, *Traité historique et pratique de la Syphilis*. Paris, 1866.

(7) E. Bazin, *Leçons cliniques sur la Syphilis et les Syphilides*, 1866.

nos États civilisés. Veut-on faire cesser la liberté des unions? Veut-on les soumettre toutes à la visite? La prostitution qui est redoutable, c'est le métier entraînant la promiscuité, et ayant pour principal objectif les célibataires entretenus par les armées permanentes et par les équipages de matelots. Par la navigation, le matelot porte et rapporte la syphilis dans toutes les parties du monde. D'une autre part, les garnisons constantes dans les principales villes ont besoin de la profession des prostituées. C'est pour réglementer cette profession, que les autorités maritimes et militaires ont de sérieux devoirs à remplir. C'est à déplorer le frauduleux partage de la prostitution clandestine que les médecins militaires se désolent. La France et la Belgique se sont distinguées par leurs efforts pour réglementer la prostitution. L'Angleterre les a suivies dans cette voie. A cet effet, un comité fut nommé en 1864 par le gouvernement anglais, pour rechercher les moyens de traitement et de préservation de la syphilis dans l'armée et dans la marine. L'acte dit : *Diseases contagious act*, fut rendu en 1866. Les prostituées des principales villes de garnison, comme Porstmouth, Plymouth, Sherness, Chatham, Aldershot,... Corfou, Malte, furent placées sous l'autorité de l'amirauté pour être examinées et au besoin confinées jusqu'à parfaite guérison. Les résultats furent très-remarquables pour la santé des garnisons. Ainsi pendant le premier semestre de 1864 les cas graves de syphilis dans la garnison de Plymouth étaient de 129 pour mille ; et, dans le premier semestre de 1866, ils n'étaient plus que de 49. Des réductions pareilles ont eu lieu à Sherness, à Aldershot et dans les stations de la Méditerranée. Le même *act* a été mis en vigueur au Bengale, mais les changements fréquents de garnison rendent indispensable une mesure sans laquelle toutes les autres seront inutiles, c'est la visite régulière des hommes en garnison. Ces mesures doivent être étendues aux matelots, surtout à ceux de la marine marchande. Sans doute une autorité imposante s'est élevée contre l'adoption de ces mesures, dans l'armée anglaise. C'est celle du docteur Balfour qui, sous le rapport moral, pense que l'établissement d'une visite légale de toutes les prostituées tend à élever la prostitution au rang d'une branche d'industrie reconnue et encouragée.

Nous partageons cette opinion avec ferveur, mais que faire en présence des garnisons et des armées permanentes de l'Europe? comment empêcher ce foyer permanent de ruiner notre jeunesse et de déborder? faute de mieux, la visite régulière de ces célibataires obligés et des prostituées qu'on leur réserve est le palliatif qui tendra à réduire parmi eux les ravages de la syphilis.

Dans les populations civiles, la promiscuité, source unique du maintien de la syphilis, est entretenue par les nombreux célibataires que la loi protége. Si la responsabilité était poursuivie pour le cas de maladie communiquée, à l'égal de la responsabilité qui résulte d'un dommage réel; si la promiscuité des unions était réfrénée par la recherche possible de la paternité; si le sexe le plus fort et le plus corrupteur n'avait pas tous les priviléges et toutes les irresponsabilités, l'extinction de la syphilis se ferait par les efforts individuels de chacun, et la coupable négligence qui règne trop souvent finirait par cesser ou bien elle serait punie. Un obstacle encore devrait être surmonté, c'est la honte attachée jusqu'ici à la maladie même; ce n'est pas la maladie qui est honteuse, c'est l'immoralité. C'est cette immoralité que viennent couvrir et encourager les maisons de prostitution, qui aujourd'hui enlacent toutes les villes de France, comme dans un réseau de corruption, et où l'ouvrier, le paysan, etc., viennent, comme le soldat, apporter leur obole.

Tout obstacle apporté au mariage donnera un aliment nouveau à la prostitution et à la syphilis. Les statistiques anglaises constatent combien l'état sanitaire s'est amélioré dans les garnisons où le mariage a été largement autorisé (1).

Puisque l'homme, qui est le soutien naturel de la femme, lui est souvent ravi par d'autres devoirs, plus ou moins imposés, une autre grande question se rattache à la prostitution des femmes, c'est le manque de travail. La misère les conduit en général à cette profession, tout ce qui pourra contribuer à faciliter le travail des femmes et à leur réserver des salaires suffisants devra être accuielli non-seulement comme un bienfait social, mais encore comme une amélioration hygiénique (2).

La préservation individuelle de la syphilis a été l'objet de préceptes variés. Le plus simple et le plus général de tous, c'est la pratique d'ablutions complètes et persistantes, capables d'enlever toute trace du virus qui n'agit que par son contact prolongé sur l'épithélium intact. L'exactitude complète des ablutions assure seule leur effet complet; avec le degré de cette exactitude, les chances d'infection se trouvent réduites. La guérison rapide ou la destruction de l'ulcère primitif, quand il apparaît, doit être aussi le but des premiers soins thérapeutiques!

Nous venons de jeter un coup d'œil sur les principales maladies *virulentes* qui affligent l'humanité, mais ces maladies sont beaucoup plus nombreuses. Quelques-unes

(1) Voyez notre septième livre *Des besoins moraux*. Art. Mariage.

(2) Voyez : Parent-Duchâtelet, *De la Prostitution dans la ville de Paris*, 1857. Didiot : *Études statistiques de la Syphilis dans la garnison de Marseille*. J. Jeannel, *de la Prostitution dans les grandes villes au* XIXe *siècle*. Paris, 1868.

sont particulières à certaines espèces animales et ne se communiquent pas à d'autres, quelques autres fréquentes chez certaines espèces se communiquent à l'homme. Il nous suffira de citer le *virus rabique* qui, se développant dans l'espèce canine, se communique à l'homme par l'inoculation des morsures, et la morve aiguë, qui de l'espèce chevaline se communique aussi à l'homme. D'autres virus sont incommunicables. Le typhus du gros bétail, qui est si contagieux d'un animal à l'autre, ne se communique pas à l'homme. Les maladies virulentes paraissent avoir des durées d'incubation diverses, et des périodes de développement en rapport avec leur incubation. Dans la scarlatine, qui, en général, marche rapidement, la fièvre apparaît bientôt, et l'éruption se montre après vingt-quatre heures. Dans la variole la période de fièvre dure plus longtemps, plus encore dans le typhus et dans la fièvre typhoïde. Dans la syphilis, qui en général a une longue durée, l'incubation est lente et l'éruption tarde aussi à paraître. Malgré les bienfaits que l'on a retirés de l'emploi du vaccin et de l'emploi du mercure, l'expérience a prouvé que les maladies virulentes avortent plutôt qu'elles ne guérissent. Dès qu'elles ont infecté le sang, elles doivent à peu près fatalement accomplir leurs diverses évolutions, et cessent par élimination physiologique.

La recherche et l'étude de toutes les maladies analogues qui sont très-nombreuses promettent pour l'hygiène une riche moisson de faits intéressants et utiles. Nous pensons que les virus en général contiennent les germes d'un parasitisme quelconque — *semina morborum;* — que leur origine spontanée ou leur communication directe de leur lieu d'origine, qui n'est pas la règle commune, est cependant fort probable dans beaucoup de cas, et que des recherches qui conduiraient à constater cette origine fourniraient des bases précieuses pour la prophylaxie de ces maladies.

Dans beaucoup de cas, des maladies certainement analogues, mais dont la communication virulente qui les produit n'est pas tombée sous nos sens, produisent des épidémies encore plus générales et plus dévastatrices. Ce sont celles qui ont reçu le nom de pandémies.

Pandémies. — Ce n'est pas une histoire des grandes épidémies qui ont ravagé le monde que nous voulons retracer ici. Cette histoire a été souvent essayée, surtout dans les récents ouvrages de C. Hecker (1), de A. Hirsch (2), de H. Haeser (3), dans les savantes recherches de Krause (4), de Littré (5), de Daremberg (6), etc.

Mais nous voulons étudier l'origine, les causes, l'endémicité première de plusieurs de ces maladies, constater leur caractère épidémique, et tâcher d'en tirer quelques préceptes pour la prophylaxie générale, que l'hygiène doit surtout se proposer pour but.

Les historiens ont répété avec une persistance remarquable que les grandes épidémies ont été précédées de phénomènes extraordinaires. Si l'on fait la part de l'imagination des peuples, il reste cependant à tenir compte de cette persistance de l'histoire à signaler les mêmes phénomènes, comme étant liés chaque fois à l'apparition des grandes épidémies.

Les historiens signalent toujours comme signes précur-

(1) C. Hecker, *Die grossen Volkskrankheiten des Mittel alters*. Berlin, 1865.

(2) A. Hirsch, *Handbuch der historisch-geographischen Pathologie*. Erlangen, 1860.

(3) H. Haeser, *Geschichte der epidemischen Krankheiten*. Iéna, 1865.

(4) Th. Krause, *Ueber das Alter der Menschen-pocken*, etc. Hannover, 1825.

(5) Littré, *Traduction des œuvres d'Hippocrate*. Introduction.

(6) Daremberg, *Histoire de la médecine; leçons professées au Collége de France*.

seurs : les inondations, les sécheresses et les famines. Il est certain, et nous l'avons affirmé dans plusieurs endroits de ce livre, que ces causes sont puissantes pour amener ou pour exaspérer des endémies.

Ils signalent souvent des révoltes, des guerres intestines, des pillages de villes qui ont amoncelé des cadavres laissés sans sépulture. — Ainsi, avant la peste de Justinien, Constantinople avait été ravagée par la guerre civile des Bleus et des Verts, et 40,000 cadavres, dit-on, avaient infecté la ville. — Ainsi, à Alexandrie, avant la peste de Cyprien, une guerre civile avait rempli les rues de tant de cadavres, que les eaux furent rougies, et que l'air fut empesté pour longtemps. — Ainsi, la prise de Séleucie par L. Vérus donna naissance à la peste d'Antonin. — Ainsi, la grande peste noire qui sortit de la Chine est rapportée de même à un énorme massacre d'hommes.

Il peut y avoir du vrai dans cette étiologie, bien que nous nous soyons borné à regarder les typhus et les maladies de nature septique comme les principaux effets de l'encombrement et de la putréfaction. Mais il reste à déterminer jusqu'à quel point ces émanations peuvent servir de véhicule à un germe endémique, et lui conférer le caractère de l'épidémicité.

Une autre cause concomitante est répétée à satiété par tous les historiens : c'est la préexistence de grands tremblements de terre, de villes englouties, de grandes éruptions volcaniques. Le fait est vrai, et, pendant les cinq premiers siècles de notre ère, le sol de l'Asie Mineure et de l'Europe fut presque constamment agité par ces phénomènes. Il est fort singulier que, dans des temps plus modernes, l'apparition et la recrudescence des fièvres paludéennes, surtout au Pérou, aient été attribuées de même à des tremblements de terre. Nous n'avons pas de raisons pour regarder cette coïncidence comme ayant une valeur quelconque, mais nous n'en avons pas, non plus, pour la regarder comme purement accidentelle.

Nous avons pu, en étudiant les maladies virulentes, nous appuyer sur un fait culminant, c'est l'inoculation de certaines humeurs, capables de reproduire la maladie : de là, la théorie des virus. Nous avons même pu, avec M. Davaine, reconnaître les bactéridies, et avec M. Chauveau distinguer dans les virus de la vaccine, de la variole et de la morve, des granules qui se présentent comme les agents de la maladie. Dans l'examen des grandes épidémies du moyen âge et de ces derniers siècles, ces éléments de discussion vont nous manquer, et nous serons réduits à apprécier des *faits bruts*. C'est une raison de plus pour nous renfermer dans la signification de ces faits.

La cause de ces épidémies paraît, pour quelques-unes, résider dans des maladies déjà connues. Ainsi la célèbre peste d'Athènes, décrite par Thucydide, présente assez bien les caractères d'un typhus. La peste d'Antonin (165-180, après l'ère chrétienne), qui, sortant de Séleucie, ravagea pendant quinze ans tout le monde connu, et qui a été décrite par Galien, est rapportée avec beaucoup de vraisemblance à une éruption variolique. Cette propagation de la variole aurait précédé celle qui se fit en 572 d'Arabie en Europe et qui passa longtemps pour la première. Nous arrivons à examiner une maladie, qui, pendant plus de mille ans, a fait de continuelles apparitions épidémiques, c'est la peste proprement dite.

Peste à bubons; pestis, lues inguinaria. La grande peste, dite de Justinien, avait commencé à Constantinople, dès l'année 531 de notre ère, par des cas sporadiques. Mais, en 542, elle éclata épidémiquement à Peluse, dans la basse Égypte, et là fut l'origine de la grande pandémie qui reçut le nom de peste de Justinien.

Il est intéressant de rechercher l'origine de la peste à bubons. M. Littré (1) a démontré que cette maladie était suffisamment indiquée par Hippocrate. L'opinion adoptée aujourd'hui, opinion développée dans la savante discussion de A. Hirsch (2), reporte la connaissance de cette maladie, endémique en Égypte, et peut-être en Syrie et en Libye, à une époque qui remonte au moins à 125 ans avant l'ère chrétienne. On s'appuie sur des autorités, consignées dans le quarante-quatrième livre d'Oribaze (3), retrouvé et publié par le cardinal Maï. L'autorité principale, citée par Oribaze, est celle de Rufus d'Éphèse qui vivait dans le premier siècle de notre ère, lequel dit que la peste à bubons était une maladie fréquente en Libye, en Syrie, en Égypte. Il décrit les principaux symptômes de la peste, qui se montre, dit-il, surtout dans les lieux marécageux. Il nomme des médecins qui ont observé cette maladie. Ce sont Dionysius surnommé ὁ κυρτὸς, qui florissait vers la cent-vingt-cinquième Olympiade (280 ans avant J.-C.), deux autres médecins d'Alexandrie: Dioscoride et Posidonius qui vivaient à l'époque de la naissance de Jésus-Christ. Voici le passage principal de Rufus :

[Οἱ δέ λοιμώδεις καλούμενοι βουβῶνες θανατοδέστατοι καὶ ὀξύτατοι οἵ μάλιστα περὶ Λιβύην καὶ Αἴγυπτον καὶ Συρίαν ὁρῶνται γιγνόμενοι· ὧν μνημονεύκασιν οἱ περὶ τὸν Διονύσιον τὸν κυρτόν. Διοσκορίδης δὲ καὶ Ποσειδώνιος πλεῖστα διεληλύθασιν ἐν τῷ περὶ τοῦ κατ' αὐτοὺς γενομένου λοιμοῦ ἐν Λιβύῃ· παρακόλουθον δὲ ἔφασαν αὐτῷ πυρετὸν ὀξύν, καὶ ὀδύνην, καὶ σύστασιν ὅλου τοῦ σώματος καὶ παραφροσύνην καὶ βουβώνων ἐπανάστασιν μεγάλων τε καὶ ἀνεκπυήτων, οὐ μόνον ἐν τοῖς εἰθισμένοις τόποις, ἀλλὰ κατὰ ἰγνύας καὶ αγκῶνας.... τὸ πλεῖστον ἐπιδήμια τὰ τοιαῦτα ἐστί.

(1) A. Hirsch, *Ouvrage cité*, p. 194.

(2) *Ouvrage cité*.

(3) Maï, *Classicorum auctorum, è vaticanis codicibus editorum*, t. IV. — Voyez aussi *Diss. exhib. Collecta neorum medicinalium Oribasii*, lib. XLIV. Bussemaker; Groningue, 1835.

Mais les bubons appelés pestilentiels sont les plus mortels et les plus aigus, ceux qui surtout se produisent et s'observent en Libye, en Égypte, en Syrie. Dionysius le Bossu en parle. Dioscorides et Poseidonius en dissertent beaucoup à l'endroit qui concerne la peste, qui de leur temps parut en Libye. Ils disent qu'elle s'accompagnait d'une fièvre ardente, de douleur, d'une surexcitation de tout le corps, de délire, et d'une apparition de bubons grands et qui ne suppuraient pas, non-seulement dans les lieux ordinaires, mais encore dans les jarrets et les plis des membres..... Le plus souvent de tels maux sont épidémiques.]

Mais en admettant l'existence ancienne de la peste à bubons dans un berceau endémique circonscrit à la basse Égypte (1), et son développement accidentel en Syrie et en Libye, il faut reconnaître que la première apparition à l'état de pandémie date du règne de Justinien. Elle éclata à Peluse en 542, pour se répandre sur tout le monde connu. Les historiens disent qu'elle n'épargna ni palais, ni chaumière, s'étendant du creux des vallons au sommet des montagnes. Elle régna de la sorte pendant plus d'un demi-siècle ; et il est remarquable qu'avec des retours successifs la peste a produit de grandes épidémies, en Europe, au moins jusqu'au milieu du dix-septième siècle ; on l'a revue même jusqu'en 1845.

Quant aux caractères de la maladie, les rapports des médecins du temps sont nuls ou sans valeur, les historiens (2) seuls ont conservé, avec le souvenir des ravages exercés, la description des principaux symptômes qui parurent à tous les contemporains sans précédents, pour leur malignité et par leur nature. A Constantinople, des cas foudroyants se montrèrent, l'imagination du peuple crut qu'un ange invi-

(1) Voy. notre tome Ier, p. 553.

(2) Agathias, *Histor.*, lib. V. — Procope, *De bello persico.* — Evagrius, *Histoire ecclesiastique.*

sible touchait ces malheureux de la pointe de son épée. Une douleur subite les traversait. Le plus souvent une fièvre, accompagnée de délire, sauf quelques exceptions, précédait l'apparition des bubons. Tantôt la mort était presque subite et était précédée d'un vomissement de sang ; tantôt la maladie durait plusieurs jours. La terminaison heureuse ou fatale déjouait tous les pronostics. La suppuration des bubons amenait souvent la guérison ; le mal, évidemment transmissible d'un lieu à un autre, par la communication des hommes, présentait souvent des faits de contagion bien caractérisés : ainsi il suffisait de toucher un malade, d'entrer dans sa maison pour être atteint soi-même. Dans d'autres cas, la contagion faisait défaut ; des familles entières étaient réservées, ou bien des malheureux désespérés, et qui se roulaient avec des morts, ne contractaient pas le mal ; ou bien des habitants, fuyant une ville infectée, y portaient la contagion, sans eux-mêmes devenir malades.

Ainsi la transmissibilité de la maladie d'un lieu à un autre, par la communication des hommes, était la règle certaine ; quant au mode de cette transmissibilité épidémique, contagieux ou autre, il déjouait toutes les observations, c'est à peu près encore l'état de nos connaissances actuelles.

La peste se divisa en deux rameaux, suivant les communications humaines, d'un côté elle envahit l'Égypte, l'Afrique du nord ; de l'autre la Syrie, l'Asie Mineure, Constantinople. Elle suivait les côtes avant de pénétrer dans l'intérieur des terres. En 543, elle régnait en Grèce et en Italie (1); elle fut apportée à Marseille, en 588, par un navire espagnol. La première maison attaquée resta entièrement vide, par la mort de huit personnes. Le mal fit tant de ravages que les bras manquèrent pour serrer les moissons et

(1) Grégoire de Tours, *Histoire de France.*

les vendanges. On la signale à Avignon en 591. Elle était, d'une autre part, répandue en Germanie en 565 (1), en Scandinavie en 589. Quant à ses ravages, les historiens parlent fréquemment de bourgs déserts et de campagnes dépeuplées, par suite de la maladie qu'ils nomment : *lues inguinaria.*

Nous avons parlé de ses fréquents retours épidémiques ; et, en effet, la peste, la lèpre et la variole sont les trois maladies qui ont sévi, avec le plus d'opiniâtreté, pendant le moyen âge.

La vraie peste sévissait à Cologne en 1502, à Milan en 1527, à Venise en 1555 ; elle reparut à Venise en 1576 et ravagea toute l'Italie.

Dans le siècle suivant, on la trouve en France, à Nancy, à Besançon, en 1636-37 ; en Danemark 1654 ; en Suède 1657 ; à Londres en 1665 ; c'est à partir de ce moment que l'Angleterre adopte des mesures sanitaires rigoureuses. La peste ravage l'Allemagne du nord en 1666, l'Autriche en 1679-82 ; Vienne perdit 70,000 habitants.

Au commencement du dix-huitième siècle, elle envoie deux rameaux, l'un parti de Constantinople parcourt la Hongrie, la Pologne, la Russie, la Prusse, le Danemark, la Suède ; l'autre, parti de Saïde ou d'Égypte, envahit Marseille et la Provence, 1720, dépeupla Messine, 1743. Arrêtons-nous quelques instants sur la peste de Marseille de 1720, qui nous a donné de si grandes leçons.

La peste fut apportée par un navire, capitaine Château, venant de Seyde et Tripoli, et qui avait perdu six hommes pendant la traversée. La désinfection de ses marchandises causa la mort de quelques employés. Mais les médecins ne reconnurent aucun symptôme de peste. Les intendants de la

(1) Warnefried, *De gestis Longobard.*

santé ordonnèrent une quarantaine de rigueur ; mais, par malheur, le sort de ces passagers est demeuré inconnu, et on leur attribue la contagion de la Provence.

Un mois après, en juillet, des symptômes suspects se déclarent dans un quartier populeux. Les échevins font transporter les malades aux infirmeries et fermer les maisons. Parmi les médecins consultés, ceux du lazaret persistent à démentir toute espèce de contagion ; mais d'autres médecins, qui ne partageaient pas cette opinion, proclament la peste. C'était la dix-huitième fois qu'elle entrait à Marseille. Parmi les nombreux récits de la maladie, voici les symptômes les mieux constatés. On signale une apparition presque générale de bubons ou de charbons funestes ou salutaires, suivant l'époque de la maladie ou le lieu du corps où ils se déclarent ; une odeur douceâtre qui s'exhale des malades et s'attache aux vêtements avec ténacité ; un trouble d'esprit et une peur si profonde que rien ne peut la calmer ; un désespoir accompagné de larmes et de regrets. On fait surtout ressortir les étranges caprices de la maladie au point de vue de sa contagion et de sa gravité. Quinze à vingt mille pestiférés, près d'un tiers des malades, sont couverts de bubons sans être obligés de s'aliter, ils se promènent impunément dans les rues. Ce sont surtout des mendiants et des vagabonds. Un orage violent éclata dans la nuit du 21 juillet. Dès ce moment la maladie prit un caractère à la fois épidémique et pernicieux qu'elle n'avait pas encore montré. Cela s'accrut jusqu'au 2 septembre, jour d'une mortalité sans exemple. Marseille perdit plus du tiers de ses habitants. Les galères et l'arsenal furent plus heureux. Isolés par des murs et par une estacade, ils maintinrent mieux l'ordre et la police sanitaire. Sur 10,000 hommes, ils n'eurent que 1,260 malades et 760 victimes.

Les médecins de Montpellier vinrent combattre le fléau à

Marseille et firent leur devoir avec courage et sang-froid, touchant sans hésiter les malades, leurs plaies et leurs vêtements. Un seul, qui voulut se coucher dans le lit d'une femme morte de la peste, paya cette imprudence. On signale le zèle admirable de deux échevins. L'illustre évêque Belsunce déploya tout ce que la charité chrétienne peut inspirer de plus sublime, et rivalisa avec Charles Borromée dans la peste de Milan, et saint Roch dans celle de Venise.

La diversité des opinions sur le caractère contagieux de la peste se manifesta plus vivement que jamais, à l'occasion du désastre qui venait de frapper Marseille. Les médecins Chicoyneau, Verny, Deydier et Soulier (1), soutinrent que la peste avait été générée par des influences locales, sans nier sa propagation consécutive par contagion. D'autres médecins, parmi lesquels Mead en Angleterre, Astruc, Pestalozzi, etc., en France, maintinrent l'opinion de l'importation. L'Angleterre, depuis la peste de 1665 qui l'avait ravagée, avait déjà pris des mesures quarantenaires de séquestration et de désinfection, et s'était en effet protégée. L'Italie, depuis les pestes de Venise et de Milan, s'était soumise à l'avis des médecins contagionistes de ce siècle, parmi lesquels on cite Alex. Massaria (2). La France, après cette dure leçon, redoubla de sévérité. La police sanitaire s'établit partout en Europe, pour soumettre les provenances de l'Orient à des mesures quarantenaires ; et il est d'observation que, depuis cette époque, la peste d'Orient a cessé d'exercer en Europe ses grandes épidémies. A. Hirsch exprime ainsi son opinion : « On a pu « suivre l'importation de la peste de l'Orient en Europe, dans « les dernières épidémies du dix-septième siècle, et dans le « commencement du dix-huitième. Depuis cette époque la

(1) Les mêmes, *Observations touchant la nature, les événements*, etc., *de la peste de Marseille et d'Aix*. Marseille, 1721.

(2) Alex. Massaria, *De peste*, libri II. Venetis, 1597.

« peste s'est éteinte graduellement en Europe. Ce résultat a « marché d'accord, on ne peut le nier, avec l'établissement et « le perfectionnement des quarantaines soit de l'Europe à « l'Orient, soit de pays à pays. Je ne puis comprendre com« ment, en considérant les faits sans prévention, on puisse « se refuser à attribuer à un système bien ordonné de qua« rantaines, la raison principale de l'extinction de la peste sur « le territoire de l'Europe. Je dis la raison principale, car il « faut tenir compte des progrès de l'hygiène et des améliora« tions de l'état social. »

Nous partageons entièrement cet avis. C'est grâce à notre civilisation, et aux mesures préventives, que le fléau de la peste s'est arrêté et presque éteint. Mais nous ne pouvons douter que, si le même état social ou la même insouciance s'emparaient encore de l'Europe, la réapparition de la peste avec les mêmes ravages ne fussent dans l'ordre des choses possibles.

La peste de Moscou et de Russie (1770-71) a donné un cruel exemple de cette possibilité. Elle parut d'abord à Jassy ; puis s'étendit à Kiew, Moscou, etc. Gustave Orrœus, membre du collége de Saint-Pétersbourg et toutes les autorités chargées d'en rechercher les causes s'accordent à dire qu'en septembre 1769, un régiment commandé par le colonel Fabrician défit près de Galatz un corps nombreux de Turcs et lui fit des prisonniers. Les blessés et les malades furent répartis chez les habitants ; peu de jours après plusieurs soldats, quelques malades et un chirurgien, moururent avec les symptômes de la peste. Le régiment du colonel Fabrician retourna à Jassy, fut logé chez les habitants ; les malades furent déposés à l'hôpital militaire : sept semaines se passèrent sans accidents remarquables. Mais, vers le milieu de janvier 1770, les médecins de l'hôpital observèrent non-seulement beaucoup de fièvres pétéchiales, mais encore quelques bubons. La maladie ne cessa de s'accroître. Bientôt les blessés furent atteints de charbons, promptement mortels. Comme à Marseille, la maladie fut larvée pendant longtemps ; jusqu'en avril, on la nomma : *fièvre maligne épidémique*. Il fallut enfin dire son nom : *la peste*. Sa marche fut lente ; mais bientôt les provinces du Sud et de l'Ouest furent envahies et perdirent 300,000 habitants. A Moscou, elle se développa de la même manière, en quelque sorte, latente. En novembre 1770, des maladies suspectes apparurent dans la ville et se propagèrent jusqu'en mars 1771, où le médecin Orrœus retourna de l'armée et déclara la peste. A Marseille il en avait été de même ; la maladie, d'abord méconnue, fut bénigne jusqu'au moment du grand orage. A Moscou, la mortalité monta graduellement ; elle était en septembre de 21,000 morts, elle s'éteignit vers la fin de décembre, après avoir fait plus de cinquante mille victimes. Comme à Marseille, les médecins furent épargnés en général, mais les prêtres périrent en grand nombre. En 1799, la peste qui désola l'armée française en Syrie s'étendit en Barbarie, à Alger où on la connaît sous le nom de grande peste, au Maroc où elle fit d'immenses ravages.

Dans ce siècle-ci, la peste a fait encore quelques apparitions dans les pays d'Europe qui confinent à l'Orient ; en 1812-13, elle visite Malte, Odessa, Bucharest, etc. En Grèce, elle parut en 1828, à la suite des Égyptiens débarqués (1), en Valachie en 1828, dans l'armée russe, après la suspension des quarantaines. Dans la Turquie même elle a sévi en 1836-37 ; en Syrie 1838-41 ; en Égypte de 1832-45, et elle y fit de grands ravages. C'est sa dernière apparition. Une maladie analogue a paru cependant en 1858 dans une tribu d'Arabes de la régence de Tripoli.

(1) A. Gosse, *Relation de la peste qui a régné en Grèce*, etc., 1838. Paris.

Malgré ces dernières apparitions, la peste n'a pu pénétrer une seule fois dans l'Europe occidentale, résultat qu'il faut attribuer aux mesures sanitaires qui s'y sont opposées. A ce sujet nous sommes amenés à donner quelques détails sur la peste qui éclata en 1815 à Noja dans le royaume de Naples et qui menaça l'Europe.

Il est inutile de répéter que les médecins anticontagionistes ont fait ressortir la profonde misère des habitants et l'existence de fièvres dites putrides ou pétéchiales, qui auraient précédé. Mais on convient que les rapports de cette population de pêcheurs avec la côte de Dalmatie précédemment infectée avaient été fréquents, lorsque, vers la fin de novembre, un jardinier et sa femme furent pris d'une éruption de bubons et moururent presque subitement. Plusieurs de leurs parents et voisins, surtout femmes et enfants, périrent de même en décembre. Vers la fin du mois le cordon sanitaire fut établi, malgré les réclamations des médecins. La ville fut entourée de deux fossés profonds, gardés par des troupes, et l'on tira sur tous ceux qui voulaient forcer cette limite. La peste se développa dans la ville, parut diminuer en avril, s'exaspéra en mai et s'éteignit en juin. Sur 5413 habitants, 921 furent frappés par le fléau et 728 moururent ; 192 maisons, ou cabanes où la peste avait surtout fait des ravages, furent brûlées (1).

Bien que l'extrême chaud et l'extrême froid aient paru entraver les épidémies de peste, il y a pourtant quelques exceptions. Bien qu'elle ait respecté les plateaux de la Nubie, ceux de la Perse, et de plusieurs montagnes, situées près des villes infectées, elle a souvent ravagé les plateaux de l'Arménie, ceux du Liban, ceux de l'Atlas. Bien que, sur 87 épidémies, on en ait compté 48 qui commencèrent en été et en

(1) H. Haeser, *Ouvrage cité*, p. 573.

automne, on en a donc aussi compté 39, qui apparurent en hiver et au printemps. Mais, dans les pays où elle est endémique, quand elle se montre, c'est à des époques précises. C'est, pour l'Égypte, de décembre en juillet. Quand elle règne à Constantinople, c'est surtout en été.

Origine, causes, contagion et prophylaxie de la peste. — Nous avons indiqué plus haut divers témoignages, surtout celui de Rufus, qui signalent les bubons caractéristiques de la peste, comme ayant existé deux siècles au moins avant l'ère chrétienne. L'observation constante a prouvé, jusqu'en 1845, que la peste à bubons est, d'une manière périodique, endémique dans la basse vallée du Nil. La théorie de Pariset (1) qui rapporte l'origine de la peste à la coutume chrétienne d'inhumer les corps, au lieu de les momifier, ne peut plus être soutenue ; bien que cette théorie ait été adoptée depuis par la commission envoyée en Égypte et par son rapporteur (2). D'autres raisons encore renversent cette théorie (3).

S'il suffisait de la décomposition de matières animales submergées pour produire nécessairement l'élément de la peste, il faut convenir que cet élément serait généré dans beaucoup d'autres localités endémiques. Malgré quelques faits invoqués pour établir que la peste naît de même spontanément en Syrie, ou à Constantinople, c'est en définitive dans la basse Égypte qu'il faut chercher son berceau. Là, seulement, d'une manière certaine, sous l'influence des inondations du Nil, et nécessairement sous celle d'une autre condition inconnue, qui reparaît périodiquement, l'élément morbide, qui semble porter avec lui le caractère d'un virus,

(1) Pariset, *Mémoire sur les causes de la peste*, 1837.

(2) Prus, *Rapport à l'Académie de médecine sur la peste et les quarantaines*, 1846.

(3) Voyez notre tome Ier, page 553.

peut être généré. C'est là seulement que ce virus est autochtone. C'est de là qu'il est constamment parti, et son importation par voie épidémique, dans les localités où il n'est pas autochtone, est un fait qui a pour lui le témoignage des peuples et des siècles.

Ces faits établis, on peut hypothétiquement se représenter cette condition inconnue que l'on cherche, de manière à ne choquer aucune évidence. Pour nous, la peste est un virus qui contient un élément pathogénique saisissable et qu'il faut rencontrer, de même, avons nous dit, que l'on a rencontré la circulation du sang et la pesanteur de l'air. De toutes les hypothèses, celle qui nous frappe le plus par une suite d'analogies saisissantes, et par un caractère de vraisemblance que lui impriment les symptômes et la marche de la maladie, c'est celle qui attribue la fermentation pathogénique aux conséquences de la germination ou de la vitalité des parasites végétaux ou animaux. En un mot, nous regardons cette maladie, ainsi que toutes les maladies endémiques, comme liée à la flore ou à la faune de la localité, quel que soit le mode d'introduction, par les boissons, les aliments, la respiration, etc. Quand la maladie reste endémique, l'élément parasite se borne à exercer son action sur les organes. Quand la maladie se transmet, le parasite se reproduit et se transmet comme élément pathogénique. Les causes qui font que certaines maladies endémiques sont aptes à revêtir le caractère de l'épidémicité s'exercent tous les jours sous nos yeux. Ces causes sont multiples et obscures, mais elles exercent sur la marche des épidémies une influence décisive; influence nulle sans doute si le germe virulent n'existe pas. Mais quand il existe, c'est cette influence qui a donné à la théorie de l'infection des armes dont les infectionistes ont abusé. En effet, les médecins anticontagionistes, mis en présence des ravages de la peste, ont prétendu dans tous les temps que la peste se produit sous des conditions générales; seulement, que la contagion n'existe que quand le mal est arrivé à son plus haut degré, que les autres maladies en temps de peste prennent le caractère de cette maladie qui est la constitution épidémique du moment, qu'en règle générale, les médecins ne sont pas atteints, que la peste s'éteint par des lois naturelles (1). Ces opinions trop absolues ont été réfutées et selon nous victorieusement.

Mais si la question d'origine et d'importation de la peste a donné lieu à de si longues polémiques, les cas de contagion à leur tour ont été tantôt affirmés et tantôt déniés. Trop souvent il n'en est résulté qu'une dispute de mots, car l'on a reconnu le plus généralement que l'isolement complet suffisait pour protéger. Dans la grande peste de Moscou, l'Établissement des orphelins a échappé ainsi à toute contagion.

Dans les échelles du Levant, ce sont les Européens, habitués à prendre des précautions d'isolement, qui échappent souvent merveilleusement aux atteintes de la peste. Dans bien des cas, ils circulent au sein de la même atmosphère que les indigènes et n'usent que de la seule précaution d'éviter minutieusement toute espèce de contact, avec les personnes ou avec les choses, à moins que ces dernières n'aient été passées à l'eau. Quelques-uns sont satisfaits de savoir la largeur d'une rue entre eux et une maison ravagée par la peste. Desgenettes dit qu'un simple fossé peut suffire. Selon Bulard, tous les édifices publics qui se sont imposé, en Égypte, un rigoureux isolement, ont été, d'une manière à peu près cer-

(1) Voyez surtout J. von Ferro, *Von der Ansteckung der epidemischen Krankheiten*. Wien, 1782. — Desgenettes, *Histoire médicale de l'armée d'Orient*, 1802. — Brayer, *Neuf années à Constantinople*, 1836. — Bulard, *De la peste orientale*, 1839. — Aubert-Roche, *De la peste*, 1840. — Witt, *Ueber die Eigenthumlichkeiten des Klima der Wallachei;* traduit du russe, avec des notes d'Alex. Simon. Hambourg, 1854. — Pruner, *Die Krankheiten des Orients*, 1847, etc., etc.

taine, préservés de la peste. Il signale à cet effet, et sous les conditions d'un strict isolement, l'immunité remarquable qu'a présentée l'école de cavalerie de Giseh pendant la peste de 1834, qui fut si cruelle en Égypte, ainsi que celle qu'ont présentée l'école d'artillerie de Tava, l'école polytechnique de Buloë, le harem de Shérify-pacha, le palais de Shubra, etc.

L'immunité des points ainsi condamnés à l'isolement ne peut être attribuée à l'état moral de ceux qui les habitent, car celui qui s'isole a peur.

Les expériences d'inoculation relatives à la peste ont été assez souvent suivies de conséquences telles, qu'on peut regarder leur succès comme atteignant déjà un haut degré de probabilité. Déjà, lors de la peste de Marseille de 1720, Deidier, tout en affirmant n'avoir éprouvé aucune incommodité des nombreuses ouvertures de pestiférés qu'il avait tentées, dit aussi que la bile des pestiférés, inoculée à des chiens, a toujours reproduit la maladie. Le chevalier de Butel (1) dit qu'un médecin anglais s'inocula la peste une première fois et guérit, une seconde fois il en mourut. Sir Robert Wilson (2) dit que le docteur White s'inocula deux fois sans effets le pus des bubons à Rosette, mais qu'une troisième fois il contracta la maladie et mourut. Sonnini assure qu'un chirurgien russe, prisonnier à Constantinople, inocula ses compatriotes dont il périt deux cents; le chirurgien succomba lui-même à l'épreuve. Un médecin florentin, Giovanni Marotti, s'inocula au Caire la matière des bubons ; quatre jours après, les symptômes de la peste se déclarèrent, mais le malade guérit (3). Nous devons à Bulard quelques expériences d'inoculation (4) : Le 17 août 1835, le criminel

(1) *Bulletin de Ferussac*, t. VII.

(2) *Histoire sur l'expédition d'Égypte.*

(3) Voyez *Lancette anglaise* du 12 janvier et du 2 février 1839.

(4) Bulard, *De la peste orientale d'après des matériaux recueillis à Alexandrie, au Caire, à Smyrne, à Constantinople.* Paris, 1839.

Ibrahim Hassan, âgé de 18 ans, fut vêtu avec la chemise, la veste et les pantalons d'un pestiféré ; on le plaça dans son lit encore chaud. Le 21 au matin, pas de signe d'absorption ; le soir, un léger mal de tête, prostration commençante, pupille dilatée, langue blanche, voix tremblante, respiration précipitée, pouls à 120-130. Le 23, un bubon dans l'aisselle gauche ; le 24, il se développe extraordinairement, vomissements, diminution et petitesse du pouls ; le 25, coma, vomissements, langue sèche, faiblesse et surexcitation, mort dans la nuit, etc. (1).

Il faut, sans aucun doute, mettre en regard de ces faits, qu'un grand nombre d'expérimentateurs se sont impunément inoculé des humeurs empruntées aux pestiférés ; que bien des fois aussi une mère pestiférée n'a point communiqué son mal à son enfant, qu'elle continuait d'allaiter, etc., etc... Quant à la contagion médiate de la peste, c'est-à-dire à celle qui résulterait du contact des effets, vêtements, marchandises, préalablement contaminés, les assertions sont encore plus difficiles à justifier et à vérifier. D'une part, on trouve des récits tels, qu'il suffirait, longtemps après une épidémie de peste, de déployer et de toucher des tissus empreints de virus pestilentiel pour qu'une nouvelle épidémie se déclarât ; de l'autre, l'on affirme que le contact le plus intime et le plus réitéré des cadavres ne développe aucun accident ; ainsi le capitaine Bonavia, attaché pendant 7 ans au lazaret de Malte, et signor Garcin, qui y est resté 29 ans, assurent n'avoir jamais vu un seul gardien occupé à transporter le bagage des passagers, pas une blanchisseuse occupée à le laver, qui ait été atteinte de la peste.

Nous ferons ici quelques remarques sur la manière d'apprécier ces faits de contagion. La transmissibilité d'une ma-

(1) Voyez *Gazette médicale;* 31 mars 1838 et suiv. — Correspondance de MM. Chervin et Bulard, *id.*, du 28 juillet ; celle du docteur Floquin, etc.

ladie spécifique d'un individu malade à un individu sain a été regardée comme un fait unique. C'est là le défaut de toutes les théories. Il y a trois faits et trois époques à considérer : 1° d'abord l'époque et le mode d'élimination de la matière spécifique ; 2° le mode d'introduction de cette matière dans les organes de l'individu sain ; 3° l'époque intermédiaire entre ces deux faits; époque pendant laquelle il peut se passer des faits considérables et nécessaires. Si nous prenons pour exemple le virus vaccin, celui-ci est éliminé du corps malade au moyen de pustules vaccinales, il pénètre dans un corps sain au moyen de son introduction sous l'épiderme ; mais l'époque intermédiaire est déjà importante à considérer ; il faut que le virus soit pris du 3me au 5me jour de l'apparition de la pustule ; ce virus jouit en outre de la propriété de se conserver à l'état sec, pendant au moins plusieurs mois. L'époque intermédiaire présente donc pour origine un temps d'élection, et peut se prolonger pendant un temps assez long pour donner lieu à des faits très-prolongés de contagion médiate.

Il en est de même pour le virus variolique qui se prête en outre merveilleusement au mode de pénétration par les voies respiratoires. Le virus syphilitique est celui qui paraît le mieux capable de réaliser la contagion immédiate. Elle n'est cependant pas fatale. Car le virus déposé doit être pris à son temps d'élection, et son dépôt sur l'épithélium doit être prolongé un temps assez long pour que celui-ci puisse être détruit. Ce virus a de même que le virus vaccin donné lieu à des cas de contagion médiate.

Ce sont cependant là les conditions de contagion directe qui paraissent le mieux établies; mais souvent la période intermédiaire réclame des conditions tout à fait extraordinaires. Ainsi le *tænia solium* peut être transmis d'un individu malade à un individu sain, mais par quels moyens? Les œufs de l'helminthe doivent être rejetés au dehors avec les déjections alvines. Ces œufs doivent entrer dans l'alimentation d'un carnivore, du porc par exemple. La chair de ce porc chargée de cysticerques doit être portée dans les voies digestives de l'individu, chez lequel le *tænia solium* va se développer à son tour par transmission. Il en est de même de la maladie des trichines.

En résumé, au sujet de la peste et des grandes épidémies ambulatoires, nous sommes contagioniste, par l'impossibilité d'expliquer autrement tous les faits que nous avons racontés et que nous avons lus. Nous comprenons la peste sporadique, souvent non contagieuse dans son foyer endémique, et par cela même s'éteignant sans s'étendre. Mais, dès qu'elle a acquis la propriété de se transmettre au dehors de son foyer, ce ne sont pas alors les qualités insalubres du climat qui voyagent dans l'air, c'est le germe pathogénique qui se transmet d'un individu à un autre, et qui se trouve aidé plus ou moins dans sa régénération, par les qualités des divers climats. Alors la contagion existe dans l'une quelconque des formes qu'elle peut présenter.

On peut opposer que la peste pourrait être générée de même dans d'autres foyers, comme on l'a prétendu pour la Valachie, pour la ville de Noja, etc.

Nous ne repoussons pas une semblable hypothèse. En effet, la flore ou la faune spécifique pourraient fort bien se naturaliser dans certains climats. Mais cette hypothèse ne s'appuie encore sur aucun fait légitime. Tout au plus le germe épidémique se maintient-il quelques années dans les pays qu'il ravage ; après quoi, il expire invariablement. Tous les faits observés démontrent que le berceau de la peste est dans la basse Égypte et non ailleurs ; que chaque fois qu'elle a quitté ce berceau, elle a voyagé indéfiniment par transmission ; que, partout, des cas de contagion ont été évidents ; que des maisons, des quartiers de villes ont été lentement dépeuplés. Nous reconnaissons que ces cas n'ont pas été généraux, qu'ils ont été souvent capricieux ; cela tient à ce que nous ignorons le mode précis de cette contagion pour en apprécier les conséquences. Nous avons reconnu ensuite que la transmission de la peste s'est arrêtée dans l'immense majorité des cas devant des mesures de quarantaine et d'isolement, et devant l'interruption des communications entre les localités pestiférées et les localités saines. Cela nous suffit pour reconnaître non-seulement l'utilité, mais l'urgence de ces mesures. Nous les adoptons et nous les recommandons comme le remède le plus efficace, qu'on ait trouvé jusqu'ici, contre la propagation de la peste et de toutes les épidémies ambulatoires.

Régime sanitaire ; prophylaxie. — Venise, souvent ravagée par la peste, par suite de son immense commerce avec l'Orient, établit au quinzième siècle des *provéditeurs* de santé et commença la fondation des lazarets. L'Italie suivit cet exemple, encouragée surtout par les conseils de Massaria (1), etc.

Ces mesures, adoptées en Angleterre au commencement du dix-septième siècle, y furent l'objet d'une application rigoureuse, depuis la fameuse peste de 1665. Introduites en France, elles y devinrent l'objet de règlements sévères, à dater de la peste de Marseille de 1720. Depuis cette époque l'Europe fut réellement protégée. La législation fut modifiée par la loi du 3 mars 1822 ; par les ordonnances du 4 avril et du 11 juin 1835, et du 5 janvier 1836.

Depuis 1838, des règlements sanitaires furent appliqués à Constantinople ; depuis 1843, à la Turquie d'Europe, mais jamais avec la même sévérité qu'en Europe.

Sous l'influence d'une sécurité prolongée, sous l'action

(1) Alex. Massaria, *De Peste*, libri II. Venetiis, 1597.

incessante des polémiques médicales (1) concernant la contagion ou la non-contagion des trois maladies principales : la peste, la fièvre jaune, le choléra ; en présence du développement de la navigation, et des entraves imposées au commerce général, une réaction se fit dans les esprits, et les gouvernements la partagèrent ; on fit les ordonnances ou décrets de 1847, 1848, 1850. La peste, il est vrai, n'a pas pénétré en France ; mais nous allons voir, en étudiant le choléra, que cette maladie est venue faire en Europe de bien terribles apparitions, importée en France, surtout par la voie de terre ; et que la fièvre jaune, importée à Saint-Nazaire, y fut éteinte par les sévères mesures qu'ordonna l'inspecteur Mêlier (2).

Nous craignons que ces discussions passionnées, et que les réformes, justes au fond, qui ont été introduites, n'aient désarmé moralement les intendances sanitaires et que les périodes annuelles, qui coïncident aux invasions du choléra, n'aient été sur plusieurs points signalées par un relâchement qui équivaudrait à une suppression des quarantaines. On s'appuie, en effet, pour établir l'inutilité absolue des quarantaines sur cette prophétie : que ces maladies, le choléra surtout, n'ayant pas été arrêtées par les mesures sanitaires existantes, ne seraient pas davantage arrêtées quand même ces mesures eussent été appliquées avec une plus grande rigueur. Ici, nous ne pouvons être de cet avis, ni croire à l'avance à cette prophétie.

Le décret de 1853, passé à l'état de règlement sanitaire international, nous paraît, s'il est exécuté avec l'exactitude convenable, concilier, d'une manière très-large, les intérêts du

(1) Chervin, *Examen des principes de l'administration en matière sanitaire*, 1827. — Le même, *Pétition aux chambres pour la suppression immédiate des mesures sanitaires*. — Prus, *Rapport à l'Académie de médecine sur la peste et les quarantaines*, 1846. — Aubert-Roche, etc.

(2) Mêlier, *Relation de la fièvre jaune survenue à Saint-Nazaire en 1861*, lue à l'Académie de médecine, en avril 1863, Paris 1863, in-4° avec cartes.

commerce avec les exigences de la santé publique. Ces améliorations à des mesures outrées sont conformes à la durée d'incubation des maladies épidémiques, durée mieux connue aujourd'hui ; mais les mesures sanitaires ainsi adoucies doivent être rigoureusement appliquées. Les gouvernements de l'Europe paraissent pénétrés de ces sages idées. Ils se sont concertés pour établir des mesures de protection aux lieux mêmes d'origine et de passage de ces maladies. Une conférence sanitaire internationale a proposé en 1866 des mesures générales dont nous résumons l'esprit.

La conférence reconnaît toute l'importance des mesures d'hygiène générale qui comprennent la salubrité des habitations, du sol, des eaux, de l'enlèvement des immondices, et elle en fait un principe de prophylaxie. Elle recommande les moyens les plus complets de purification et de désinfection des vaisseaux, des maisons et des vêtements.

Elle recommande l'isolement des malades, l'interruption des communications entre les lieux infectés et ceux qui ne le sont pas. Pour l'interruption complète, elle reconnaît que les cordons sanitaires peuvent opposer un obstacle puissant contre les importations ; mais que, si on peut les appliquer avec espoir de succès dans des localités où les populations sont rares, comme en Asie, ils sont tout à fait impraticables dans les contrées populeuses de l'Europe.

Elle reconnaît que, si l'on a la possibilité d'isoler les premiers cas d'une maladie, c'est une mesure qu'il ne faut jamais négliger.

Les quarantaines par les frontières de terre ne lui paraissent pas d'une exécution pratique ; mais s'il s'agit de caravanes, de troupes d'émigrants, on en peut retirer les plus grands avantages.

Les quarantaines maritimes sont au contraire d'une application pratique, et, en les fondant sur une base conforme aux progrès de la science, elles présenteront une barrière efficace contre l'invasion des maladies.

La quarantaine d'observation consiste à mettre en surveillance pendant un temps déterminé, le vaisseau, les hommes et les choses. Elle n'exige ni le débarquement des passagers, ni celui des marchandises, c'est un temps d'épreuve, employé à des mesures générales d'hygiène.

La quarantaine de rigueur entraîne l'isolement pour un temps déterminé du vaisseau et des hommes ; le débarquement des passagers au lazaret, le débarquement et la désinfection de certaines choses.

Le point capital était la fixation du temps pendant lequel il fallait séquestrer les personnes suspectes. Cette fixation exige que l'on ait une connaissance exacte du temps d'incubation de ces maladies. Après de vives discussions, la conférence internationale a fixé ce temps d'isolement à dix jours, quand le navire a un médecin à bord. Nous pensons de même que ce temps est suffisant. Il se trouve ainsi réparti :

Pour un voyage de	24 heures.....	9	jours d'observation.
—	2 jours.......	8	—
—	3 jours.......	7	—
—	4 jours.......	6	—
—	5 jours.......	5	—
—	6 jours.......	4	—
—	7 jours.......	3	—
—	8 jours.......	2	—
—	9 jours.......	1	— (1)

La prophylaxie personnelle de la peste a fait quelques progrès qui méritent une grande attention, indépendamment de l'isolement que s'impose l'individu, et dont nous avons signalé

(1) Voyez Fauvel, *Le choléra; étiologie et prophylaxie; origine, endémicité, transmissibilité, propagation, mesures d'hygiène et mesures à prendre en Orient pour prévenir de nouvelles invasions du choléra en Europe. — Exposé des travaux de la conférence internationale de Constantinople*. Paris, 1868, p. 468.

les avantages. On a remarqué dans plusieurs épidémies que les marchands d'huile et ceux qui portaient cette substance étaient plus que d'autres épargnés par la peste. Ces observations remontent au XVIe siècle, et ont fait l'objet de quelques publications. Les plus importantes sont celles de Skunner (1), à l'occasionde la peste de Malte (1813), et celle de Frari (2), à l'occasion de la peste de Bosnie (1814). Depuis cette époque d'assez nombreuses observations ont confirmé les bons effets de ce préservatif, employé de façon à se frotter tout le corps d'huile d'olive. Ludwig Frank fait même remarquer que, parmi les porteurs d'huile, ceux-là seulement qui ne changent pas d'habits et qui ne prennent pas de bains sont préservés de la contagion (3). Jusqu'à quel point ce préservatif serait-il efficace contre les atteintes du choléra ou de la fièvre jaune? C'est une expérience à faire.

Peste noire. — Nous avons vu que la peste à bubons a présenté dans ses ravages des degrés différents de gravité. Souvent au début elle s'est montrée si bénigne que l'on a pu nier son origine et sa contagion, et la confondre avec des fièvres dites pétéchiales; d'autres fois la virulence a été telle que la dépopulation se faisait partout où elle se montrait. La peste noire, regardée longtemps comme une maladie à part, doit être confondue, depuis les savantes observations de Hecker, de Haeser, etc., avec la peste à bubons. Elle n'en diffère que par l'exagération extraordinaire de ses symptômes, de sa rapidité, de sa mortalité. Ses ravages sans précédents ont failli, de 1347 à 1450, dépeupler l'Europe tout entière. Elle en diffère aussi par son point de départ qui n'est plus l'Égypte, mais l'Inde et la Chine.

C'est un point fort obscur à décider, à savoir, si elle fut

(1) Skunner, *On the late Plague of Malta*, 1815.

(2) Frari, *Sulle presenti questioni della peste*. Venise, 1847.

(3) H. Haeser, *Ouvrage cité*, p. 828.

générée dans un foyer différent, où si elle n'avait pas été primitivement portée d'Égypte dans l'Inde. Quoi qu'il en soit, on peut rapporter ses symptômes à ceux qui se montrèrent souvent dans les pestes violentes, dans celle de Justinien par exemple. Nous avons relevé plus haut les cas foudroyants qui se montrèrent dans cette ancienne peste. Selon Procope, à qui l'on doit les meilleures descriptions, souvent il apparaissait, dans l'aine, dans l'aisselle, derrière les oreilles, etc., un ou plusieurs bubons. Mais souvent aussi les malades étaient pris d'abord de coma et de délire; plusieurs mouraient subitement ; plusieurs, après quelques jours; chez d'autres, il se formait sur la peau des *phlyctènes noires* de la grosseur d'une lentille, et ceux-là *mouraient dans la même journée*. D'autres étaient enlevés rapidement par une *subite expectoration de sang*. Ces deux derniers symptômes sont ceux qui ont prédominé dans la peste noire et qui lui ont donné sa prompte et énorme léthalité. Les bubons charbonneux et les taches noires de la peau lui ont fait donner le nom de peste ou de mort noire. Le virus pestilentiel se manifestait surtout par un état grangreneux de la gorge et des poumons. Guy de Chauliac (1), qui déploya le plus grand courage et le plus grand zèle pendant la peste d'Avignon (1748), rapporte qu'une fièvre ardente, bientôt suivie d'expectoration de sang, enlevait le malade dans les premiers jours, au début de l'épidémie. [Et fuit tantæ contagiositatis, specialiter quæ fuit cum sputo sanguinis, quod non solum morando, sed etiam inspiciendo unus recipiebat ab alio ; in tantum quod gentes moriebantur sine servitoribus, et sepeliebantur sine sacerdotibus, pater non visitabat filium nec filius patrem ; charitas erat mortua, spes prostrata.] A une époque plus avancée de l'épidémie, les

(1) Guy de Chauliac, *Chirurgia*, tractat. II.

bubons apparurent aux aines et aux aisselles et les charbons sur tout le corps. Les ravages de cette peste dépassent tout ce que l'humanité a jamais souffert d'une épidémie quelconque. Elle entra en Europe avec les Mongols qui subjuguèrent la Russie, et d'une autre part pénétra en Sicile et en Italie. H. Haeser (1) décrit ainsi sa marche. Elle ravage la Sicile en 1346; Constantinople, la Grèce, Chypre, Malte, en 1347; Marseille en novembre 1347; l'Espagne, Avignon, Narbonne, Modène, Barcelone, pendant la première moitié de 1348; Paris, Rome, Londres, la Norwége, le Jutland, pendant la seconde moitié de 1349; la Pologne, l'Autriche, Vienne, Francfort, les rivages de la Baltique en 1349; La Russie, en 1350. En 1364, il ne restait plus que quinze habitants à Smolensk, une partie de la Russie fut dépeuplée. Florence perdit 60,000 habitants, Venise, 100,000; Marseille en un mois 16,000. Vienne, 70,000; Paris 50,000; Saint-Denis, 14,000; Avignon 60,000, Londres 100,000 (2). Ces nombres sans doute sont approximatifs; mais on estime que pendant trois années, l'Europe, déjà si dépeuplée, perdit 25 millions d'âmes, environ le quart de ses habitants. Des localités perdirent les trois quarts, d'autres furent dépeuplées. Nous avons voulu faire ressortir, à propos de la peste noire, sa grande ressemblance, nous dirons même son identité avec la peste à bubons. Cette identité prend un caractère plus sensible, depuis qu'une épidémie à symptômes analogues, consistant surtout en une affection gangréneuse des poumons et une éruption de bubons, a reparu et a donné lieu sous le nom de peste de l'Inde, de peste de Pali, à des épidémies circonscrites entre le Guzerate et les versants de l'Himalaya. Ses symptômes et son excessive mortalité lui donnent la plus

(1) H. Haeser, *Ouvrage cité*, p. 136.
(2) Hecker, *Ouvrage cité*, p. 46.

grande ressemblance avec la peste noire (1). Pearson s'exprime ainsi : [We believe it to be, in all essential particulars, identical with the plaque of Egypt.] D'après cette opinion, la peste à bubons, la peste noire, la peste de Pali, pourraient bien n'être qu'une même maladie, originaire d'Égypte.

Choléra. — Après l'épidémie de fièvre jaune à Barcelone, en 1821, épidémie observée par une commission médicale française ; après l'ardente polémique de Chervin pour s'opposer au projet de loi ayant pour but la formation d'établissements sanitaires nouveaux (2), l'opinion anticontagioniste fit de grands progrès. Sous l'influence de la sécurité acquise, les gouvernements marchaient d'adoucissements en adoucissements vers la suppression complète des mesures sanitaires, quand l'apparition d'une épidémie nouvelle, le choléra, ramena l'Europe aux mauvais jours du moyen âge. Toutes les discussions sur la contagion ou la non-contagion, et sur la propagation des maladies épidémiques, se réveillèrent plus ardentes et ne sont pas encore apaisées.

Nous allons faire l'examen de cette épidémie nouvelle, et nous tâcherons d'en tirer des enseignements pratiques.

Sa marche a été mieux étudiée que les autres, son origine est aussi plus certaine. Nous fixerons à l'avance pour cette étude notre point de vue, c'est d'abord d'observer la transmissibilité de l'élément morbide. Nous voulons prouver qu'elle s'est faite par les voies commerciales et par le moyen des hommes, qu'elle a suivi les lignes successives de leurs contacts ; qu'elle a obéi à l'appel des grands centres de populations, pour de là rayonner autour de ces centres ; qu'en se

(1) A. Hirsch, in Virchow *Archiv für pathol. Anatomie*, V. 508. — Pearson and Francis, in *India Annals of medical science*, avril 1854 ;

(2) N. Chervin, *Examen des principes de l'administration en matière sanitaire*, 1827.

comportant ainsi, l'épidémie n'a fait que suivre le contact des hommes, là où il était le plus fréquent et le plus actif, sans jamais passer d'un lieu à un autre, quand la chaîne des communications humaines ne l'y conduisait pas. Nous voulons mettre en évidence ce fait admis enfin aujourd'hui : c'est que le temps d'incubation de la maladie n'est pas un temps d'inactivité épidémique. Cette époque prodromique fait partie de la maladie elle-même : c'est ici, avec quelques autres symptômes, la diarrhée dite prémonitoire. Elle établit le règne des diarrhées. C'est ce qu'on a appelé longtemps la constitution épidémique, en lui accordant la faculté d'engendrer la maladie par des causes inconnues; de même que la peste devait être engendrée par une constitution *pétéchiale*. Ces causes inconnues, c'est la maladie elle-même. Pour rechercher le degré et le mode de contagion de la maladie, nous rappellerons ce que nous avons dit plus haut, c'est qu'il faut tenir compte de trois faits différents : 1° le mode d'élimination de l'agent contagieux; 2° le mode par lequel il s'introduit dans les organes d'un individu sain; 3° la période intermédiaire pendant laquelle il peut se passer des faits considérables et nécessaires. Ces trois faits constituent la transmissibilité. Au sujet de l'origine et de l'endémicité du choléra, nous avons encore quelques remarques à faire. En effet, une opinion digne d'attention s'est produite au sujet de l'endémicité du choléra. Nous sommes toujours partis de ce point de vue que les maladies épidémiques sont sorties d'un foyer endémique. Mais on peut se placer à un point de vue tout opposé, c'est celui-ci : quand une maladie est épidémique, c'est qu'elle trouve dans la localité des conditions favorables à son développement. Étant donc donnée une maladie épidémique, qui aura pour caractère de s'éteindre après une certaine période ; période assez bien en rapport avec les conditions locales qui la favorisent; si cette maladie épidémique se trouve régner dans une localité où les conditions qui l'entretiennent ne cessent pas de lui être favorables, cette maladie ne s'éteindra pas ; elle y renaîtra à chaque saison ; elle deviendra endémique. Ce serait le cas de la ville de Bombay, par exemple, qui a reçu le choléra et qui depuis les vingt dernières années l'a toujours vu régner dans ses murs. On a appliqué cette ingénieuse théorie à la variole qui se serait acclimatée chez nous ; on pourrait peut-être l'appliquer à la fièvre jaune, qui a beaucoup étendu son foyer primitif. En se plaçant à ce point de vue, on comprend mieux comment les progrès de l'hygiène générale peuvent restreindre les ravages d'une maladie épidémique. Quant à les rendre impossibles, c'est une espérance qui nous semble chimérique, si le foyer primitif du mal n'est pas lui-même amélioré ou si l'importation n'est pas surveillée.

La première pandémie cholérique a duré environ 7 années en Europe (1830-37), pendant onze ans l'Europe en fut délivrée (1837-48).

La seconde pandémie a duré 15 ans en Europe (1847-62), pendant 3 ans l'Europe en fut délivrée.

La troisième pandémie entra en Europe en 1865 et n'est pas éteinte.

L'existence du choléra dans l'Inde à des époques reculées ne fait aucun doute ; bien que sa gravité et son épidémicité soit de date plus récente. La description la plus vraisemblable d'une épidémie de cette nature est due à Sonnerat (1). Elle aurait sévi à Pondichéry (1768-71). D'après d'autres rapports, elle se serait étendue sur toute la côte de Coromandel (1774-80) et à Calcutta (1780-83). On peut néanmoins s'étonner qu'on ait accordé si peu d'attention à cette maladie, jusqu'en 1817.

(1) Sonnerat, *Voyage aux Indes orientales*. Paris, 1782.

Le 19 août 1817 (1), le Dr Tytler était appelé à Jessore chez un malade, qui avait été pris dans la nuit de vomissements, diarrhée, etc., avec visage plombé, sueurs froides, peau froide comme de la glace, pouls éteint. Cet homme mourut le lendemain. La nouvelle maladie se répandit et, du 19 au 21, il mourut 15 hommes dans la même partie du Bazar. Le Dr Tytler vit, après le 20 août, la maladie attaquer toutes les classes de la société, et les malades tomber comme foudroyés dans les rues. En quelques semaines, il y eut plus de 6000 victimes dans le district de Jessore. Le fléau suivit la route militaire de Jessore à Calcutta, où il arrive le 19 septembre. Les médecins de Calcutta furent frappés de la mortalité inouïe de la nouvelle maladie. Nous allons tracer d'après A. Hirsch (2), qui a recueilli une foule de documents auxquels nous renvoyons, la route que le fléau a suivie pour pénétrer en Europe.

Se divisant en plusieurs rameaux qui embrassèrent l'Indoustan, il parut à Gondwana en avril 1818 ; en août à Bombay. En 1818, il parut à Ceylan, d'où une frégate anglaise le porta à Maurice et à l'île de France, 1819 ; de là, il s'étendit en 1820 à la côte orientale de l'Afrique. Un autre rameau avait traversé l'Inde supérieure, Siam, et parut dans la presqu'île de Malacca en 1819. De ce point, il s'étendit dans l'archipel Indien. Les Philippines le reçurent directement de Madras, par un navire, en 1820. Le choléra pénétra en Chine en 1820, d'abord par Canton, et en mai par Ning-po. Il était à Pékin en 1821.

Dans sa marche vers l'Ouest, le choléra fut porté, au printemps de 1821, de Bombay à Mascate, d'où il s'étendit le

(1) Voyez Ch. Daremberg. *Comptes rendus des ouvrages de* A. Hirsch, H. Haeser, *et observations sur les épidémies* (*Journal des Débats*, 1866, 21, 25 janvier, 9 février).

(2) A. Hirsch, *Handbuch der historich-geographischen Pathologie*. Erlangen, 1860, p. 114.

long des côtes de l'Arabie. Il pénètre dans le sud de la Perse par Bender-Abassy, pendant que, vers l'automne de 1821, un corps de troupes persanes le transporte de Bagdad dans l'ouest de ce royaume; au moyen des caravanes, il arriva jusqu'à Shiras.

L'hiver arrêta sa marche. Au printemps de 1822, il reparut partout, et en août se montra à Tauris. En 1823, il envahit la Syrie, et par la Perse atteint les bords de la mer Caspienne. Des vaisseaux le portent de Bakou à Astrakan, le 22 septembre; là, il mettait le pied en Europe; l'hiver le fit disparaître. Nous remarquerons le rôle important qu'il faut déjà attribuer à Bombay, pour ces premières disséminations du choléra. Bombay, en effet, est le centre des communications administratives et commerciales, les plus fréquentes et les plus rapides.

1826 fut une année où le choléra reprit dans tout le Bengale une énergie nouvelle. Ce fut comme une seconde explosion de la maladie. Le fléau se répandit par Lahore, d'où les caravanes le portent, en 1827, à Caboul, Bockara; en 1828, à Chiva; en 1829, à Orenbourg. Tout ce gouvernement russe fut ravagé. Par une seconde voie, il rentra en Perse, et atteignit pour la première fois Téhéran. De là, il suit la même route qui l'avait déjà conduit à Astrakan, et y reparaît en juin 1830; à la fin de l'année, il avait fait en Russie d'énormes progrès. Il était aux portes de Saint-Pétersbourg, quand l'hiver le modéra, sans l'arrêter. En juin 1831, il éclata à Saint-Pétersbourg et les armées russes et polonaises facilitèrent son entrée dans le cœur de l'Europe.

Mais il y avait un rameau méridional, celui de Syrie, et d'Arabie. Au moyen des pèlerinages, il entra en Palestine, et, par la mer Rouge et l'isthme de Suez, il envahit l'Égypte. En juillet 1831, il parut au Caire, s'étendit sur les bords du Nil, et, pénétrant dans l'Afrique du nord, il ravagea Tunis.

Cependant le choléra venu de Pologne était arrivé à Kalish et entrait en Allemagne en juin 1831, par Posen et Bromberg. Une seconde voie de communication l'amenait de Saint-Pétersbourg à Dantzick, d'où il s'étendit le long des côtes. Une troisième voie commerciale le conduisait de Russie en Autriche par la Galicie. Une quatrième route le portait presque en même temps de Bessarabie en Moldavie, en Valachie, en Roumélie. De Galatz, il fut importé par voie de mer à Constantinople en juin 1831, d'où une frégate américaine le porta à Smyrne, en septembre. Conformément à ce phénomène général qui attire le choléra vers tous les centres commerciaux, le choléra parut en Angleterre avant la fin de cette même année 1831.

Il y fut importé, en octobre, à Sunderland, par un navire de Hambourg. L'épidémie gagna Newcastle, s'étendit lentement, le long de la Tyne. En février 1832, elle était à Édimbourg, en mars à Glasgow. De cette ville, elle fut portée vers le milieu de mars à Belfast, en juin à Dublin. Le fléau frappa Calais le 15 mars 1832, il vint éclater à Paris le 26 mars de la même année.

Les anticontagionistes se sont appuyés sur ce dernier fait : que le choléra s'étendit de Calais à Paris sans avoir ravagé d'abord les localités intermédiaires. Cette raison nous paraît sans valeur. Les chances pour que des voyageurs débarqués à Calais, et formant autour d'eux le premier foyer de la maladie, soient appelés directement à Paris, sont plus grandes que celles qui les appelleraient dans les localités du voisinage.

Ce sont les hommes qui par attraction répondent à l'appel des centres politiques et commerciaux, ce n'est pas l'atmosphère. Si la transmissibilité du mal ne se faisait pas d'homme à homme, ce serait alors l'atmosphère qui transporterait des qualités occultes. Nous concevons beaucoup moins comment les caprices de l'atmosphère se trouveraient réglés par les circulations et les affaires humaines. Le choléra se manifestait le 15 à Calais et le 26 à Paris. La différence de onze jours correspond à deux fois le temps de l'incubation moyenne de la maladie. Cette explication nous paraît suffisante, quand les deux villes étaient reliées par des communications qui ne duraient pas 24 heures. De Paris comme centre, le choléra s'irradia dans tout le nord de la France. Il parut en Belgique en mai; et en Hollande en juin 1832; d'où il gagna les provinces du Rhin. Dans le sud, il parut d'abord dans le département de l'Indre, puis dans ceux de la Gironde et des Bouches-du-Rhône, qui devinrent des centres de la maladie. Des 86 départements de la France, 35 furent épargnés; ce furent les départements montagneux, tels que ceux des Pyrénées, de l'Aude, de la Haute-Garonne, du Gers, de la Lozère, de la Haute-Loire, du Var, des Hautes-Alpes, du Puy-de-Dôme, etc. Pendant que l'Angleterre transmettait le choléra à Calais, elle le faisait voyager vers la côte d'Amérique.

Il parut dans le Canada en juin 1832, à la suite d'émigrants irlandais, remonta le Saint-Laurent et les lacs, etc.

En Europe, il pénétra en Portugal par un navire anglais, qui avait le choléra à bord, et qui arriva dans le Douero le 1er janvier 1833. Il envahit Oporto, Coïmbre, et parut en avril à Lisbonne. C'est par la frontière d'Andalousie qu'il entra en Espagne, où il s'étendit sur toutes les grandes villes. En décembre 1834, il fut réimporté, par un retour terrible, de la Catalogne à Marseille et de là il ravagea, en mars 1835, toute la partie du sud de la France que la première importation avait épargnée. Il pénètre, en 1835, par Nice, en Piémont et en Toscane, ravage l'Italie, Naples (1837), Milan, Venise, et rentre dans le sud de l'Autriche. Le choléra s'éteignit et ne reparut pas pendant onze ans.

Deuxième pandémie. — Elle est le résultat de deux invasions qui se sont succédé. L'Indostan eut a subir de 1841 à 1842 un redoublement de l'épidémie cholérique. En 1844, celle-ci prit comme la première fois la route de Lahore, Caboul, Herat, Samarkande, Bockhara, au moyen des caravanes. En mai 1846, elle parut à Teheran, et se divisa en deux rameaux. Nous remarquerons que cette ramification n'a lieu que quand les lignes directes par caravanes ou par navigation ont abouti à un centre où le commerce se ramifie.

Au sud, le fléau s'étendit sur la Perse et la Mésopotamie; et suivit la route des pèlerins à la Mecque, où il arriva en novembre 1846. Au nord, il se dirigea de nouveau vers Astrakan, où il parut en avril 1847 ; il atteignit la mer Noire, et, en suivant les côtes, il parvint à Constantinople à la fin d'octobre. Il y fut sporadique pendant l'hiver, mais en mars 1848, après l'ouverture de la navigation, il fut transporté à Galatz et dans les provinces danubiennes, en Grèce, en Syrie et en Égypte, cù il parut en juillet. Un autre rameau s'était dirigé par la route de Sibérie ; il régnait à Tobolsk en juillet 1847, et s'avança jusqu'en Volhynie. L'hiver l'arrêta de nouveau ; mais, en 1848, il atteignit Saint-Pétersbourg. En juin, il se répandit en Pologne et en Prusse ; vers la fin de l'année il atteignit l'ouest de l'Europe, et s'y maintint à l'état sporadique, pendant l'hiver. L'année 1849 vit la seconde pandémie éclater en Angleterre, en France, en Hollande, en Belgique. En France, il pénétra à la fois par Dunkerque et par Calais. Paris eut le premier cas de choléra, le 7 mars 1849, au dépôt de Saint-Denis. L'invasion de 1832 avait duré 189 jours et fait 18,402 décès : l'invasion de 1849 dura 236 jours et fit 19,165 décès. Cette épidémie fut très-grave par toute l'Europe. Paris, Londres, Amsterdam, Berlin, Breslau, etc., souffrirent beaucoup. Des navires d'émigrants avaient porté le choléra à New-York, en décembre 1848 ; il se répandit de là dans toute l'Amérique, et fit surtout aux Antilles, pendant l'été de 1849, d'immenses ravages (1). Il diminua d'intensité, en 1850 et 1851, et, sauf quelques points épars, comme Vienne, Prague, Stralsund, il paraissait s'éteindre, quand une invasion nouvelle vint le ranimer (2). Une nouvelle recrudescence s'était montrée dans l'Inde ; Bombay supportait une grave épidémie de choléra en 1852. Le fléau reprit sa route ordinaire par la Perse, la mer Caspienne, etc. Une nouvelle invasion cholérique atteignait Saint-Pétersbourg le 3 octobre 1852, pour s'y développer en 1853 à l'état d'épidémie. Dans l'été elle atteignit Varsovie, où il y eût 11,000 malades. Le choléra suivit sa route ordinaire à Ostrowo le 3 juillet, puis à Posen, Breslau. A Berlin, le premier cas se montra sur une femme arrivée de Posen, et entrée à l'hôpital. D'autres cas parurent bientôt, dans le même hôpital. La Prusse avait eu (en 1831), 30,923 décès cholériques ; elle en eut (en 1852), 40,340. Cette invasion cholérique continua de sévir en Europe activement jusqu'en 1855. Copenhague, épargné jusque-là, reçut le choléra le 12 juin 1853 et le répandit sur toutes les îles danoises et dans le Jutland. Stockholm eut 2,875 décès ; Haeser (3) rapporte que de 54 villes suédoises qui s'étaient isolées par des mesures sanitaires, trois seulement furent atteintes.

Le choléra envahit toute les côtes de la Baltique et parut sur la côte orientale d'Angleterre, à New-Castle qu'il ravagea. Édimbourg, Londres, Liverpool, Manchester furent ravagés. Le choléra parut à Rotterdam le 22 août, à Amsterdam le 7 septembre. La France le reçut par le Havre ; Paris le vit apparaître le 11 novembre 1853. Pendant l'hiver, il fut modéré ; mais il persista toute l'année 1854, ayant ainsi duré

(1) Briquet et Mignot, *Traité du choléra*, épidémie de 1849-1850.

(2) C. Rousset, *Traité du choléra de* 1849. Paris, 1850.

(3) H. Haeser, *Geschichte der epidemischen Krankheiten*. Jena, 1865.

416 jours et fait 9,217 décès. Londres eut la même année 10,785 décès cholériques. Cette même année la Bavière, la Sardaigne, l'Italie, la ville de Naples et la Sicile surtout furent ravagées. Mais la guerre de Crimée s'accompagna surtout d'une expansion cholérique, dans les armées qu'elle mit en présence. Ainsi, le 5 juillet, arrivait à Gallipoli un navire de guerre, venant de Marseille, avec le choléra à bord. Bientôt l'épidémie se répandit dans le camp français à Gallipoli, et gagna Syra, Smyrne, Constantinople. Le choléra suivit les débarquements de troupes sur les côtes de la mer Noire, à Varna, en Crimée (1), puis dans la Dobruschka, au Pirée, etc. En 1855, le choléra parut s'éteindre dans le nord de l'Europe, mais la Russie et les localités qui servirent au passage ou au campement des troupes furent sévèremennt éprouvées; l'Italie, la Suisse, la Dalmatie, souffrirent encore beaucoup. Pendant les années suivantes, le choléra continua de sévir en Amérique et en Afrique. Voici ce que rapporte un de nos médecins, de service à Mayotte, sur la marche du choléra sur la côte orientale d'Afrique (2).

Au mois de décembre 1858, le choléra sévissait à la Mecque. A la fin de janvier 1859, il y avait déjà fait plus de 30,000 victimes. Dans le même mois des pèlerins venus de la Mecque à Djeddah y importèrent la maladie, qui prit de suite le caractère épidémique. Bon nombre s'enfuirent de Djeddah à Mankela et à Moka, par la voie des *boutres*, navires du pays. Ces deux villes furent ravagées par le fléau. De là, l'épidémie se répandit à Torra, côte orientale d'Afrique, près de l'équateur, escale ordinaire des *boutres* qui vont de la mer Rouge à Zanzibar. A Zanzibar, il y a eu pendant le

(1) A. Marroin, *Histoire médicale de la flotte française pendant la guerre de Crimée*, 1861.

(2) Rapport du Dr Daullé, *Sur le service médical de Mayotte* (*Archiv. de méd. nav.*, t. VI).

mois de janvier une moyenne de 150 à 200 décès cholériques par jour. Dans le même temps le fléau continuait sa marche vers le sud. Tous les différents points fréquentés par les *boutres*, et les navires qui y faisaient la navigation de la côte, y contractaient la maladie, et la répandaient dans les lieux où elle n'existait pas. Par ces mêmes voies, presque toute la côte ouest de Madagascar subissait ses ravages. C'est en prenant un chargement de noirs à la côte d'Afrique (Kilossa et Angoxa) que le *Mascareigne* a contracté l'épidémie qui a désolé l'île de la Réunion. C'est aussi de la côte d'Afrique que les *boutres*, faisant le transport d'engagés, l'ont importée à la grande Comore, où elle a décimé plusieurs villages. L'île Demba, à 10 lieues de Zanzibar, n'a pas eu un seul cas de choléra parce que l'iman a interrompu les communications dès le début de la maladie.

Mayotte à été préservée en faisant observer rigoureusement la quarantaine à tous les bâtiments et *boutres* venant des lieux infectés, quoique Mayotte fût entourée de tous côtés par l'épidémie. A partir de 1856, le choléra a continué de s'éteindre et en 1860 on pouvait considérer cette seconde pandémie, résultat de deux invasions, comme étant disparue du sol de l'Europe, sauf quelques cas à Saint-Pétersbourg, qui cessèrent totalement en 1862.

Arrêtons-nous pour rechercher quels furent les renseignements recueillis pendant la durée de cette double dévastation.

C'est un fait acquis et qui résulte de toutes les observations que le choléra s'est développé dans un port, dans une ville, dans une partie du monde, à la suite de l'arrivée d'un vaisseau, d'un corps d'armée, d'une caravane d'émigrants, de pèlerins, de marchands, etc., venant de pays où le choléra existait, ou par le transport de linges ayant servi à des cholériques (1).

(1) Scrive, *Relation médico-chirurgicale de la campagne d'Orient*, 1857. — Marroin, *Ouvrage cité*, 1861. — Huette, *Du développement et de la propagation du choléra* (*Archives générales de médecine*, 1855, t. VI, p. 571).

Il est entré en Europe par les frontières de terre, traversant toutes les barrières ; mais on peut se demander où ces barrières existaient. Quelques villes, quelques îles qui s'étaient gardées par isolement, ont paru devoir à ces mesures une préservation au moins temporaire.

Presque toujours il a été précédé d'une constitution médicale, signalée par des diarrhées.

La période d'incubation, bien que difficile à fixer, aurait une durée variable de deux à huit jours. Une incubation plus courte encore a peut-être lieu pour les cas foudroyants. Le plus souvent les symptômes qui accompagnent ou suivent cette incubation, sont saisissables. Du simple embarras gastrique, accompagné de céphalalgie, de vertiges, de courbature, ils passent à la diarrhée. Cette diarrhée, dite *prémonitoire*, parce que, dans plus des trois quarts des cas, elle précède l'invasion du choléra, a été signalée par M. Jules Guérin, en 1832. Ce signe prodromique a une grande valeur. La guérison survient le plus souvent ; c'est-à-dire que le choléra avorte, si le malade se traite alors convenablement. Ce signe en outre rend un compte raisonnable de la constitution médicale. Un autre symptôme prémonitoire, ce sont des sueurs insolites, accompagnées de vertiges. Cette suette, en quelque sorte critique, peut se prolonger, et semble se rapporter à un mode d'élimination du poison. Parfois elles se prolongent et font avorter la maladie. Elles persistent même pendant toute la durée d'un accès cholérique et sont alors froides et visqueuses, mais toujours abondantes. M. le professeur Bouillaud a signalé le premier en 1849 une lésion caractéristique du choléra. C'est une éruption vésiculeuse qui se manifeste dans l'intestin et a son siége surtout dans les glandes isolées ; c'est la *psorenterie*. Pendant le choléra confirmé, les urines se suppriment ; quand elles reparaissent, elles sont albumineuses, l'analyse de l'air expiré prouve que l'hématose est très-réduite. Le sang est épais, poisseux, et présente l'aspect dit : de gelée de groseilles. Il semble que ses organites aient vivement éprouvé l'action destructive du virus pathologique. Toutes les déjections s'altèrent rapidement et sont envahies par les champignons et les vibrions.

Le choléra dans sa marche a épargné d'une manière évidente les lieux élevés. Les départements montagneux de la France, les lieux élevés de la Suisse, du Tyrol, du Harz, etc., les districts montagneux de l'Angleterre ont joui de cette immunité.

Le choléra s'est manifesté surtout dans les lieux bas, humides, le long des cours d'eau, sans avoir une préférence pour les lieux marécageux. Mais sa préférence à suivre les cours d'eau est si constante, qu'elle doit prendre l'importance d'un fait capital. Dans l'Inde la tendance des épidémies à suivre les rivages du Gange ou du Bramapoutra, ou bien à remonter ceux de l'Indus, a frappé tous les observateurs. Le même fait a été relevé, au sujet de la marche du choléra, le long du Volga, du Don, du Dnieper, de la Vistule, etc. Il s'attache aux plus petits ruisseaux quand ils parcourent un terrain poreux et mouillé, comme on l'a observé en Bohême, en Bavière, en Wurtemberg. En Suisse, en Suède, c'est sur le bord des lacs qu'il a régné. Cette observation fut faite en France dès 1832 (1). En un mot, il résulte de toutes les observations que l'épidémie cholérique se développe le mieux dans les terrains bas et imprégnés d'eau. Ces faits ont reçu une consécration importante, par suite des travaux d'une commission bavaroise, pendant l'épidémie de 1854. Le professeur Pettenkofer a dirigé ces travaux et les a résumés en une théorie qui a donné des résultats pratiques dignes d'attention. Les recherches ont porté sur une

(1) Paillard, *Histoire du choléra*. Paris, 1832. — Destrem, *Gazette des hôpitaux*, 1854. — Jacquot, *Gazette médicale*, 1854, etc.

contrée restreinte, soumise à la fois à l'épidémie, et où le climat partiel était par cela même appelé à jouer un grand rôle. Pettenkofer a reconnu que toutes les localités où le choléra sévissait épidémiquement reposaient sur un sol poreux, perméable à l'air, et à l'eau qui paraissait à quelques pieds de profondeur. Partout, au contraire, où le sol était composé de roche ou de pierres compactes, imperméables à l'eau, il n'a vu régner que des cas isolés de choléra, et jamais une épidémie. Ces principes ont été constatés à l'occasion de villes, de villages, et de maisons ravagées par l'épidémie, et placées sur un sol poreux, pendant qu'à côté d'elles, des habitations bâties sur un sol imperméable étaient épargnées, ou n'avaient que des cas sporadiques.

Pettenkofer (1) résume ainsi sa théorie : Le choléra est propagé par les hommes et jamais sans eux. Il n'y a pas de contagion directe, selon l'ancienne théorie, mais au moyen de causes accessoires qui résident surtout dans le sol. Ainsi l'homme rend le germe du choléra avec ses excrétions cholériques, et le sol humide et contaminé développe ce germe. Il faut que le sol soit poreux, perméable à l'air et à l'eau, et imprégné de matières organiques, surtout excrémentitielles. La présence de l'eau au-dessous du sol, à 5 ou 15 pieds au moins, est indispensable. Le niveau de l'eau dans le sol varie avec les années et les saisons, la susceptibilité épidémique varie de la même manière ; les localités, sur le bord des rivières, doivent les ravages du choléra plutôt à l'eau du sous-sol qu'au voisinage de la rivière elle-même.

Cette théorie eut pour résultat d'attirer l'attention sur les déjections cholériques. L'on procéda d'une manière générale à leur désinfection, à celle des lieux d'aisances, à celle des vêtements et du linge contaminé, et l'on en retira les meilleurs effets.

(1) M. Pettenkofer, *Die Verbreitungsart der Cholera*. Munich, 1855.

Les mesures générales d'hygiène, y compris les procédés de désinfection, d'une part, et le traitement en temps opportun de la diarrhée prémonitoire, de l'autre, devinrent les deux points cardinaux de la conduite à tenir, pendant le règne d'une épidémie cholérique.

L'Angleterre avait déjà établi en 1849 son « général Board of Health » et institué des visites domiciliaires afin de rechercher les cas de diarrhée prémonitoire et de s'opposer à leur développement ultérieur en choléra confirmé. On put ainsi à Londres, en trois semaines, réclamer le traitement convenable pour 43,737 cas de diarrhée, dont 1000 avaient le caractère *riziforme*, et qui ne donnèrent que 58 cas de choléra confirmé. Ces visites domiciliaires préventives furent introduites à Paris en 1854 (1), et elles donnèrent les meilleurs résultats. Elles ont prouvé de nouveau que la diarrhée prémonitoire, dans la presque totalité des cas, précède d'au moins six heures le choléra confirmé.

Examinons maintenant les graves enseignements que nous a donnés la dernière pandémie cholérique.

Troisième pandémie. — En 1865, le choléra fut apporté dans l'Hedjaz, en Arabie, par deux vaisseaux, le *Persia* et le *Nord-Wind*, partis de Singapore et ayant touché à Makalla. A partir de ce dernier port, ils eurent à bord de nombreux décès par le choléra. Ce fléau sévissait cruellement à Bombay en 1864 ; il s'étendit sur toute la présidence, se répandit cette même année à Java et Singapore ; Bombay paraît être le foyer qui donna cette pandémie à l'Europe.

Les pèlerins de la Mecque en furent infectés ; les bateaux à vapeur, et les voies ferrées, en les ramenant dans leur patrie, répandirent la maladie dans toutes les directions.

L'invasion du choléra à Suez, à Alexandrie, à Marseille,

(1) Trébuchet, *Rapport sur les travaux du Conseil d'hygiène*, 1864, p. 94.

a coïncidé avec le retour des pèlerins qui suivirent des lignes desservies par la vapeur. Cet élément de rapidité a joué un grand rôle dans l'importation du choléra de 1865. Nous suivrons la version du docteur Grimaud (1) qui, malgré les dénégations du docteur Didiot (2) et de Colucci-Bey (3), président de l'intendance sanitaire d'Égypte, nous paraît la plus vraisemblable. Un bateau à vapeur anglais avait déposé le 19 mai, sur la plage de Suez, 1,500 pèlerins de la Mecque. Pendant sa traversée, ce bâtiment avait jeté à l'eau plusieurs morts. Le lendemain de l'arrivée à Suez, le capitaine et sa femme furent pris de choléra. Ces pèlerins avaient été expédiés à Alexandrie par le chemin de fer, et le 22 mai, en route, à Damanhour, l'un d'eux fut frappé de choléra dans un wagon. Colucci-Bey affirme que le premier cas de choléra constaté a eu lieu, à Alexandrie, seulement le 11 juin, et que le cas de Damanhour n'aurait aucune authenticité.

Quant au premier cas signalé seulement le 11 juin à Alexandrie, nous savons qu'un décès cholérique n'arrive pas sans une durée d'incubation préparatoire; nous savons que la diarrhée prémonitoire n'est pas toujours fatale, surtout pendant cette période où s'établit la constitution diarrhéique. Colucci-Bey, fidèle aux prescriptions d'alors, n'a pas pu déclarer le choléra à Alexandrie, avant le cas du 11 juin; mais il était trop tard. Nous savons aujourd'hui que les pèlerins de la Mecque, infectés de choléra, sont arrivés en quelques jours et sans obstacle à Alexandrie. Jusqu'au 11 juin, le choléra a fait comme à l'ordinaire sa constitution épidémique. Le cas de Damanhour, au 22 mai, n'est pas né-

(1) *Comptes rendus de l'Académie*, t. LXI, p. 591; et *Gazette médicale de Paris*, t. XXI, p. 317.

(2) Didiot, *Du choléra à Marseille en* 1865 (*Recueil des mémoires de médecine militaire*, 3e série, t. XVI).

(3) *Gazette médicale de Paris*, 1866, p. 419.

cessaire, mais il est vraisemblable, il aura pu échapper à la connaissance de Colucci-Bey. Du reste, le transport des pèlerins infectés de Suez à Alexandrie a continué sans relâche du 22 mai au 1er juin. Le bâtiment *la Stella*, ayant embarqué 67 pèlerins pris dans cette population infectée, quitta avec patente nette Alexandrie, ville où onze jours après devait éclater le choléra confirmé. Ce n'est pas la faute de l'intendance, c'est la faute des lois sanitaires qui, en présence d'une armée de pèlerins arrivant par la vapeur d'un lieu infecté, n'avaient pas prévu la durée d'incubation ni soumis la diarrhée prémonitoire à une observation indispensable.

Le navire *la Stella,* parti d'Alexandrie le 1er juin, emportant 67 pèlerins algériens, arrive le 11 juin à Marseille; le 22e pèlerin inscrit, El-Hadji-Bouzian, et le 67e inscrit, Ben-Stiman, sont déclarés décédés et jetés à la mer le 9 juin : l'un d'eux au moins fut déclaré malade de dysenterie chronique. Trois jours après, le 8e inscrit, Ben-Kadour, arrivé bien portant, meurt au fort Saint-Jean, aussi de dysenterie chronique (certificat de décès). Il est vrai que le docteur Didiot maintient que ces Arabes sont morts de dysenterie véritable, et non de diarrhée cholérique, et qu'en outre, le choléra existait à Marseille antérieurement. Ces affirmations, surtout la seconde, auraient besoin d'être prouvées jusqu'à l'évidence pour infirmer l'enchaînement des faits invoqués par le docteur Grimaud ; les autres pèlerins paraissent avoir communiqué librement avec Marseille. Le choléra éclata dès le 12 juin, dans les rues étroites de Marseille, qui font face au fort Saint-Jean, par des cas sporadiques. Ceux-ci devinrent épidémiques dans la dernière semaine de juillet, et pendant tout l'été l'épidémie ravagea Marseille ; Toulon fut cruellement éprouvé. A *la Seyne* une coque de navire infectée fut livrée pour être réparée, une odeur nauséabonde remplissait la cale, les ouvriers qui s'y rendirent furent pris de choléra, et l'épidémie s'étendit dans la ville ; les cas foudroyants ont été nombreux ; les quatre boulangers de la ville périrent, trois bouchers sur quatre périrent. A un certain moment, la viande de boucherie se corrompait avec une rapidité inaccoutumée. A Solliès-le-Pont, ville sur le chemin de fer entre Toulon et Marseille, tous deux infectés, on eut l'idée de faire des feux pour se préserver, et la nuit suivante le choléra éclata avec une violence inouïe. Arles, Aix devinrent des foyers cholériques. L'invasion nouvelle était complète ; elle atteignit Paris le 15 septembre, et ne s'y éteignit que le 15 janvier après avoir fait 6,626 victimes : l'abaissement de la température avait amené une période de calme seulement. L'invasion cholérique reprend sa marche en 1866 (1), avec les premières chaleurs; elle éclate à Amiens, qu'elle ravage, puis elle semble s'acclimater sur le littoral baigné par la Manche. Paris cependant en conservait le germe; pendant l'été et l'automne jusqu'au 20 janvier 1867, le mal emporta de nouveau 5,700 personnes; pendant l'année 1867, il ne présenta plus à Paris que quelques cas isolés et disparut vers la fin de l'automme ; mais il se répandit en Algérie, où il fit en 1867 beaucoup de victimes.

Ce n'est pas à Marseille seulement que le port d'Alexandrie avait exporté le choléra. Le fléau suivit de même les pèlerins à Constantinople, d'autres navires le portèrent à Ancone, à Trieste, à Gibraltar.

Il rayonna bientôt dans tous les ports en communication avec Constantinople. Quatre cas isolés de choléra parurent à Odessa les 2, 3, 4, 5, juillet. Les navires de Constantinople amenaient de nombreux cholériques à l'état confirmé qui entrèrent en quarantaine ; le 6 août, un cas de choléra épidémique eut lieu sur un douanier de service au port de la

(1) Huette, *Recherches sur l'importation du choléra en province par les nourrissons de Paris*. Montargis, 1867.

Quarantaine; la maladie atteignit sa femme, son fils et sa servante; des ouvriers travaillant au port de la Quarantaine furent successivement atteints ainsi que leurs familles.

Presque en même temps le choléra se montrait au village de Borchi, district de Balta, gouvernement de Podolie; le 26 juillet arrivèrent de Prusse à Borchi, pour être employées au chemin de fer quelques familles allemandes, qui séjournèrent le 23 à Galatz où sévissait le choléra, et le 24 à Odessa, où il était aussi. Ces Allemands, en arrivant à Borchi, paraissaient en bonne santé; seulement un enfant était atteint de diarrhée; il mourut le 29 : à partir de ce jour le choléra asiatique se déclara parmi les Allemands arrivés d'abord, puis parmi les habitants. Le choléra était entré en Europe par le midi et par le nord, il se développa l'année suivante. En 1866 une femme venue d'Odessa rentrait dans son pays, dans un petit village voisin de Zwickau en Saxe. Le choléra se développa lentement autour d'elle et atteignit enfin la petite ville de Zwickau, qui sur 22,400 habitants perdit 500 personnes. Le mois de novembre mit fin à la maladie. Dans le voisinage de la maison de correction 250 personnes furent atteintes dont 119 moururent; la même maison de correction contenant 1286 détenus d'une population misérable, n'eut pas un seul malade. On attribue cette immunité aux précautions hygiéniques qui ont été prises, et surtout à la désinfection complète et journalière de tous les lieux d'aisances; à l'enlèvement immédiat des excréments, ceux-ci ayant été préalablement couverts de cendres criblées et de sulfate de fer, à la désinfection complète de tout le linge sali par les excréments (1). A Paris les désinfectants furent aussi employés sur une grande échelle : grâce à leur emploi aucun cas cholérique ne s'y est montré parmi les blanchisseuses du linge des hôpitaux.

(1) Rud. Günther, *Die indische Cholera in Sachsen*, etc. Leipzig, 1866.

Le choléra avait pénétré de même dans les États autrichiens; de juin à la fin d'octobre 1866, il y eut 217,000 cas et 94,000 décès. L'épidémie de 1855 avait fait dans les mêmes États 274,000 victimes. Rome et la Sicile furent protégées par des mesures sanitaires, mais l'année suivante la Sicile succomba à l'importation de Tunis.

L'importation se fit en Angleterre, non plus par les ports de la côté orientale, mais par ceux du sud, Southampton, Liverpool, Londres. L'assainissement général des villes et des habitations par les soins du «general Boardof health» contribua sans doute à modérer les ravages de l'épidémie de 1866. Depuis que le docteur Snow en 1849 avait attribué des épidémies circonscrites observées à Horsleydown, à Wandsworth, aux déjections des cholériques (1), depuis que Pettenkofer avait fait les observations que nous avons rapportées; l'attention était éveillée partout sur ce sujet et l'épidémie de Londres, en 1866, donna un grave enseignement. On remarqua que le choléra sévissait avec une fureur toute particulière, sur le territoire où la East-Water-Company fournissait de l'eau et s'arrêtait d'une manière brusque au delà de ces limites. A l'occasion de ce fait le docteur J. Netten Radcliffe a fait un rapport très-instructif (2). Les premiers cas de choléra parurent les 26 et 27 juin au n° 12, Priory Street, Bromley; et les déjections cholériques passèrent, ce qui fut constaté, du water-closet de la maison dans un égout communiquant avec la rivière Léa à Bow-Bridge, à 600 yards d'un réservoir de la Compagnie. Ce réservoir était resté ouvert et abandonné dans cette partie où les eaux sont dormantes. Diverses commissions nommées ont constaté qu'au moment de l'explosion générale du choléra sur le territoire de la Compagnie, celle-ci, qui est tenue de ne délivrer que de l'eau

(1) John Snow, *On the mode of communication of Cholera.* London, 1855.
(2) *The Lancet*, 2 nov. 1867, p. 558; 18 janv. 1868, p. 94.

filtrée, avait délivré des eaux non filtrées prises dans ce vieux réservoir abandonné. Cette négligence fut qualifiée par diverses autorités de sévèrement répréhensible; l'opinion du docteur Simon, si compétent en questions sanitaires, est qu'il suffit d'une petite quantité de déjections cholériques pour infecter d'assez grands volumes d'eau.

Pendant cette dernière pandémie on s'est occupé dans divers lieux d'expériences capables d'éclairer le mode de transmissibilité du choléra.

Expériences de contagion. — MM. Legros et Goujon ont fait des expériences nombreuses, en injectant dans les veines de divers animaux, le serum, ou les déjections de cholériques. Ils ont ainsi pu déterminer l'apparition d'accidents cholériques. Ils supposent que l'albumine dans le sang des cholériques prendrait les propriétés de la diastase. M. Baudrimont, à la suite de nombreuses analyses des déjections cholériques, a mis en relief par des expériences chimiques que ces déjections avaient, comme la diastase, une action saccharifiante et fermentescible sur certaines substances (1). C'est un fait intéressant à relever, non parce que la diastase serait le poison même, mais parce qu'elle est un produit de germination. Du reste les substances protéiques à l'état de décomposition excitent souvent la fermentation, sans contenir pour cela de la diastase.

M. J. Worms (2) a rassemblé des faits nombreux d'où l'on peut conclure que les déjections, les vêtements et les choses souillées par elles sont des agents de transmission très-actifs.

Le docteur Lindsay, médecin des cholériques d'Edim-

(1) A. Baudrimont, *Recherches expérimentales sur le choléra épidémique*, 1866.

(2) Jules Worms, *De la propagation du choléra et des moyens de le restreindre*, 1865.

bourg, a fait des expériences de transmission sur les animaux au moyen des vêtements et des déjections (1).

Les expériences les plus curieuses et qui conduisent le mieux à un résultat pratique sont dues au professeur Thiersch : il mêla à la nourriture d'un certain nombre de souris des morceaux de papier à filtre, trempés dans le liquide intestinal des cholériques, puis desséchés, en employant : 1° du liquide frais ; 2° du liquide conservé depuis six jours à 10 degrés ; 3° des liquides plus anciens. Les animaux qui ont été soumis au traitement des déjections fraîches n'ont offert aucun symptôme morbide. Sur 42 souris qui avaient avalé du papier trempé dans des déjections anciennes de 3 à 9 jours, trente furent malades, et douze moururent. Les symptômes qu'elles présentèrent furent des selles aqueuses et la suppression de l'urine, les intestins étaient gorgés d'un liquide aqueux, les déjections plus anciennes n'eurent aucun résultat.

Le résultat de ces expériences a fait soupçonner que la contagion cholérique pourrait bien être le résultat d'une production morbide au sein des déjections, c'est la période de contagion intermédiaire dont nous avons exposé plus haut la grande importance. Cette production morbide peut se faire avec plus ou moins de certitude ou de gravité, selon que le milieu où les déjections sont abandonnées est plus ou moins favorable. On a depuis dirigé son attention, avec beaucoup de raison, sur la désinfection complète et immmédiate des déjections et des vêtements ; le chlorure de chaux appliqué à cet usage s'est montré entièrement efficace.

Les expériences de Thiersch ont été répétées. Nous donnons ici les résultats confirmatifs obtenus par le docteur Burdon Sanderson, en Angleterre, en août 1866. Il opéra sur des souris, avec des déjections intestinales cholériques et avec le

(1) L. Lindsay, *Transmission du choléra aux animaux* (*Gazette hebdomad. de médecine*, 1854).

liquide qui remplit les intestins après la mort. Nous dirons quelques mots du mode d'opérer. Les liquides cholériques étaient placés sur une assiette dans une cage de verre communiquant avec la cheminée du laboratoire. On les y conservait le nombre de jours indiqués pour les expériences. On remplaçait avec de l'eau distillée le liquide évaporé, de jour en jour on y plongeait, d'après la méthode du professeur Thiersch, du papier à filtre de Suède, pour l'imprégner du liquide cholérique. Ce papier était divisé en feuilles de 25 pouces carrés, avec une marge pour l'immerger à la manière des photographes. On opérait la dessiccation en plaçant le papier sur une lame de verre, introduite dans une boîte de métal, percée aux deux bouts. Un bec de gaz servait de tirage pour appeler le courant d'air, en même temps qu'il brûlait les vapeurs toxiques qui auraient pu se dégager.

Par l'analyse raisonnée de ses nombreuses expériences, le docteur Sanderson a construit le tableau suivant : les papiers séchés étaient introduits dans l'alimentation des souris.

Nombre de jours de décomposition des liquides.	Sur 100 animaux soumis aux expériences ont été malades.	sont morts.
1	11	8
2	36	32
3	100	21
4	71	57
5	40	24
6	» »	» »

La plus grande activité du poison s'est manifestée les troisième et quatrième jours.

Les phénomènes morbides obtenus sont : perte de motilité, refroidissement remarquable, déjections ramollies ou liquides, variant du vert au rougeâtre, le fluide intestinal contenait de nombreux fragments d'épithélium, et sous le microscope laissait voir des végétations articulées, des filaments et des spores.

Il est remarquable que les expériences faites sur les souris par le docteur Sanderson, dans le mois de novembre, ont été sans résultat. L'abaissement de la température avait été remarquable.

On a fait, on le pense bien, de nombreuses tentatives pour découvrir parmi les nombreux champignons qui envahissent les déjections cholériques quelque végétal caractéristique, car de pareilles productions se montrent également dans beaucoup de maladies qui ne sont pas le choléra. Nous résumons ici l'historique de ces tentatives (1).

En 1848, le docteur Cowdell (2), et, en 1849, le docteur Mitchell, avancèrent l'opinion que le choléra était la conséquence de l'entrée dans le corps humain et du développement d'un champignon microscopique. Les recherches des docteurs Brittau et Swayne de Bristol donnèrent quelques preuves à l'appui de cette théorie : ils affirmèrent avoir trouvé certaines cellules de nature végétale dans les déjections cholériques. Le docteur Budd trouva de pareils corps dans les eaux potables des localités où existait le choléra. La commission du collége des médecins, chargée d'examiner ces assertions, rapporta que ces corps cholériques n'avaient pu être trouvés dans l'air ou l'eau des districts en proie au choléra, que ce n'était point des champignons, mais des substances introduites souvent avec les aliments ou les médicaments, et qu'on trouvait de pareils corps étrangers dans les intestins d'autres malades, par exemple, ceux atteints de dysenterie ou de fièvre typhoïde. En résumé, on trouva dans les intestins des spores de *torula*, d'*uredo* et autres espèces, mais rien qui fût spécial à la contagion cholérique. Boehm,

(1) *The Lancet*, août 1867, p. 206.
(2) *Disquisition on the pestilential Cholera*. London, 1848.

dans un opuscule publié en 1838, avait donné connaissance aussi de sporules végétantes ; on les attribuait au genre *Torula* (1).

Le professeur Hallier, de Jena (2), vient de publier ses recherches. Les éléments spéciaux trouvés par lui dans les déjections cholériques sont des filaments qui occupent la partie supérieure du fluide, et des cellules jaunes ou brunes, remplies de spores, et qui tombent au fond du liquide. Ces spores réfractent fortement la lumière et bientôt elles brisent leur enveloppe, elles augmentent rapidement en nombre par segmentation, donnant naissance à des masses ou des colonies de petites cellules, appelées, par Hallier, *micrococcus* Ces petites cellules s'attachent aux particules de matière animale qu'elles rencontrent pour s'en nourrir en les détruisant; du sein de ces cellules des formes analogues aux *torula* et aux *oïdium* se développent.

En cultivant ce champignon sur le sucre, Hallier a obtenu la forme des *mucor* ou *penicillium*. Sur une pâte d'amidon, le résultat fut le même ; sur le tissu musculaire l'état cellulaire fut plus marqué. Mais sur une pâte bouillie avec le tartrate d'ammoniaque, les cellules se développèrent à l'état parfait rappelant des formes analogues à l'*urocystis occulta* qui infecte les céréales. Ces formes d'urocystis n'ont jamais été produites par Hallier, qu'avec les déjections cholériques ; elles paraissent caractéristiques. Hallier les regarde comme l'agent productif du choléra. Considérant qu'une haute température est nécessaire pour produire cet état, il pense que l'urocystis ne peut pas s'acclimater en Europe, mais qu'il voyage d'Inde en Europe au moyen des intestins des malades où il trouve la température nécessaire pour se dévelop-

(1) Boehm, *Die Kranke Darmschleimhaut in derasiatischen Cholera*. Berlin, 1838.

(2) *Das Cholera contagium, botanische Untersuchungen*. Leipzig, 1867.

per. M. Berkeley pense que ce champignon ressemble beaucoup à celui qui produit le pied de madura (*Chionyphe Carteri*).

L'*urocystis* est une sorte de rouille qui s'attache à la racine du riz, et Hallier pense que c'est de cette source qu'il provient avant de pénétrer dans les intestins de l'homme. Ce point de vue se rapporte à celui du docteur Tytler, qui annonçait, il y a quelques années, que l'usage du riz ergoté engendrait le choléra. Hallier a expérimenté ce point, il a planté du riz dans des conditions analogues à celles qu'on emploie dans l'Inde, et il l'a arrosé avec les déjections cholériques. Les racines de la plante ont bientôt été traversées par des fils de champignons, et les tissus de la racine ont commencé à s'atrophier. Mais il n'est pas parvenu à obtenir des cellules.

Nous pensons qu'il faut encore s'en tenir à des hypothèses, sur cette grave question, et attendre que de nouveaux travaux permettent de tirer des conclusions irréfragables.

Mesures prophylactiques. — Le moyen d'arrêter les pandémies, c'est d'interrompre les communications humaines; puisque c'est le seul moyen de propagation qui leur permet de voyager. Mais il faut que cette interruption ait lieu avant qu'aucune trace de la maladie ait pu être importée, avant que cette trace puisse développer, sous des conditions favorables, cet état de propagation lente qui s'est appelé, selon les cas, état sporadique, quand la maladie avorte, ou bien constitution médicale quand l'épidémie en est la conséquence.

Quand une localité a des communications fréquentes avec une localité infectée, il faut que cette interruption, pour être efficace, soit calculée de façon à comprendre, pour chaque personne, la durée maximum de l'incubation de la maladie.

Il faut que l'interruption se fasse avec une exactitude suffisante pour garantir qu'il n'y aura pas d'infraction.

Si des pandémies précédentes ont laissé un germe que l'hiver a éteint vraisemblablement, l'expérience prouve que ce germe peut cependant reparaître pendant quelques années, dans une saison favorable.

Il n'en devient pas moins très-important de s'opposer à une nouvelle infection venue de dehors ; l'expérience a prouvé que l'épidémie revient souvent sur ses pas d'un pays voisin, et sévit alors avec une nouvelle force. La seconde invasion, par Marseille, de l'épidémie de 1834 en est une preuve entre beaucoup d'autres.

Les mesures préventives, qui empêcheront ainsi le retour d'une épidémie, permettront d'employer utilement les mesures d'hygiène générale à éteindre complétement les restes de l'épidémie ancienne.

Nous avons maintenant à juger la valeur des moyens mis en usage pour réaliser cette interruption des communications humaines, c'est-à-dire les quarantaines d'observation et celles de rigueur.

Les communications maritimes se prêtent mieux que les autres à une pareille surveillance. Mais leurs conditions mêmes ont souvent changé. Autrefois, le commerce maritime n'existait pas; les premières pestes connues furent apportées par les armées. Le commerce des Vénitiens par navires à voiles permit la formation des quarantaines. Elles ont entravé la marche des épidémies importées et sauvé l'Europe d'une dépopulation croissante. A cause même de la lenteur de la navigation à voiles, l'importation se faisait de proche en proche et la surveillance des quarantaines se trouvait facilitée. L'importation à longues distances, sans qu'il y eût à bord une mortalité frappante, n'a été possible que par la navigation à vapeur récemment introduite, quand par son moyen on a pu franchir de grandes distances, pendant la durée d'incubation d'un mal épidémique.

C'est en présence de ce danger, dont les chances sont décuplées par la navigation à vapeur ; c'est au moment de la décadence des établissements sanitaires, que l'épidémie cholérique est venue surprendre l'Europe. Il n'y a pas à s'étonner qu'elle ait franchi les barrières maritimes, partout où elle s'est présentée sous la simple forme d'une diarrhée. On a tiré de ce fait deux conclusions : la première que le choléra n'était pas contagieux, puisqu'il avait franchi tous les obstacles sanitaires. Cette conclusion ne nous paraît pas légitime. Ces obstacles tels qu'ils fonctionnaient ne présentaient aucune garantie contre le choléra. En genéral, ils n'ont été mis en activité, soit en Égypte, soit à Marseille, soit ailleurs, qu'après la déclaration d'un décès cholérique constaté, il était donc trop tard ; la patente nette à introduit beaucoup de diarrhées cholériques. La démonstration que le choléra n'est pas contagieux ne peut résulter de ce fait. La contagion est la conséquence de preuves toutes différentes.

On a tiré cette seconde conclusion : c'est que les quarantaines étaient inutiles. Cette seconde conclusion peut être mieux défendue. Leur utilité se trouve liée à la question pratique de leur possibilité.

Les intérêts du commerce général sont devenus prépondérants : ils ont des défenseurs ardents. La moindre entrave se calcule par une somme d'argent : la vie des hommes dans une certaine mesure est devenue une considération moins importante. Mais où sera la mesure ? Si, ce que nous croyons impossible, en présence des progrès de l'hygiène générale, les ravages de la peste noire se reproduisaient ; évidemment la mesure serait comblée, et le seul moyen efficace serait alors un système quarantenaire aussi parfait que possible. Le commerce devrait s'y soumettre.

A cette considération on peut en joindre une autre. Ne serait-ce pas un triste aveu d'impuissance, et une sorte de déshonneur pour la civilisation actuelle, de se résigner à ces fléaux périodiques qui ont décimé le moyen âge, quand l'emploi d'obstacles raisonnables apportés à leur introduction, non-seulement à nos portes, mais sur les routes commerciales qu'ils parcourent et jusqu'aux limites de leur berceau nous permettent d'arrêter leur importation; quand l'amélioration de l'hygiène des villes, et la désinfection successive de tous les éléments fermentescibles où ces germes épidémiques s'acclimatent nous donnent l'espoir de restreindre leur propagation ? C'est l'emploi de ces deux moyens, qui doit nous sauver. Il n'y a pas de raison pour sacrifier le premier au second. Tous les deux ne sont pas de trop pour nous préserver de ces fléaux. L'heure de la civilisation a sonné, où l'hygiène doit se proposer pour but d'extirper du sol de l'Europe les principales maladies, soit virulentes, soit épidémiques qui l'ont si longtemps ravagée.

Les gouvernements de l'Europe, revenant sur de téméraires adoucissements introduits dans leur régime sanitaire, ont reconnu cette possibilité, et n'ont pas voulu accepter le déshonneur de se montrer impuissants. Ils ont réuni à Constantinople une conférence sanitaire internationale. Nous avons déjà parlé de ses travaux au sujet de la peste, nous allons les résumer au sujet du choléra (1) (2).

Pour ce qui concerne les mesures de quarantaines, la conférence pense que la durée de l'incubation du choléra n'a pas été déterminée encore d'une manière rigoureusement exacte. Souvent elle est courte, de un à deux jours, souvent

(1) Dr Fauvel, *Le choléra, étiologie et prophylaxie, origine, endémicité, transmissibilité, propagation, mesures d'hygiène, mesures de quarantaine et mesures spéciales à prendre en Orient pour prévenir de nouvelles invasions du choléra en Europe. — Exposé des travaux de la conférence sanitaire internationale de Constantinople*, mis en ordre et précédé d'une introduction. Paris, 1868. 1 vol. in-8, avec 1 carte coloriée indiquant la marche du choléra en 1865.

(2) *Examen des documents publiés par le docteur Goodeve*, membre de la Commission sanitaire internationale. *The Lancet*, 15 décembre 1866.

aussi elle se prolonge. Aucune mesure de quarantaine ne sera efficace si cette diarrhée, dont l'activité paraît très-grande pour disséminer le mal, n'est pas regardée comme faisant partie de l'existence même de la maladie. La majorité de la conférence a pensé que huit jours étaient suffisants pour qu'une diarrhée cholérique n'échappât pas à l'observation. En fixant dix jours pour le temps d'observation, la conférence a pourvu à cette nécessité. Nous avons rapporté (page 662), comment la quarantaine d'observation se partage avec le nombre de jours, quand le navire, inspecté au départ, aura eu en outre un médecin à bord. Mais dans tous les cas, même pour un plus long voyage, une quarantaine d'observation de vingt-quatre heures sera toujours nécessaire ; les navires qui n'auront pas pris ces mesures, mais qui auront eu quinze jours de traversée, sans cas de choléra, n'auront à subir que cinq jours d'observation.

La conférence a désiré en outre que les personnes affectées de diarrhée fussent séparées des personnes saines, et que leur quarantaine ne fût purgée qu'après la visite d'un médecin.

Pour des navires trouvés dans des conditions très-mauvaises, comme des navires de pèlerins, d'émigrants, encombrés ou avec des cas de choléra à bord, les mesures quarantenaires seront appliquées avec rigueur, et la durée de la quarantaine *pourra être prolongée*, si l'autorité sanitaire le juge nécessaire.

Ces dernières prescriptions ont pour but d'encourager les mesures d'hygiène générale à bord des navires. De leur bonne ou de leur mauvaise tenue dépendra l'adoucissement ou la sévérité des mesures quarantenaires.

La conférence a pensé avec raison qu'il y aurait tout autant d'avantages à s'opposer à l'exportation du choléra au départ d'un port infecté qu'à son importation dans un autre port.

Elle a conseillé dans une note additionnelle des mesures d'une grande importance. Ce serait de soumettre à une inspection médicale tous les passagers ainsi que les équipages à l'embarquement, de retenir les personnes atteintes de choléra ou diarrhée cholérique, sauf la diarrhée chronique certifiée par un médecin, de s'assurer du bon état de l'eau et des provisions, de la propreté du linge et des vêtements, au point de vue des déjections cholériques.

Pour les transports de pèlerins par la mer Rouge, la conférence a redoublé d'attention. En cas de choléra parmi eux, ils devraient faire, par mer, une quarantaine de 15 jours à El-Wesh. Des établissements sanitaires seraient établis à Koseir, Souakim, Mussowah, Jedda, Iembo, en communication et sous le contrôle de l'autorité sanitaire internationale, siégeant à Suez. D'autres mesures seront prises si le choléra entre en Égypte par une autre voie.

Le gouvernement turc a déployé beaucoup de zèle pour rendre pratiques les recommandations de la conférence au sujet de la surveillance sanitaire de la mer Rouge, et les deux derniers pèlerinages de la Mecque ont été placés sous un contrôle sanitaire beaucoup plus sévère. Il a en outre envoyé une commission pour préparer des mesures de préservation contre l'importation de l'Inde, il s'agit d'établir au détroit de Bab-el-Mandeb des stations pour les quarantaines d'observation et pour un lazaret ; l'île de Perim a paru propre au premier usage, le port de Cheyk-Saïd ou l'île de Caraman pourraient convenir aux besoins d'un vaste lazaret.

Nous ajouterons à ces sages mesures, qu'elles devront être secondées par le gouvernement russe sur les routes commerciales qui aboutissent à ses frontières d'Orient.

Mais le gouvernement britannique a un plus grand devoir à remplir dans l'Inde. Abandonnant l'idée que le choléra peut devenir endémique en Perse ou en Arabie, ou partout ailleurs, il doit se renfermer dans les faits positifs qui signalent les plaines du Gange comme le seul berceau connu de la maladie. Là, en effet, il y a des localités marécageuses, qu'aucun être humain ne peut traverser la nuit sans être frappé de choléra. C'est à empêcher l'exportation du mal, par les mesures ci-dessus conseillées, qu'il faudrait porter son attention; c'est surtout à Bombay, et au départ des Caravanes du Nord que ces mesures devraient être appliquées.

Les mesures sanitaires les plus efficaces à prendre en temps de choléra résultent de tout ce que nous avons dit.

Elles ont fait l'objet de nombreuses instructions rédigées pour les populations; les principales sont celles du comité consultatif d'hygiène de Paris, en 1866, de l'Académie de médecine de New-York, du conseil privé de la Grande-Bretagne, de l'assistance publique à Paris (1).

(1) Le conseil privé de la Grande-Bretagne a fait publier une instruction concernant les précautions à prendre contre le choléra. Voici un extrait de ce document :

« Relativement au choléra qui menace, il est deux dangers contre lesquels il importe de s'armer d'une extrême vigilance :

« Le premier serait de faire usage, pour la boisson, d'eau qui pourrait avoir été contaminée (même légèrement) par l'immixtion de substances impures fournies par des accumulations d'immondices ou des fuites de canaux destinés à conduire les matières excrémentitielles ou les eaux ménagères, ou par l'imbibition du sol au voisinage de ces réceptacles;

« Le second danger consisterait à respirer des effluves de même nature.

« Il importe de parer à ces inconvénients en faisant disparaître toute accumulation de matières impures, en soumettant à un examen minutieux les canaux éducteurs des lieux d'aisances et des eaux sales, en remédiant aux fuites par lesquelles peuvent s'échapper non-seulement les produits, mais encore leurs émanations; en faisant nettoyer avec soin et blanchir à la chaux les maisons et les appartements qui sont en mauvais état; en désinfectant journellement les fosses d'aisances, et en soumettant à une inspection soignée les points du sol dont la porosité se prête à des infiltrations, ainsi que les sources, citernes et réservoirs.

« L'extrême importance de ces précautions sera d'autant mieux comprise qu'on se rendra plus facilement compte du mode spécial de propagation du choléra.

« Heureusement pour l'humanité, le choléra est si peu contagieux, au

Nous dirons que, quand les premiers symptômes de choléra ont paru dans une population, les mesures sanitaires

moins dans le sens de la contagion propre à la variole et au typhus, que les personnes qui assistent et soignent les cholériques ne courent (moyennant certaines précautions) pour ainsi dire aucun risque de gagner la maladie.

« Mais le choléra a un mode spécial et caractéristique de contagion qui (ainsi que cela va être exposé), à la faveur de conditions hygiéniques mauvaises, peut se prononcer avec une intensité terrible et dans un rayon très-étendu.

« Il a cela de particulier que, non-seulement quand il a atteint sa forme la plus grave, mais encore quand il n'est qu'à l'état de diarrhée prémonitoire, ce sont les déjections des malades qui sont les porteurs du principe contagieux.

« Ce n'est point au moment même de leur émission, mais plus tard, et à mesure qu'elles subissent la décomposition naturelle, qu'elles développent au plus haut degré le germe de l'infection.

« Si donc ces matières sont jetées et répandues sans avoir été préalablement désorganisées, elles communiquent leur puissance d'infection à toutes les matières excrémentitielles auxquelles elles se mêlent dans les fosses, les canaux et les porosités du sol.

« Si, par l'imbibition de la terre, elles parviennent jusqu'aux sources et aux réservoirs d'eau, elles peuvent en empoisonner des volumes considérables.

« En s'attachant au matériel du couchage et au linge qui a servi à l'usage des malades, elles infectent les objets qui, s'ils n'ont pas été purifiés avant d'être portés à la lessive ou ailleurs, sont susceptibles de propager la maladie à de très-grandes distances.

« La coopération de ces conditions de mauvaise hygiène est la loi *sine quâ non* de l'extension du fléau, et une population n'est réellement en danger que quand on n'y a pas obvié et qu'on a omis les moyens d'assurer l'entière pureté de l'air et de l'eau potable.

« En ce qui concerne la sécurité individuelle, la principale règle à observer est de vivre de la manière que notre expérience personnelle nous a indiquée comme la plus favorable à la santé ; de se préserver autant que possible des grandes vicissitudes de température et de fatigues excessives, et, au point de vue du régime, d'éviter tout acte d'intempérance et tout aliment ou boisson qui peuvent troubler les fonctions digestives ; mais il n'y a aucune raison de changer nos habitudes d'existence, ni de se priver de l'usage des fruits et des légumes.

« Il n'y a lieu de recourir ni à un mode d'alimentation différent de celui des temps ordinaires, ni de prendre des médicaments préventifs.

« Là où le choléra est imminent ou a déjà paru, les dérangements intestinaux doivent être l'objet d'une attention toute particulière.

« Le plus souvent, la diarrhée représente le premier et un des plus faibles degrés de l'épidémie, et peut, à un moment donné, se convertir subitement en choléra ; et, outre que l'intérêt que ce symptôme réclame au point de vue locales prennent une importance *énorme* et *dominante*, pour s'opposer à sa dispersion d'abord, si cela est possible,

de la sécurité individuelle, il ne faut pas oublier qu'il est susceptible par lui-même de devenir un moyen d'infection pour les alentours.

« Il est très-vraisemblable, d'ailleurs, que des diarrhées qui n'ont rien de commun avec l'influence épidémique comportent néanmoins une prédisposition au choléra.

« Il est donc, dans ce cas, urgent de surveiller avec sollicitude tous les cas de dérangement, d'instituer à cet effet des visites médicales dans les maisons de la classe pauvre, d'y apporter les conseils et les soins médicaux, et de donner à ce sujet des avis réitérés aux classes aisées.

« Par ordre des lords du Conseil privé,
« Signé : SIMON. »

(1) 1° *Assainissement du linge provenant du lit des malades, des toiles à matelas, du linge de corps des cholériques*, etc. — Tremper, pendant une heure environ, les objets à désinfecter dans une solution formée de :

Chlorure de soude..............	1 litre.
Eau (environ)..................	9 litres.

INSTRUCTION DE L'ASSISTANCE PUBLIQUE DE PARIS.

2° *Désinfection des bassins et des urinaux.* — Vider les bassins et les urinaux, puis les tremper immédiatement dans un baquet ou grand seau, renfermant un mélange de :

Chlorure de chaux sec.....	500 grammes.
Eau (environ)............	9 litres.

Délayer le sel avec soin et agiter le dépôt au moment de l'immersion. Les vases doivent être passés dans un seau d'eau ordinaire, puis essuyés, avant d'être remis en service.

A la fin de la journée, verser le contenu du récipient dans le vidoir ou dans le tuyau de chute des lieux, et renouveler la solution.

3° *Désinfection des fosses d'aisances, des cabinets, et des urinoirs (là où il existe des lieux d'aisances perfectionnés, il suffira de laver le vidoir et les urinoirs avec le mélange de chlorure de chaux indiqué ci-après).* — Matin et soir, jeter dans l'orifice du tuyau de chute des lieux d'aisances ordinaires, un seau (environ 10 litres) de la solution suivante :

Sulfate de fer.............	500 grammes.
Eau......................	10 litres.
Acide phénique à 1/100e.....	100 grammes.

Le lavage des surfaces se fera avec le mélange déjà indiqué :

Chlorure de chaux sec......	500 grammes.
Eau......................	9 litres.

4° *Désinfection de l'amphithéâtre d'autopsie et de la salle des morts ; de* et ensuite à son aggravation. La visite de tous les cas de diarrhée suspecte, la désinfection des déjections morbides, des vêtements, des habitations sont de nécessité rigoureuse. Il faut surtout s'opposer à ce que ces déjections aillent contaminer le sol ou les eaux. Dans la ville même, l'enlèvement de toutes les immondices, la désinfection des fosses d'aisances et des eaux malsaines doit se faire avec exactitude. L'usage des privés communs sera défendu; l'eau potable fournie aux habitants devra être surveillée avec le plus grand soin, afin qu'elle soit exempte de contamination cholérique, elle sera filtrée ou bouillie, par chaque habitant; toute viande sera bien cuite. On établira des hôpitaux temporaires bien situés, ou bien des salles bien isolées des autres malades; les morts seront ensevelis dans leurs draps et couverts de

la salle de dépôt du linge sale, des conduits d'extraction de l'air des salles de cholériques (là où il y a un système de ventilation), des trémies pour le linge sale, dans les hôpitaux qui en sont pourvus. — Mélanger dans un vase en grès :

1 litre d'acide pyroligneux avec 4 litres d'eau.

Durant la journée, y ajouter, par parties, 250 grammes de chlorure de chaux sec. On obtiendra ainsi un dégagement abondant et permanent de chlore.

(L'acide sera délivré par la Pharmacie centrale.)

5° *Assainissement des salles des cholériques.* — Placer dans ces salles de nombreuses assiettes avec du chlorure de chaux sec, légèrement humecté d'eau.

On peut encore opérer des fumigations d'acide phénique avec le mélange suivant :

Eau........................	10 litres.
Alcool......................	1 litre.
Acide phénique.............	50 grammes.

Ce liquide sera distribué dans des terrines placées dans les salles, à raison de cinq terrines de 2 litres par salle de 30 à 40 malades, soit une terrine pour 6 à 8 lits.

On ne devra employer l'un ou l'autre de ces deux modes d'assainissement des salles de cholériques que de concert avec le chef du service médical.

Les directeurs des hôpitaux et des hospices s'entendront avec les pharmaciens des établissements pour l'exécution de ces diverses prescriptions.

chaux. On établira des maisons de refuge pour les habitants des maisons contaminées, pendant le temps de leur désinfection ; tout ce qui pourra aider à disséminer la population, même des campements en plein air, sera utile.

Fièvre jaune. — Cette maladie, nommée aussi mal de Siam, vomissement noir, *vomito negro*, *fiebre amarilla*, etc., a éclaté sous forme épidémique dans les Antilles, deux siècles environ après que les Européens en eurent fait la découverte. Il n'est pas prouvé que les maladies antérieurement répandues parmi les naturels soient la fièvre jaune plutôt que des rémittentes bilieuses ou du typhus.

1647 — 1681. La fièvre jaune est signalée à la Barbade ; 1689, elle fait invasion au fort Saint-Pierre de la Martinique. 1697, elle apparaît aux États-Unis, importée, dit-on, par l'escadre de l'amiral Newill ; 1696, elle ravage Caracas, où elle dure seize mois. 1699, elle ravage Philadelphie et Charles-Town sous le nom de maladie des Barbades ; 1702, elle est à New-York.

1723. Elle s'étend sur le continent de l'Amérique Méridionale, ravage la Vera-Cruz de 1762 à 1775, etc.

1725. Elle reparaît à la Barbade ; 1732, à Charles-Town ; 1737, en Virginie ; 1741, en Virginie et à Philadelphie ; 1745, 1748, aux Antilles, à Charles-Town ; 1762, à Philadelphie.

1793. Portée, dit-on, à la Grenade, par le vaisseau *le Haukey*, venant de la Guinée, de là aux Antilles, de là à Philadelphie par les blancs fugitifs ; 1794, à New Heven.

1795. A Norfolk, Baltimore, New-York, importée, dit-on, par le brick *le Zéphir*, venant du Port-au-Prince. 1796, à Charles-Town, Boston, importée, dit-on, par un vaisseau de la Havane.

1797. A Philadelphie, Norfolk, Baltimore, importée, dit-on, par un vaisseau des Antilles.

1798. Portée, dit-on, à Philadelphie par le vaisseau *le*

Debora, dont l'équipage malade fit dix jours de quarantaine, puis portée à Wilmington, parut à Portsmouth (New-Hampshire) pour la première fois, à la suite d'un vaisseau de la Martinique, mais resta limitée à un quartier.

1799. Parut à New-Burg-Port, le 27 juin, cinq ou six jours après que le vaisseau le Sally de Saint-Thomas eut débarqué sa cargaison et un malade ; les habitants du quai furent atteints les premiers à New-York, par le vaisseau *le Général Waine*, venu de la Havane le 22 juin avec des malades, et quoiqu'il eût fait vingt-deux jours de quarantaine, mais sans décharger sa cargaison à Philadelphie. Depuis, ces épidémies n'ont cessé d'avoir lieu dans les Antilles, et de décimer particulièrement les Européens transplantés ; l'armée française à Saint-Domingue en fut surtout cruellement maltraitée.

Elle a souvent de même ravagé la Nouvelle-Orléans, surtout en 1823, en 1837, 1841, 1846, 1856. Elle parut aux Bermudes, 1812, 1818, 1853, dans cette dernière année, elle s'étendit épidémiquement dans tout le Golfe ; au Texas, à Philadelphie, etc. En 1823, elle atteignit, pour la première fois, l'île de l'Ascension dans l'hémisphère austral ; en 1849, le Brésil.

En Espagne elle a paru sous forme épidémique : en 1730 à Cadix ; 1741 à Malaga ; 1800 à Cadix ; 1803, Malaga ; 1811, Murcie ; 1821, Barcelone ; 1823, le port du Passage ; en 1802 et 1821, elle parut à Marseille, mais s'y arrêta ; Gibraltar, 1818. Depuis 1816, elle a fait de fréquentes invasions sur la côte de Sierra-Leone.

Un relevé fait de cent quatre-vingt-seize épidémies de fièvre jaune a fait voir que de l'équateur à 30 degrés, latitude nord, il s'en est manifesté cent six ; de 30 à 40 degrés : soixante-seize ; de 40 à 50 degrés : treize ; de 50 à 60 degrés : une ; de 60 à 90 degrés : aucune.

Les efforts si souvent tentés pour établir la preuve de l'importation de la fièvre jaune aux Antilles d'un autre point du globe, sont restés sans résultat, puisqu'elle n'est endémique ni en Afrique, ni en Asie, ni ailleurs ; qu'elle n'a pu ainsi sortir du continent africain où elle ne règne pas, où elle n'a pu se propager, si ce n'est récemment sur la côte ouest, qu'il en est de même du continent américain qui ne la connaît ni dans l'intérieur des terres ni sur les rivages de la mer Pacifique. Ajoutons à cela que, pendant les deux siècles qui ont suivi la découverte de l'Amérique, la fièvre jaune n'a été nullement signalée aux Antilles, d'où l'on tire la conséquence probable que cette maladie n'y existait pas même auparavant; que, depuis son apparition à la Barbade, 1681, ou mieux au fort Saint-Pierre de la Martinique (1695-97), on a pu suivre en quelque sorte, pas à pas, sa propagation de port en port, de ville en ville, le long de toutes les côtes du golfe du Mexique et des États-Unis ; on tire de là cette conséquence, qu'il n'est pas possible de placer dans le climat seul l'étiologie de ce fléau, puisque le climat était le même avant l'époque où le développement des épidémies s'est fait remarquer. L'opinion de Devèze, souvent répétée depuis, qui attribue le fléau à la seule infection des ports, perd, par les mêmes raisons, beaucoup de sa valeur.

Audouard a présenté une étiologie différente : il attribue le développement de cette peste à l'infection qui se produit sous le soleil équatorial, dans les vaisseaux négriers, souvent encombrés par les individus d'une race, qui diffère, selon lui, assez de la nôtre pour expliquer la production d'une maladie nouvelle. On a souvent cité l'odeur caractéristique qui remplit les vaisseaux encombrés par des nègres, et Audouard fait en effet remarquer que la fièvre jaune ne s'est développée qu'à l'époque où la traite a pris quelque extension, et dans les localités où elle était en usage ; qu'à Barcelone, en 1821, ce fut un bâtiment, ayant servi à la traite, *le Grand-Turc*, qui fut accusé d'avoir répandu la maladie, et qu'au port du Passage, en 1823, le *Donostierra*, qui recélait le foyer d'infection d'où s'échappa la maladie, avait servi au même usage. On oppose à cette théorie, qui, il faut en convenir, ne repose que sur des inductions, que la fièvre jaune a préexisté à la traite des noirs, qu'on l'a observée en Espagne, à Barcelone, par exemple ; mais l'auteur de la théorie ci-dessus nie la réalité de cette préexistence de la fièvre jaune, s'appuyant sur le vague des descriptions médicales qui ont rapport à ces anciennes épidémies. On peut pourtant faire observer que, depuis que la traite a été presque abolie partout, malgré la rémission épidémique qui s'était manifestée depuis 1826, de nouvelles épidémies, celles de 1838 et de 1839 entres autres à la Martinique, celle de la Nouvelle-Orléans, en 1837, celles de 1853 à 1867, etc., donnent un démenti à cette théorie. Mais l'indigénat de la fièvre jaune dans les localités qu'elle ravage parfois épidémiquement est une objection d'une bien plus grande valeur encore : ainsi, dans le rapport statistique sur la mortalité, etc., des troupes anglaises dans les Indes occidentales, rapport présenté au parlement anglais, dès 1838 (1), les savants auteurs qui ont ordonné ces nombreux documents, de sources si diverses, ont cité des cas sporadiques qui démontrent que la forme la plus intense de la fièvre jaune peut être générée dans divers points de la Jamaïque, indépendamment de toute importation, et que la limite qui sépare les fièvres rémittentes habituelles du pays et la fièvre jaune, échappe le plus souvent.

En résumé, ce que nous avons dit pour l'endémicité du choléra dans l'Inde, nous le répéterons pour l'endémicité de

(1) *Lancette anglaise et Edinburgh medic. and surgic. Journal*, oct. 1838.

la fièvre jaune dans le golfe du Mexique, c'est à l'occasion de la fièvre jaune que les discussions entre les contagionistes et leurs adversaires ont été le plus ardentes. La grandeur, la continuité et la succession de ses ravages dans les Antilles et les États-Unis, l'apparition du fléau d'une manière épidémique, à Gibraltar, Séville, Cadix, Malagar, Barcelone, Livourne, Marseille, etc., ont répandu d'abord l'opinion unanime que ce fléau était des plus contagieux, et tous les premiers faits ont été interprétés dans cette manière de raisonner. Quelque opposition s'étant pourtant manifestée, le gouvernement français n'a pas cessé, pendant longues années, d'interroger les facultés médicales, et d'envoyer, à grands frais, des commissions scientifiques sur les divers théâtres où sévissait l'épidémie. Ainsi, en 1802, la Faculté de Montpellier, répondant à Chaptal, se prononça unanimement pour la contagion ; en 1816, celle de Paris rendit un pareil arrêt. Dans la même année, le ministère Lainé institua un jury de témoins oculaires, qui déclara la fièvre jaune transmissible par les personnes et par les choses. En 1820, une commission centrale de vingt-cinq membres, chargée de réviser les règlements sanitaires, fut encore du même avis ; en outre, quatre commissions médicales, envoyées de 1800 à 1821 en Espagne, ont confirmé ces conclusions, la dernière surtout, composée d'une élite de médecins, accumula dans son rapport (1) un nombre considérable de faits capables de démontrer la contagion. Mais, pendant que cette opinion prenait racine en Europe, les médecins de l'Amérique l'abandonnaient de plus en plus, et un rare exemple de courage, de désintéressement, et de persévérance, était donné par un médecin dont le nom ne saurait plus être oublié. Chervin, qui était parti seul, en 1814, pour l'Amérique, ob-

(1) *Histoire médicale de la fièvre jaune qui a sévi à Barcelone en* 1821.

serva dès 1816 la fièvre jaune dans les Antilles, fit plus de 500 ouvertures de corps, visita ainsi les Antilles, Cayenne, la Guyane, la Havane, les États-Unis, la Lousiane, et de la sorte pendant neuf années de voyages, exécutés à ses frais, remonte à la source de tous les cas de contagion annoncés, les contrôle par des témoignages authentiques, des attestations, des procès-verbaux; il enregistre ensuite l'opinion plus ou moins motivée d'un nombre immense de médecins de l'Amérique, et conclut enfin que tous les cas de contagion annoncés sont dus 1° à des témoignages erronés; 2° à des observations incomplètes; 3° à des conséquences mal déduites. De retour en France avec son immense butin scientifique, il trouve le rapport et le livre de la commission de Barcelone; il repart alors pour l'Espagne, suit pas à pas, de ville en ville, d'individu à individu, toutes les indications, tous les cas morbides sur lesquels le rapport s'appuyait, et parvient, par une nouvelle moisson de documents, de témoignages, d'actes authentiques émanés soit des individus mêmes, soit des parents, des autorités médicales, etc., à prouver, selon lui, que *tous* les cas *sans exception*, qui avaient été signalés comme des cas de contagion, étaient, par les mêmes causes que ceux d'Amérique, privés de toute valeur réelle; il se renferme invinciblement dans cette preuve : *l'observation a été prise, le fait a été recueilli, l'expérience a été faite dans le sein d'un foyer d'infection, les conséquences peuvent être aussi bien rapportées à l'action de ce foyer, elles sont donc de nulle valeur.*

C'était le moment où la théorie d'un foyer d'infection se développant lentement dans les ports et ensuite voyageant au loin, et importé dans d'autres ports, passait parmi les *infectionistes* comme une vérité démontrée. Ce foyer d'infection répondait à tout. Il est vrai, en outre, que l'inoculation des divers fluides, pris sur des individus atteints de *vomito*, n'avait jamais reproduit la maladie, et, en ne regardant pas plus loin que ce fait négatif, on a pu proclamer que la fièvre jaune était contagieuse comme le mal de tête.

Les études faites sur le choléra comme agent d'épidémie nous ont donné des idées plus exactes sur la marche des épidémies en général. La théorie de l'infection n'a pu se soutenir, pas plus pour la peste que pour le choléra, que pour la fièvre jaune. On s'est fait, sur le rôle des matières végétales ou animales en fermentation, une opinion plus conforme aux faits en pensant que leur accumulation aide au développement de l'épidémie, mais n'en crée pas le germe. Pour la fièvre jaune en particulier, elle a régné épidémiquement dans certaines localités, puis elle a disparu pendant de longues années, bien que le foyer d'infection n'ait pas changé. Pendant 12 ans, de 1826 à 1836, la fièvre jaune épidémique n'a pas paru à la Martinique ; pendant 18 ans, de même à Vera-Cruz de 1776 à 1794 ; pendant 25 ans à Vilmington, pendant 31 à Philadelphie, 1762-1793, etc.

La fièvre jaune est donc générée, à la manière du choléra, par un élément particulier. Elle se localise dans les villes et dans certains quartiers, comme le choléra. Aux Bermudes, à la Trinité, à la Jamaïque, elle a souvent attaqué une caserne unique ; à Lisbonne, à Gibraltar, à Cadix, elle s'est de même montrée dans un quartier, ou dans un côté de rue, comme le choléra, sans s'étendre ailleurs. Son explosion se fait surtout dans les populations encombrées ; ainsi, dans les casernes de Saint-James, à la Trinité, et de Sainte-Anne à la Barbade, les hommes mouraient par douzaines, et à quelque distance la maladie ne régnait pas.

A la Nouvelle-Orléans on a remarqué que la fièvre commence toujours dans de certaines localités, là où la police du drainage est la plus mauvaise. Depuis que l'hygiène a assaini la ville, les recrudescences ont diminué.

Le bénéfice d'une aération parfaite est applicable à la fièvre jaune. Voici un passage de Lind, contenant cette remarque d'un habitant de la Jamaïque : « Souvent j'ai vu les pauvres matelots abandonnés dans un air pur et n'ayant que de l'eau à boire se guérir rapidement, tandis que les gens aisés nouvellement arrivés d'Angleterre, qu'on enfermait à Kingston ou Port-Royal, dans des chambres étroites et étouffantes, succombaient à la maladie (1). »

Le poison qui produit la fièvre jaune est transportable par les vaisseaux. Un grand nombre d'exemples le prouvent. Le dernier se rapporte à l'importation de la maladie du Havre à Saint-Nazaire au delà des latitudes d'où l'on pensait qu'elle ne sortait pas, du moins avant l'usage des navires à vapeur. L'inspecteur Mêlier, par une résolution qui l'honore, fit saborder le navire (2). Un pareil exemple, mais plus grave, avait eu lieu en Angleterre. L'apparition de la fièvre jaune à Swansea, par l'*Hécla* venant de Cuba dans l'automne de 1865, a prouvé que cette maladie, qui devait perdre dans nos climats son pouvoir de diffusion épidémique, était pourtant capable de se développer d'une manière aussi fatale que dans les Antilles. Sur 20 cas de fièvre jaune qui se développèrent, il y eut 15 morts. L'emploi judicieux des quarantaines contre les provenances venues des pays infectés de fièvre jaune fut ordonné. Sans de pareilles mesures, la rapidité actuelle des navires à vapeur renouvellerait fréquemment l'importation de fièvre jaune en Europe. Ainsi le navire *la Plata*, steamer de la « West-Indian mail Company, » parti le 31 décembre 1866 de Saint-Thomas où régnait l'épidémie, est arrivé à Southampton, le 17 janvier 1867, ayant eu 61 malades et

(1) Lind, *Essai sur les maladies des Européens dans les pays chauds*, traduit par Thion de la Chaume, 1785, p. 291.

(2) Voyez Mêlier, *Relation de la fièvre jaune survenue à Saint-Nazaire en* 1861. Paris, 1863.

33 morts, y compris le chirurgien. C'était le sixième navire de cette compagnie qui depuis le mois de novembre arrivait dans cet état ; ils avaient tous pris la fièvre jaune à Saint-Thomas. Le premier de ces navires, l'*Atrato*, fut heureusement soumis à une stricte quarantaine par le *conseil privé*, éclairé par le fait de l'*Hécla*.

Les exemples d'importation de la fièvre jaune d'une localité à une autre, dans les parages de l'Amérique, et entre les tropiques, pourraient être cités en grand nombre ; nous préférons conclure par quelques observations précieuses faites par nos médecins de marine pendant la dernière expédition du Mexique, et nous citons textuellement M. le docteur Jaspard, et le savant directeur des *Archives de médecine navale* (1).

« La question de la contagion de la fièvre jaune, si ardemment débattue jusqu'ici et au service de laquelle tant de zèle scientifique, tant d'ardentes convictions ont été mis depuis vingt ans, est, on ne saurait le méconnaître, dans une voie d'élucidation très-prochaine. Les événements de Saint-Nazaire ont au moins démontré que si dans tous les cas la fièvre jaune ne se reproduit pas par un *contage*, dans un certain nombre de circonstances au moins elle revêt la *contagiosité* la plus évidente et la plus redoutable. A ce sujet on ne peut songer sans une certaine tristesse à ce démenti cruel que l'observation donne aux travaux si noblement persévérants et si convaincus de Chervin. Donner sa vie à une idée, l'embrasser avec l'ardeur désintéressée qu'il y a mise, et la voir renversée est une souffrance que la mort lui a épargnée. Et cependant Chervin observait bien, il avait une masse de contradicteurs ardents. Si ses yeux n'ont pas été dessillés, c'est qu'il n'est pas donné à un seul homme d'embrasser toute la masse des faits. C'est une œuvre d'efforts collectifs.

(1) *Archives de médec. navale*, t. II, p. 109.

« L'épidémie à laquelle M. Jaspard, chirurgien du deuxième infanterie de marine, a assisté, et qu'il a décrite avec un soin particulier, porte avec elle des enseignements de plus d'un genre. Voici ces faits dans ce qu'ils ont d'essentiel.

« Le régiment d'infanterie de marine qui avait séjourné constamment dans les terres chaudes est dirigé au mois d'août 1863 sur la ville de Tampico. Dès le lendemain de son arrivée la fièvre jaune apparaît. Elle se manifeste et simultanément aux deux extrémités de la ville dans sa partie basse et dans sa partie haute ; les premiers cas frappent des hommes appartenant à des compagnies récemment venues de France, et surtout ceux casernés dans des chambres de rez-de-chaussée, basses et mal aérées. Les premiers cas sont comme presque toujours d'une extrême gravité, peu à peu l'épidémie grandit et dissémine ses ravages, mais en accusant une sorte de prédilection pour les casernes qui avaient été son foyer originel. Des mesures fort opportunes de dissémination des hommes eurent, dans ce cas, les avantages que l'on en obtient toujours. Ainsi 1° une compagnie décimée par la fièvre jaune voit le fléau s'éteindre aussitôt qu'elle a pris des cantonnements dans un village voisin ; 2° cette immunité est d'autant plus complète que les refuges choisis étaient plus élevés, plus accessibles par conséquent à l'action des brises qui en tempéraient la chaleur ; 3° l'auteur cite le village de Pueblo-Viejo comme n'ayant procuré aucun bénéfice de migration ; sa position sur les bords d'une lagune, et au pied d'une colline interceptant la brise, rend doublement compte de cette particularité.

« Dans cette épidémie de Tampico des cas probants de transmission contagieuse ont été recueillis par M. Jaspard. Il les considère en effet comme des cas de contagion matérielle et non personnelle.

« 1° A Pueblo-Viejo, après une période assez longue d'immunité, se manifeste un premier cas sur un homme couché au fond d'une salle, au bout de quelques jours il entrait à l'hôpital. Celui qui couchait auprès de lui est frappé à son tour et transmet la fièvre jaune à son voisin; les six hommes qui occupaient l'extrémité de cette salle sont atteints, on évacue cette partie du bâtiment, on l'aère et cette épidémie toute locale s'arrête. Dans une caserne mexicaine, occupée par le premier bataillon, on observe un fait analogue : il se constate également à l'hôpital où tous les lits placés dans les coins étaient de véritables foyers contagieux.

« 2° Un autre fait bien curieux est celui relatif à cette épidémie qui frappe la maison de l'officier payeur, atteint six hommes sur onze et trouve son explication plausible dans cette circonstance que les vêtements des soldats morts à l'hôpital étaient mis en dépôt dans le local où l'épidémie sévissait avec tant de fureur.

« 3° L'influence de la direction des vents sur la propagation de la fièvre jaune est mise hors de doute par des exemples nombreux et bien observés. M. Jaspard l'a constatée également, et il a reconnu que les maisons placées sous le vent des casernes infectées avaient le plus souffert.

« Un autre fait est venu lui démontrer la puissance des abris matériels. Une compagnie était logée dans une caserne contiguë à l'hôpital et qui en était séparée par un mur sans ouverture; pendant deux mois, immunité complète. On pratique des fenêtres dans ce mur dans le but d'éclairer une des salles de l'hôpital; à partir de ce moment, toute immunité cesse pour cette compagnie, et elle est envahie par le fléau. »

LIVRE SEPTIÈME

HYGIÈNE DES BESOINS MORAUX

CHAPITRE PREMIER

GÉNÉRALITÉS.

Système nerveux. — Dans le livre premier, consacré à l'homme lui-même, nous avons analysé avec soin son organisation anatomique. Le système nerveux s'est développé, sous notre examen, comme un instrument tout particulier destiné à puiser dans toutes les parties du monde extérieur, monde sans cesse agité, des ébranlements correspondants, c'est-à-dire des sensations spéciales. Toujours à sa périphérie, il s'est mis en rapport avec les agents physiques ou chimiques au moyen d'organes appropriés. Sa disposition linéaire, sa propriété de pouvoir interrompre ou recevoir des ébranlements à tous les points de son parcours démontre que le système nerveux, lié aux organes périphériques, n'est qu'un système de conducteurs. Le scalpel et le microscope ont suivi ces conducteurs dans tout leur parcours. Les masses de la moelle épinière, du cervelet, du cerveau, ne présentent que l'assemblage diversement aggloméré de ces conducteurs. Vouloir y trouver autre chose, c'est inventer, c'est imaginer. Le nombre, la nature, la qualité, la finesse des sensations, simples d'abord au bas de l'échelle animale, se compliquent de plus en plus. Les conducteurs nerveux augmentent de la même manière en nombre, en spécialités, en variétés d'assemblages. Comme une lyre voit augmenter le nombre et la nature de ses cordes avec le nombre des sons qu'on lui demande ; l'homme, qui couronne l'échelle animale, présente aussi le système nerveux le plus compliqué.

Tous ces ébranlements, toutes ces transmissions de sensations éprouvées à la périphérie ou dans le trajet arrivent non pas au nombre de dix ou de vingt, mais au nombre de mille, dix mille ou davantage, car chaque filet nerveux transmet la sienne, à la périphérie du cerveau, dans cette substance corticale, nommée substance grise, ou du moins c'est là où l'anatomie les perd. Nous l'avons dit et nous le répétons, nous ignorons de la manière la plus absolue, où, comment, par quoi ces sensations transmises se révèlent à cet être individuel qui est le *moi* et qui prend conscience de ces sensations, de même que nous pourrions ignorer le son, la lumière ou la chaleur qui ont ébranlé l'oreille, la rétine ou les papilles de la peau, si des études spéciales ne nous avaient fait reconnaître leur existence indépendante. Mais par toutes les analogies et par toutes nos connaissances acquises, nous pouvons déduire que l'organe nerveux qui au terme de leur course rapporte les sensations à la conscience, n'est pas plus la conscience elle-même que l'oreille est le son ou que l'œil est la lumière.

On a paru croire que le travail de la vie, en activité dans les organes, concentré et résumé dans le cerveau, était lui-même le moi sentant. Mais si c'est ce travail lui-même, comme il s'exerce de la même manière, d'après les mêmes lois, et sur les mêmes fluides impondérables, circulant sans cesse ; comment se fait-il qu'il donne naissance, parmi des millions d'êtres sentants, toujours à des individualités différentes ? Si c'est la matière même de nos organes dont nous sommes l'expression ; pourquoi, nos organes changeant incessamment, l'expression reste-t-elle la même dans l'enfant et le vieillard ? Évidemment cette hypothèse est sans valeur.

Dès que les sensations sont perçues, nous avons fait voir déjà (tome Ier, page 86), que ce n'est pas l'action réflexe qui, continuant le circuit nerveux, anime les nerfs moteurs. L'interruption est évidente; il y a de nouveaux actes ; des actes volontaires accompagnés de chaleur, de fatigue dans la substance nerveuse qui les perçoit. Comme le fait la douleur physique, au point douloureux qu'elle occupe ; de même la pensée produit dans le cerveau l'afflux du sang, la chaleur, l'épuisement ; la pensée peut devenir, à son tour, l'instrument de torture. Ces deux acies sont concordants. Ainsi cette substance corticale du cerveau, où se passent ces deux faits physiologiques, l'arrivée des sensations et le départ des actes volontaires n'est pour le médecin hygiéniste qu'un organe, organe double comme tous les autres, et qui comme eux, réduit à l'unité, se suffit parfaitement. C'est l'organe de l'intelligence. Voici comment nous avons résumé notre manière de voir, dans notre livre premier.

L'*organe de l'intelligence*, — ainsi défini comme le lieu des sensations, des idées, des actes volontaires, peut être incomplet, languissant, énergique, aboli, malade, perverti. Mais quand il est en bonne santé, il transmet régulièrement les sensations et les idées à la conscience, et reçoit de la volonté l'impulsion aux actes nécessaires.

Parmi tous les systèmes qui ont essayé de rendre compte des faits de notre intelligence, des penchants et des passions, il en est deux surtout que nous voulons rappeler. Le premier est le fameux système des idées innées, auquel Condillac a répondu par la théorie des sensations :

Nil est in intellectu quod non prius fuerit in sensu.

Le second est le système de Gall et de Spurzheim qui regarde les assemblages nerveux du cerveau comme le siége même des facultés de l'âme.

Comme toutes les idées qui sont parvenues dans le monde

à réunir des sectateurs, tous ces systèmes ont quelque chose de vrai.

Au sujet des sensations, nous nous sommes rapproché de l'opinion de Condillac qui leur attribue la connaissance que nous avons du monde extérieur, et des idées qui en résultent. Nous avons été plus loin, nous avons pensé que la production de l'idée était un acte physiologique se passant dans la substance grise corticale. Nous avons rendu à la physiologie et à l'anatomie tout ce qui est du domaine de l'intelligence. Mais nous avons réservé à cette partie divine et inconnue de nous-mêmes, à l'âme, quelques attributs innés, qui ne dépendent pas des connaissances du monde extérieur, acquises par les sens. C'est surtout la conscience, la notion du bien et du mal, le libre arbitre, la volonté.

Quant au système de Gall (1), il est bien évident que nous ne pouvons voir, dans les développements plus ou moins volumineux des diverses parties du cerveau, la localisation des facultés; nous ne pouvons admettre que notre individualité spirituelle soit multiple, qu'elle se divise dans les parties diverses du cerveau et qu'elle s'y trouve confondue et matérialisée. Mais nous admettrons volontiers que, les nerfs étant les conducteurs des sensations, et transmettant les actes de la volonté, le développement plus ou moins grand des assemblages nerveux destinés au transport de ces sensations et de ces actes n'est pas une chose indifférente, soit pour l'équilibre des fonctions de l'intelligence, soit même pour l'équilibre des facultés de l'âme. Nous reconnaissons surtout que dans la série animale l'absence ou la présence de masses nerveuses importantes correspond à des facultés qui manquent ou à des facultés nouvelles dont l'animal se trouve doué à l'exclusion de ses inférieurs privés de ces organes.

Ceci posé, et sous la surveillance des qualités innées que

(1) Gall, *Sur les fonctions du cerveau.* Paris, 1825.

nous avons réservées à l'âme, nous avons besoin de répondre à deux sortes d'excitations ou d'incitations, c'est-à-dire à des sensations et à des actes volontaires ; de là des besoins moraux aussi bien que des besoins physiques, de là cet adage : *non solo pane vivit homo.*

Le besoin de sentir a sa raison d'être dans notre organisation, dans l'édifice même des nerfs consacrés à la sensibilité.

Le besoin d'agir a sa raison d'être dans l'édifice même des nerfs moteurs : *sentir et pouvoir*, tel est le résumé de nos facultés et de nos besoins.

Tant que ces besoins restent dans le cercle des instincts, des penchants, des passions, ils sont communs à un grand nombre d'espèces animales.

Mais la nature de l'homme révèle des besoins moraux d'un ordre différent, ils sont plus étendus, plus généraux, plus limités à l'individu, à ses jouissances, à son bien-être, à sa conservation ; ils embrassent l'espèce tout entière, ils comprennent ses développements, ses progrès, son amélioration, ses perfections en tout genre.

Aucune distinction anatomique, entre le cerveau de l'homme et celui des espèces les plus voisines, ne donne raison de cette puissance morale réservée à l'homme. Quoi qu'il en soit, elle existe. Elle réagit, par les institutions qu'il forme hors du cercle de ses besoins matériels, sur l'existence des individus et des sociétés. Nous n'avons pas à nous occuper dans ces institutions de ce qui appartient à la morale pure ou à la philosophie : mais les résultats immédiats de ces institutions réagissent sur la santé, la maladivité, la mortalité des individus et des peuples, et ce serait une lacune en hygiène de ne pas considérer avec tout le soin qu'elles méritent toutes ces graves conséquences. C'est ce que nous avons voulu faire dans ce dernier livre, et, pour bien établir que nous ne voulions pas faire un cours de morale, nous avons rejeté le titre ambigu d'hygiène morale, pour donner celui d'*hygiène des besoins moraux*, qui résume cette pensée : Conséquences hygiéniques des institutions qui doivent satisfaire aux besoins moraux de l'homme.

C'est ce que nous avons dit d'avance dans notre introduction, en nous exprimant ainsi, page 4 :

« Il y a donc à réunir d'autres conditions que celles du cli-
« mat et des lieux pour qu'un peuple s'accroisse et dure. Il
« y a des besoins moraux à satisfaire tout autant que des be-
« soins physiques ; et il ne suffit pas, pour qu'un peuple vive
« et se maintienne, que son climat soit sain, que son ciel soit
« riant et son sol fertile. Il faut encore que son gouvernement le
« défende, que ses lois le protégent, que sa religion le con-
« sole, que ses bonnes mœurs le conservent, que son com-
« merce, son industrie, ses arts, son travail se développent
« et le nourrissent. »

Les *besoins moraux* occupent une si grande place dans la vie de l'homme, qu'il se sent poussé à y satisfaire, par une nécessité supérieure même à ses besoins physiques.

C'est comme un instinct particulier à son espèce, et cet instinct moral peut être présenté comme un argument d'une grande force pour la plus grande perfection de son être, car il comprend :

1° Avec le développement de l'état social, la notion des droits et des devoirs, et celle de la responsabilité ;

2° Avec le développement de l'état civil, la notion du travail, de la propriété, celle de sa sécurité et de sa transmission ;

3° Avec le développement de l'intelligence il comprend l'éducation, tous les genres d'instruction;

4° Avec le sentiment poignant des misères de l'homme, de ses douleurs, il comprend toutes les idées de commisération et de soulagement pour ceux de son espèce : en un mot, la bienfaisance sous toutes ses formes ;

5° Avec le développement des riches trésors de la conscience il comprend les notions de l'équité, et les institutions d'une justice humaine ;

6° Enfin par une aspiration qui n'est propre qu'à l'homme dans l'échelle des êtres que nous connaissons, l'instinct moral comprend un sentiment religieux particulier qui lui fait chercher et adorer quelque chose, qui s'est formulé par des rites et des religions, qui a produit des préceptes de morale et des vertus publiques, et qui insinue une vague prescience de Dieu et de l'âme.

Nous avions donc raison de dire que cet instinct moral était un signe des plus grandes perfections de son espèce.

Cet instinct moral existe dans toutes les races, dans toutes les peuplades. Il pousse l'homme impérieusement dans des voies qui lui sont particulières.

Les trois premiers instincts moraux qui correspondent à son besoin d'état social, à son besoin d'état civil, à son besoin d'apprendre et de connaître sont en rapport intime avec la faculté de pouvoir.

Les trois derniers instincts moraux qui correspondent à son besoin de commisération, à son besoin de justice, à son besoin de religion sont en rapport intime avec sa faculté de sentir.

Nous bornant à ce programme, nous allons passer en revue les principales conséquences hygiéniques qui résultent 1° de l'état social ; 2° de l'état civil ; 3° de l'instruction ; 4° de la justice ; 5° de la Bienfaisance publique (1).

(1) Pour éviter des redites, nous renverrons pour ce dernier chapitre aux observations que nous avons déjà présentées dans le cours de ce livre sur les hôpitaux (t. Ier, p. 604 et suiv.), les secours à domicile (t. Ier, p. 617), les enfants assistés, la prophylaxie morale des ouvriers (t. II, p. 509), la taxe des pauvres (t. II, p. 510), les bureaux de bienfaisance (t. II, p. 511), les caisses d'épargne et les sociétés de tempérance (t. II, p. 512), les associations de secours mutuels (t. II, p. 513), les associations ouvrières (t. II, p. 751), aux sociétés de patronage et aux lois récentes qui établissent des caisses de secours pour les vieillards, les invalides et les infirmes.

DES CONSÉQUENCES DES BESOINS MORAUX

CHAPITRE DEUXIÈME

ÉTAT SOCIAL.

Faut-il réfuter sérieusement cet étrange paradoxe que l'homme sauvage avait une condition matérielle préférable à celle de l'homme civilisé ? Il suffit de remarquer que c'est seulement l'homme à l'état social qui a pu fonder sa race et la propager dans de grands espaces. Les habitations lacustres dont nous avons parlé témoignent déjà que c'est le besoin de sociabilité qui a été le premier de nos besoins. Une retraite intelligemment placée à l'abri des attaques des animaux féroces, un amas d'ossements, débris des chasses et des proies quotidiennes, des instruments de pierre confectionnés en vue de faire la guerre aux animaux et de s'en nourrir : tel fut sans doute l'état de la première société, et cette image primitive s'est répétée à peu près pareille dans toutes les parties de la terre habitable, parties séparées par de grandes distances, sans lien, sans rapports entre elles.

L'homme ne vit d'abord dans son semblable qu'un compagnon, un aide et un défenseur commun avec lequel il s'entendit, et la petite société se forma. Ce n'est que plus tard que ces petites sociétés entrèrent en conflit.

Nous avons exposé comment l'influence des climats eut sa part dans le développement de ces sociétés primitives et nous avons souvent invoqué l'autorité de Montesquieu. Pour bien établir ici combien le besoin de sociabilité est fécond, à combien de formes il peut donner naissance, nous ferons encore une citation. « Les lois, dit Montesquieu (1), doivent « être tellement propres au peuple pour lequel elles sont « faites, que c'est un très-grand hasard, si celles d'une na- « tion peuvent convenir à une autre... elles doivent être rela- « tives au physique du pays, au climat glacé, brûlant ou « tempéré, à la qualité du terrain, à sa situation, à sa gran- « deur... elles doivent se rapporter au degré de liberté que « la constitution peut offrir ; à la religion des habitants, à « leurs inclinations, à leurs richesses, à leur nombre, à leur « commerce, à leurs mœurs, à leurs manières.

Agglomération. — La réunion en familles, en tribus formées de chasseurs, de pasteurs, de pêcheurs, de guerriers ; le gouvernement patriarcal, théocratique , monarchique, aristocratique, démocratique, furent la conséquence de toutes ces nécessités dont parle Montesquieu, et l'on ne peut nier que le perfectionnement des conditions hygiéniques de la peuplade a dû se faire dans des conditions bien différentes.

Ici nous rappelons ce principe fondamental que nous avons défendu. C'est que la densité et l'agglomération d'une population n'est point un mal, mais produit un grand bien social.

L'homme isolé n'est comme tous les autres animaux qu'un être abandonné à tous les caprices du climat et d'une vie aventureuse. L'homme en société est une puissance qui lutte avec la nature, qui corrige les influences mauvaises du climat, qui améliore ses propres conditions d'existence, de bien-être, de fécondité, d'avenir. Mais cette puissance qui fait des merveilles quand elle s'exerce contre les obstacles naturels recèle en son sein des causes de vice , de misère, de destruction, quand elle fausse ses institutions, et fait servir sa grandeur même à produire ses propres maux.

Puissance sociale. — Quand une société reste fidèle aux

(1) Montesquieu, *Esprit des lois*, t. Ier, liv. Ier, chap. III.

instincts moraux qui l'ont fondée, quand elle emploie ses moyens d'action à se défendre des attaques extérieures, à mettre son sol en valeur, à dessécher ses marais, à défricher ses terres incultes, à multiplier et assainir ses habitations, à perfectionner sous toutes les formes les conditions d'habitabilité de son territoire, à procurer dans une bonne mesure à tous ses habitants, au moyen du travail de l'industrie et du commerce, les éléments hygiéniques et les satisfactions morales de l'existence, elle est en voie d'amélioration et de progrès. Mais combien de fois ces choses n'ont-elles pas été abandonnées pour des vues de conquête, d'ambition, d'orgueil ; tantôt l'esclavage a réduit une partie des habitants à de l'état de bêtes de somme.

Esclavage. — C'était d'abord le droit de la guerre, le rachat de la mort. Les sociétés de l'antiquité, formées par des peuplades libres, par des réfugiés, par des colons expatriés, avaient à l'origine l'égalité des droits et des devoirs, avec la responsabilité. Quand elles s'agrandirent par la conquête, elles se laissèrent aller à la jouissance de l'esclavage, et cette jouissance mortelle les tua toutes. Il était si commode de faire cultiver ses terres par des esclaves et de les charger de tous les travaux de la république que les abus ne connurent plus de bornes. On peut élever des troupeaux de bêtes de somme, les soigner, les nourrir. On ne peut pas faire prospérer des troupeaux d'hommes. L'instinct moral s'y oppose, les facultés de sentir et de pouvoir se réveillent toujours. La dégradation ne va jamais jusqu'à les détruire. Les misères, les révoltes, la dépopulation en sont le triste résultat. Qu'attendre en effet du droit de propriété de l'homme exercé sur l'homme? comment concevoir dans ces conditions, bien que les documents fassent défaut, une maladivité restreinte, une mortalité réduite, une fécondité augmentée, un accroissement de population considérable? on distingue tout au plus, dans l'agonie de ces sociétés, l'absentéisme des uns, la révolte des autres, l'abandon de tous les travaux nourriciers, et enfin on trouve des terres désertes à la place qu'auraient dû occuper des sociétés heureuses. Sparte s'y est perdue; Rome s'y est perdue, et bien d'autres. Quant à la marche lente et graduellement destructive des conditions hygiéniques qui ont amené ces déplorables résultats, les chiffres manquent, la statistique fait défaut; les historiens ne nous ont laissé que des tableaux. Mais leur sombre tristesse suffit pour apporter la conviction. Le mariage, la famille, la propriété étaient interdits aux esclaves. Les uns finissaient dans les mines, sur la croix, ou dans les cirques de gladiateurs, les autres réservés à Sparte, à Athènes, à Rome, pour les travaux des champs déshonoraient le travail. Le travail, cette puissance de l'homme, cette gloire de notre siècle, qui assure à notre race sa prééminence, sa force, sa prospérité, ses progrès, le travail devint une honte. Dès lors ces sociétés furent perdues. Pour cultiver la terre, pour faire tous les travaux qu'avait flétris l'esclavage, il fallut de nouveaux esclaves, on en recruta de toutes les façons et l'on perdit le pouvoir même d'arrêter cette gangrène envahissante; il y eut un moment où Athènes compta 30,000 citoyens et 40,000 esclaves. (Dénombrement de Démétrius de Phalère.) A Rome on cessa de les distinguer par l'habit, on craignit de faire apparaître le petit nombre des oppresseurs. Toute société qui a ainsi répudié le travail en le déshonorant, et qui a eu cette lèpre de l'esclavage attachée à ses flancs a fini par succomber:

Hœret lateri lethalis arundo.

De nos jours si l'on considère les résultats de l'esclavage exercé par la race blanche sur la race noire, race qui lui est si inférieure, on est frappé de la dépopulation qui en est la conséquence. C'est une vérité passée à l'état d'axiome que l'esclavage des noirs s'éteindrait de lui-même s'il n'était pas recruté par la traite. Ceux qui vivent encore dans les colonies sont le débris infortuné de plus de quarante millions de noirs qui ont été enlevés depuis trois siècles à l'Afrique. Sans doute le climat des Antilles en a moissonné, mais, qu'on ne s'y trompe pas, les institutions des hommes sont quelquefois plus meurtrières que le climat le plus meurtrier, et c'est sur ce point que l'hygiène a le devoir d'insister. Les esclaves, partout où ils existent, ne sont pas seulement décimés, ils sont encore démoralisés; quelle idée peut-on se faire des Israélites arrachés par Moïse à l'esclavage de l'Égypte. Qu'on lise le chapitre XX, du III livre, de ce législateur et l'on jugera à quelle population il s'adressait.

Les Spartiates se faisaient une règle de les démoraliser ; les auteurs latins nous ont assez montré les mœurs des esclaves.

Féodalité. — Les grandes castes de l'Inde, la vassalité du régime féodal, les ordres privilégiés de citoyens ne sont que des formes d'esclavage mitigé et ont infligé aux populations des maux moins grands, sans doute, mais tout pareils. Quelle histoire que celle qui peindrait l'état social des paysans au moyen âge ! Quelle statistique que celle qui révélerait leurs maladies, leurs épidémies, leur mortalité, leurs souffrances physiques de toutes sortes ! il y a eu des guerres de paysans, comme il y a eu des guerres d'esclaves. A la vue de ces maux qui sont produits par des institutions de l'homme en société, on comprend ces philosophes moroses qui font l'éloge de l'état sauvage. Il faut sans doute que la société humaine possède des forces bien puissantes pour l'amélioration de notre espèce, pour qu'elle ait pu résister à de pareilles épreuves.

Liberté humaine. — Quelques formes sociales ont développé d'une façon plus rapide les éléments de cette puissance, ont fondé des cités bientôt florissantes et ont même, par un excès de population, envoyé des colonies qui ont propagé sur d'autres territoires leur génie, leurs lois, leurs arts et leur bien-être.

Ce sont : *monarchies*, *aristocraties* ou *républiques*, mais surtout les dernières, celles qui ont le mieux ménagé l'individualité humaine, qui ont laissé à l'homme, dans la mesure du juste, sa liberté d'action, l'exercice de ses besoins de sentir et de pouvoir, et qui ont fait tourner au bien général et à l'amélioration de la race tous les dons que chaque individu possède, pour son propre bien-être et pour sa propre ambition.

On ne peut nier que, de nos jours, les améliorations hygiéniques qui se répandent de toutes parts et vont même au-devant des plus délaissés ne marquent les progrès sensibles de l'humanité. Sans avoir de chiffres authentiques pour le passé, nous pouvons dire avec certitude que jamais la mortalité et surtout la maladivité n'ont été si réduites, que jamais l'accroissement des populations ne s'est fait d'un pas si égal et si sûr. La Russie trahit encore dans les derniers recensements, par une mortalité plus grande et par une statistique sociale plus arriérée, l'influence de la condition demi-barbare dont elle cherche à se débarrasser par l'entier affranchissement des paysans. En présence de ces conditions meilleures que l'hygiène a faites aux nations modernes, nous saluons avec espoir le jour où de nouveaux progrès seront accomplis pour assurer aux populations tous les développements physiques et moraux et toutes les bonnes conditions de fécondité, de salubrité et de bonheur auxquelles sans doute elles ont naturellement droit, mais qui dépendent, avant tout, de leur sagesse, de leur moralité et de leur persévérance.

CHAPITRE TROISIÈME

ÉTAT CIVIL.

Propriété. — L'homme, quoique réuni en société, n'est rien sans la propriété. Il doit à cet élément, il faut le dire, toute sa grandeur. La jouissance de tout l'univers ne lui assure rien de plus que ce que possèdent les autres animaux; quand il aura satisfait ses besoins du moment, il fera comme eux, il dormira. S'il veut être prévoyant pour le lendemain, il faut qu'il puisse posséder. Son dénûment et ses besoins sont plus grands que ceux de tous les animaux, son industrie est aussi plus grande. Sa prévoyance résulte de ses instincts moraux. Ainsi ce sont évidemment ses besoins et son industrie qui ont créé le principe de la propriété; on ne peut détruire cette conséquence sans supprimer les causes. L'homme n'apporte au monde que des besoins, il n'a que son travail pour y satisfaire. Le sauvage s'est cru propriétaire de sa flèche, de la proie qu'il avait frappée. C'est la propriété qui a fondé l'état social, qui a fondé les familles, puis l'état civil. C'est la propriété qui a permis les transmissions de génération à génération, des progrès accomplis par notre race; c'est la propriété pervertie ou plutôt supprimée, qui a détruit, chez les esclaves, la famille, l'état civil, le besoin du travail. La propriété, c'est le fruit du travail. L'état social s'est formé pour assurer à chacun le fruit du travail. Si cette garantie manque, l'état social est superflu, c'est la loi du plus fort qui règne, c'est l'homme sauvage qui reparaît. Au point de vue de l'hygiène, c'est le travail et par conséquent la propriété qui permet de rendre les différents climats habitables ou meilleurs, de produire des aliments, des vêtements, de se défendre contre toutes les causes de maladie et de mortalité, qui permet de prolonger la durée moyenne de la vie et d'élever des populations saines et prospères. Nous n'en dirons pas plus sur ce sujet. Nous avons surtout à faire ressortir des ombres à ce tableau, et à constater une fois de plus que les meilleures institutions humaines sont fatalement liées à des maux qu'on ne peut faire disparaître, mais qu'on peut chercher à amoindrir. La propriété entraîne après elle la richesse et la pauvreté, l'inégalité des biens en est la conséquence. Car c'est là précisément le caractère de la propriété. A quoi sert le désir de posséder, si tous les biens sont égaux ? Le travail devient inutile, c'est le retour à l'état sauvage. Nous avons déjà dit que les hommes ne naissaient égaux en aucune manière; force, taille, beauté, industrie, talents, tout leur fut inégalement réparti par la nature; et, pourvu que leurs droits d'hommes soient respectés par leurs semblables, l'inégalité est aussi bien à sa place dans les résultats des institutions humaines que dans les créations de la nature; richesse et pauvreté sont les conditions inhérentes à l'état social; luxe et dénûment sont les deux excès, également mauvais, également démoralisateurs, et sous le rapport hygiénique également funestes. Les maladies, la mortalité, les vices, la dépopulation causée par le luxe n'ont pas encore été présentés avec tout l'intérêt que ce sujet mérite; mais les maladies, la mortalité, les vices, la dépopulation causés par la misère, ont été l'objet d'effrayants tableaux.

Parmi les aspects de la misère, un mal qui représente sous des formes amoindries les maux des sociétés anciennes travaille nos sociétés modernes, c'est le paupérisme; et par les révélations que la statistique sociale a faites de nos jours, au sujet du paupérisme, on peut juger des ravages qu'ont supportés les sociétés anciennes dans les pires conditions qu'elles s'étaient faites.

Le paupérisme, ce n'est pas l'inégalité des conditions, ce

n'est pas la nécessité du travail, mis en regard des douceurs de l'oisiveté et des extravagances du luxe ; nous avons assez dit que nous regardions le travail, le travail libre bien entendu, comme l'élément hygiénique par excellence pour l'individu, et comme l'honneur et la force des sociétés ; au-dessus ou au-dessous des conditions normales du travail, on meurt des excès du luxe tout autant que des souffrances de la misère.

Le paupérisme n'est pas l'impossibilité de vivre de son travail : les agriculteurs ne connaissent pas le paupérisme, les espaces habitables et rémunérateurs du travail sont sans limites. Le paupérisme est un déclassement, c'est un mal nouveau qui s'est révélé en même temps que les bienfaits de l'industrie moderne et qui est produit par elle. Là où se sont réunis les éléments d'un travail grandement rémunérateur qui appelle des hommes, et qui les élève à un certain degré de bien-être ; si ces éléments de travail disparaissent ou diminuent, ou se limitent par la formation d'autres éléments de travail, il y a paupérisme ; il y a déclassement. Là où des populations se concentrent pour lutter entre elles au moyen d'un travail surhumain, et se procurer à peine le strict nécessaire, il y a paupérisme. Là où des générations successives se sont habituées à ce genre de vie et, dans l'incertitude du lendemain, se livrent quand elles le peuvent à tous les appétits effrénés de la misère, il y a surtout paupérisme. Ce sont en effet les États dont l'industrie est la plus étendue et la plus florissante qui souffrent le plus de ce mal.

Comme on peut le pressentir, ce mal n'est pas incurable, il résulte de conditions et de passions locales, mais il appelle la plus sérieuse attention. L'industrie qui par ses mille bienfaits a tant fait pour le bien-être et la bonne hygiène des peuples, qui a tant appelé et stimulé autour d'elle l'élément : *population* nous a aussi créé ce mal.

L'industrie qui a créé ces maux a aussi les moyens de les guérir en partie ; tout ce qui est la conséquence d'un travail épuisant, insalubre, mortel, elle peut le réparer par la création et l'usage des machines appropriées ; nous renvoyons ici au chapitre des *Professions*, page 478 et suiv.

Les machines dont on a tant médit sont, avant tout, un élément de bonne hygiène. Dans les grandes œuvres des sociétés humaines, œuvres qui ont pour but le bien-être général et le progrès de notre race, les machines ont leur place et leur nécessité pour soulager l'individu d'un travail qui l'épuise, le déforme ou le détruit. Les machines sont appelées partout au soulagement de l'individu ; leur but hygiénique, par-dessus tout désirable, c'est de réduire le travail humain aux proportions où il est facile, salubre et moralisateur.

Les causes d'autre sorte qui alimentent le paupérisme sont celles qui produisent le dénûment social, l'impuissance de suffire à ses besoins naturels, la misère.

Nous avons dit que les populations vouées à l'agriculture connaissaient peu la misère. Parmi elles les besoins de l'homme restent simples à satisfaire, et les moyens sont faciles. Mais de même que dans les centres industriels, la misère apparaît dans les populations agglomérées dans les villes, — et la statistique constate aussitôt sa présence par une augmentation de mortalité, et une durée plus courte de la vie humaine — ; là les besoins factices s'unissent bientôt aux besoins naturels ; le salaire devient la règle de l'existence, les fluctuations de la prospérité publique se font fréquemment sentir, le déclassement arrive, et par suite la misère. Dans ces conditions, la misère résiste souvent aux meilleures intentions et aux meilleurs conseils ; parfois elle est devenue incurable par une réunion de circonstances dont l'individu est la victime et auxquelles il lui est interdit d'échapper.

La misère à soulager sera toujours un des nobles buts que

l'hygiène devra se proposer, car misère veut dire, dans l'ensemble des populations qui la subissent : dénûment, encombrement, nourriture mauvaise ou insuffisante, excès momentanés, vices, immoralité, abjection de l'âme et du corps, état maladif persistant, ravage des épidémies, races abâtardies, dépopulation. La misère ainsi caractérisée est une plaie sociale à laquelle on s'abandonne trop souvent par la domination des instincts mauvais, mais à laquelle aussi on peut être dévoué sans honte par l'implacable loi qui rend toutes les sociétés humaines imparfaites. En effet, toute la puissance et les meilleures volontés de l'homme, même dans les sociétés les mieux organisées, arriveront peut-être à diminuer beaucoup les misères, mais non pas à les effacer toutes.

Les institutions humaines au point de vue d'une bonne hygiène des populations doivent surtout éviter les concentrations trop grandes de populations ouvrières, de populations urbaines, de classes riches, d'industries puissantes, la centralisation sous toutes ses formes est mauvaise en hygiène. Nous avons déjà dit que des castes, des priviléges, des restrictions quelconques apportées au travail de chacun engendraient aussi la misère et ses funestes conséquences hygiéniques.

Ainsi l'éparpillement des populations et des industries, la généralité et la multiplicité du travail, et avant tout une agriculture capable d'occuper la majeure partie de la population générale, et aussi capable de donner un asile et du pain à ces malheureux que l'on a nommés les parias de l'industrie, à ces malheureux qui ne veulent plus quitter les besoins factices des villes et qui ne peuvent atteindre à leur luxe, voilà ce que nous conseillons. Les machines créées par l'industrie produisent un autre bien que celui de soulager le travail, elles diminuent le nombre de ceux qui vivent du salaire, elles atténuent l'importance de celui-ci ; elles tendent à le régulariser, elles font refluer vers les campagnes ces armées d'ouvriers qui ont quitté des travaux paisibles et suffisants pour les appâts du salaire, et pour les chances de la misère; là ils se retremperont aux sources mêmes de la propriété, ils rechercheront les fruits de la terre fécondés par le travail. Mais il faut que le principe général de la liberté de l'individu soit respecté par les institutions sociales, ce principe proclamé depuis longtemps par Montesquieu, à savoir, que les terres rendent non en raison de leur fécondité, mais en raison de la liberté de ceux qui les cultivent, de la sagesse des maximes qui les gouvernent: ajoutons aussi en raison de la sécurité qui leur est faite. Ceci nous explique en partie comment dans le tableau tome premier, page 351, nous avons trouvé tant d'espaces d'un climat admirable, où la population est éparse pendant qu'elle s'est concentrée sur d'autres points du globe moins favorisés de la nature. Si le citoyen ne trouve pas dans son pays la faculté de se procurer des moyens d'existence, il deviendra émigrant. Il est à coup sûr digne de remarque que dans beaucoup d'États de l'Europe l'émigration ait pris de si grandes proportions, quand tant de territoires y souffriraient encore la culture. Il n'est pas déraisonnable d'en faire honneur aux institutions de l'Amérique. L'émigration dans nos vieilles sociétés est donc en partie le palliatif de la misère, quand l'espace ou la liberté manquent à l'agriculture du pays. Nous attachons une grande importance à une proportion hygiéniquement bonne entre les populations urbaines et agricoles, nous renvoyons aux tableaux que nous avons déjà donnés, et nous pensons que ces tableaux ne peuvent pas être trop médités par le médecin hygiéniste.

Le paupérisme industriel et la misère qu'il enfante par suite des concurrences ou des fluctuations inévitables peut trouver un soulagement momentané dans des institutions prévoyantes. Il peut s'amoindrir par le partage. Il peut se protéger par des associations mutuelles; protection qui peut sans doute être enlevée comme les autres dans les grandes crises même en aggravant le mal ; mais protection efficace dans un grand nombre de cas, et dont l'hygiène ne peut pas voir les premiers résultats, sans leur accorder le plus vif encouragement.

En Allemagne un homme d'un grand cœur, Schultze-Delitzsch, s'est élevé au rang de bienfaiteur de l'humanité en fondant et propageant les associations ouvrières. Grâce à leur organisation, elles ont pu comme l'industrie elle-même puiser aux sources du crédit, augmenter leur bien-être, combattre la misère, parer à des maux momentanés. Mais, comme toutes les institutions humaines, elles veulent être conduites avec sagesse. Autrement la misère un instant conjurée pourrait revenir plus terrible. Néanmoins c'est un principe social nouveau qui fonde un nouveau genre de puissance sociale tout en rappelant l'ancien compagnonnage.

Les sociétés ouvrières de crédit et d'avances, tout en conjurant bien des misères, font sentir le prix des habitudes d'ordre et de moralité sans cesser de respecter la liberté du travail individuel ; c'est toute autre chose que l'association du travail lui-même, qui appartient à d'autres sphères de l'industrie.

Les associations ouvrières destinées à faire servir les bienfaits du crédit au maintien du travail et à la diminution du paupérisme donnent en Prusse pour ces dernières années les résultats statistiques suivants.

ANNÉES.	NOMBRE DES SOCIÉTÉS.	NOMBRE DES MEMBRES.	MONTANT des avances EN THALERS.	MISES en participation EN THALERS.	MISES à l'épargne EN THALERS.	EMPRUNTS EN THALERS.
1859	183	18,676	4,131,436	246,000	512,350	501,800
1861	364	48,760	16,876,000	799,375	2,649,000	1,983,446
1863	662	99,175	33,917,950	1,803,200	3,416,220	5,641,820
1865	961	169,600	67,569,900	4,442,880	6,502,200	11,144,580

Nous envisageons comme de purs établissements de bienfaisance les sociétés de secours mutuels, qui, adoptées en France par la majorité des ouvriers, et qui sous le nom de *Friendly Societies* en Angleterre, apportent des soulagements à leurs membres malades.

Nous rejetons les associations qui, comme les *Trades Unions* en Angleterre abusent des cas de chômages, et organisent ces grèves gigantesques qui suppriment le travail, ébranlent la confiance, entravent toute liberté individuelle, et préparent des causes nouvelles de paupérisme, mais nous avons un mot à dire des sociétés coopératives. Elles ne sont pas une atténuation du paupérisme comme peuvent le devenir les sociétés destinées à faire participer les ouvriers au bienfait du crédit, et à consolider par eux les éléments du travail. Ce ne sont que des entreprises, communes, commerciales ou industrielles qui, subissant toutes les chances de l'industrie, tantôt prospèrent et tantôt amènent des désastres. Mais l'idée qui les a fondées et dont Robert Owen, en Angleterre, fit la première application aux *équitables pionniers* de Rochdale, a eu un grand retentissement, et fait beaucoup d'imitateurs. Malgré des succès partiels, nous les croyons plutôt capables d'aggraver en temps de crise la plaie du paupérisme que de lui porter des adoucissements. Le salaire assuré par le travail, le travail maintenu par le crédit, le crédit obtenu par l'honnêteté et l'association, nous paraissent un palliatif plus efficace; c'est ce que réalisent, ainsi que nous l'avons exposé plus haut, les associations ouvrières propagées par Schultze-Deliztsch et que l'on connaît sous le nom de banques populaires de l'Allemagne.

Famille. — La famille est la société de l'homme et de la femme. Cette société d'abord provoquée par l'instinct moral qui entraîne l'un vers l'autre deux êtres si différents, quand l'un sent déborder en lui toutes les facultés de pouvoir, quand l'autre est dominé par toutes les facultés de sentir, cette société commence par la promesse d'une protection exclusive, par la réponse d'un dévouement sans bornes. Cet instinct moral, cette première base de la famille qui fonde l'état civil, c'est le sentiment de l'amour. Réalisée par l'instinct physique, qui, à l'époque de la puberté, entraîne d'une manière irrésistible au rapprochement des sexes, cette société existe du moment où la paternité s'annonce. L'homme ne peut plus abandonner la femme qui s'est confiée à lui. La femme ne peut plus quitter l'auteur et le protecteur de sa maternité. Dès ce moment la famille est fondée, c'est l'élément et l'image des sociétés. L'homme en est le chef, le magistrat et le protecteur, la femme lui soumet sa faiblesse et sa fécondité ; les enfants, les serviteurs, la propriété, les richesses se groupent autour d'eux. Tel est le droit naturel, originel. Cette société s'est consentie, librement, saintement. Elle peut cesser de même librement, saintement, quand les promesses et le but ont été remplis, quand l'enfant peut se passer des soins maternels, quand le père pourvoit à la protection de son enfant jusqu'à son âge d'homme, quand enfin les deux époux ont cessé de s'aimer. Alors de nouveaux amours et de nouvelles unions peuvent se faire, et la polygamie aussi bien que la polyandrie peuvent prendre naissance ; ou bien l'amour des deux époux l'un pour l'autre se réveille, de nouveaux enfants fécondent la même famille, la société primitive se perpétue ; c'est la monogamie.

Mariage. — Le mariage ne consiste donc pas dans le simple rapprochement des deux sexes. Les animaux ne cèdent qu'à des rapprochements fortuits. Chez l'homme l'instinct moral éclaire tous les actes de la vie. Il apparaît surtout dans cette union ; il en fait une société. Le sentiment est à côté du désir. Des droits réciproques s'établissent. L'union des deux sexes devient un véritable contrat. Ce contrat fut mis d'abord sous la sauvegarde de la foi jurée, de l'invocation des dieux,

Et conscia sidera testor.

puis on sentit qu'il était impossible d'abandonner ce contrat aux passions, à la violence, au mépris, il fut rendu public. Le mariage, la paternité, la filiation, la propriété, l'hérédité furent fixés, sanctionnés. Toutes les institutions civiles en découlèrent. Mais à côté d'elles se placèrent d'autres situations telles que l'indissolubilité, le célibat, le concubinage, la prostitution, les vœux de chasteté.

Comment toutes ces positions, dans la vie civile, sont-elles compatibles avec une bonne hygiène des individus ou des sociétés, c'est ce qu'il nous faut examiner.

Puberté. — L'époque de la puberté dans les deux sexes, les besoins constants de leur rapprochement, l'âge où cesse la fécondité, les caprices même de cette fécondité, ainsi que leurs meilleurs résultats doivent être pris en grande considération par l'hygiéniste.

Nous avons déjà dit combien l'époque de la puberté était variable selon les climats, nous avons exposé les conséquences que sa précocité entraîne. Nous rappellerons seulement que c'est par cette précocité que Montesquieu explique l'usage de la polygamie dans les climats chauds. Nous ajouterons encore que c'est à cause de cette précocité qui devance souvent la raison, que le contrat moral du mariage fut souvent changé en un état de servitude. Cet état de dégradation des femmes dans l'ordre de leurs prérogatives humaines est cause que la polygamie est flétrie dans les pays tempérés. Mais on a tiré à tort cette conséquence que la monogamie est l'unique état qui convienne à l'homme. Rien ne s'oppose à ce que, dans beaucoup de climats, il ne puisse avoir plusieurs épouses successives, en foi de mariage. Cette coûtume à laquelle la physiologie et l'hygiène n'ont rien à reprocher s'est introduite dans beaucoup de pays, soit sous l'égide des institutions mêmes, soit par le relâchement des mœurs dans les pays où la monogamie est indissoluble. Quand la polygamie attribue plusieurs femmes à la fois, les conditions de l'hygiène et de l'état civil sont changées. Les sectateurs de la religion de Mahomet sont en général polygames. Cela tient à leur religion. La polygamie chez eux dépend surtout de l'opinion religieuse qu'ils ont du rôle respectif de l'homme et de la femme. Mahomet, après avoir accordé quatre femmes, en prend lui-même jusqu'à quatorze, son exemple est imité par ses principaux apôtres. La conséquence de ces opinions et de ces exemples religieux, c'est que la femme est esclave, c'est que la famille n'a pu se fonder, c'est que le Musulman a des femmes à son service, mais qu'il n'a pas une compagne. C'est que les institutions civiles n'ont pu se greffer sur la famille et sont restées sans force et sans avenir. Chez les Israélites la polygamie fut une exception, la prescription de la Genèse : *l'homme quittera son père et sa mère pour vivre avec sa femme et ne faire avec elle qu'un seul être*, était en général respectée. Aussi la famille Israélite a été souvent un modèle de bonnes mœurs et de chastes vertus.

Parmi les pays convertis à l'islamisme, les habitants du Sahara, les Touaregs surtout qui confinent à l'Afrique centrale ont conservé la monogamie. La pauvreté du pays et les communications du christianisme ont sans doute contribué à ce résultat. Mais la monogamie y a eu comme ailleurs pour effet principal le perfectionnement de la famille, l'éducation et l'élévation morale de la femme, et son influence efficace dans la famille et dans la tribu.

Nous avons expliqué, au livre Ier, comment le besoin de reproduction était la conséquence d'une fonction physiologique, régulière et permanente chez l'homme entre l'âge de 16 à 65 ans. En effet, pendant cette durée la sécrétion constante des cellules séminifères, des spermatozoïdes, entretient ce besoin. Ces corps qui possèdent le don de la fécondation sont retenus dans les vésicules séminales, et quoique leur sécrétion, variable avec l'état de santé de l'individu, soit à peu près constante, leur émission est rendue intermittente. La vésicule séminale qui les conserve, peut les concentrer, et même dans une certaine mesure les résorber; mais la fonction virile de la production des spermatozoïdes prend bientôt le caractère d'un besoin impérieux, irrésistible. La femme seule peut soulager utilement ce besoin dont elle est le but. A son défaut, des évacuations naturelles sous le nom de pollutions commencent une série de pertes séminales involontaires qui dégénèrent en maladies inflammatoires ou atoniques, et entraînent enfin l'épuisement de la constitution. A son défaut aussi le vice honteux de l'onanisme, par des pollutions volontaires, fait des ravages parmi les jeunes hommes devenus pubères. L'impuissance précoce, la phthisie, les maladies du cœur, les maladies mentales ont souvent puni l'abus de ce vice.

Le besoin de reproduction chez la jeune fille pubère est de même la conséquence d'une fonction physiologique régulière, mais elle n'est pas permanente. Nous avons exposé, livre Ier, comment les ovaires chez la femme sécrétaient des cellules très-analogues à celles sécrétées par le testicule, mais dont la destination était changée. Ces cellules parvenues à l'état d'ovules se font jour à la surface de l'ovaire, brisent leur enveloppe quand elles sont à maturité, et, recueillies par les trompes, cheminent dans la matrice au-devant des spermatozoïdes fécondants et qui ont pour destination d'y pénétrer.

L'éclosion d'un œuf qui s'échappe de l'ovaire est accompagnée du phénomène de la menstruation; phénomène intermittent. Mais cet état physiologique de la menstruation domine à son tour toute l'organisation de la jeune fille. Toutes ses autres fonctions en sont plus ou moins troublées, souvent rendues maladives. A cette époque le besoin de reproduction se fait sentir dans certains climats avec une telle force que les lois de la pudeur peuvent à peine en retenir l'expression. L'utérus qui est mûr, pour recueillir et développer le produit de la conception, exprime de tels besoins qu'on a pu lui donner le nom suivant de : *animal indomitum*, « animal indompté, » c'est cet état qui dans les climats ardents a souvent fait croire à l'usage de philtres amoureux.

L'homme seul peut soulager utilement ces besoins pour lesquels la nature demande satisfaction. Quelquefois l'onanisme les trompe en produisant les mêmes désordres que chez l'homme; mais si ces besoins ne sont pas satisfaits, ils se renouvellent inutilement. Deux fonctions qui dans le sexe féminin sont appelées à un rôle principal, la gestation et la lactation ne peuvent se faire. L'utérus et les glandes mammaires cessent de se développer, se flétrissent, et la jeune fille, enlevée à sa vocation de femme, se fane elle-même avant l'âge et ne présente plus qu'une image étiolée des grâces et de la beauté de la jeune femme qui, sans être plus âgée qu'elle, a eu le bonheur de connaître le mariage et la maternité.

Mais ces besoins de reproduction que l'homme et la femme éprouvent peuvent être comme tous les autres besoins l'objet de surexcitations et d'excès. Les relations sociales sont surtout préparées en vue d'exciter l'aiguillon de la volupté. Les passions, le relâchement et la dépravation des mœurs s'y joignent encore, et les organes génitaux dans les deux sexes, surexcités au delà de leurs besoins, ou soumis à des troubles irréguliers, deviennent le siége ou la cause de maladivités ou de mortalités qui sévissent surtout dans les grandes villes, où ces genres d'excitations sont réunis (1). Une diminution dans la fécondité ou même l'impossibilité de produire des rapprochements féconds sont, surtout chez les femmes, le premier résultat que produit l'abus des organes génitaux.

La physiologie et l'hygiène, en constatant ces conditions fondamentales qui exigent et qui doivent régler le rapprochement des deux sexes, ont pressenti ce résultat que la statistique sociale a mis en lumière, à savoir, que c'est dans l'état de mariage que l'homme et la femme parcourent la plus grande durée de la vie, ont la moindre mortalité, et se trouvent le plus exempts de maladies. Tous les statisticiens sont arrivés à des résultats pareils. Le docteur Stark, dernièrement (2), a trouvé en Irlande qu'entre les célibataires et les hommes mariés la mortalité était, pour les premiers, double de 20 à 25 ans. Elle s'est trouvée de 13,7 pour 1000 célibataires, et 8,6 pour 1000 mariés de 25 à 30 ans; puis de 14,7 pour 1000 célibataires, et 9 pour 1000 mariés de 30 à 35 ans.

La raison en est claire; c'est dans cet état de mariage que les besoins reproducteurs des deux sexes trouvent leur satisfaction, et c'est dans cet état que la fonction génératrice s'exerce le plus régulièrement, à l'abri des privations prolongées ou des excès temporaires qui dans d'autres situations produisent des maladies si nombreuses.

La santé des enfants est aussi importante à considérer que la santé des époux. Avant tout, les unions doivent être fécondes. Les enfants doivent être viables et sains.

(1) Bergeret, *Des fraudes dans l'accomplissement des fonctions génératrices*, dangers et inconvénients pour les individus, la famille et la société, 1868.

(2) *Lancet*, 23 feb. 1867, p. 251.

Un voile épais couvre dans beaucoup de cas les conditions de la fécondité dans les unions de l'homme et de la femme.

L'impuissance maladive doit être mise hors de cause en hygiène ; elle résulte de vices de conformations et de maladies qui sont du domaine de la pathologie. Cette impuissance est souvent le résultat de l'abus prématuré des organes génitaux (1).

L'impuissance qui résulte chez l'homme d'une vive impression morale, est passagère comme cette impression.

Age des époux. — Hors ces cas, et quand l'âge de puberté est arrivé, le rapprochement utile et fécondant des deux sexes est la règle. Malgré tout ce qu'on a opposé à la convenance du mariage entre deux époux très-jeunes, nous n'avons pas de faits et nous ne concevons pas de raisons pour combattre cette convenance, si l'âge des époux est assorti. Ni une très-jeune fille, ni un très-jeune homme, se sentant pubères, ne souffriront de leur état de mariage, si rien ne les entraîne aux abus. La conception, la grossesse, l'accouchement, la lactation, suivront leur marche naturelle ; l'enfant peut et doit se développer de la manière la plus saine et la plus heureuse. C'est le fruit de deux êtres que la nature a déclarés mûrs pour la procréation. La loi, en fixant pour les garçons l'âge de dix-huit ans, et pour les filles celui de quinze, a été trop sévère quand les âges sont assortis, mais il faut louer la prévoyance quand les âges sont différents. Il est hygiéniquement mauvais de livrer un tout jeune homme aux embrassements d'une femme parvenue au développement complet de son tempérament. Une situation analogue est également mauvaise pour la jeune fille qui vient d'être pubère et, en outre, la conception provenant d'un vieillard apporte aux enfants l'empreinte ineffaçable d'une union mal assortie.

(1) Voyez l'ouvrage de Félix Roubaud, *Traité de l'impuissance et de la stérilité chez l'homme et chez la femme, comprenant l'exposition des moyens recommandés pour y remédier*. Paris, 1857.

L'hygiène réclame avant tout que les âges dans le mariage se trouvent assortis. Si la loi s'est cru le droit d'empêcher les mariages trop jeunes, elle aurait dû aussi prohiber les mariages trop disproportionnés.

Si la disproportion est telle que le mariage doive être infécond, le mariage est évidemment sans but.

Infécondité relative. — Les caprices de la fécondité sont tels que deux individus biens constitués peuvent être unis en mariage et rester inféconds, pendant que chacun d'eux, s'ils contractent des unions différentes, peuvent donner naissance à une nombreuse postérité. C'est là une infécondité relative, qui est si fréquente qu'elle suffit à elle seule pour motiver la nécessité du divorce.

Mariages consanguins. — Une question tout aussi grave est celle de la prohibition du mariage entre consanguins, prohibition que la loi édicte dans un grand nombre de cas.

Dans la ligne directe, indépendamment de la garantie morale dont la société ici ne peut se passer, la disproportion des âges rend cette union contre nature. Mais ce devoir de moralité s'est trouvé étendu à tous les enfants d'une même famille. Les lois romaines ont maudit les mariages incestueux entre frères et sœurs et étendu la prohibition aux cousins germains. Les lois ecclésiatiques portèrent, par confusion, cette prohibition au quatrième degré.

Pour motiver l'interdiction du mariage entre frères et sœurs, deux sortes de raisons peuvent être invoquées. La première est d'ordre moral. La famille devant être le sanctuaire des mœurs, le législateur a voulu les sauvegarder près du foyer paternel. On peut répondre que le mariage n'est pas un moyen de corruption, au contraire; mais on a pensé que l'espérance du mariage, entre des êtres qui vivent sous le même toit et qui sont déjà invités par tant de motifs à se rapprocher et à s'unir, pourrait amener des unions clandestines et des désordres qui souilleraient la maison paternelle; c'est une question d'honnêteté publique.

La seconde sorte de raisons est d'ordre hygiénique, elle a été recemment soulevée. On a prétendu que les enfants issus d'unions consanguines, répétées, allaient en s'abâtardissant, que toutes les conditions d'un même tempérament, constamment exagérées, amenaient des êtres maladifs. On a attribué à cette cause, dans l'ordre des maladies héréditaires, le goître, le crétinisme, l'épilepsie.

Et, dans l'ordre des infirmités, l'imbécillité, la surdité, le mutisme, les déviations, l'albinisme, les avortements, la stérilité. Mais il faut rejeter de la discussion les maladies héréditaires; il s'agit uniquement de celles qui résulteraient de l'union de deux êtres sains.

Ces assertions, basées sur un petit nombre de faits locaux, sont encore à l'état de controverse; car elles sont balancées par un nombre au moins égal d'assertions opposées, basées elles-mêmes sur un petit nombre d'observations locales. Nous en citerons une seule, opposante. C'est celle de M. Aug. Voisin, qui, dans la commune de Batz (Loire-Inférieure) sur 3,300 habitants pratiquant depuis longtemps les mariages consanguins à tous les degrés, n'a pu observer aucune des maladies décrites, et a constaté, au contraire, l'existence d'une belle race vigoureuse et saine (1).

Parmi les faits invoqués comme probants pour condamner les mariages consanguins, quelques uns sont empreints d'une exagération telle qu'ils ne peuvent servir de base à des résultats généraux, autrement le mal serait si grand qu'il n'aurait pas pu, depuis des siècles, échapper à l'observation vulgaire; c'est le cas de dire: Qui veut trop prouver ne

(1) Auguste Voisin, *Études sur les mariages entre consanguins, dans la commune de Batz près le Croisic* (*Annales d'hygiène publique et de médecine légale*, 2e série, 1865, t. XXIII).

prouve rien : Ainsi Hawe sur 17 mariages consanguins qui ont donné 94 enfants en a trouvé 37 seulement de sains. Il y avait 44 idiots, 12 scrofuleux, 1 sourd et muet. Bemill a noté sur 27 mariages consanguins 192 enfants. Selon lui, 58 sont morts dans les premières années, 23 étaient scrofuleux, 17 autres étaient frappés de maladies diverses.

D'autres faits auraient besoin d'être contrôlés : ainsi l'on a répété que sur 100,000 habitants de Berlin, il y avait 27 sourds-muets parmi les juifs, 6 chez les protestants, et 3 chez les catholiques. Nous avons nous-même observé qu'à Berlin les juifs forment une belle race d'hommes et de femmes, saine, vigoureuse et bien proportionnée.

Nous ne voyons dans cette controverse rien de concluant pour prohiber les unions consanguines. La circonstance des tempéraments qui s'exagèrent par des générations successives serait la plus importante. Mais cette exagération même des tempéraments n'a pas lieu d'une manière nécessaire et forcée. Il y faut du choix. Ce choix sert de base à toute la théorie de Ch. Darwin. La nature, en établissant souvent de profondes différences entre les enfants des mêmes époux, montre que ce choix est nécessaire. La conception est une fonction si capricieuse, ses produits sont influencés par tant de circonstances de santé, de prédominance réciproque, et même de *momentanéité* et d'imprévu, que souvent parmi les frères et les sœurs les facultés physiques, et les facultés morales surtout, sont dispensées d'une manière très-inégale. Cette inégalité nous paraît être la règle. Nous maintenons donc comme condition principale de générations saines et vivaces, la bonne santé, la bonne conformation, et l'âge assorti des parents. Nous ne voyons pas que dans les familles princières, qui longtemps se sont unies entre elles, les fatales conséquences des unions consanguines soient devenues évidentes ; et pour faire une seule citation de ce genre, nous rappellerons que, parmi les successeurs d'Alexandre, la dynastie des Ptolémées, qui a régné près de trois siècles en Égypte, pratiquait le mariage du frère et de la sœur, et que la fameuse Cléopâtre, qui se fit aimer de César et d'Antoine, appartenant à cette dynastie, fut à la fois renommée pour les perfections du corps et de l'esprit. Si l'on voulait remonter plus haut, on trouverait que Sarah était sœur et femme d'Abraham, et que la belle race des Lacédémoniens pratiquait le mariage du frère et de la sœur utérine, mariage permis par Lycurgue.

Nous admettons donc que dans les unions consanguines la fécondité, eu égard à sa puissance, est aussi parfaite que possible. S'il se manifeste dans la santé des enfants issus de ces mariages des tempéraments spéciaux provenant de leurs auteurs; ces tempéraments restent compatibles avec l'état de santé et peuvent même se modérer par les caractères même qui différencient ordinairement les frères et les sœurs. Ces caractères différentiels se multiplient bientôt avec la multiplication de la famille. Si un germe maladif héréditaire existe chez les auteurs de la famille, nous reconnaissons tout le mal que peut produire sa transmission, mais, dans le croisement des familles entre elles, les germes maladifs peuvent aussi bien devenir héréditaires.

La fécondité des familles qui, dans le cas des unions consanguines, nous paraît n'avoir nullement souffert, nous semble au contraire exposée à de grandes altérations quand les époux sont soumis à des changements de climats, ou quand les unions sont tentées entre des races d'hommes différentes.

Changement de climats. — Quand l'homme change de climat, les conditions de son acclimatement sont telles qu'il souffre longtemps dans toutes ses fonctions. Ce n'est pas seulement l'hématose, la digestion, l'innervation qui sont altérées longtemps avant d'être modifiées ; la fécondité est aussi modifiée, suspendue, souvent arrêtée, soit par elle-même, soit par l'effet de la maladie des autres fonctions. Les Européens de race pure, soumis à l'acclimatement dans les pays chauds, au Bengale par exemple, y sont peu féconds et la fécondité de leurs enfants paraît diminuer encore. Est-ce un effet absolu du climat qui repousse la race blanche et qui, aux maladies auxquelles il la soumet, viendrait encore joindre l'infécondité ? nous ne le pensons pas. Est-ce un trouble temporaire, comparable au trouble de toutes les autres fonctions ? Nous le pensons plutôt. Serait-il possible de conserver à la race blanche et à ses descendants, dans les pays chauds, toute sa fécondité, en la soumettant graduellement au nouveau climat, par des acclimatations de plus en plus rapprochées, en y employant le temps nécessaire, et en retrempant quelquefois les rejetons à la source mère? nous le pensons encore. Quoi qu'il en soit, le fait de la diminution de fécondité par le changement de climat nous paraît un fait avéré, et dont il faut tenir compte en considérant les effets hygiéniques du mariage.

Les croisements entre les races entravent aussi la fécondité d'une nanière remarquable, mais ce qui semble confirmer l'opinion de l'unité de l'espèce humaine, c'est que ces croisements ne sont jamais inféconds ! Si les races humaines sont des espèces différentes, ce sont évidemment des espèces infiniment rapprochées. Elles conservent cependant un assez frappant caractère de ce qui constitue l'espèce, c'est que les croisements de retour reviennent promptement au sang primitif. Mais, à côté de ce caractère, la production de races métisses pouvant persister par elles-mêmes est aussi un fait acquis. Les croisements de retour à une race mère s'expriment de la manière suivante.

Soit la race pure A.		*Soit la race pure* B.
Premier croisement.............	AB,	Métis de premier sang.
Premier croisement de retour....	A^2B ou AB^2,	Métis de second sang.
Second croisement de retour.....	A^3B ou AB^3,	Métis de troisième sang.
Troisième croisement de retour...	A^4B ou AB^4,	Métis de quatrième sang.
Retour à la race pure...........	A. B,	Retour à la race pure.

On admet, ce que nous avons dit plus haut, que les métis de même sang, en s'alliant entre eux, pendant un nombre quelconque de générations, produisent des métis de même nom qu'eux.

Le cas se présente où trois races d'hommes peuvent se mélanger. La formule des métis se composera alors, d'après la loi des permutations, des trois signes A et B ; B et C ; A et C ;

Au Mexique, par exemple, le métis de l'Européen A et de la négresse B s'appelle mulâtre (A.B.) ; le métis du nègre B et de l'Américaine C s'appelle zambo (B.C.) : il résulte de cette notation que (A.B. + B.C.) désignera le produit du mulâtre et de la femme zambo ; tandis que (B.C. + A.B.) désignerait le croisement inverse du zambo et de la mulâtresse.

La fécondité de l'homme soumise aux épreuves diverses de ces croisements est sans aucun doute exposée à de grandes perturbations, mais elle subsiste. Le caractère de l'*eugénésie*, c'est-à-dire le caractère que doit posséder une population de métis du premier sang, de pouvoir constituer à elle seule une race croisée subsistant par elle-même, caractère longtemps obscur, paraît cependant peu douteux. La race des mulâtres et des zambos s'est parfaitement développée en Amérique. Dans ces races métisses, les croisements de retour surexcitent la fécondité, et, partout où celle-ci languit, il est très-utile, ainsi que nous en avons donné le conseil dans l'acclimatement, de revenir parfois au sang primitif. Ces résultats ne peuvent que confirmer l'opinion favorable que nous avons émise au sujet de la fécondité dans les unions consanguines, car ils en sont la contre-partie.

On a prétendu enfin que les produits métis issus du croisement des races étaient frappés d'infirmités remarquables, et présentaient une proportion supérieure d'idiots, d'aliénés, d'aveugles-nés, de bègues, de pieds bots, etc... ; entre autres exemples on a cru reconnaître ce fait au Sénégal, chez les Toucoulors, métis de Foulahs et de nègres. Mais, dans ce cas même, faut-il bien attribuer quelques faits particuliers au croisement des races? d'une autre part les Griquas de l'Afrique australe, métis de Hollandais et de Hottentottes, ne confirment pas cette supposition. Dans l'exemple que nous avons cité ailleurs des descendants mulâtres du Portugais *da Souza*, le docteur L. Thibault a constaté qu'il n'y avait parmi eux ni sourds-muets, ni aveugles, ni crétins, quoique la misère et la débauche les décimassent (1). Enfin les mulâtres et les zambos sont restés de belles races.

La question de l'infirmité des races, qui sont produites quand la fécondité normale est altérée par l'action de climats trop différents ou de croisements trop difficiles, est entourée de profonds mystères. Il faudrait pouvoir soumettre à l'observation les déformations ou les maladies des spermatozoïdes. Car infirmité peut signifier aussi bien abâtardissement ou maladivité. Le premier cas peut être fréquent, et peut s'étendre jusqu'au point où le produit conçu n'est plus viable. Le second cas, celui de la maladivité, doit être exclu. Les maladies des spermatozoïdes qui résultent évidemment de maladies transmises, et non point de l'union de deux individus sains de race différente, offrent encore à nos études un champ tout neuf d'explorations.

Maladies héréditaires. — Mais si ces maladies spéciales des spermatozoïdes n'ont pas été étudiées, elles existent certainement, elles sont la voie de transmissions d'une maladie héréditaire du père à l'enfant. Les voies de transmissions de la mère à l'enfant sont plus nombreuses, car, pendant toute la durée de la gestation, le fétus peut être malade de toutes les maladies infectieuses dont la mère est atteinte, il peut surtout contracter la syphilis; mais, en laissant à part ces affec-

(1) *Archives de médecine navale*, 1864, t. I, p. 310.

tions qui trouvent leur explication dans le mélange du sang de la mère avec celui de fétus, nous remarquons que le père lui-même aussi bien que la mère peut transmettre un certain nombre de maladies héréditaires. Il en est même quelque-unes qu'il transmet presque infailliblement ; parmi celles-ci la phthisie, l'épilepsie, le crétinisme, jouent un trop grand rôle dans la question du mariage, pour qu'il ne faille pas donner une grave attention quand l'un des deux époux doit apporter ce germe en héritage à ses enfants. Faut-il priver ces infortunés, déjà si malheureux de la maladie qu'ils portent, des joies du mariage et des douceurs de la paternité ?

Au point de vue de l'hygiène nous répondrons que ces unions sont funestes, que la maladie empoisonnera et les joies du mariage et les douceurs de la paternité, et que les médecins doivent s'y opposer d'une manière absolue dans le cas de phthisie confirmée ou d'épilepsie incurable. Dans les moindres degrés de la maladie pour l'un des époux, ou quand les deux époux, sans avoir de maladies héréditaires, sont également atteints d'abâtardissements physiques, il faut en général déconseiller le mariage.

Célibat volontaire. — A côté du mariage légitime, qui a fondé les familles, qui est la pépinière de l'État, qui promet aux époux les récompenses d'une hygiène salutaire, qui réserve aux enfants les soins et la protection nécessaires pour les élever à bien, se place, dans l'état civil, une autre situation que l'hygiène doit appeler déplorable sous tous les rapports ; c'est le célibat. D'abord le célibat volontaire ; nous avons déjà exposé à combien de maladies et à quelles chances de mortalité cette situation expose. Cet état contre nature s'est établi et se maintient, au détriment des mœurs et de la fécondité générale, au moyen de trois institutions que la société civile impose ou protége, et qui sont en opposition avec les vœux de la nature, avec notre instinct moral, et par suite avec les règles d'une bonne hygiène. Ces institutions sont l'indissolubilité du mariage, l'interdiction de rechercher la paternité, et la prostitution réglementée.

En présence de ces lois diverses, le célibataire contient ses entraînements pour le sexe qui l'attire, dans la crainte de prendre des liens éternels, il perd à cela toutes les joies du mariage. Il se livre à des unions faciles que la loi lui refuse, et, pour ne pas aller au delà, il répudie tous ses enfants; la loi le couvre de son égide; il perd à cela les joies de la paternité. Enfin, s'il tombe plus bas, il trouve recrutée pour son usage une prostitution réglementée qui éteint en lui les dernières traces de l'instinct moral, sentiment qui avant tout préside à l'union de l'homme et de la femme: à cette dernière institution il perd sa moralité et sa santé. Nous réclamons la réforme de ces trois grands abus.

Divorce. — Nous reconnaissons que le divorce est une des questions les plus graves et les plus controversées de notre état civil. Au point de vue qui nous occupe son interdiction n'est qu'un encouragement de plus au célibat. Cette raison ne serait pas suffisante, si elle était la seule; mais comme elle a déjà une grande valeur, examinons au point de vue du mariage lui-même s'il est bon que dans tous les cas ses liens restent indissolubles.

L'hygiène, d'accord avec la morale, reconnaît que l'état de mariage est l'état le plus désirable pour l'homme et pour la femme, le plus favorable à leur fécondité, le plus capable de fonder et de maintenir des sociétés saines, vivaces et heureuses; la polygamie, partout où elle s'est établie, a fait les femmes esclaves, et à dû faire par une dure nécessité une partie des hommes eunuques. Car l'assertion de Montesquieu qu'il naît plus de filles dans les climats du Midi ne se vérifie pas; partout les filles et les garçons naissent en nombre à peu près égal, sauf un léger excès dans la proportion des derniers. La monogamie résulte donc des lois de la nature ; elle affranchit de la condition d'esclaves le sexe le plus faible, en lui donnant un protecteur, en faisant respecter dans la famille ses droits d'épouse et de mère, en la préservant des séductions, en lui donnant l'orgueil de sa fécondité : hors du mariage la femme devient un jouet et un esclave, hors du mariage l'homme reprend les instincts de l'état sauvage. C'est le mariage qui a marqué dans les sociétés les différents progrès de la civilisation : à peine en usage chez les peuples errants, il s'est introduit chez les peuples pasteurs avec des formes précises et, dans toutes les sociétés jeunes et viriles, il a grandi en dignité et s'est entouré de respect. Qui ne se rappelle cette émouvante peinture que fait Virgile :

Casta pudicitiam servat domus.....

Sans doute la société morale et physique de deux êtres qui se recherchent n'est pas fondée sur une obligation naturelle et antérieure qui leur commande de rester unis indéfiniment ; mais, leur société étant la base de toute société, d'autres droits et d'autres devoirs s'ajoutent bientôt à ceux qu'ils ont échangés l'un et l'autre. Ils ont intérêt à respecter et à protéger leur union. Il est désirable pour la grande famille que les familles particulières durent et se prolongent, beaucoup de peuples ont exprimé ce désir et ont tâché de le réaliser. La loi romaine exposait, dans sa définition, que le mariage est un contrat formé par le consentement des deux époux, dans l'intention de s'unir pour la vie.

Dans la vue de relever encore davantage cette institution du mariage si morale et si féconde en bienfaits, la religion en a fait un union bénie et a prononcé son indissolubilité. C'est ce fait grave de l'indissolubilité qui a soulevé de grandes controverses ; mais nous n'avons à nous en occuper ici que sous le rapport de l'hygiène.

Autant il est favorable pour la santé des deux époux et pour la prospérité d'une nombreuse lignée que l'état de mariage se perpétue, autant le but du mariage se trouve manqué quand il est avéré qu'une infécondité relative ne donnera pas d'enfants à ce mariage. Il est possible et probable que l'usage du divorce permettrait à l'un et à l'autre des unions des plus fécondes.

Il est un autre cas que l'hygiène doit considérer, c'est celui où les deux époux ne vivent plus dans l'état de mariage, c'est celui où la loi a cru devoir dans sa prudence prononcer la séparation de corps. Pour nous ce ne sont plus que des célibataires, exposés à toutes les maladies et à toute la mortalité de cette situation civile ; à ce point de vue, nous trouvons hygiéniquement bon et désirable que le divorce puisse venir soulager et moraliser cette situation anormale, en permettant la chance d'unions plus favorables.

Et comme troisième raison, nous ne voulons pas que la peur d'un mariage déclaré indissoluble, même dans les situations les plus graves, devienne un encouragement au célibat. Cet encouragement existe réellement , car les unions faciles, que permet le concubinage, prennent souvent d'elles-mêmes le caractère de continuité qui simule un mariage, mariage souvent légitimé par la suite, mais trop rarement encore à cause de l'impossibilité du divorce.

Nous nous bornons à ces points de vue hygiéniques ; les autres côtés moraux de la question sont d'une gravité extrême, mais ne sont pas de notre ressort ; nous disons seulement que nous ne voulons ni des répudiations faciles qui ont fait de la Rome impériale un modèle de corruption, ni dela loi révolutionnaire de 1792 ; nous nous contenterions des précautions de la loi de l'an XI de la république.

Filiation et paternité. — Mais si nous avons un peu hésité en présence de la sainteté et de l'utilité du mariage, pour conseiller quelques causes déterminées de divorce, si nous avons trouvé que l'inviolabilité du mariage souffrait de l'excès même des prescriptions de la loi; nous serons plus explicite au sujet de l'interdiction des recherches de la paternité : là se trouve une maladie morale dont notre société souffre. Quelle est en effet cette institution qui va à l'encontre des vœux de la nature, qui empêche le fils de rechercher son père et de le reconnaître, qui consacre cette monstruosité et qui la met sous la protection de la société : que le père, a le droit de renier son fils quand il n'est pas né dans le mariage? et c'est pour honorer le mariage que cela se fait. Cette prime à la débauche, aux instincts mauvais de l'homme, qui retient dans le célibat volontaire tant de jeunes hommes qui feraient de bons époux, est un encouragement au contraire pour ceux qui désertent les charges de la paternité dans le mariage. Mais à quel prix ces plaisirs faciles, cette polygamie irresponsable, sont-ils entretenus? au prix d'institutions ruineuses, au prix d'une mortalité effrayante parmi les victimes du relâchement de nos mœurs. Le tiers de nos enfants se trouve naître hors mariage, et l'hygiène peut tracer d'une manière saisissante les funestes effets de cette irresponsabilité en fait de paternité. Nous renvoyons aux tableaux que nous avons donnés tome Ier, page 390, pour signaler la mortalité énorme à laquelle succombent les enfants assistés.

Nous avons donné tome Ier, pages 375-386-388 la mortalité par âges ; il est arrivé que la mortalité des enfants pendant la première année de leur existence atteint des proportions qui paraissent surnaturelles. Dans toute la France la moyenne de cette mortalité pendant la première année est évaluée à 18 pour 100, c'est plus d'un sixième de la fécondité qui se trouve annihilé. Les causes de cette mortalité proviennent d'un seul fait qui sévit à des degrés divers. Ce fait, c'est le délaissement du nouveau-né et la privation des soins maternels. L'enfant qui reste dans la famille, et que sa mère ne cesse d'allaiter soigneusement pendant 8 à 10 mois, en le couvrant de vêtements chauds, en lui prodiguant les soins de propreté, en veillant à ses moindres besoins; celui-là survit presque infailliblement ; les orages de la dentition se passent facilement sous l'influence du lait maternel que rien ne remplace alors. Les autres maladies sont en général évitées. Mais si la mère abandonne son enfant pendant de longues heures, pour courir, dans les villes, à ses plaisirs ; pour vaquer, dans les campagnes, aux travaux des champs ; alors la mortalité du premier âge commence à augmenter. Si, pour ménager son lait, sa mère lui fournit trop tôt ou trop abondamment une nourriture plus solide, les chances de mortalité s'accroissent encore ; puis se présente le cas si fréquent d'une nourrice étrangère. Si le lait étranger, recent, sain, et suffisamment abondant, est donné sous la surveillance de la vraie mère, ou si l'usage bien entendu du biberon est introduit dans la famille, on peut encore rester dans les bornes d'une mortalité assez restreinte ; mais si ces conditions indispensables sont mal observées, la mortalité s'accroît rapidement. Enfin si le nouveau-né est envoyé au loin pour être abandonné sans surveillance aux soins d'une nourrice indigente qui le fait souffrir du froid, de la malpropreté, ou qui lui donne une part insuffisante de son lait, dans le partage qu'elle doit en faire ; alors la mortalité prend des proportions effrayantes, et voilà surtout la cause qui moissonne les enfants assistés, pendant leur première année.

Dans l'arrondissement de Nogent-le-Rotrou (Eure-et-Loir), le docteur Brochard (1) a trouvé que, de la naissance à *deux*

(1) Brochard, *De la mortallité des nourrissons, spécialemeut dans l'arrondissement de Nogent-le-Rotrou* (Eure-et-Loir). Paris, 1866.

ans, la mortalité des enfants nés dans l'arrondissement où la commune était de 22 pour 100, tandis que la mortalité de ceux envoyés de l'extérieur atteignait 35 pour 100.

Pour ce qui est des enfants trouvés du département de la Seine, et mis en nourrice, leur mortalité pendant vingt ans a été de 58 pour 100; grâce à une administration de plus en plus soucieuse, elle se trouve réduite à 19 pour 100, mais c'est là une exception; les données fournies par le ministre de l'intérieur, pour 1862, établissent que la mortalité des enfants assistés a été dans la première année de la vie :

	Pour 100.
Loire-Inférieure	90,50
Seine-Inférieure	87,36
Eure	78,12
Calvados	78,09
Aube	70,27
Seine-et-Oise	69,23
Côte-d'Or	66,46
Indre-et-Loire	62,16
Manche	58,66

Les enfants abandonnés de leur père véritable, et ainsi tombés à la charge d'une société marâtre par ses institutions, ou bien périssent misérablement malgré tous les efforts de l'assistance publique et portent ainsi un dommage irréparable à la fécondité du pays; ou bien ils s'élèvent, sans liens civils, sans éducation morale, avec la rancune dans le cœur, pour former une population nomade au milieu de la population générale. Quelques-uns, et il faut le dire au grand honneur des sentiments moraux qui existent dans l'âme humaine, quelques-uns parviennent à se tirer de ce gouffre, à effacer le signe de réprobation qui marqua leur naissance et à montrer que la valeur personnelle suffit à tout. Mais que d'efforts n'ont-ils pas à faire ! la plupart, au contraire, acceptent leur rejet de la société, et recrutent cette population nomade que la misère, l'ivrognerie et la prostitution, la Cour d'assises et l'hôpital se disputent à l'envi. Ces populations nomades rendent incurable la plaie du paupérisme ; elles apportent dans tous les ateliers de l'industrie leurs mauvaises passions ; elles remplacent pour notre société moderne l'esclavage d'autrefois ; et, si elles restent attachées à ses flancs, elles la tueront, comme l'esclavage a tué les sociétés anciennes.

Loin de regarder l'interdiction de rechercher la paternité comme un moyen de protéger le mariage, en donnant à l'axiome

« *Is pater est quem nuptiæ demonstrant,* »

une prérogative exclusive, nous pensons, au contraire, que cette interdiction réduit et empêche le nombre des mariages. C'est plutôt le célibat que cette interdiction protége. Il faut, au contraire, rendre au mariage les célibataires qui le fuient par peur ou par facilité de s'en passer ; il faut rendre à l'esprit de famille les enfants que leur père a reniés. La mère ne les abandonnera pas, si le père, quand il est suffisamment reconnu, ne peut plus se soustraire aux devoirs qu'impose la paternité, s'il est tenu de suffire aux aliments et à l'éducation de son enfant. Ayant à supporter les charges du mariage sans en avoir les avantages, il se mariera s'il est encore libre.

Mais de grandes objections sont faites qui tirent leur puissance même de l'immoralité qu'a contribué à répandre le mépris du mariage. En effet :

Si les enfants nés hors mariage deviennent les égaux des enfants légitimes, que devient la dignité du mariage ?

A cette objection nous répondrons qu'il ne faut aux enfants naturels ni les honneurs, ni le nom, ni l'hérédité des enfants légitimes ; il ne leur faut que les secours nécessaires pour éviter l'assistance publique, et pour recevoir l'éducation suffisante. Il leur faut, non pas le nom, mais la connaissance de leur père, afin que la responsabilité de celui qui les a mis au monde, quand il peut être connu, ne soit jamais évitée.

Mais, d'une autre part, combien de femmes impudentes peuvent abuser des recherches de la paternité ! Combien d'honorables pères de famille peuvent être troublés par la plus immorale des procédures ! Combien d'intrigants, nés dans la condition la plus abjecte, peuvent concevoir la hardiesse non pas de s'introduire dans des familles distinguées, cela ne serait pas possible, mais de s'affilier à un représentant honorable de ces familles !

Nous répondrons que ces raisons nous touchent peu en regard du grand intérêt hygiénique qu'il s'agit de sauvegarder. Chacun peut toujours et à tout moment être attaqué dans son honneur ou dans sa fortune. Grâce à l'état social il n'est plus forcé de les défendre personnellement que dans des cas extrêmes. La loi, s'il est injustement attaqué, peut toujours le garantir. Elle a permis la recherche de la maternité, et certes la mère de famille pourrait à meilleur droit s'offenser. La vérité est que la nature a enveloppé le fait de la paternité de tant de mystères, qu'une recherche à ce sujet n'a chance de réussir que si elle s'appuie sur des faits de reconnaissance bien patents ; la vérité est aussi que l'état de mariage ne préserve pas l'homme de faiblesses de cette nature. Loin de vouloir couvrir ces fautes sociales sous la dignité du mariage, et regarder comme une insulte tout soupçon à cet égard, il faut savoir compter avec les faiblesses humaines, il faut savoir avouer ce qui est une tache dans nos mœurs, ce qui se passe tous les jours, ce que l'on veut étouffer par le moyen de la loi. Les devoirs et la responsabilité de la paternité sont de droit naturel ; ils sont autérieurs aux devoirs et à la responsabilité du mariage, il faut les laisser passer dans la loi, avec toutes les précautions possibles sans doute, mais il faut les laisser passer. A ce prix nous relèverons l'hygiène de nos populations et nous les moraliserons bientôt, au lieu de les démoraliser davantage.

Quant à ce bruit honteux qui rejaillit des Causes célèbres et qui alimente scandaleusement la curiosité publique, il faut savoir le supporter, il porte avec lui sa leçon. Ne nous laissons pas redire, par Molière, que notre société est plus chaste des oreilles que de tout le reste du corps.

Le célibat imposé par suite d'obligations religieuses frappe une autre partie de la population, il fait alors des victimes qu'il faut plaindre. Singulière aberration des idées religieuses que celle qui a placé, dans le renoncement aux plus douces joies de l'humanité, la manière la plus sainte de plaire à notre Créateur ; idée chagrine, à laquelle il faut opposer cette autre plus conséquente : le rire de l'homme heureux est l'hommage le plus reconnaissant que puisse offrir la créature à son Créateur. En effet, le principe qui a dicté les vœux monastiques et le célibat des prêtres est tout autre que celui d'une sainteté parfaite. Dans les temps où le frein des lois était méprisé, les cloîtres ont ouvert des abris salutaires; le Concile de Trente, en soumettant le clergé au célibat, s'est inspiré, pour gouverner la chrétienté, des moyens les plus propres à briser la liberté et la résistance individuelles. Il a voulu faire de l'homme un cadavre : *sicut ac cadaver*. Aux yeux de l'hygiène ce moyen est déplorable. En effet, nous avons dit en commençant que le but de l'hygiène était de satisfaire les besoins physiques et moraux de l'homme dans la mesure qui convient le mieux à son développement individuel et social. Voyons ici comment ce programme est rempli.

L'homme ou la femme qui ont fait vœu de chasteté ont fait un vœu pernicieux. Qu'on se figure, en effet, un homme consciencieux, car c'est ainsi qu'il faut le prendre, en lutte incessante avec les besoins les plus ardents auxquels la nature nous soumet. Son combat devient inutile, bientôt les pollutions involontaires viennent étonner sa conscience; elles se renouvellent, et les pertes séminales, passées à l'état de maladie, finissent par annihiler lentement tous les organes de la génération.

Des médecins anglais ont voulu prétendre que Dieu n'avait pas pu affliger de tant d'infirmités l'état saint de chasteté. Mais le mal est si grand et si général que leurs adversaires n'avaient que le choix des exemples. La discussion s'est arrêtée par respect pour la religion.

Si les célibataires de cette catégorie ont des convictions moins profondes, le vice honteux de l'onanisme s'empare d'eux et produit ses ravages accoutumés; mais il ne suffit pas encore à des natures ardentes, et tous les genres de scandales deviennent possibles. La nature se venge des institutions de l'homme.

L'homme dans ces conditions n'est pas seulement privé d'une partie de sa nature physique, il est encore privé d'une large part de ses attributs moraux. Cette part de sa nature morale relève de sa faculté de sentir. C'en est peut-être le plus beau fleuron. Rêver l'amour quand on est jeune homme, ou jeune fille ; sentir vaguement qu'il existe un être que l'on voudrait aimer plus que soi-même ; s'unir d'âme comme de corps; éprouver les affections d'époux et d'épouses; répandre ce besoin d'aimer sur une nombreuse famille dont on est fier et que l'on protége; tout cela c'est exercer le sentiment moral qui est en nous, qui nous relève à nos yeux et devant Dieu, qui nous fait comprendre les souffrances de nos semblables, qui nous les fait aimer socialement, qui enfin nous fait hommes complets.

Il faut que la victime qui a fait vœu de célibat arrache

peu à peu de sa nature morale toute cette partie de son âme, il faut qu'elle étouffe ces flammes du besoin d'aimer, comme il faut qu'elle éteigne l'ardeur de ses sens, et, quand le sacrifice est accompli, que reste-t-il ? un vague sentiment de charité qui se perd dans des généralités et qui laisse le cœur sec et froid sur les souffrances individuelles ; des pensées mystiques que la musique, la prière, ou l'extase viennent consoler.

La virginité, ainsi imposée, est une triste vertu qui ne fait pas moins de ravages au moral qu'au physique. Elle flétrit l'âme et le corps, et, sauf quelques exemples dont il faudrait rechercher les causes, elle afflige l'homme de maladies nombreuses et le conduit prématurément au tombeau.

Au nom de l'hygiène, nous désirons que les ministres de la religion puissent remplir auprès des hommes leur divin sacerdoce, sans cesser d'être hommes eux-mêmes.

Prostitution. — Nous avons souvent relevé l'instinct moral qui préside à l'union des deux sexes, et montré que sa satisfaction était un bienfait hygiénique aussi bien que social. Nous avons signalé tout ce qu'il y a de grand et de solennel dans le mariage. C'est au nom de ce sentiment comme au nom de la fécondité générale que nous avons admis des cas possibles de divorce, pour que, s'il a fait défaut une première fois, il ne soit pas exclu à tout jamais. C'est au nom de ce même instinct moral qui a fortuitement rapproché deux personnes, que nous avons eu des indulgences pour le concubinage. Nous permettons que ce soit un mariage commencé et que la responsabilité de la paternité engage les deux conjoints à proclamer leur union et à devenir époux. Partout où nous avons vu exister cet instinct moral qui préside aux unions de l'homme et de la femme, nous l'avons regardé comme la base de notre état social, et comme l'honneur de notre nature.

Mais voici une institution qui non-seulement est la négation de cet instinct moral, mais qui l'abolit, qui permet à l'homme de cesser d'être homme un instant pour satisfaire les besoins physiques de sa nature ; cette institution, c'est la prostitution réglementée. Que dirons-nous ? Rien. Il nous suffira d'énoncer le fait. Mais, par ses conséquences, il entretient les populations de célibataires qui désertent le mariage, qui nuisent à eux-mêmes et à la société, et qui par leur grand nombre portent atteinte à la fécondité générale. Par ses conséquences, il détruit la santé de la majorité des jeunes gens qui habitent nos villes ; il répand la syphilis et les inflammations des organes génitaux dans presque toutes les classes de la société ; il répand surtout ces maladies parmi les militaires, ces autres victimes du célibat forcé ; il voue à la dégradation et aux maladies de l'utérus les plus variées toute une classe de femmes.

Les prétextes pour garder cette institution ne manquent pas, il s'agit de faire respecter le mariage en fournissant des femmes aux besoins des célibataires de toutes sortes ; jeunes gens à peine pubères ; célibataires par état ; militaires qui ne peuvent se marier, etc.

Il s'agit en outre de détruire l'infection syphilitique en la concentrant et en soumettant ces femmes réservées à des visites régulières (1).

Nous faisons ici de l'hygiène et nous ne faisons pas de complaisance pour des positions sociales factices ; nous voulons qu'on n'offre pas au jeune homme pubère un attrait à la débauche, nous voulons qu'au lieu de se livrer à la dissipation, il s'occupe d'un travail utile qui lui permette de contracter de bonne heure un mariage moral et fécond ; nous voulons que les armées permanentes soient diminuées et que le jeune

(1) Voyez Parent-Duchâtelet, *De la Prostitution dans la ville de Paris*. — Jeannel, *De la Prostitution dans les grandes villes, au dix-neuvième siècle.*

conscrit après son instruction militaire et son renvoi dans la réserve puisse se marier ; nous voulons que les célibataires par état songent sérieusement à se chercher une compagne, soit dans le mariage, soit dans le concubinage avec la responsabilité de leur paternité ; nous voulons que le mariage, cette institution hygiéniquement si favorable à l'homme et à la société, soit encouragé par tous les moyens possibles ; nous voulons que les prostituées de la police soient renvoyées, au travail si cela se peut, mais tout au moins à leur liberté et à leur responsabilité, dussent-elles continuer la prostitution clandestine.

Syphilis. — Quant à l'extension de la syphilis que l'on veut empêcher, nous comprenons mal cette raison. Malgré toute la surveillance possible, c'est par la prostitution réglementée que cette maladie se répand avant tout : une femme réellement infectée peut communiquer son mal à un grand nombre de personnes, et quant aux inflammations des organes génitaux, elles sont si fréquentes que leur communication est la règle. La syphilis n'a plus les formes redoutables et souvent incurables qu'elle a présentées à l'origine. La thérapeutique permet si facilement de dompter les accidents les plus ordinaires que dans des relations habituelles chacun, homme ou femme, aura plus d'intérêt à se préserver ou à se guérir que lorsqu'il s'agit de l'inconnu qui règne dans la prostitution réglementée.

Il résulte de ce que nous venons de dire dans les articles précédents, que les enfants trouvés ou assistés ne devraient plus être à la charge du public ; on ferait cesser une grande cause de mortalité et par suite d'infécondité apparente dans notre population.

Infanticide. — Mais si les tours destinés à recevoir les enfants que la mère ne veut pas élever sont supprimés, si les recherches possibles de la paternité ne permettent pas de réclamer auprès du séducteur de quoi élever son enfant, si la mère abandonnée se trouve dans l'impossibilité de subvenir à son éducation ; alors le crime de l'infanticide est possible. Ayant supprimé l'assistance publique, il est conséquent de diminuer la pénalité ; la peine de mort est dans ce cas devenue avec raison contraire à l'adoucissement de nos mœurs : plus la peine sera mitigée, sans perdre son caractère de peine, plus elle sera efficace. Si quelques cas échappent à l'action de la loi, il faut considérer d'une autre part combien le système actuel amène de mortalité parmi les enfants assistés, et combien l'ensemble des réformes que nous venons de passer en revue relèverait, selon nous, le niveau moral et hygiénique de nos populations.

CHAPITRE QUATRIÈME

ÉDUCATION.

Éducabilité. — Cette brillante qualité de l'homme est particulière à son espèce. L'homme est perfectible, il reçoit de ses ancêtres ce qu'ils ont perfectionné, pour l'améliorer encore et le transmettre à ses enfants. Ces progrès constants de notre espèce ayant surtout pour but notre bien-être physique et moral, l'éducation dont nos enfants sont susceptibles et qu'ils doivent recevoir pour la transmettre est donc un élément de notre état social, élément particulièrement riche en conséquences hygiéniques.

L'éducabilité se manifeste dans trois parties distinctes de notre être.

D'abord celle du corps, c'est la première, la plus générale, la plus ancienne. Après ces premiers mouvements que la nature enseigne et que la mère soutient, le père a dû apprendre à son enfant les exercices du corps, nécessaires à la vie quotidienne tout autant qu'à son développement et à sa santé. La première gymnastique prit naissance avec l'art de courir, de sauter, de nager, de chasser, de lancer la flèche, de manier les armes. Nous ne répéterons pas ce que nous avons dit à ce sujet dans le chapitre Gymnastique. L'éducabilité des organes des sens a donné naissance aux arts d'agrément, aux beaux-arts ; l'œil du chasseur ou du peintre, l'oreille du musicien, les mouvements du mime ou ceux de la danseuse, la voix du chanteur, prouvent assez de quelles flexibilités diverses l'éducation peut doter les organes du corps.

Un second genre d'éducabilité s'est rencontrée dans l'organe de l'intelligence, dans le cerveau. L'arrivée des idées par les sens ; les connaissances diverses qui en sont le résultat ; le nombre et la coordination de ces connaissances, l'exercice de la mémoire, de l'imagination, se trouvèrent susceptibles d'éducabilités diverses. L'instruction soit générale, soit spéciale, en fut la conséquence, les progrès de la civilisation par le moyen des sciences, et par leurs applications diverses, en découlèrent d'âge en âge : là aussi l'hygiène enregistre toujours de nouveaux progrès.

Il est enfin une troisième substance de notre être, plus intime, entièrement soustraite à nos investigations, dont il nous faut admettre l'existence par l'intuition de nous-mêmes ; partie nommée divine, à laquelle nous avons réservé dans tout le cours de cet ouvrage quelques attributs innés ; ces attributs, qui ne dépendent pas des connaissances du monde extérieur, que nous acquiérons par les sens, sont surtout la conscience, la notion du bien et du mal, le libre arbitre.

Nous ne dirons pas que cette partie de nous-mêmes est éducable, nous ne le croyons pas. Nous croyons qu'elle est d'une nature différente des natures que l'idée nous révèle, et qu'elle fait partie de nous-mêmes, peut-être à des puissances diverses, mais primitivement, nécessairement.

Qu'elle soit éducable ou non, elle n'a pas besoin de l'éducation pour exister et entrer en activité, quand nous nous sentons vivre, mais il est nécessaire que les autres instincts de notre être, et particulièrement ceux qui se traduisent par les appétits et les passions, ne viennent pas masquer et étouffer les facultés de notre nature morale : à ce besoin, à cette nécessité de régler et d'ordonner nos appétits et nos passions, vient répondre l'éducation morale.

Laissant de côté l'éducation corporelle dont nous avons déjà traité au chapitre Gymnastique ; nous bornant pour l'éducation intellectuelle à examiner les connaissances primaires que notre état social réclame, nous allons parler avant tout de cette éducation morale qui fait la base des sociétés, qui préserve nos jeunes pépinières d'enfants, et qui prépare pour leur âge d'hommes les bienfaits d'une hygiène qu'on peut à bon droit appeler hygiène morale, hygiène qui se résume dans cet adage : *Mens sana in corpore sano.*

Éducation. — L'éducation, telle que nous venons de la définir, est donc nécessaire, socialement et hygiéniquement. Son but est de faire des citoyens qui, loin d'être à charge à la patrie, soutiennent, honorent et embellissent la société ; son but est de faire des hommes qui, arrachés aux instincts et aux appétits de l'état sauvage, puissent trouver la plus grande somme de bien-être dans la satisfaction des besoins physiques et des besoins moraux que Dieu leur a répartis.

Si nous allons plus loin et si nous nous demandons quelles doivent être les bases de cette éducation morale qui promet tant de bienfaits ; d'une part nous trouvons des principes invariables, éternels, que tous les hommes ont proclamés et adoptés ; et d'une autre part nous trouvons que ces principes invariables ont été puisés à des sources divines et ont été l'objet des commentaires les plus opposés. Nous n'avons certainement pas l'intention de faire ici un cours de morale, ce qui n'est pas de notre ressort. Mais nous avons à rechercher le meilleur mode d'application de ces principes à l'éducation.

En effet, l'éducation morale à donner aux enfants et aux hommes, quoique toujours la même et invariable au fond, a été prise à plusieurs sources, la forme religieuse est celle qui a dominé. La morale fut mise sous le patronage du sacerdoce, enseignée par lui, commandée par le Dieu dont il était ministre. C'est certainement la forme la plus palpable, celle qui produit les effets les plus rapides et les plus faciles à obtenir pour la première éducation. C'est l'explication la plus juste à donner de nos besoins moraux en faisant remonter leur origine à Dieu ; en confondant ainsi le plaisir impalpable et inexplicable d'avoir fait son devoir, avec le plaisir impalpable et inexplicable de croire à Dieu.

Mais l'application de cette éducation toute religieuse, excellente au début, peut soulever par suite de graves inconvénients. Toute religion s'est entourée de dogmes et de cérémonies ; la morale se confond trop souvent avec le dogme ; la forme s'identifie avec le fond. Ce mal chez l'enfant est peu grave ; mais si, par suite, le doute vient chez l'homme miner les côtés les plus attaquables du dogme, n'est-il pas à craindre que le doute ne vienne ébranler aussi les principes éternels de la morale ? l'indifférence en matière de religion est bien près d'amener l'indifférence en matière de morale. Si l'on passe ensuite à l'éducation publique, toutes les questions qui concernent la séparation de l'Église et de l'État se dressent devant vous, quand la morale et la religion ont été jetées dans le même moule.

L'absence de toute intervention religieuse est encore plus funeste quand il s'agit de l'éducation des enfants et de la plupart des hommes. Comme il n'y a pas de morale vraie, sans la conscience de l'âme et sans la conscience de Dieu, on ne sait plus sur quoi appuyer les principes de morale, quand on élimine la religion.

Morale. — La morale de l'antiquité, qui est peut-être le plus bel édifice construit de la main des hommes, n'a pu trouver son point d'appui dans le paganisme, qui déifiait au contraire les appétits et les passions ; alors les principes de morale, tirés des entrailles de l'âme humaine, ont cherché à se soutenir sur le frêle appui du principe d'utilité. La vertu a été proclamée comme le moyen le plus sûr de conduire au bonheur : très-souvent cela est vrai, mais pas toujours ; Caton mourant a protesté !

Si, d'une autre part, la morale provoquée par les peines et les récompenses n'en est pas moins la morale et porte ses principaux fruits ; cependant elle est en partie faussée, cette morale rabaisse la dignité humaine.

La morale repose sur un sentiment plus divin : c'est le sentiment du devoir. La pratique d'une vie morale ne donne pas toujours la plus grande et la meilleure satisfaction des besoins physiques ; mais la pratique du devoir, pour le devoir lui-même, par sentiment de dignité personnelle, par obéissance au cri de la conscience qui montre et réclame le devoir, est la satisfaction d'un besoin moral impérieux qui appartient à cette partie de l'âme que nous regardons comme innée. Ne pas satisfaire ce besoin, c'est se causer une douleur morale qui va de la honte jusqu'au chagrin et au remords. L'éducation morale qu'il convient le mieux de développer chez l'enfant, c'est la satisfaction des besoins de sa nature morale, c'est l'entrave mise par ceux-ci aux débordements des besoins de la nature physique.

Il faut repaître sa jeune âme de justice, de charité, de bonté, de générosité, des idées correctes qui découlent du beau et du bon, des joies que procurent la satisfaction personnelle et le sentiment de sa propre dignité, comme il faut repaître son corps des meilleurs aliments qui lui conviennent.

Le christianisme, et c'est un de ses plus grands bienfaits, est venu placer dans le ciel le point d'appui que la morale des anciens avait cherché dans la notion de l'utile. La morale alors est à bon droit devenue divine ; ces poignants besoins de l'âme humaine sont remontés jusqu'à Dieu.

Nous regardons donc l'union de la morale à la religion comme bienfaisante dans la première éducation, en la séparant peu à peu des cérémonies et du dogme, et lui laissant en dernier lieu le mérite de régner seule par le sentiment du devoir, de la conscience, et du respect de soi-même.

Quels sont les moyens de donner cette éducation de la première enfance qui seule est capable de faire des citoyens et des hommes ? Eh bien la nature y a pourvu. C'est le rôle et le devoir de la mère. C'est dans la famille seulement que cette éducation peut se donner. C'est après l'art de parler, c'est après la première gymnastique du corps, que la mère avec son inépuisable dévouement, avec ses vertus morales plus douces et plus accentuées , donne effficacement ces premières leçons de morale qui sont pour l'enfant la gymnastique de l'âme.

Éducation des filles. — L'éducation morale à donner à la jeune fille, soit dans sa famille, soit quand elle est plus âgée, se présente donc en première ligne. C'est elle qui deviendra l'instrument le plus actif de moralisation pour l'homme. Comme jeune femme et comme mère elle exercera, par son exemple, et par le désir qu'on a de lui plaire, la plus grande influence sur l'éducation morale de son mari et de ses enfants. Le jeune fille exerce un instinct moral ou plus précoce, ou plus profond que le jeune garçon. C'est sur son âme que les idées de devoir, de religion, de pudeur, exercent le plus d'empire. C'est par son intermédiaire que l'éducation morale pénétrera dans les classes qui s'y montrent le plus rebelles. C'est parmi les populations abruties et vicieuses, que le mariage n'existe plus ; tandis qu'au contraire des populations de condamnés, de déportés, de convicts se sont amendées par le mariage. L'éducation morale des jeunes filles est donc un premier besoin social ; l'ascendant qu'exerce la femme honnête et intelligente sur l'homme le plus corrompu et le plus abruti est une vérité qui frappe les yeux comme la lumière du soleil.

Le caractère, les instincts et la conduite de l'homme, pendant sa vie entière, dépendent, avant tout, de la manière dont sa mère a développé son cœur par son exemple et ses leçons. *Que dira ma mère ?* c'est la réflexion de celui qui délibère une mauvaise action. *O ma mère !* c'est le dernier cri de celui qui expie un crime. C'est l'éducation de la femme qui par-dessus tout peut restaurer et faire aimer le foyer domestique. C'est sa patience au travail, c'est sa résignation dans les souffrances qui inspireront le mieux au mari la force et la bonne conduite nécessaires pour conjurer la misère. Mais que deviennent, hélas ! ceux qui n'ont de mère que l'assistance publique et de femme que la prostitution ? Malheur et pitié sur eux. Nous avons dit bien des fois qu'il fallait réformer ces deux institutions à tout prix.

Instruction. — Mais l'instruction doit bientôt se joindre à l'éducation, la somme des connaissances humaines dont la société dispose est si importante et si variée que les moyens d'acquérir ces connaissances, c'est-à-dire, l'instruction primaire, est devenue une nécessité. L'éducation dans la famille est en général insuffisante pour atteindre aux conditions de l'instruction primaire. L'éducation publique est devenue indispensable dans nos sociétés modernes, et son importance a été reconnue dans tous les États civilisés. Il est utile que la discipline de l'école vienne en aide à la discipline de la famille, l'école est le canal par lequel l'instruction et les progrès intellectuels de la société se répandent dans toutes les classes. Mais il faut reconnaître qu'elle expose la jeunesse à apprendre beaucoup de mal et à voir beaucoup de mauvais exemples dont la vie de famille lui eût épargné le tableau, mais c'est encore là un des apprentissages de la vie sociale. L'école devient un intermédiaire utile entre la vie de famille et la vie sociale.

Autrefois l'éducation privée se faisait dans la famille, elle était livrée au pouvoir absolu du père. Tantôt des nourrices, ou des esclaves exercés dans les lettres et dans la philosophie s'en chargeaient. Tantôt les mères réclamaient ce devoir; et les grands hommes qui honorèrent les républiques de la Grèce et de Rome durent presque tous leur première éducation aux soins d'une mère célèbre par ses vertus. Les écoles publiques n'étaient que des gymnases où l'on s'exerçait aux arts utiles pour servir ou défendre la patrie, comme par exemple à la gymnastique ou à l'éloquence. Mais les études de morale et de philosophie sont si utiles à l'homme, que dans toutes les républiques, c'est-à-dire partout où il a conservé sa liberté individuelle, ces études ne lui ont jamais manqué.

Il se formait des maîtres qui faisaient école, dans l'éloquence, la morale et la philosophie. L'influence civilisatrice de ces doctrines fut si grande, qu'elles en reçurent le beau nom d'*humanités*. C'est ce besoin moral qui a fait fleurir un Socrate, un Platon, et tant de sectes de philosophes qui ont moralisé le genre humain, quand la religion le démoralisait. La pureté des principes de la religion chrétienne a répandu des lumières qui ont continué d'*humaniser* les peuples.

Après la grande éclipse de toutes les connaissances et de toutes les vertus humaines qui s'étendit sur le monde, et signala la chute de l'empire romain, Charlemagne, aidé d'Alcuin, s'appuya sur l'Église pour dissiper les ténèbres de l'ignorance, et adoucir les mœurs. Les écoles qu'il fonda sont une grande partie de sa gloire. Mais l'éclat passager de ces écoles s'éteignit bientôt sous ses successeurs incapables, pour ne commencer à renaître que vers le douzième siècle ou le treizième siècle seulement. Les cloîtres et le clergé conservaient pour eux seuls le dépôt des connaissances humaines. La noblesse avait ses lois et ses usages, ses écoles de pages et ses principes de chevalerie. Mais le peuple était exclus, son importance politique était nulle ; son importance sociale était le travail de la terre et l'acquittement des corvées : c'est à l'état de barbarie où on le laissa croupir qu'il faut attribuer les excès de cette époque ; l'atrocité des Jacqueries et des guerres de paysans, enfin la dépopulation.

Quand les communes reçurent une importance politique, le commerce et l'industrie sous leur patronage commencèrent à se développer, et le bourgeois sentit le besoin d'une instruction spéciale. Les villes fondèrent alors des écoles qui fleurirent auprès des écoles chrétiennes. Mais la théologie resta la mère de toutes les sciences, alors parurent en France des hommes illustres qui répandirent le désir et les moyens de s'instruire, il suffit de citer Abailard.

En Hollande Geert Groote donna l'impulsion pour l'instruction du peuple au moyen d'écoles publiques.

En Italie l'époque de la restauration des lettres et des sciences brilla d'un vif éclat, et fonda pour l'instruction générale des universités célèbres. Cet exemple s'étendit en Allemagne.

Enfin parut la réformation. Son origine, son existence, son avenir reposaient sur l'instruction des masses, et son but était de répandre parmi la jeunesse les saines lumières de l'érudition et de la raison. Les réformateurs s'occupèrent partout de fonder de nouvelles écoles ou d'améliorer celles qui existaient. On commença à s'occuper de l'éducation des femmes.

C'est à cette impulsion donnée par la réformation que les pays de protestantisme doivent les remarquables progrès qu'ils ont réalisés dans la voie de l'instruction populaire, dans la constitution des écoles, dans la *pédagogie* et dans la fondation des universités.

C'est à ce genre de travaux que les noms de Mélanchton, de Jean Sturm, de Val : Friedland, de Michel Neander, de Comenius, etc., doivent leur célébrité en Allemagne.

En présence de ce mouvement, les écoles catholiques sentirent le besoin de perfectionner l'instruction qu'elles donnaient au peuple. La milice religieuse instituée pour combattre la réformation, les jésuites eurent pour mission spéciale de s'emparer de l'instruction du peuple. Ils remplirent cette mission avec éclat, et les écoles de jésuites atteignirent un degré de perfection et de célébrité qu'on n'a pas encore oublié.

En Angleterre, les fondations spéciales, l'esprit d'association, la liberté individuelle avaient aussi développé largement les institutions destinées à répandre l'instruction. Mais la haute instruction resta longtemps le domaine exclusif des classes aristocratiques, qui cultivèrent, dans des universités restées fameuses, l'étude de l'antiquité.

Les fruits de tant d'efforts ne se laissèrent pas longtemps attendre. La civilisation, longtemps obscurcie par l'ignorance, se mit à faire ces progrès remarquables, qui ont développé nos sociétés modernes.

C'est une coïncidence capable de faire réfléchir, qu'en même temps que l'éducation des peuples faisait des progrès, la population s'accroissait parmi toutes les nations de l'Europe. En outre, le bien-être se faisait sentir partout. Les basses classes s'affranchissaient; et les hommes pouvaient se serrer et s'agglomérer davantage sans voir leur mortalité augmentée. Bien au contraire, c'est depuis cette époque que l'on commence à marquer en hygiène les progrès sociaux qui ont été faits; progrès qui ont relevé la durée de la vie, en abaissant le chiffre de la mortalité générale.

C'est qu'au développement de l'instruction primaire se rattache le développement social. Toutes les améliorations hygiéniques, qui différencient l'homme civilisé du sauvage, peuvent être la conséquence de l'éducation et de l'instruction. Il faut donc les répandre parmi les hommes qui en sont malheureusement privés.

Les statistiques sociales établissent aujourd'hui, avec une parfaite lucidité, que les progrès de l'instruction publique ont été énormes depuis vingt ans, et que cependant il reste encore beaucoup à faire dans cette voie. Malgré les efforts de l'Administration, qui dirige l'instruction publique en France, efforts qui sont au-dessus de tout éloge, la proportion des illettrés est encore considérable. Plus de trois millions d'enfants reçoivent annuellement l'instruction primaire, mais plus de deux cent mille enfants de plus de huit ans et de moins de onze ans sont encore soustraits à ce bienfait et ne fréquentent aucune école, délaissés dans leur famille de toute instruction. En 1862, sur 100 conscrits, 27,49 pour 100 ne savaient ni lire ni écrire. Sur 100 mariages, 28,54 pour 100 hommes, et 43,26 pour 100 femmes ne pouvaient signer leur nom.

L'établissement de cours d'adultes a déjà produit d'heureux effets pour racheter le passé. De 1848 à 1862, la moyenne des conscrits ne sachant ni lire ni écrire était de 36,12 pour 100; nous venons de dire qu'elle était de 28,54 en 1862; de 1862 à 1866, elle s'est abaissée jusqu'à 24,32 pour 100.

Le rapport des conscrits illettrés, à ceux qui ont cessé de l'être, n'est pas le même dans les divers départements; il varie du vingtième à la moitié, au moins. Dans la Haute-Vienne, il est encore de 54,31 pour 100; l'Ariége, le Finistère, ne sont guère mieux favorisés. Dans les Vosges, on ne trouve plus que deux illettrés sur 100 conscrits.

En 1832,	les écoles primaires	recevaient	59 élèves	sur	1,000	habitants.
En 1847,	—	—	99	—	1,000	—
En 1863,	—	—	116	—	1,000	—

Quelles sont les institutions bienfaisantes et civilisatrices que l'hygiène publique doit réclamer du corps social pour satisfaire strictement, mais suffisamment, aux besoins moraux de l'éducation et de l'instruction primaire?

Ignorance. — Nous dirons d'abord que ce serait un préjugé fâcheux, que de penser que l'ignorance sert les intérêts généraux de la société et contribue à son maintien. Cela serait vrai pour l'homme si l'état sauvage valait mieux, hygiéniquement parlant, que l'état civilisé; mais nous avons reconnu le contraire. Cela serait vrai pour les sociétés humaines, si l'esclavage reconnu ou l'asservissement des classes rendait la société plus saine, plus féconde, plus prospère, mais nous avons encore reconnu le contraire. Dans tous les cas, tout cela ne pourrait être vrai pour la dignité de notre race, qui trouve dans sa perfectibilité la marque distinctive de sa supériorité. Si des gouvernements ont cru fonder leur durée sur la dégradation des hommes, ils ont développé toutes les causes d'une détestable hygiène. Ils se sont perdus ou ils ont perdu la société qui leur était confiée. Il existe, au contraire, un intérêt général à répandre l'instruction et les lumières. En effet, l'éducation morale, telle que nous l'avons décrite, est la base même de tout état social; et, quant au dénûment de l'instruction primaire, c'est la misère intellectuelle, misère tout aussi grave que celle qui vient du manque absolu des choses nécessaires à la vie (1).

Inégalités. — Mais il ne faut pas pousser ces nécessités jusqu'au point de vouloir doter tous les hommes des connaissances élevées ou spéciales, qui font le mérite et la supériorité de quelques-uns. Autant vaudrait chercher à rendre tout le monde riche. Nous l'avons dit bien des fois, les droits sont égaux parmi les hommes, mais l'inégalité des facultés physiques et intellectuelles est naturellement si grande, qu'elle entraîne et justifie toutes les inégalités sociales. Au point de vue de l'hygiène et de la raison, la société humaine n'a que deux choses à vouloir : c'est que chacun de ses membres reçoive l'éducation morale et l'instruction primaire à un degré suffisant pour ne pas devenir la cause d'un dommage général. A cela s'arrêtent les obligations qu'elle doit s'imposer. Ces obligations, en outre, doivent se renfermer dans de sages limites.

(1) Quand l'homme est abandonné à ce dénûment d'éducation morale et intellectuelle, il reste à l'état de bête brute, et la bête brute a besoin d'être retenue par les pénalités de nos codes pour ne pas exercer ses instincts stupides et féroces. Rien n'est plus consolant que de voir le nombre des crimes diminuer dans tous les États de l'Europe avec les progrès de l'éducation et de l'instruction. Les faits statistiques à l'appui ont été présentés dans le rapport de M. Duruy en 1865 avec une grande lucidité. Ils ne laissent plus place au doute.

Ainsi les accusés pour crimes âgés de moins de 21 ans ont été :

En 1853, de	1,172
En 1858, de	774
En 1863, de	667

Et d'une autre part sur 4543 accusés de crime jugés par les Cours d'assises en 1863, il y avait :

386 illettrés, sur	1,000
432 lisant à peine, sur	1,000
182 instruits, sur	1,000

Tous les comptes rendus de criminalité parus depuis cette époque confirment ce résultat que, sur 100 accusés de crime, il y en a environ 80 qui sont illettrés.

En effet, il ne faudrait pas qu'on pût arriver, au nom de cette même utilité publique, au principe d'une seule et même éducation pour tous. Ce serait, contrairement aux principes que nous venons de poser, rêver l'égalité de la puisance intellectuelle, comme on rêve l'égalité des richesses. Ce serait une autre sorte de communisme, dont les fruits seraient déplorables. Son premier effet serait de saper la famille par sa base. Ce serait destituer le père du droit d'élever son enfant comme il le veut. Cette apparente émancipation de l'intelligence publique serait le comble de la tyrannie.

Devoirs de la famille. — Mais si c'est un droit et un devoir pour le père de diriger l'instruction de ses enfants; si, pour se faire remplacer lui-même dans ce noble devoir, le choix de l'éducateur lui appartient, à ce choix correspond évidemment une charge, quoique cette charge soit une dette. Cette dette, quand le père ne peut la payer, l'État n'a certainement pas l'obligation de la fournir au père de famille. Mais au nom de la protection qu'il doit à tout membre de la société, et en vue de son propre intérêt, il est de son devoir et de son droit d'aider à l'instruction des enfants délaissés. C'est une sorte d'assistance publique. D'après la loi française de 1850, comme par celle de 1833, l'État donne cette assistance. L'hygiène et la raison n'en demandent pas davantage. Toute autre gratuité que celle-là serait inutile et mauvaise.

Devoirs de l'État. — Mais quand il est de notoriété qu'un père de famille ne remplit pas ses devoirs et ne donne pas l'éducation primaire à ses enfants, l'État a le droit d'enquête; selon les cas, il doit donner l'assistance ou imposer l'obligation. Le contrôle, de la manière dont le père de famille remplit ses devoirs, est de droit public. Celui-ci doit donner à ses enfants les aliments du corps et de l'esprit, dans la mesure du strict nécessaire, mais il doit les donner.

Ces principes sont ceux qui existent en Prusse, et qui ont amené dans ce pays un niveau général d'instruction primaire, dont on ne peut nier les salutaires effets. Là, l'instruction est obligatoire, mais non gratuite. De 8 à 14 ans, l'enfant doit la recevoir dans sa famille ou dans l'école communale, au choix du père. L'école communale est entretenue, partie aux frais de la commune, partie par la contribution mensuelle que paye le père de famille; contribution très-légère, et qui n'est pas au-dessus des moyens d'une famille relativement pauvre. Dans le cas d'indigence, la commune donne la gratuité.

On a songé, en France, à fonder des maisons d'école avec jardin et gymnase, pour y attirer la première enfance. Mais nous ne pouvons l'approuver. L'éducation domestique a pour nous de tels avantages, qu'il ne faut la remplacer que quand elle est notoirement impossible ou insuffisante. Dans le cas dont il s'agit, ce serait substituer trop tôt la caserne au domicile paternel.

Résumé. — Nous voulons que l'enfant reçoive aussi longtemps que possible l'éducation morale sous les yeux de la mère. Nous voulons que les écoles de filles, pour l'instruction primaire, ne soient pas mixtes, et qu'elles se bornent à l'instruction primaire. Nous voulons que l'éducation morale et religieuse, qui répond à leur rôle comme filles, comme femmes et comme mères, ne soit pas restreinte par les nécessités d'une instruction supérieure. Sans leur interdire l'éclat d'une instruction supérieure, nous voulons que celle-ci soit pour elles un délassement ou une vocation.

Nous voulons appeler les associations religieuses au partage de l'éducation publique. L'influence de la religion est bienfaisante et nécessaire dans le jeune âge. Leur concours rend les plus grands services pour répandre l'éducation et l'instruction là où elles manquent encore. Elles instruisent peut-être plus d'un million d'enfants tous les ans.

Les débats entre l'instruction philosophique et l'instruction religieuse sont pour des études plus avancées.

Quant aux écoles supérieures, comme les gymnases, les universités, les facultés, les écoles professionnelles, nous ne pouvons nier que leur influence hygiénique ne soit digne d'une grande attention ; mais nous les avons exclues des obligations rigoureuses imposées au corps social. Nous avons borné ces obligations à l'éducation morale et à l'instruction primaire, et nous terminerons ici ces observations.

CHAPITRE CINQUIÈME

JUSTICE.

Conscience. — Existe-t-il une justice? N'y a-t-il dans l'organisation humaine que des appétits et des passions? Tout dépend-il de la *concurrence* ou du *combat pour la vie?* comme l'expose le système Darwin? Est-ce le développement nécessaire de la matière, et de ses propriétés, qui s'est fait par une suite de conséquences harmoniques dont le résultat s'est trouvé être le bien et le juste? Faut-il remonter, pour trouver les sources de toute justice, à la nature divinisée par le panthéisme ou à Dieu immatérialisé par le spiritualisme? C'est toujours la même question qui se présente sous toutes les formes. Nous avons fait notre choix et nous l'avons exposé dans plusieurs parties de ce livre, les phénomènes du monde physique sont impuissants pour expliquer l'existence de notre nature morale. Soit donc que la justice ait pour but l'utile, et qu'elle se réduise à ce seul principe ou plutôt à ce seul sentiment : *ne fais pas à autrui ce que tu ne veux pas qu'on te fasse;* soit qu'elle embrasse une sphère plus étendue, et qu'elle forme, comme nous le pensons, la base de l'ordre et de toutes ses conséquences dans le monde moral, comme les mathématiques sont la base de l'ordre et de toutes ses conséquences dans le monde physique, elle est pour notre nature humaine un besoin moral irrésistible. Nous avons soif de justice pour notre âme et pour l'exercice de ses facultés, comme nous avons soif de cette eau nourricière qui entretient l'exercice de nos fonctions vitales. Sans le sentiment de la justice toutes les idées qui nous arrivent par les sens ne produisent plus que le chaos; elles ne sont pas jugées, la nuit se fait dans le monde moral. La vie végétative est la seule désormais qu'il s'agisse d'expliquer, et le matérialisme triomphe. La conscience de l'homme paraît avoir le dépôt des sources primordiales de la justice.

Pas de peuple, pas d'homme, si perverti qu'il soit, qui ne connaisse ce sentiment. Celui même qui, à tort ou à raison, s'est mis au ban des sociétés humaines, pratique la justice avec ses pareils. Ce besoin moral est universel, absolu. Par un singulier démenti donné à leurs opinions, ce sont les philosophes qui ont le plus contribué à diviniser la nature, qui ont le mieux observé les règles de la justice et de la morale, dans leur conduite presque irréprochable, tels qu'Épicure, Spinoza, etc. On pourrait penser que ces hommes ne proclamaient pas le besoin de la connaissance de Dieu, parce qu'ils le portaient dans leur conscience, avec le sentiment de la justice. Mais, bien que ce sentiment soit pur dans sa source, il a été souvent altéré, faussé dans ses applications, comme l'ont été les meilleurs sentiments de notre être. C'est la justice humaine qui, émanée de ce besoin moral de justice, a pris la mission de le proclamer, de l'appliquer, de le faire respecter, trop souvent, hélas! pour des intérêts égoïstes, mais enfin de façon à rendre possible la société des hommes. Ce sont les conséquences hygiéniques qui découlent des institutions sociales fondées par la justice humaine que nous avons à examiner.

Il y a donc deux formes de justice et deux sortes de lois qui en découlent : les lois immuables de la justice éternelle qui résident dans la conscience ; les lois humaines et civiles, qui ont pour but de s'adapter aux mœurs et aux besoins du corps social. Elles peuvent être d'accord ou se trouver opposées ; la criminalité dans ces deux cas est certainement différente ; la répression doit l'être de même.

Justice humaine. — L'application la plus générale de la justice humaine a été de faire réparer le dommage ou d'en infliger un semblable. C'était la loi du talion, *œil pour œil, dent pour dent*, puis la *vendetta* sous toutes ses formes. Le rachat fut accordé aux coupables, c'est l'origine des amendes.

A l'idée d'un dommage réparable et réparé vint se joindre bientôt l'idée d'une mauvaise action, l'idée d'un dommage causé aux principes mêmes de la justice. De là, la criminalité du coupable et la punition qui devait racheter cette criminalité.

Le paganisme imagina les peines dans les enfers pour servir à la vengeance des dieux, gardiens de la justice éternelle : La religion chrétienne admit ces peines, et l'homme se chargea d'exercer la vengeance divine ; les guerres de religion et les supplices de l'inquisition en furent la conséquence.

La justice humaine enfin se borna à protéger le citoyen et le corps social, mais elle exerça le droit de punir dans toute son étendue, depuis les peines les plus simples jusqu'à la peine de mort accompagnée des plus cruelles tortures.

C'est l'immortel honneur de Beccaria d'avoir protesté contre les rigueurs et les abus de la justice criminelle. Son célèbre traité «*des Délits et des Peines*», qui parut en 1781, fit cesser l'application de la torture.

Prisons. — Parmi les peines qui sont le plus généralement appliquées, celle de la prison mérite de la part de l'hygiéniste une attention spéciale. Les plus graves questions se présentent à son esprit, quand il veut examiner le but des prisons, la population qui les habite, les manières de les administrer et les résultats de cette peine.

Autrefois on agissait sans scrupule; l'innocent et le perverti, le prévenu et le condamné, jetés dans le même bouge, y subissaient le niveau des vices les plus dégoûtants, et de toutes les misères humaines. Heureux ceux qui avaient le privilége d'un cachot. C'est dans ces antres hideux que le scorbut et le typhus exerçaient leurs ravages. Le droit pénal ayant étendu la peine de la prison en diminuant les châtiments corporels, on fut obligé de faire travailler les prisonniers. Mais on s'aperçut bientôt que ces ateliers de prisonniers, mal tenus, mal surveillés, étaient des ateliers de perdition. Là se formaient ces associations de malfaiteurs qui avaient pour but de se mettre en hostilité permanente avec les lois de la société. Les récidives étaient infaillibles, les prisons avaient leur population spéciale, il suffisait d'y mettre le pied pour y revenir toujours; on comprit dès ce moment la nécessité de faire de la pénalité même un moyen d'amélioration morale. C'est une idée toute autre que celle de la vengeance sociale, et de la crainte du châtiment. En conservant cette pénalité dans la mesure nécessaire à la protection de chacun, on fait en même temps retour aux idées de morale et d'éducabilité dont nous avons exposé la bienfaisante influence dans le chapitre précédent. Mais l'exécution de cette pensée si philanthropique et qui concilie mieux que toute autre le droit et le but de l'application des peines a trouvé de grandes difficultés.

Régime cellulaire. — John Howard, Fothergill et beaucoup d'autres entreprirent cette tâche, et rappelèrent les idées d'humanité, celles de saine hygiène physique et de bonne hygiène morale qu'on n'aurait jamais dû abandonner, mais les moyens d'exécution faisaient toujours défaut.

En 1776, il se forma à Philadelphie une société dans le but de les chercher et de les mettre en pratique. On érigea une prison modèle bâtie sur le principe de l'isolement des prisonniers pour les soustraire au pernicieux contact de leurs propres vices, et les soumettre aux pensées religieuses et morales ; mais ce système pénitentiaire, dit régime cellulaire, après avoir été l'objet de grandes espérances, révéla bientôt les dangers inconnus qu'il recélait. L'isolement sans travail eut de fâcheuses conséquences. L'expérience montra qu'il n'est pas moins fatal pour le condamné que la vie en commun. Si celle-ci le corrompt, l'isolement absolu l'anéantit. Les maladies du cerveau et en dernier résultat l'aliénation mentale et l'imbécillité, sont les conséquences ordinaires de cet état d'isolement incompatible avec la nature humaine. En 1823, on essaya le système dit *d'Auburn*, fondé sur l'isolement pendant la nuit, et le travail silencieux en commun pendant le jour. Le travail en commun se montra de nouveau pernicieux, et la discipline nécessaire pour imposer le silence entraînait des peines sévères. Quant à ces peines disciplinaires, voici un exemple de leurs résultats : dans la prison de Holloway en Angleterre, une femme a été soixante fois mise aux fers ; son état de folie a fini par être constaté.

Des philanthropes comme G. de Beaumont, Tocqueville, réclamèrent l'isolement avec le travail et des visites régulières faites aux prisonniers, c'est le nouveau système de Philadelphie. A Genève, sous la direction de M. Aubanel, on est revenu avec plus de succès, dit-on, au travail en commun succédant à la prison cellulaire ; l'isolement cellulaire peut être abrégé pour bonne conduite. Cette dernière idée, cette espérance laissée au condamné d'abréger sa peine, a paru dans d'autres prisons produire d'heureux résultats; le règlement lui permet de racheter par sa bonne conduite dans la prison le cinquième ou le quart de sa peine, et donne au directeur le droit d'établir lui-même ce compte : c'est une application du droit de grâce, c'est insinuer l'habitude d'une conduite régulière.

En résumé, le système cellulaire paraît jugé, quand il est appliqué avec une rigueur extrême, comme, par exemple, à la prison anglaise de Pentonville qui sert de pénitencier aux autres prisons. Il produit dans les fonctions cérébrales les plus grands désordres; les prisonniers qui le subissent passent en grand nombre de la prison à la maison des aliénés. A la prison de Chatham, sur 852 prisonniers, les rapports officiels de 1863 constatent que 85, environ 10 p. 100, ont été envoyés à la maison des fous de Broadmoor. Quant aux autres, l'affaiblissement de leur intelligence est devenu tel que des directeurs de prison ont déclaré qu'il est presque impossible d'entrer en relation avec eux comme avec des êtres doués de raison. Ils les ont comparés à des convalescents qui viennent d'échapper à une maladie mortelle.

Quoique les essais tentés pour introduire le système cellulaire rigoureux dans les prisons soient restés jusqu'ici infructueux, on a conçu en France l'espoir de réaliser un meilleur système pénitentiaire, en appliquant le système cellulaire mitigé, sous le nom d'emprisonnement individuel. Les adoucissements qui viennent mitiger les terribles ravages de la pensée solitaire sont le travail isolé, les communications périodiques avec les employés de la maison, la promenade permise dans une cour solitaire. Les prisons de Lons-le-Saulnier, Montpellier, Tours, Bordeaux, Rhetel, Remiremont, Châlon, etc., et surtout celles de la Roquette et de Mazas à Paris, ont été organisées sur ce système.

M. Lelut (1) a défendu avec ardeur les bons effets de ce nouveau système. Il est vrai que les efforts les plus grands ont été employés pour arriver à la salubrité de la cellule; et que la mortalité par maladies, comparée à celle des prisons où règne l'encombrement de la vie en commun, s'est trouvée réduite. Mais les funestes effets de l'isolement sur les facultés intellectuelles du détenu, quoique atténués, semblent toujours exister.

La statistique s'efforce en vain de comparer, d'une part, le nombre des aliénations avérées dans les prisons cellulaires avec la population qui s'y renouvelle, et de l'autre la proportion d'aliénés dans la population civile. Ces divers éléments sont si peu homogènes que les résultats sont loin d'être probants et soulèvent de nombreuses objections.

Ces objections avaient déjà été faites à un ouvrage spécial: *Die Einzelhaft*, 1855, par Fueslin, directeur de la prison de Bruchsal.

Wappäus, et Fr. Kolb ont fait remarquer que la mortalité rapportée au nombre total des prisonniers de l'année devait l'être à la moyenne de la population. La mortalité donnée par Fueslin pour la prison de Bruchsal, au lieu d'être 14 p. 1,000 et même 17,7 p. 1,000, en y comprenant les suicides, devrait être portée par l'effet de cette correction à 23,2 p. 1,000, et 28 p. 1,000. A Bruchsal, pendant cinq ans, 1850-54, sur une moyenne de population de 607 individus, Fueslin avoue 18 cas d'aliénations bien caractérisées, auxquels il faut joindre 21 cas d'affections mentales et 6 cas de suicide consommés ou tentés; il y a là de quoi faire réfléchir.

M. de Pietra-Santa (2) a combattu avec force et bonheur les résultats prématurés et improbants sur lesquels on vou-

(1) Lélut, *Mémoire sur la déportation, suivi de Considérations sur l'emprisonnement cellulaire*. Paris, 1853. — *Lettre sur l'emprisonnement cellulaire ou individuel*. Paris, 1855.

(2) *Études sur l'emprisonnement cellulaire et la folie pénitentiaire.*

lait baser l'innocuité du système cellulaire sur les organes de l'intelligence. Il a mis hors de doute la fréquence du suicide dans les prisons. Manie du suicide, qui n'est qu'une forme de l'aliénation mentale, ou bien qui ne serait qu'un acte de désespoir. L'une ne vaut pas mieux que l'autre aux yeux du juge qui tient la balance de la justice humaine. Nous ne pouvons mieux faire que de renvoyer au livre de M. de Pietra-Santa.

En résumé, dans les prisons françaises soumises au nouveau régime, on ne peut nier les ravages que produit le suicide, malgré les efforts incessants que l'on fait pour l'empêcher. Un examen rigoureux de l'état mental des prisonniers qui sortent est encore à faire. Nous maintiendrons donc ce principe général, c'est que l'emprisonnement cellulaire est une torture morale qui détruit les facultés cérébrales à divers degrés, selon la rigueur de son application et le degré de résistance morale du détenu. Les premiers essais tentés dans l'application de ce système avaient en outre détourné l'attention des urgentes réformes que réclamait le mode ordinaire d'administration des prisons. Leur mauvais état avait toujours été la règle générale, quand notre généreux Villermé, ému tout à la fois d'indignation et de pitié, publia, en 1820, son remarquable ouvrage : *Des prisons telles qu'elles sont et telles qu'elles devraient être*. Un grand nombre de prisons offraient encore ce mélange inhumain et immoral des prévenus, des condamnés, des criminels de toutes les catégories. Encombrement, malpropreté, corruption, maladies, mortalité, tout cela était encore à réformer. Villermé eut la gloire et le bonheur de voir réaliser d'importantes réformes.

On le voit, si d'un côté le bien est difficile à faire, si de l'autre la société ne peut pas rester désarmée en présence des instincts pervertis qui menacent de la saper par la base ; la philanthropie ne se lasse pas de chercher à concilier tous ces devoirs. Un des meilleurs résultats qu'elle ait obtenus, c'est la fondation des colonies agricoles ; nous prendrons pour exemple la colonie de Mettray.

Colonies agricoles. — La colonie agricole de Mettray reçoit les jeunes détenus et se propose de les arracher à l'immoralité et au crime par les bienfaits de l'éducation et par une sévère discipline fondée surtout sur le principe de la séparation. Cette séparation, qui n'est plus la séquestration cellulaire, mais l'isolement de tout contact pervers, permet le travail, l'instruction, la vie en plein air ; elle favorise les rapports sociaux qui sont le plus capables de ramener au bien. Un homme d'une haute philanthropie et d'une volonté ferme, M. Demetz, a fondé cette colonie qui depuis trente ans donne les meilleurs résultats. Un grand nombre d'établissements analogues ont été fondés depuis, et signalent un progrès remarquable dans notre système pénitentiaire.

Le grand nombre des jeunes vagabonds, ou plutôt des jeunes abandonnés qui entrent dans ces établissements bienfaisants ne justifie que trop ce que nous avons dit, plus haut, sur la nécessité de supprimer les lois et les institutions qui favorisent le célibat et l'abandon des enfants, et sur l'heureuse influence du mariage et de l'éducation en famille dans toute société qui veut sauvegarder les besoins moraux sur lesquels elle est fondée. En effet, voici les entrées à Mettray. Depuis sa fondation, la colonie a reçu 3,365 jeunes détenus, qui se décomposent ainsi :

630	dont les parents sont en prison.
249	dont les parents vivent en concubinage.
487	enfants naturels.
183	enfants abandonnés.
450	enfants d'un second mariage.
1336	orphelins de père et de mère.

Des maisons pénitentiaires avec le travail agricole pour base ont été plus récemment annexées à quelques maisons centrales. En Corse, deux grands pénitenciers ont été fondés sur ce principe, et sont appliqués au défrichement des terres. Ces efforts de l'Administration témoignent d'une sollicitude éclairée et doivent être accueillis avec reconnaissance.

Il ne faut pas croire que l'hygiène des prisons, hygiène physique ou morale, corresponde à un intérêt minime. Au contraire, les populations qui sont soumises au régime des prisons s'élèvent à un chiffre considérable.

La France, outre ses bagnes, a une vingtaine de maisons de correction et près de 400 maisons d'arrêt, sans compter les prisons cantonales. Cent mille détenus y doivent vivre.

A Paris, les prisons contiennent une population flottante de 4,000 individus, la préfecture de police en reçoit tous les ans plus de 15,000.

En 1836, l'Angleterre et le comté de Galles comptaient 99,000 détenus, sans compter les prisons pour dettes et les dépôts de la police. En effet, l'Angleterre possède environ 500 prisons des différents systèmes. Celles de Londres sont les plus mauvaises de toutes ; leur déplorable administration a nécessité la création d'inspecteurs généraux.

A Berlin, la prison de la *Stadtvogtei* a reçu, en 1836, 10,200 prisonniers ; il faut ajouter pour cette ville la maison de travail, les prisons militaires, les jeunes détenus.

Nous venons de parler des trois États les plus civilisés de l'Europe ; dans les autres la population des prisonniers est encore plus forte et plus maltraitée.

Mortalité. — Examinons donc, par des chiffres, l'influence hygiénique de cette pénalité sur l'homme.

MORTALITÉ

1° Dans les prisons de France.

	De 1815 à 1818.		De 1819 à 1827.	
Grande-Force.....	24	p. 1,000	18	p. 1,000
Madelonnettes....	26	—	22	—
Conciergerie.....	31	—	»	—
Petite-Force......	37	—	26	—
Sainte-Pélagie....	40	—	21	—
Bicêtre..........	53	—	38	—
Saint-Lazare.. ...	55	—	41	—
Saint-Denis......	250	—	177	—

2° Dans les dépôts de mendicité.

Laon.................	230	p. 1,000	1813-1826
Nancy................	310	—	1801
Auch.................	333	—	»»
Metz.................	450	—	1801
Beaulieu.............	110	—	1801

3° Dans les maisons de détention.

Montpellier...........	107	p. 1,000	1822
Beaulieu..............	70	—	1814-1819
Melun.................	143	—	1817-1818
Melun.................	70	—	1819-1826
Metz..................	54	—	1801
Gand..................	40	—	1801
Gand..................	23	—	1826
Toulouse..............	125	—	1814
Toulouse..............	30	—	1825
Lyon..................	52	—	1800-1815
Lyon..................	23	—	1820-1826

4° Dans les bagnes.

Rochefort............	87	p. 1,000	1816-1828
Toulon...............	40	—	»»
Brest................	37	—	»»
Lorient..............	26	—	»»

VILLERMÉ.

Mortalité moyenne dans les bagnes et les maisons centrales de force et de correction, depuis 1822 jusqu'à 1837.

Dans les bagnes	40 p. 1,000
Maisons centrales.	
Hommes	55 —
Femmes	39 —

On remarque que l'âge moyen des galériens ayant été trouvé de 30 ans 66 centièmes, la mortalité pour ceux de même âge qui vivent en liberté n'est que 10,6 pour mille, la mortalité dans les bagnes serait donc quadruplée.

L'âge moyen des hommes dans les maisons centrales s'est trouvé de 30 ans 86 centièmes; la mortalité pour ceux du même âge qui vivent en liberté n'est que de 10,9 pour 1,000 ; la mortalité dans les maisons centrales serait donc quintuplée.

La mortalité dans les bagnes pour une population de 30 ans 66 centièmes (âge moyen) correspond à la mortalité ordinaire pour l'âge de 63 ans; et la mortalité des maisons centrales correspond à la mortalité pour l'âge de 67 ans.

Dans le premier cas, la vie des prisonniers serait abrégée de 32 ans, et dans le second, de 36.

Il est juste de ne pas accorder au fait de l'emprisonnement toute la gravité de ces résultats. Car la misère, la débauche, les vices ont dégradé la population que l'on envoie aux bagnes et aux maisons centrales, et l'on ne peut la comparer à une population civile ordinaire. L'influence de la vie au grand air dans les bagnes comparée aux conditions hygiéniques de la prison ordinaire se fait déjà remarquer dans les chiffres précédents. Ce résultat se confirme encore, en ce sens que ce sont les hommes habitués à vivre au grand air, comme paysans, soldats ou autres, même les vagabonds, que le séjour de la prison décime le plus.

Des résultats analogues sont mis en évidence dans les principaux États de l'Europe.

Mortalité moyenne dans les prisons.

Prisons de	Sur 1,000.	Années.	
Belgique....................	23	1820-40	DUCPETIAUX.
Bade........................	27	1854-56	
Genève......................	20	1831	
Lausanne....................	27	1831	
Prusse orientale............	34	1857	CASPER.
Wurtemberg..................	54	1840-55	
Bavière.....................	69	1840-48	
Londres (Milbank)...........	50	—	
Angleterre (comtés).........	23	1845	W. BALY.

Voyez Osterlen, p. 290.

Dans le bagne de Rochefort, du 1er juillet 1766, date de son ouverture, au 1er juillet 1852 (presque 100 ans), 25,950 condamnés ont été reçus, il en est mort 13,972. (Lefèvre, *Archiv. de méd. navale*, t. IV, p. 148.)

Mortalité moyenne dans les dépôts de mendicité; maisons de force.

Prisons spéciales de	Sur 1,000.	Années.
Berlin......................	143	1832
Bruxelles...................	205	1837-41
Londres.....................	227	1851-55
Saint-Denis.................	252	1815-18

Cette énorme mortalité doit être attribuée, surtout pour les dépôts de mendicité, à la nature de la population qu'on y reçoit, et pour les maisons de force à l'influence du travail confiné, combinée avec une alimentation insuffisante.

En présence d'aussi tristes révélations les gouvernements se sont empressés de se faire éclairer sur le bien à faire. Des inspecteurs ont périodiquement parcouru les prisons. En Angleterre ces inspecteurs, aidés des médecins attachés aux prisons, constataient le mauvais état des prisons et la mortalité exceptionnelle qui les ravageait. Dès 1840, la grande proportion des aliénés sortant des maisons cellulaires était évidente, le dernier rapport des inspecteurs, rapport fait en 1866, laisse comprendre que les prisons d'Angleterre sont encore bien défectueuses, « la discipline, disent-ils, y est en général sé-« vère; la nourriture modérée, mais en général suffisante « pour maintenir la santé dans un état convenable. Le tra-« vail imposé n'est pas en général au-dessus des forces des « prisonniers, mais il est suffisant pour avoir le caractère « d'une punition. Beaucoup de prisons manquent d'une « ventilation suffisante; beaucoup même devront être aban-« données. Les cas de folie ne sont pas rares; les châtiments « par le fouet et la mise aux fers s'élèvent à une proportion « affligeante; le *Trittmuhle* ou banc à marcher est pour les « prisonniers un travail dur et improductif; plus improduc-« tif encore est l'usage appliqué dans quelques prisons de « faire faire aux prisonniers dans les cours des marches de « 15 à 20 milles anglais par jour. »

Une preuve plus concluante des améliorations que réclament encore les prisons anglaises est celle-ci : en 1866, en raison de la grande mortalité qui a eu lieu au pénitencier de Chatham, et à la requête du jury, une commission d'enquête a été nommée. En France l'un des rapports les plus intéressants est dû à M. Parchappe, il a pu signaler dans la période de 1850-55 une amélioration dans le chiffre de la mortalité. En composant pour ce chiffre une moyenne de 74,4 p. 1,000, dans la période de 1836-49, on a vu cette moyenne s'abaisser à 62,8 pour 1850-55, à 61,8 en 1858, à 55 en 1859. La diminution de l'encombrement et la ventilation meilleure lui ont paru être des causes évidentes de la diminution dans la mortalité; la sévérité trop grande de la discipline, les conditions du travail et de l'alimentation lui ont paru produire un effet contraire.

Maladivité. — Les prisons ne sont plus ravagées comme autrefois par le typhus et par le scorbut, cependant elles présentent une maladivité en rapport avec les mauvaises conditions qui accompagnent toujours l'encombrement. C'est un principe fondamental que nous proclamons toujours de proscrire l'agglomération et la concentration, qu'il s'agisse de casernes, d'hôpitaux ou de prisons. C'est la dissémination qu'il faut conseiller. Tout système qui tend à la concentration porte en lui-même des causes de mortalité et de maladivité, que la meilleure hygiène peut difficilement combattre.

Les maladies les plus fréquentes qui règnent aujourd'hui dans les prisons sont les maladies de l'appareil respiratoire et celles du tube digestif correspondant à deux besoins : ventilation, alimentation.

C'est la phthisie qui joue le rôle principal, parmi les maladies qui déciment les prisonniers. Dans un rapport de William Baly sur la prison de Millbank, à Londres, la phthisie représente 7 sur 11 des cas de mortalité. Dans le rapport de M. Parchappe en France, les décès par phthisie forment 32 pour 100 de la mortalité totale, en y joignant les décès par pneumonies et pleurésies, ils s'élèvent à 46 pour 100. Les causes qui rendent la mort par phthisie si fréquente dans les prisons sont principalement : l'insuffisance ou la disposition mauvaise de la ventilation ; le froid et le passage du chaud au froid ; les occupations sédentaires ; l'état moral ; l'insuffisance de l'alimentation. Ce double fait de confinement et d'alimentation insuffisante favorise en outre le développement des scrofules qui occupent une large part dans la maladivité ; un état de paleur et d'anémie est la conséquence d'un séjour prolongé, dans les prisons, et celui qui l'a subi se reconnaît facilement à ce masque particulier.

Après les maladies de la poitrine, les maladies du tube intestinal sont les plus graves et surtout les plus fréquentes.

Les diarrhées, même les dysenteries, règnent fréquemment. Le confinement et les refroidissements les occasionnent, mais la nature de l'alimentation joue le plus grand rôle dans leur causalité.

Un fait curieux qui a été observé, c'est que, dans les premiers temps de l'emprisonnement, la quantité de carbone expiré, à l'état de gaz acide carbonique, peut l'emporter sur la quantité de carbone ingéré par les aliments, il y a dans ce cas insuffisance d'alimentation.

Les observations constatent, au contraire, que, lorsqu'il s'agit de mendiants, et d'hommes épuisés par la misère ou par le vice, les premiers temps de l'emprisonnement sont favorables à la santé. Le prisonnier se trouve alors hygiéniquement mieux placé qu'il ne l'est dans son état misérable de liberté ; mais, après quelque temps, cette situation change, il ressent comme les autres toutes les influencesde la prison. En général ces influences s'aggravent avec le temps, et la mortalité s'accroît avec la durée de l'emprisonnement. Tous ces faits prouvent combien il est difficile, avec les attentions les plus sincères, d'établir des statistiques irréprochables. Mais c'est l'ensemble de résultats puisés à des sources diverses, c'est la constance de ces résultats qui peut seule donner une conviction. C'est ce que nous avons tâché de faire par les exemples qui précèdent.

On le voit, c'est un rêve philanthropique, mais c'est une utopie, que de vouloir entretenir des prisons dont le séjour ne puisse augmenter ni la mortalité ni la maladivité du prisonnier.

Un pareil résultat, s'il était possible, irait même contre le but que se propose la société, en établissant cette pénalité. La prison dans ce cas deviendrait un séjour heureux pour le vice et la paresse.

Mais si toutes les prisons doivent remplir leur but, qui est de s'assurer du prisonnier, et d'imposer une pénalité avec toutes ses conséquences irremédiables, elles doivent ménager sa santé dans la limite du possible, en évitant toute aggravation de maladivité qui ne résulte pas nécessairement du fait même de l'emprisonnement.

Elles doivent être construites dans une localité salubre, bien éclairées, bien ventilées. La nourriture, le chauffage, l'habillement, les dortoirs, les promenoirs, l'ordre, la propreté, l'isolement personnel, ou par catégories, y seront l'objet d'une attention particulière.

Si, avec la prison, le travail forcé ou d'autres peines sont imposées, il faut éviter d'aller au delà de ce que commande la nécessité de ces peines. Ajoutons que le législateur doit restreindre l'emprisonnement prolongé. Les années de prison représentent une mort anticipée, dont la fatalité s'accroît rapidement.

Il fallait se faire une idée de l'état des prisons dans le passé et dans le présent, avant de rappeler les principes sur lesquels, dans l'ordre des besoins moraux, la justice humaine doit reposer. Ces principes comprennent à la fois le caractère de la justice ; la pénalité ; la criminalité.

Conditions de la justice humaine. — Cela semble être une banalité, de dire que la *justice humaine doit être juste*, qu'elle ne doit être ni corrompue, ni partiale, ni vénale, ni oppressive. L'histoire de la justice criminelle, au contraire, ne prouve que trop qu'elle s'est rarement tenue dans les régions sereines et calmes de la morale éternelle. Elle a servi les passions des hommes, leur avarice, leur ambition, leur vengeance ; ou bien elle s'est vendue elle-même. La justice humaine ainsi corrompue a sapé par la base les sociétés qu'elle était chargée de défendre et de maintenir ; c'est au moment de leur décadence qu'elle a étalé ses plus grands scandales. C'est la gloire et la sûreté des

États modernes d'avoir reconnu et de savoir respecter l'indépendance et la haute mission de la justice.

Elle doit être équitable et proportionner la peine au délit. C'est pour cela que le législateur et le juge ont le droit et le devoir de connaître l'influence du régime cellulaire et de la durée de l'emprisonnement sur les condamnés, et que le médecin a la mission de les éclairer.

Elle doit être morale, ne punir que les faits qui blessent la morale éternelle, ceux contre lesquels se révolte la conscience humaine, ceux qui ébranlent la base des institutions sociales. Elle doit, en punissant, rester dans la juste limite du droit de se défendre, et ne pas devenir immorale elle-même par l'atrocité, ou le ridicule de la punition. Ses arrêts doivent pouvoir être acceptés par la conscience publique et s'insinuer dans la conscience du condamné, comme l'expression de la vérité : l'impunité est immorale.

Elle ne doit pas être vindicative.—Elle n'a pas le droit de châtier pour le plaisir ou dans le but de faire expier le mal. Elle a uniquement le droit de punir pour se protéger elle-même, pour sauvegarder les principes sur lesquels elle est fondée et pour faire respecter ses arrêts. Les mots de pénitence et de pénitencier emportent l'idée du rachat d'un crime, ou du repentir d'un coupable. De quel droit la justice humaine se chargerait-elle de cette mission ? Comme membre du corps social, tout homme est porté à se révolter contre cette autorité usurpée par ses semblables, il peut se dire : « Entre mon intelligence et celle de qui elle émane ; entre ma conscience et Dieu, il n'y a pas de place pour des créatures humaines et pour leurs jugements. » Le criminel est porté à braver la pénitence, mais il redoute et fuit la peine.

Elle doit être utile. — A ce titre elle exerce au nom du corps social le droit de défense personnelle à tous ses degrés. A ce titre elle peut appliquer la peine de mort. Celui qui a tué peut être tué. Elle supprime s'il le faut un élément de meurtre. Elle prévoit les cas, où elle ne serait pas suffisamment protégée contre une récidive, où une seconde victime aurait à se plaindre de sa faiblesse. Elle n'est pas tenue de prendre indéfiniment à sa charge une nature mauvaise et incorrigible.

Elle sera exemplaire, moralisatrice, et préventive, si elle peut l'être, mais ce n'est pas à elle que ces graves devoirs incombent. L'éducation, l'instruction, les lois civiles, les bonnes mœurs, la religion ont cette mission dans le corps social.

De la pénalité.

L'infraction aux lois morales et sociales étant constatée, la pénalité doit être réelle et répressive. Ici nous ferons passer avant toute autre condition les grands devoirs de l'hygiène morale. Nous croyons que la philanthropie se trompe quand elle demande des choses comme l'abolition de la peine de mort, ou bien une hygiène des prisons qui réalise les meilleures conditions de l'homme en liberté ; les pénalités à l'origine se réduisaient à trois : l'amende, les peines corporelles, la mort.

L'amende est une peine simple, réparation commode d'un dommage causé, facile à évaluer, facile à expliquer ; elle est essentiellement répressive, elle représente une somme de travail dont il faut abandonner le fruit. Elle pourrait remplacer presque toutes les peines, s'il n'y avait pas, dans une grande partie de la population, impossibilité de la payer, dans ce dernier cas la conversion en châtiment corporel, ou en journées de travail forcé, fut longtemps admise.

Nous avons dit ce que nous pensions de la peine de mort; nous la croyons nécessaire, pour des crimes odieux qui ont fait des victimes dont la perte est irréparable, et dans les cas où il y a une forte présomption de craindre le renouvellement de ces crimes ; nous parlerons à l'instant de quelques pénalités capables de restreindre l'application de la peine de mort.

Les peines corporelles, si longtemps en usage, ont été abolies à cause de la barbarie avec laquelle on les appliquait, et par suite des progrès de la civilisation ; on a jugé avec raison qu'il était indigne d'appliquer à l'homme doué de raison et de sens moral les peines réservées aux animaux.

Les restrictions justes, humaines, morales, apportées à l'application de la peine de mort, dont on faisait un si criant abus dans l'antiquité et dans le moyen âge, et, d'un autre côté, la suppression de plus en plus complète des châtiments corporels ont amené le régime actuel des prisons de toute sorte. La société se trouve chargée d'une population croissante de condamnés qu'il faut surveiller, faire travailler, moraliser, et rendre ensuite à la liberté pour les voir trop souvent revenir à l'état de récidivistes. Les prisons sont devenues comme une sorte d'égout où tous les vices produits par la misère, par le mauvais exemple, par la défectuosité de quelques-unes de nos lois — nous avons déjà signalé les lois sur le mariage, les enfants assistés, etc. — viennent se concentrer comme dans un cloaque social. Malgré les efforts d'une administration intelligente et soucieuse du bien, le flot monte constamment. On peut se demander si la trop grande extension, donnée à la pénalité de la prison, n'est pas la principale cause du mal ; et, à nos yeux, c'est là que se trouve la vérité. Nous répétons que, tout en déplorant les fatales conséquences hygiéniques du système des prisons, nous ne pouvons partager l'idée des philanthropes, qui voudraient doter ces asiles du crime de tous les avantages de la vie la plus salubre. *Physiquement*, cela est impossible, tant que l'on conservera ce que l'on appelle la prison, c'est-à-dire un grand nombre de détenus concentrés dans une maison commune. On doit leur accorder la propreté, l'air renouvelé, des vêtements chauds, une nourriture simplement suffisante, et leur imposer le travail. Dans ces conditions, la mortalité sera toujours supérieure à celle qu'ils devraient subir. Le confinement, l'agglomération, le défaut d'exercice, le travail forcé et même le genre d'alimentation en seront toujours la cause. *Moralement*, la vie en prison ne doit pas être un attrait pour ces milliers de malheureux qui, suivant obstinément, malgré toutes les tentations du vice, la carrière de l'honnêteté, trouvent à peine, dans le salaire de chaque jour, de quoi satisfaire aux plus pressants besoins hygiéniques pour eux et pour leur famille.

La prison étant une pénalité, il n'y a donc rien d'extraordinaire à ce qu'elle se traduise, en définitive, par un certain nombre d'années retranchées de la vie probable.

Mais il y a loin de cette juste pénalité à un abus criant, et les philanthropes, qui ont signalé le déplorable état des prisons du continent, ont révélé un mal profond, injuste, immoral, qui se dérobait à tous les yeux.

Des réformes ont été introduites, et le séjour dans les prisons a été rendu aussi hygiénique que le comporte la nature de ces grands établissements.

Cependant, deux réformes sont encore à opérer, car deux causes graves modifient encore profondément les conditions de l'emprisonnement. Ce sont l'encombrement et la durée de la réclusion.

Il est indispensable, à nos yeux, de diminuer le nombre et la durée des condamnations à la prison.

La diminution du nombre des condamnations diminuera l'encombrement; la diminution de la durée restreindra la mortalité. La mortalité, en effet, s'accroît rapidement avec la durée du séjour, la phthisie et les scrofules se déclarent.

La diminution de la vie probable se fait dans une progression effroyable, et la peine de la prison peut être comparée à une mort lente. Les prisonniers, en outre, s'habituent à leur genre de vie; ils y retournent comme à un lot qui leur est échu en partage.

Nous considérons comme avantageux, dans la distribution des pénalités, que l'amende soit appliquée, quand elle pourra l'être, que des maisons de travail aient pour but de faire exécuter la tâche imposée en conversion de l'amende ; que la détention préventive soit réduite autant que possible ou remplacée par une caution pécuniaire, que les prisons pour dettes soient supprimées; que la peine de la prison, édictée comme peine, avec le travail imposé, se réduise à des durées beaucoup plus courtes, qu'elle soit subie dans des maisons décentralisées, dont la population soit restreinte et surveillée par les inspecteurs et les médecins, que le travail agricole y soit introduit autant que faire se pourra, que la séparation des sexes et des catégories de détenus soit rigoureusement observée. Que les grands criminels ou les récidivistes obstinés soient évacués dans des colonies pénales, mais nous voulons que ces colonies ne soient pas placées sous un climat meurtrier. La colonie pénale de Cayenne laisse beaucoup à désirer sous ce rapport.

Nous approuvons que les jeunes détenus soient placés dans des colonies agricoles, comme celle de Mettray, ou mis en apprentissage; que les jeunes filles soient placées dans des maisons analogues.

Nous regardons le système cellulaire, non point comme l'ont pensé ses premiers auteurs, comme un moyen d'adoucir la peine et de moraliser le condamné ; nous le regardons au contraire comme une peine terrible.

Nous admettons qu'il puisse rester en usage comme moyen disciplinaire dans les prisons, ou bien comme adoucissement à la peine de mort, quand on peut se dispenser de l'appliquer. Nous voulons à cette peine de l'emprisonnement cellulaire un maximum qu'on ne puisse dépasser. Une année ou deux tout au plus. Une période de dix ans, comme l'admettait le projet présenté par M. Duchâtel, constitue une torture inhumaine, mieux vaut la mort.

Nous avons dit dans quelles circonstances nous admettons la peine de mort. Sa nécessité doit être évidente. Faut-il, dans certains cas, la commuer et s'exposer à voir un second meurtre commis sur les gardiens de la prison ou sur les autres prisonniers? La question est souvent difficile. Mais il vaut mieux sauver une seconde victime que de sauver un grand coupable.

Tout ce qui contribuera à restreindre la pénalité de la prison au point de vue de l'encombrement et de la durée des peines, sera, en résumé, essentiellement hygiénique et moralisateur.

De la criminalité.

Nous entendons par criminalité le degré de culpabilité ou de responsabilité du prévenu. La culpabilité est en rapport avec la moralité et l'équité de la loi qu'il s'agit de ne pas enfreindre. Nous n'admettons pas, en tout point, l'axiome : *dura lex, sed lex;* si la loi, par exemple, commande la délation, ou quelqu'un de ces actes qui révoltent la conscience publique; la culpabilité est nulle. Si, d'une autre part, le coupable exerce, d'après des sensations faussées, la notion du bien et du mal, la loi ne peut le frapper comme un criminel ordinaire; la responsabilité n'est pas la même.

On peut se demander d'abord si la responsabilité existe quand on agit sous l'influence de ses passions, de la colère, par exemple, dont on a dit : *ira, furor brevis*, ou bien sous l'influence de l'ivresse, qui exalte les passions et empoisonne l'intelligence. Aucun de ces états particuliers, bien qu'ils poussent au crime, par l'exaltation des passions, ne détruit la notion du bien et du mal. L'habitude de s'adonner à un vice ne peut détruire la responsabilité envers ses semblables. Autrement, ce serait l'impunité générale. Ainsi, en Angleterre, pendant l'année 1865, les neuf dixièmes des individus qui ont comparu devant les tribunaux de police ou devant les assises étaient adonnés à l'ivrognerie. Non-seulement l'ivrognerie patente est un scandale public, mais, quand elle mène à de tels résultats, elle doit être réprimée, et ne peut être une excuse valable. Le seul cas du délire des ivrognes rentre dans l'aliénation mentale.

Une question plus grave, au point de vue de la responsabilité pénale, c'est l'aliénation mentale. Nous devons entrer ici dans quelques détails :

Aliénation mentale. — L'homme peut être atteint de folie. Une classe nombreuse de maladies mentales dénaturent sa raison. Tantôt cette folie est temporaire. Le délire, qui en est le caractère saillant, se développe sous l'influence des poisons, comme dans l'alcoolisme, le narcotisme, ou sous l'influence de maladies spéciales : comme dans l'inflammation des méninges. Tantôt cette folie est durable, et on peut la rapporter à des désordres palpables et persistants qui se produisent dans des parties du cerveau ; tantôt, ces désordres cérébraux n'étant pas visibles, on peut supposer qu'ils existent et qu'ils nous échappent. Toujours on se trouve en présence de la fréquence, de la variété et de l'obscurité des maladies mentales, quand il faut se prononcer sur cette question : un coupable a-t-il agi avec discernement? avait-il conservé sainement la notion du bien et du mal? Dans l'affirmative, on ne peut l'épargner; dans la négative, on ne peu. le condamner.

Nous sentons le besoin de recourir, avant tout, à quelques

considérations générales. Dans la folie, est-ce le cerveau qui est toujours malade? est-il toujours non-seulement la cause, mais l'origine de la perte de la raison? La raison et ses actes sont-ils identifiés avec la moelle cérébrale? sont-ils localisés dans ses divers points? le principe psychique est-il la même chose que l'organisation des diverses parties du cerveau, divisible, altérable, destructible comme ces parties? alors nous aurons pour les maladies mentales une base solide. Nécessairement, une destruction partielle de la plus petite fibre du cerveau sera la destruction d'un élément correspondant de la raison humaine, et, en outre, cette destruction se suffira à elle-même comme cause. L'anatomie pathologique fera le reste et le scalpel pourra disséquer la raison, comme il dissèque le cerveau, puisque les deux n'en feront qu'un. Mais nous ne croyons pas qu'il puisse en être ainsi, tout en reconnaissant l'importance du cerveau, comme organe de transmission des sensations et des actes de la volonté; tout en acceptant, à ce titre, son importance fondamentale comme organe à double fonction, et avouant que les aberrations de la raison doivent correspondre à des dérangements dans le cerveau, nous nous réservons de placer les causes de la folie dans deux ordres de fonctions, dont les dérangements doivent préexister aux dérangements du cerveau.

Le premier ordre de ces fonctions, ce sont celles des sens et des viscères. Nous avons démontré, dans notre premier livre, comment toute la surface cutanée et la surface intérieure des viscères correspondaient à des sensations spéciales, ou mieux à des actes nerveux qui, par une série de conducteurs, produisaient, dans leurs terminaisons cérébrales, des actes correspondants. L'accommodation hygiénique de ces nombreuses sensations produit, sur nos facultés psychiques, des variations compatibles avec la santé mentale. L'exercice prolongé des sens, celui des actes de la digestion, de la génération, ont une influence évidente sur l'état de nos facultés mentales. Le second ordre de ces fonctions est celui des fonctions psychiques. Quelles qu'elles soient et où qu'elles soient, elles sont agitées et mises en activité par nos sensations. Mais à cela ne se borne pas leur rôle; elles ont le caractère d'un agent spécial, indépendant, qui peut se traduire par l'intermédiaire du cerveau. En un mot, l'âme est un agent dans cette question dominante des rapports du physique et du moral, on ne peut se refuser à cette évidence. Si l'on n'avait pas d'ailleurs la conscience que cet agent existe, il faudrait l'inventer, autrement, la nuit se fait en physiologie comme en philosophie. L'âme donc exerce la volonté et le travail de la pensée, actes plus ou moins puissants, plus ou moins impérieux, revêtant parfois ce caractère particulier qu'on a désigné par le nom de passions, actes qui peuvent devenir tout aussi destructifs du cerveau que ceux qui lui sont imprimés par les sensations du monde extérieur. Le cerveau, au lieu d'être un organe créateur de la raison et de la folie, est donc simplement un organe doublement passif. Passif par le fait des fonctions organiques, passif par le fait des fonctions psychiques. Si nous voulions un exemple frappant de l'influence unique de ces fonctions sur le cerveau, nous le trouverions dans ce fait, aujourd'hui hors de doute, que la réclusion cellulaire produit la folie. Dans cet état où tous les organes sont sains, où la vie matérielle est soumise aux meilleures conditions hygiéniques, le cerveau se dérange. L'excitation incessante et maladive de la pensée amène ce résultat. Si l'abus de l'alcool produit le délire, l'abus des actes psychiques le produit aussi. Colère, peur, tristesse, amour contrarié, extase religieuse, remords, vanité : voilà des causes de folie tout aussi évidentes que l'ivrognerie, que l'abus des plaisirs de l'amour ou bien l'excès des travaux intellectuels.

Ces considérations générales, sur lesquelles nous allons

nous appuyer, sont conformes à celles que nous avons émises dans notre premier livre, sur les fonctions du cerveau, page 92, auxquelles nous renvoyons.

Il en résulte évidemment pour nous que, sur ce tableau primitif de notre être moral, sur lequel toutes nos sensations et toutes nos idées viennent agir, la transmission est dérangée dans l'état de folie, la pensée ne peut plus réunir ses éléments disparus ou pervertis. Le jugement s'exerce sur des actes faux. La conscience est troublée par des fantômes ou par des faux jugements. Le libre arbitre existe toujours, mais il s'exerce à tort. Ces facultés innées de notre nature psychique nous paraissent intactes. Nous ne concevons pas les maladies essentielles de la raison pure. Nous répétons ici cette observation si justement faite : si l'aliéné paraît manquer de raison dans beaucoup de cas, il ne manque pas de raisonnement. Il juge seulement d'après les impressions de son cerveau. Mais la pensée n'est pas atteinte, le principe psychique reste indépendant.

Irresponsabilité. — Quels sont les cas maintenant où le prévenu sera irresponsable de ses actes devant la justice humaine, pour cause de folie?

Faut-il dire que ce sera quand il aura perdu le discernement du bien et du mal? Nullement. Jamais le mal n'est mis sciemment à la place du bien. Mais ce sera quand les notions du bien et du mal auront été faussées par la maladie de son cerveau. Il faut alors nous attacher aux manifestations de la folie.

Avant tout, faisons justice d'une théorie qui tendrait à regarder tous les coupables, comme des aliénés, à regarder l'explosion des passions les plus mauvaises, comme des actes dépendants de l'organisation cérébrale, c'est-à-dire que l'on serait porté au crime par un cerveau incapable ou mal construit, comme on est prédestiné à l'aliénation mentale, et que les causes qui entraînent les aliénés aux crimes sont les mêmes, sauf le degré, que celles qui font le criminel non aliéné. Nullement; tout ce que nous venons d'exposer est en contradiction avec cette théorie. Pour nous, le criminel est un être coupable ; pour nous, l'aliéné seul est un malade. C'est son corps qui est malade; c'est son cerveau qui altère les perceptions de sa raison et de la conscience. C'est la manifestation de cette maladie qu'il faut reconnaître; c'est la dissemblance qui existe entre la réalité jugée par tout le monde, jugée par le sens commun, et la même réalité jugée différemment ou jugée pas du tout par l'aliéné; là est la manifestation de la folie. C'est par l'importance de cette dissemblance qu'il faut juger la responsabilité.

Avoir l'esprit sain ou l'esprit malade, c'est l'expression du langage ordinaire, instituée par le bon sens public.

C'est sur ce fait que le médecin doit éclairer le juge, quand il y a doute, malgré la difficulté extrême de distinguer dans bien des cas la limite qui sépare ces deux états. En effet, il se passe, pour les fonctions du cerveau, ce qui se passe pour les autres organes et pour les tempéraments; elles sont soumises à de grandes différences dans les divers individus. C'est le petit nombre qui possède en partage le don d'une harmonie parfaite dans ces fonctions, et celui d'une extrême lucidité de tous les jugements. L'égalité de puissance, dans les facultés qui dépendent de l'état du cerveau, se trouve souvent rompue. Tantôt c'est la mémoire, tantôt le jugement, tantôt l'imagination, tantôt la forte volonté qui l'emportent ou qui font défaut. Quelques-unes de ces anomalies sont poussées assez loin pour donner aux actes de l'individu un cachet d'originalité, mais ce n'est pas encore la folie.

Autre chose sont encore ces écarts de la conscience que produit la démoralisation précoce ou prolongée, le vagabondage, le séjour dans les prisons, l'hostilité incessante contre les lois morales et sociales, l'effronterie du vice en un mot. Cet état est celui que produit l'habitude de faire le mal et de braver la punition; mais ce n'est pas la folie. Comme toutes les habitudes, celle-ci doit-être réformée par l'éducation, les bons exemples, l'encouragement au bien, quand il n'est pas trop tard pour détruire l'habitude.

Il existe aussi dans certaines natures un plaisir particulier à contempler les souffrances d'autrui, et par suite à faire souffrir pour savourer cette joie ; ou bien un penchant à faire acte de puissance, à détruire. L'homme dans les combats, enivré par le sang et par la fumée de la gloire, ne se livre que trop à ce déplorable instinct. Certaines individualités exercent cet instinct froidement, ce n'est pas encore là de la folie.

Il est superflu de dire que toute simulation de folie doit être soigneusement écartée ; nous recommandons comme exemple d'une profonde sagacité dans la recherche de ces cas de simulations les observations 151 et 153, citées par Casper (*Gerichtliche Medizin*. 1858, Berlin).

Mais il est encore plus important de découvrir les moindres traces de la manifestation de la folie; manifestation qui se cache et se dissimule souvent. Le fait de rendre un fou responsable d'un crime commis, en conséquence de son état de folie, est plus douloureux que n'est regrettable la chance de laisser échapper un coupable.

La dégradation que l'état de folie imprime souvent à l'homme dans les traits de son visage et dans ses habitudes bestiales est si évidente, que ce caractère peut suffire dans quelques cas.

Dans un plus grand nombre d'autres la manifestation de la folie se réduit à quelques actes ou à quelques jugements qu'il faut saisir ou rechercher. Souvent le raisonnement de l'aliéné, que nous avons dit subsister en général, s'exerce avec tant de plénitude que les actions les mieux combinées, les plus conséquentes, capables souvent de déjouer la sagacité de l'homme le plus fin, s'exerçent pendant longtemps pour arriver à exécuter une évasion, une vengeance, ou la perpétration d'un acte de folie.

Nous n'avions ici qu'à distinguer les cas de l'irresponsabilité du coupable devant la justice humaine. Nous n'avons donc pas besoin de nous égarer dans les divisions et les subdivisions de la folie. Cette étude est une prétention exorbitante, si elle cherche à représenter des états malades de nos facultés psychiques même; la prétention est incertaine et vague encore dans l'état actuel de nos connaissances, en tant qu'elle cherche à localiser dans le cerveau la maladie palpable qui correspond à un dérangement de ces mêmes facultés, mais elle a beaucoup d'avenir.

Pour ce qui concerne l'exploration des actes de folie qui sont du domaine de la médecine légale, nous renvoyons aux ouvrages spéciaux des médecins qui ont traité des maladies mentales. Nous citerons Esquirol, Casper, Baillarger, Brierre de Boismont, Dagonet, Falret, Griesinger, Legrand du Saulle, Morel. On pourrait joindre une liste nombreuse à ces noms éminents. L'étude des maladies mentales est une de celles qui font le plus d'honneur à la médecine contemporaine.

FIN DU SECOND ET DERNIER VOLUME

TABLE DES MATIÈRES

DU SECOND VOLUME

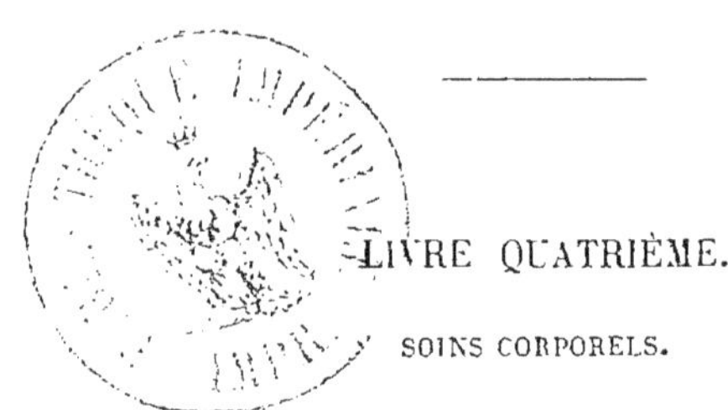

LIVRE QUATRIÈME.

SOINS CORPORELS.

LIVRE CINQUIÈME.

TRAVAIL.

LIVRE SIXIÈME.

PROPHYLAXIE.

LIVRE SEPTIÈME.

HYGIÈNE DES BESOINS MORAUX.

FIN DE LA TABLE DU SECOND ET DERNIER VOLUME.

TABLE ALPHABÉTIQUE DES MATIÈRES

CONTENUES DANS LES DEUX VOLUMES (1).

(1) *La tomaison n'est marquée que pour le second volume.*

B

C

F

N

O

P

T

U

V

FIN DE LA TABLE ALPHABÉTIQUE DES MATIÈRES
CONTENUES DANS LES DEUX VOLUMES.

TABLE DES AUTEURS

PRINCIPALEMENT CITÉS DANS LES DEUX VOLUMES

FIN DE LA TABLE DES AUTEURS CITÉS.

CORBEIL. — Typogr. et stér. de CRÉTÉ.

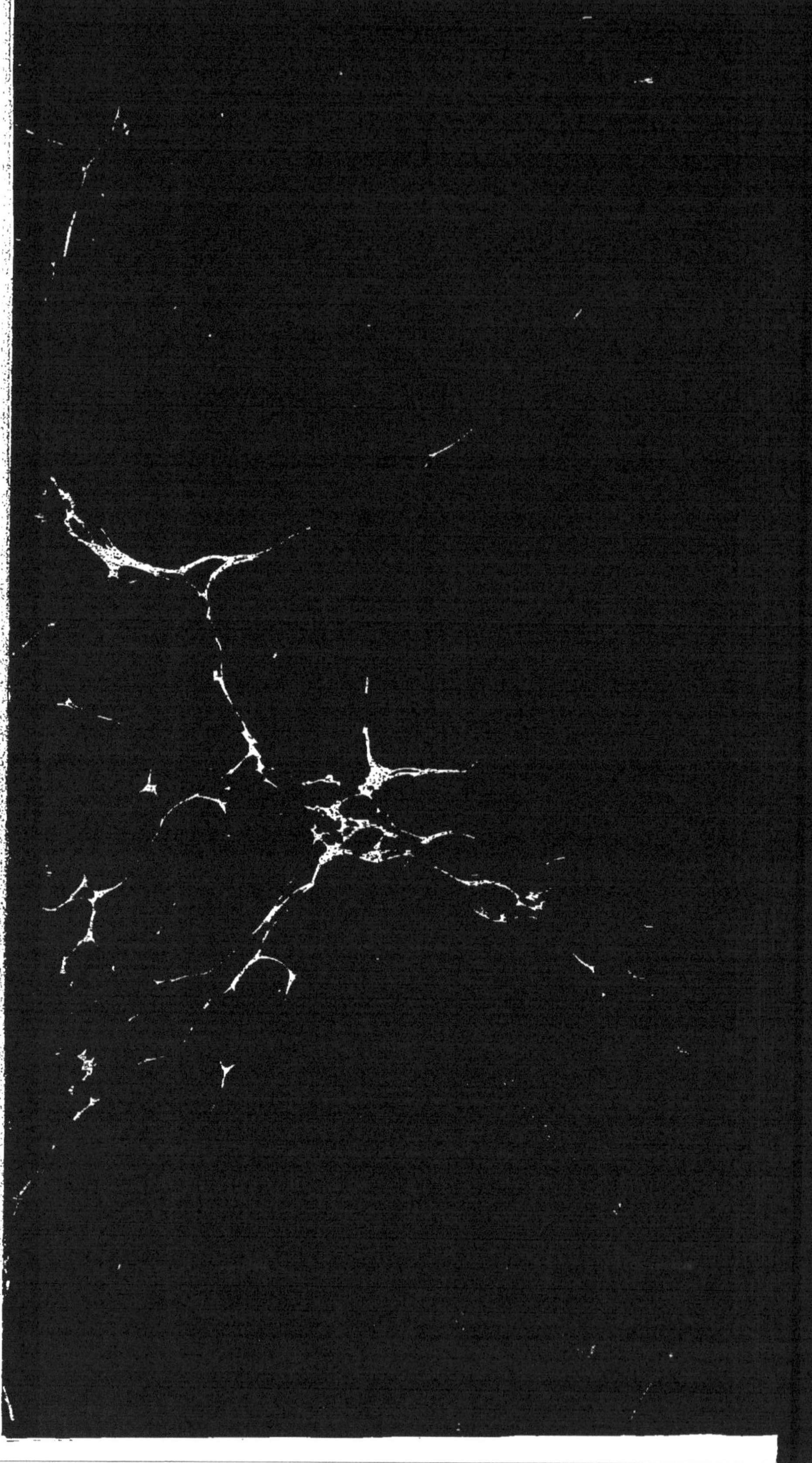

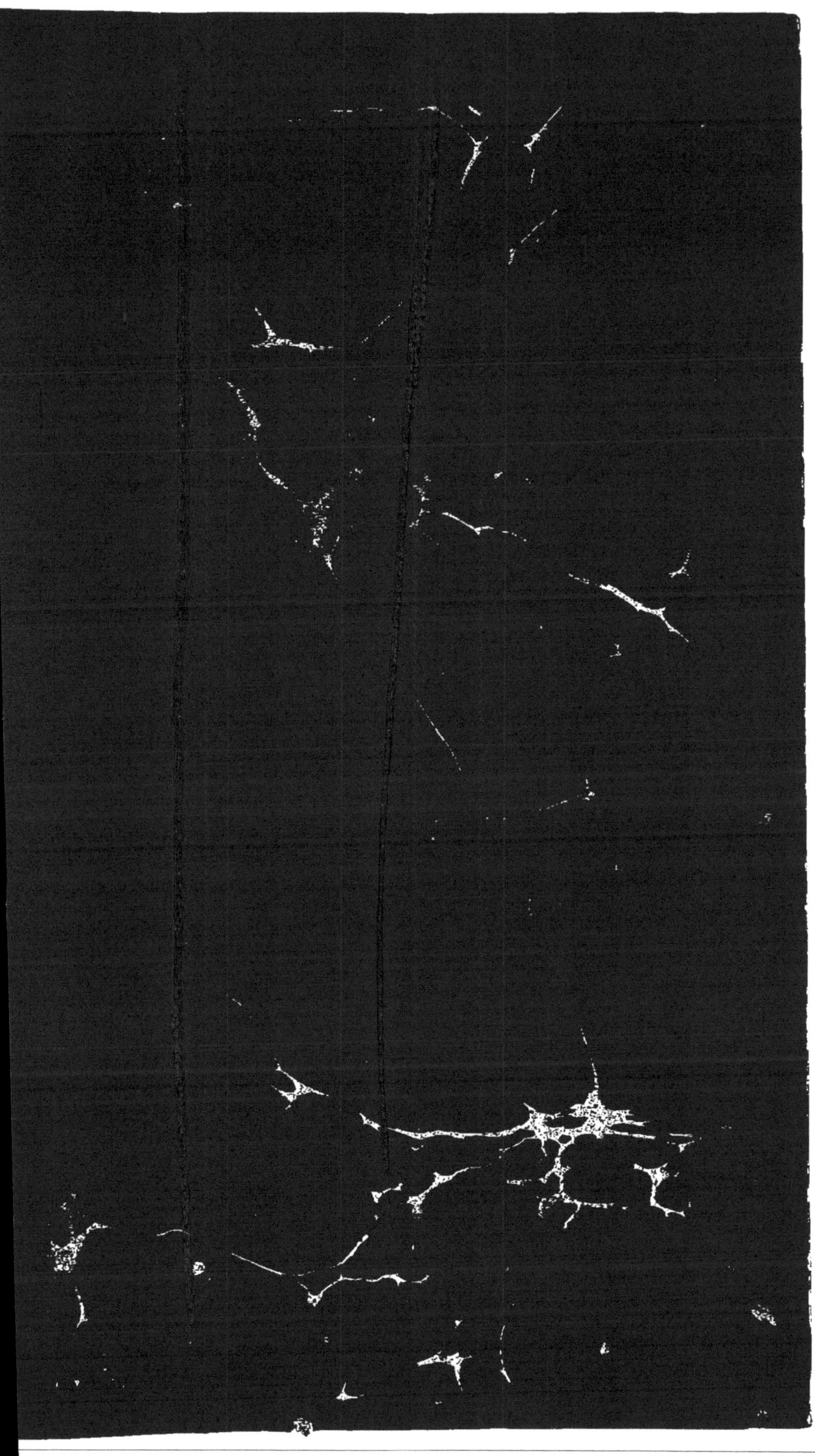

www.ingramcontent.com/pod-product-compliance
Ingram Content Group UK Ltd.
Pitfield, Milton Keynes, MK11 3LW, UK
UKHW020259200726
13857UKWH00001B/26